国家卫生健康委员会“十四五”规划教材
全国中医药高职高专教育教材

供护理、助产专业用

基础护理技术

第4版

主　编　徐国莲
副主编　吴橙香　董翠红　李　艳

编　委（按姓氏笔画排序）
邓清红（四川护理职业学院）
卢玉珍（赣南卫生健康职业学院）
许　单（南昌大学第一附属医院）
李　艳（南阳医学高等专科学校）
吴橙香（湖南中医药高等专科学校）
施雪晖（安徽中医药高等专科学校）
徐国莲（江西中医药高等专科学校）
董翠红（山东中医药高等专科学校）
韩双双（江西中医药高等专科学校）
熊　琼（长沙卫生职业学院）
樊子双（承德护理职业学院）
潘彦彦（黑龙江护理高等专科学校）

人民卫生出版社
·北　京·

图书在版编目（CIP）数据

基础护理技术 / 徐国莲主编. — 4 版. — 北京：人民卫生出版社，2023.12

ISBN 978-7-117-34989-5

Ⅰ. ①基… Ⅱ. ①徐… Ⅲ. ①护理学 – 高等职业教育 – 教材 Ⅳ. ①R472

中国国家版本馆 CIP 数据核字（2023）第 253925 号

人卫智网	www.ipmph.com	医学教育、学术、考试、健康，购书智慧智能综合服务平台
人卫官网	www.pmph.com	人卫官方资讯发布平台

基础护理技术

Jichu Huli Jishu

第 4 版

主　　编：徐国莲
出版发行：人民卫生出版社（中继线 010-59780011）
地　　址：北京市朝阳区潘家园南里 19 号
邮　　编：100021
E - mail：pmph @ pmph.com
购书热线：010-59787592　010-59787584　010-65264830
印　　刷：人卫印务（北京）有限公司
经　　销：新华书店
开　　本：850 × 1168　1/16　　印张：25
字　　数：705 千字
版　　次：2010 年 7 月第 1 版　　2023 年 12 月第 4 版
印　　次：2024 年 2 月第 1 次印刷
标准书号：ISBN 978-7-117-34989-5
定　　价：79.00 元
打击盗版举报电话：010-59787491　E-mail：WQ @ pmph.com
质量问题联系电话：010-59787234　E-mail：zhiliang @ pmph.com
数字融合服务电话：4001118166　E-mail：zengzhi @ pmph.com

《基础护理技术》数字增值服务编委会

主　编　徐国莲

副主编　吴橙香　董翠红　李　艳

编　委（按姓氏笔画排序）

邓清红（四川护理职业学院）
卢玉珍（赣南卫生健康职业学院）
许　单（南昌大学第一附属医院）
李　艳（南阳医学高等专科学校）
吴橙香（湖南中医药高等专科学校）
施雪晖（安徽中医药高等专科学校）
徐国莲（江西中医药高等专科学校）
董翠红（山东中医药高等专科学校）
韩双双（江西中医药高等专科学校）
熊　琼（长沙卫生职业学院）
樊子双（承德护理职业学院）
潘彦彦（黑龙江护理高等专科学校）

修订说明

为了做好新一轮中医药职业教育教材建设工作，贯彻落实党的二十大精神和《中医药发展战略规划纲要（2016—2030年）》《教育部 国家卫生健康委 国家中医药管理局关于深化医教协同进一步推动中医药教育改革与高质量发展的实施意见》《教育部等八部门关于加快构建高校思想政治工作体系的意见》《职业教育提质培优行动计划（2020—2023年）》《职业院校教材管理办法》的要求，适应当前我国中医药职业教育教学改革发展的形势与中医药健康服务技术技能人才培养的需要，人民卫生出版社在教育部、国家卫生健康委员会、国家中医药管理局的领导下，组织和规划了第五轮全国中医药高职高专教育教材、国家卫生健康委员会“十四五”规划教材的编写和修订工作。

为做好第五轮教材的出版工作，我们成立了第五届全国中医药高职高专教育教材建设指导委员会和各专业教材评审委员会，以指导和组织教材的编写与评审工作；按照公开、公平、公正的原则，在全国1 800余位专家和学者申报的基础上，经中医药高职高专教育教材建设指导委员会审定批准，聘任了教材主编、副主编和编委；确立了本轮教材的指导思想和编写要求，全面修订全国中医药高职高专教育第四轮规划教材，即中医学、中药学、针灸推拿、护理、医疗美容技术、康复治疗技术6个专业共89种教材。

党的二十大报告指出，统筹职业教育、高等教育、继续教育协同创新，推进职普融通、产教融合、科教融汇，优化职业教育类型定位，再次明确了职业教育的发展方向。在二十大精神指引下，我们明确了教材修订编写的指导思想和基本原则，并及时推出了本轮教材。

第五轮全国中医药高职高专教育教材具有以下特色：

1. 立德树人，课程思政 教材以习近平新时代中国特色社会主义思想为引领，坚守“为党育人、为国育才”的初心和使命，培根铸魂、启智增慧，深化“三全育人”综合改革，落实“五育并举”的要求，充分发挥思想政治理论课立德树人的关键作用。根据不同专业人才培养特点和专业能力素质要求，科学合理地设计思政教育内容。教材中有机融入中医药文化元素和思想政治教育元素，形成专业课教学与思政理论教育、课程思政与专业思政紧密结合的教材建设格局。

2. 传承创新，突出特色 教材建设遵循中医药发展规律，传承精华，守正创新。本套教材是在中西医结合、中西药并用抗击新型冠状病毒感染疫情取得决定性胜利的时候，党的二十大报告指出促进中医药传承创新发展要求的背景下启动编写的，所以本套教材充分体现了中医药特色，将中医药领域成熟的新理论、新知识、新技术、新成果根据需要吸收到教材中来，在传承的基础上发展，在守正的基础上创新。

3. 目标明确，注重三基 教材的深度和广度符合各专业培养目标的要求和特定学制、特定对象、特定层次的培养目标，力求体现“专科特色、技能特点、时代特征”，强调各教材编写大纲一定要符合高职高专相关专业的培养目标与要求，注重基本理论、基本知识和基本技能的培养和全面素质的提高。

4. 能力为先，需求为本 教材编写以学生为中心，一方面提高学生的岗位适应能力，培养发展型、复合型、创新型技术技能人才；另一方面，培养支撑学生发展、适应时代需求的认知能力、合作能力、创新能力和职业能力，使学生得到全面、可持续发展。同时，以职业技能的培养为根本，满足岗位需要、学教需要、社会需要。

5. 规划科学，详略得当 全套教材严格界定职业教育教材与本科教育教材、毕业后教育教材的知识范畴，严格把握教材内容的深度、广度和侧重点，既体现职业性，又体现其高等教育性，突出应用型、技能型教育内容。基础课教材内容服务于专业课教材，以“必需、够用”为原则，强调基本技能的培养；专业课教材紧密围绕专业培养目标的需要进行选材。

6. 强调实用，避免脱节 教材贯彻现代职业教育理念，体现“以就业为导向，以能力为本位，以职业素养为核心”的职业教育理念。突出技能培养，提倡“做中学、学中做”的“理实一体化”思想，突出应用型、技能型教育内容。避免理论与实际脱节、教育与实践脱节、人才培养与社会需求脱节的倾向。

7. 针对岗位，学考结合 本套教材编写按照职业教育培养目标，将国家职业技能的相关标准和要求融入教材中，充分考虑学生考取相关职业资格证书、岗位证书的需要。与职业岗位证书相关的教材，其内容和实训项目的选取涵盖相关的考试内容，做到学考结合、教考融合，体现了职业教育的特点。

8. 纸数融合，坚持创新 新版教材进一步丰富了纸质教材和数字增值服务融合的教材服务体系。书中设有自主学习二维码，通过扫码，学生可对本套教材的数字增值服务内容进行自主学习，实现与教学要求匹配、与岗位需求对接、与执业考试接轨，打造优质、生动、立体的学习内容。教材编写充分体现与时代融合、与现代科技融合、与西医学融合的特色和理念，适度增加新进展、新技术、新方法，充分培养学生的探索精神、创新精神、人文素养；同时，将移动互联、网络增值、慕课、翻转课堂等新的教学理念、教学技术和学习方式融入教材建设之中，开发多媒体教材、数字教材等新媒体形式教材。

人民卫生出版社成立70年来，构建了中国特色的教材建设机制和模式，其规范的出版流程，成熟的出版经验和优良传统在本轮修订中得到了很好的传承。我们在中医药高职高专教育教材建设指导委员会和各专业教材评审委员会指导下，通过召开调研会议、论证会议、主编人会议、编写会议、审定稿会议等，确保了教材的科学性、先进性和适用性。参编本套教材的1 000余位专家来自全国50余所院校，希望在大家的共同努力下，本套教材能够担当全面推进中医药高职高专教育教材建设，切实服务于提升中医药教育质量、服务于中医药卫生人才培养的使命。谨此，向有关单位和个人表示衷心的感谢！为了保持教材内容的先进性，在本版教材使用过程中，我们力争做到教材纸质版内容不断勘误，数字内容与时俱进，实时更新。希望各院校在教材使用中及时提出宝贵意见或建议，以便不断修订和完善，为下一轮教材的修订工作奠定坚实的基础。

人民卫生出版社有限公司

2023年4月

前　言

《基础护理技术》（第 3 版）自出版以来，广泛应用于各高职高专院校。随着护理学的不断发展，临床护理实践的不断变化，《基础护理技术》的修订势在必行。

教材内容在修订过程中遵循“五个传承与四个创新相结合”的原则，既体现了上一版的优势，也突出了这一版的特点。

“五个传承”：一是教材的基本结构未变，共 17 章内容，阐述了护理人员必须掌握的护理基本理论、基本知识及基本技能；二是在编写体例上，仍然是以护理程序的“评估、计划、实施、评价”为基本框架介绍各项护理技术；三是继续以“临床情景”为引导，通过案例设疑，促使学生积极思考，激发学生的兴趣和求知欲；四是在保留“扫一扫，测一测”“知识导览”等数字资源模块的基础上进行内容更新，坚持纸数融合，满足信息化社会背景下学生自主学习的需要；五是将护考的知识点与考点全面融入教材，与护士执业资格考试紧密结合，使教材贴近考试。

“四个创新”：一是依据《高等学校课程思政建设指导纲要》中国家对医学专业课程思政建设提出的新要求，新增“思政元素”模块，落实立德树人根本任务，注重专业精神培养；二是各项护理技术操作步骤采用三线表的形式，编写简明扼要、重点突出、条理清晰，易于接受；三是编写团队特别邀请了临床一线护理教师加入，争取使教材内容与临床护理岗位需求紧密衔接；四是删除了一些陈旧知识，并增加了部分临床新技能、新知识，使理论与临床密切联系。

本教材编写分工如下：第一章、第十一章、第十三章和第十七章第二节由徐国莲编写；第二章、第十二章第一节、第二节、第三节、第五节由施雪晖编写；第三章由吴橙香编写；第四章、第十二章第四节、第六节由李艳编写；第五章、第十七章第一节由许单编写；第六章由邓清红编写；第七章由卢玉珍编写；第八章由潘彦彦编写；第九章、第十四章由韩双双编写；第十章由樊子双编写；第十五章由董翠红编写；第十六章由熊琼编写。全书由徐国莲负责统稿和审稿，吴橙香、董翠红和李艳参与审稿。

主要供高职高专护理及助产专业学生使用，也可供临床护理人员参考。

本教材是在上一版教材的基础上进行修订，在此谨向张少羽教授及上一版的编者致谢！由于我们水平有限，时间仓促，书中难免存在不妥之处，恳请广大读者批评指正！

《基础护理技术》编委会

2023 年 4 月

目　录

第五章　入院和出院护理

第一章 绪　论

PPT 课件

知识导览

学习目标

掌握护理、护理学、基础护理、护理理念及整体护理的概念，护理学的任务；熟悉护理学的性质及服务对象；了解基础护理的学习内容、意义、方法与要求。

护理学经历了从简单到综合、从经验到科学、从附属到独立的演变和发展，经过变革、反思、实践、研究，护理学的内涵得到不断充实和完善，逐渐形成特有的理论和实践体系，成为一门独立学科。护理学包括理论与实践两大范畴，基础护理是护理学实践范畴中的重要组成部分。通过本课程学习，应当掌握满足人类健康需要的基本知识、基本理论、基本技能，帮助护理对象达到最佳身心健康水平。

第一节　护理学概述

任务引入

【临床情景】

南丁格尔提出："护理是一门科学，也是一门艺术"；现代诗人描述："护士是天使的化身，护士是守护生命的白衣天使"。

思考：

1. 你是如何理解护理专业和护理学这门学科的？
2. 你认为护理学的任务是什么？
3. 你认为护理学的服务对象有哪些？

一、护理学的相关概念

南丁格尔对护理的阐述为现代护理学的发展奠定了基础。她提出："护理是一门艺术，须有组织性、务实性及科学性为基础；护士是内科、外科及健康方面的技术服务者，而不是医生的技术辅佐者；护理人员应由护理人员来管理。"这确定了护理学的概念、护士的任务、公共卫生的护理思想、患者的生理心理护理、护理环境学说等。护理领域的主要相关概念如下。

1. 护理的概念　1980 年，美国护士协会（American Nurses Association，ANA）将护理定义为"诊断和处理人类对现存的或潜在的健康问题的反应"。主要宗旨是帮助人们预防疾病，维持和促进健康、恢复健康。护理的对象，不仅仅是生病、住院的患者，同时也包括健康人。护理工作的范围也不仅限于医院，同时也包括家庭及社区，从而使每个人都尽可能地保持最佳健康状态。

2. 护理学的概念 以自然科学和社会科学理论为基础的研究维护、促进、恢复人类健康的护理理论、知识、技能及其发展规律的综合性应用科学。

知识链接

临床护理“三基”内容

临床护理“三基”主要是指基本理论、基本知识和基本技能三部分内容。

1. 基本理论 包括人体解剖学、生理学、病理学、药理学、医学微生物学、免疫学、生物学、卫生法以及医学伦理学等相关内容。

2. 基本知识 包括基础护理学、内科护理学、妇产科护理学、外科护理学以及儿科护理学等相关内容。

3. 基本技能 包括12项护理操作技术，例如无菌技术、吸氧技术、生命体征测量、吸痰技术等。

临床护理人员常常要进行护理“三基”考试，目的是提高护理人员基本素质，为临床护理工作打下坚实的基础。

3. 基础护理 是指以患者为中心，针对患者的生理、心理、社会、精神及文化等各个层面的健康问题，运用护理学的基本理论、基本知识和基本技能，采取科学有效的护理对策，满足患者的需要，使其尽可能恢复到最佳健康状态的护理。基础护理是各专科护理的基础。

4. 护理理念 是引导护理人员认识和判断护理及其相关方面的价值观及信念。护理理念决定护士在护理工作中的思考方式，反映了护士对护理专业的认识和态度并影响其护理行为。

5. 整体护理 整体护理是指以现代护理观为指导，以护理程序为核心，以人为中心，实施身心最佳服务的护理实践活动。以评估、诊断、计划、实施、评价为步骤的护理程序是整体护理的思维方式和工作方法，是护士从事护理工作的基本依据。

二、护理学的任务、性质及服务对象

现代护理学的发展经历了“以疾病为中心、以患者为中心和以人的健康为中心”三个阶段。随着医学模式的转变和护理学的发展，护理学的任务、性质和服务对象也发生了重大变化。护士不仅要在医院为患者提供护理服务，还须将护理服务扩展到全社会，为全社会人群的健康提供保障。

（一）护理学的任务

随着护理学科的发展，护理工作的范围由疾病护理扩展到对生命全过程的关注，因而护理学的任务和目标发生了深刻的变化。护理学的基本任务就是帮助人们“促进健康、预防疾病、恢复健康、减轻痛苦”，维护、促进和提高整个人类的健康水平。

1. 促进健康 促进健康是帮助人们维持最佳健康水平或健康状态，使其获得在维持或增进健康时所需要的知识及资源，不断提供教育与支持。通过健康教育活动，使人们对自己的健康负责，自觉建立健康的行为和生活方式以增进健康。

2. 预防疾病 预防疾病是帮助人们减少、消除不利于健康的各种因素（包括生物因素、环境因素、心理因素、社会因素、生活方式因素等），以维持健康状态，预防疾病的发生。例如，帮助肥胖者实施有效降低体重的计划，帮助人们戒除烟、酒等不良嗜好，以预防心脑血管疾病及肺部疾病的发生等。

3. 恢复健康 恢复健康是帮助人们在患病或有影响健康的问题后，改善其健康状况。如鼓励和协助慢性病的老年患者或残疾者做一些力所能及的活动，增强自理能力，从活动中得到锻炼、自信，促进健康的恢复。

4. 减轻痛苦 减轻个体及人群的痛苦是护士从事护理工作的基本职责和任务。通过学习和实践，把知识和技能运用于临床护理工作中，帮助个体和人群减轻身心痛苦。

（二）护理学的性质

护理学是综合自然科学、社会科学的应用性学科，是研究有关预防保健、防治疾病及康复的护理理论与技术的科学。

1. 综合性 护理学是以自然科学、社会科学为基础的综合性学科。在护理实践中，护理人员必须掌握自然科学（物理学、解剖学、生理学、病理学等）和社会科学（心理学、社会学、伦理学、行为学等）知识，正确评估功能状态，全面了解人的各种需求，重视环境对人健康的影响，采取有效护理措施对护理对象实施整体护理，提高全人类健康水平。

2. 应用性 护理学是一门应用科学，将护理理论和技术应用于护理实践。通过生活护理如饮食护理、排泄护理等满足其基本生理需要；通过采取护理措施如肌内注射、静脉输液等促进疾病康复；通过健康教育指导个体、群体建立和形成良好的生活习惯、生活方式，保持和促进健康。

（三）护理学的服务对象

随着近代生物医学模式向现代生物-心理-社会医学模式的转变，护理学服务的对象已经从单纯的患者扩大到整个人群。

1. 现存健康问题的人 是指因某些原因影响人体正常生理活动，目前已出现症状、体征或机体发生病理改变的人群。护理目标是积极治疗，精心护理，使护理对象早日康复。

2. 潜在健康问题的人 是指尚未出现症状、体征，但有一些须注意的问题，如不给予重视，则会向疾病方向发展的人群。如指导肥胖者减轻体重，避免因肥胖而引起相关疾病的危险。护理目标是积极采取预防措施，防止症状或体征的发生，维护护理对象健康。

3. 健康人群 对健康人群进行健康教育，如合理膳食、适量运动等，是护理学研究的新领域。护理目标是提高整个人类的健康水平，人人都能有健康的身体。

第二节 基础护理的学习

任务引入

【临床情景】

当人们谈起护士这个职业时，很多人会说，“护士是最具爱心的职业，护士是给人帮助的职业，护士是治病救人的职业”。

思考：

1. 你认为学习基础护理有何意义？
2. 基础护理包括哪些内容？
3. 你打算如何学好本门课程？

一、基础护理的学习内容

基础护理是临床专科护理的基础课程，护生将学习从事护理工作所必需的护理基本理论、基本知识和基本技能。基础护理工作贯穿于满足护理对象健康需求的始终，其内容包括生活护理、治疗需要的基本护理操作技术、病情变化的观察、健康教育等。基础护理的具体内容包括：医院及住院环境；医院感染的预防与控制；护理职业防护；入院和出院护理；舒适与安全；患者的清洁护理；生命体征的观察及护理；冷热疗技术；饮食与营养；排泄护理；给药技术；静脉输液与输血；标本采集；病情观察与危重患者的抢救护理；临终护理；医疗与护理文件记录。对于基础护理内容的学习要求护生能够掌握护理技术的基本知识、基本技能，理解技能操作的理论基础和原理，正确进行各项操作，培养严谨的工作态度。

二、基础护理的学习意义

基础护理是护理学科的基础，是临床护理工作中最基础、最常用的基本理论和技术操作，是对各专科、各系统疾病的患者及健康人群实施的具有共性的生活护理和技术护理服务，是所有从事临床与社区护理工作人员必须掌握的基本理论、基本知识、基本技能，是发展专科护理的基础和提高护理质量的重要保证。学习基础护理的意义有以下三个方面。

1. 获得满足患者生理、心理、社会需求必备的基本知识与基本技能 基础护理是满足患者基本需要的一系列护理活动，这些基础护理活动既包括满足患者生理需要的层面，也包含满足患者心理、社会需要的层面，以护理理论知识为指导，运用娴熟的基础护理操作技术为患者提供优质的护理服务，满足患者生理、心理、社会需求，使患者尽可能达到最佳健康状态。基础护理为临床各专科护理提供了必要的基本理论、基本知识和基本技能，全国优质护理服务示范活动启动的目的就是夯实基础护理工作，提高临床护理工作质量。

2. 认知护士的自身价值，树立正确的护理专业价值观 基础护理的实践活动有助于帮助护生明确作为一名合格护士的自身价值，认识自身价值是做好护理工作的原动力。同时帮助护生认识到护理既是一门科学也是一门艺术，科学性是指护理学专业有相对独立的护理知识体系，有护理理论作指导。艺术性是指护理的对象是千差万别的个体，在对护理服务对象实施护理时必须将所学知识与技能加以创造和升华，以便为全面开展“以服务对象为中心”的高质量整体护理服务打下坚实的理论和实践基础。

3. 具备良好的职业道德和职业情感 护理的服务对象是人，人是由生理、心理、社会、精神、文化等多个层面所组成的开放性整体。护理服务对象的特殊性决定了从事护理工作的护理人员必须具备良好的人道主义精神和人文情怀，尊重、关心和体谅患者，维护患者的权益，成为患者的代言人。只有这样才能为服务对象提供全面整体的护理照顾，使服务对象获得身心舒适，促进疾病的康复。通过学习基础护理，培养护生高尚的职业道德和职业情感、严谨求实的工作作风、对患者高度负责的工作态度，在未来临床护理工作中严格遵守护理人员的伦理道德行为规范，热爱护理学专业，终身为人类健康事业服务，为护理事业而无私奉献。

三、基础护理的学习方法与要求

（一）实践学习法

基础护理是一门实践性很强的课程，其内容重点是基础护理技能操作，实践学习法是护生学习本课程的重要方法之一，包括实训室练习和临床见习、实习等几种方法。

1. 实训室练习 实训室练习是护生学习本课程的重要方法，护生在实训室模拟的护理情景下独立、熟练地完成各项基础护理技能操作，达到教学大纲所要求标准的前提下，才能在患者身上实施各项护理操作，完成各项临床护理工作。因此要求护生：①以认真的态度对待实训课。在进入实训室前应穿戴整齐，符合护士仪表要求，即穿好护士服、戴好护士帽、穿好护士鞋等。

②严格遵守实训室规章制度。在实训室内禁止大声喧哗、禁止坐床，爱护实训室内所有设备及物品（包括模型人、操作用物等），保持实训室清洁卫生，离开实训室前应关好门窗。③认真观看教师示教。对于技能学习，教师示范是重要环节，护生应集中注意力看清楚教师所示范的每个步骤，如有疑问，应在教师示范结束后及时提出。④认真做好模拟练习。根据教师的示范，按照正确操作程序逐步进行模拟练习，以评判的眼光对待传统的操作步骤及操作方法，在练习过程中逐渐发现更合理、更科学的操作方法。⑤加强课后练习。技能学习是循序渐进、不断熟练的过程，须课后不断进行练习。大多数护理院校都将护理实训室不同程度地向护生开放，护生应根据自身情况，有效利用实训室开放时间，针对性地进行练习，以强化技能训练，熟练掌握技能操作。

2. 临床见习与实习 临床见习、实习是理论联系实践的最佳形式，是提高护生基础护理操作技能的有效学习方法。通过临床见习、实习，可使护生加深对所学理论知识的理解与掌握，在真实的临床护理工作场景的感染和熏陶下，可促进其职业道德和职业情感的形成与发展。

为提高临床学习效果，应要求护生：①以护士工作标准严格要求自己。自觉遵守医院各项规章制度，按照护士伦理道德规范行事。②树立良好的职业道德和培养良好的职业情感。树立高度责任心与责任感，爱护、同情、关心、尊重患者，全心全意为患者服务，尽可能满足患者提出的各种合理要求。③认真对待每一项基础护理技能操作。珍惜操作机会，在带教老师指导下，正确实施各项操作，严格遵守无菌技术操作原则和查对制度，确保患者舒适和安全。④虚心接受临床教师的指导与帮助。有效利用临床教师这一重要学习资源，尊重并虚心接受他们的指导。此外，当在临床实践中遇到困难时，应主动寻求临床教师的帮助，避免对患者及自身造成不良影响。

（二）反思学习法

反思学习法是护生在完成某个基础护理技能操作之后须进行的反思过程，是提高学习效果的重要方法之一。应按照以下三个阶段进行反思。

1. 回顾（回到曾经历的情景中去） 护生只须去回忆自己所做的技能操作全过程，描述所出现的失误而不做任何评判，即问自己“发生了什么事”。

2. 注重感觉，专心于感受 护生须去体验有关技能操作的自我感受——“我的感觉如何”。护生在进行基础护理技能操作后，通常会产生不同心理感受，有些积极，有些消极。作为护生，要努力去体验那些积极感受（如在临床学习中受到患者或老师赞扬后的愉快感受），采取适当方法排除消极感受。

3. 分析意义，重新评价 护生须将本次经验与其原有经验的感受联系起来，比较它们之间的相互联系（连接新经验与以往旧经验）。

反思过程须不断实践与应用，直到护生能熟练执行基础护理技能操作的每个步骤并得心应手。反思学习法适用于个体护生，也可用于小组或全班同学，即在每次实习课、临床实习结束后，由实习指导教师、临床带教教师组织护生进行反思性讨论。在讨论中，护生不仅可反思自己的经历，还可分享其他同学的经历与感受，对提高技能和能力起到积极的促进作用。

（徐国莲）

? 复习思考题

1. 讨论护理、护理学、基础护理的含义，谈谈自己的理解与认识。
2. 护理学的任务包括哪些内容？护理学的服务对象包括哪些？
3. 学习基础护理有哪些意义？如何学好这门课程？

0103

扫一扫，测一测

0201

PPT课件

0202

知识导览

第二章　医院及住院环境

学习目标

掌握门诊、急诊、病区的护理工作，铺床法；熟悉医院的性质与任务、病区的环境管理；了解医院的种类与分级，医院的组织结构，门诊、急诊、病区的设置和布局，患者床单位布置。

环境与人类的生存、健康及发展密切相关。医院是社会系统中的一个特殊组成部分，是为人民群众提供卫生保健、治疗和康复的场所。护理人员必须掌握与健康相关的环境知识，充分利用医院环境中对人类健康有利的因素，消除和改善环境中的不利因素，创造良好的住院环境，以满足患者治疗、护理和休养的需要，促进患者康复。

第一节　医 院 概 述

任务引入

【临床情景】

某医院门诊来了一位75岁的李先生。该医院为省属医科大学的附属医院，有床位1 700张，分科较细。李先生来到分诊台时，主诉“双下肢水肿1个月余，近3日夜间呼吸费力不能平卧”。

思考：

1. 该医院属于哪种类型的医院？
2. 医院的基本任务有哪些？

一、医院的性质和任务

医院是对人民群众或特定人群进行防病治病的场所，是通过医务人员的集体协作，运用医学科学理论和技术，达到对住院、门诊或急诊患者实施科学、正确的诊疗和护理服务为主要目的的卫生事业机构。医院应具有一定数量的病床设施、相应的医务人员和必要的医疗设备等。

（一）医院的性质

《全国医院工作条例》明确规定了我国医院的基本性质，“医院是防病治病、保障人民健康的社会主义卫生事业单位，必须贯彻国家的卫生工作方针政策，遵守政府法令，为社会主义现代化建设服务”。

（二）医院的任务

《全国医院工作条例》明确指出，我国医院的任务是“以医疗为中心，在提高医疗质量的基础上保证教学和科研任务的完成，并不断提高教学质量和科研水平。同时做好扩大预防、指导基层和计划生育的技术工作”。医院的基本任务如下。

1. 医疗　医院医疗工作包括诊疗与护理工作。医院医疗分为门诊医疗、急救医疗和住院医疗。住院患者诊疗是重点，门诊、急救医疗是第一线。

2. 教学　对每个专业技术人员的培养，都必须经过学校教育和临床实践教育两个阶段。在职人员也须不断接受继续教育，更新知识和技术，才能适应医学科技发展的需要，满足广大人民群众的健康需求。因此，教学是医院的一项重要任务。

3. 科学研究　医院是医学科学研究的重要阵地，通过开展科学研究解决临床上的许多疑难问题，从而不断创新技术，提高医疗水平和质量，推动医学发展。

4. 预防保健和社区卫生服务　医院的工作不仅要对患者进行治疗，还要为社区群众提供预防和卫生保健服务。通过开展社区健康教育、健康咨询、家庭卫生保健指导，提倡健康的生活方式和加强自我保健意识，延长人们的寿命，提高生活质量。

二、医院的种类与分级

（一）医院的种类

1. 按收治范围分类

（1）综合医院：综合医院可收治各类疾病的患者，医院内除设有内科、外科、儿科、妇产科、眼科、耳鼻喉科、口腔科、肿瘤科、皮肤科、感染性疾病科等各类疾病的诊疗科室外，还设有药剂、检验、影像等医技部门，对患者进行综合的整体治疗和护理。

（2）专科医院：专科医院是为诊治专科疾病而设置的医院。其优势是可以集中人力、物力和技术设备，开展某类疾病的预防、治疗和护理。专科医院包括如传染病医院、肿瘤医院、口腔医院、康复医院、妇产医院、胸科医院、眼科医院、结核病防治院、精神病防治院、职业病防治院等。

2. 按特定任务分类　根据特定任务和特定服务对象分为教学医院、科研医院、企业医院、军队医院等。

3. 按所有制分类　根据所有制不同分为个体所有制医院、集体所有制医院、全民所有制医院、中外合资医院等。

（二）医院的分级

我国从 1989 年开始实施医院标准化分级管理。医院分级管理可促进我国三级医疗卫生网络的进一步发展，合理利用有限的卫生资源，促进医院综合水平的提高。根据医院的功能、规模、任务、技术水平、设施条件、医疗服务质量和科学管理的综合水平，将医院划分为三级（一、二、三级）十等（每级设甲、乙、丙三个等级，三级医院增设特等）。

1. 一级医院　指直接向社区提供预防、保健、医疗、护理、康复服务的基层医疗机构。主要指城市社区医院和农村乡、镇卫生院。

一级医院的主要功能是提供社区初级卫生保健，管理社区中的多发病、常见病患者，并做好疑难重症患者向上一级医院转诊的工作。

2. 二级医院　指向多个社区提供综合医疗卫生服务，并承担一定教学、科研任务的地方性医院。如一般的县医院、市医院、省辖市的区级医院等。

二级医院的主要功能是对患者进行诊治及护理，对高危人群进行监测，接受一级医院转诊的患者，对一级医院进行业务指导，进行教学和科研活动。

3. 三级医院　是跨地区、省、市以及向全国范围内提供医疗卫生服务的医院，是具有全面医疗、教学、科研能力的医疗卫生服务机构，如全国、省、市直属的市级大医院及医科大学的附属医院等。

三级医院的主要功能是接受二级医院的转诊，诊治及护理危重、疑难患者，对下级医院进行业务指导和培训，承担教学与科研任务。

三、医院的组织结构

根据我国现状，医院的组织结构大致分为三大系统：诊疗部门、辅助诊疗部门、行政后勤部门（图 2-1）。

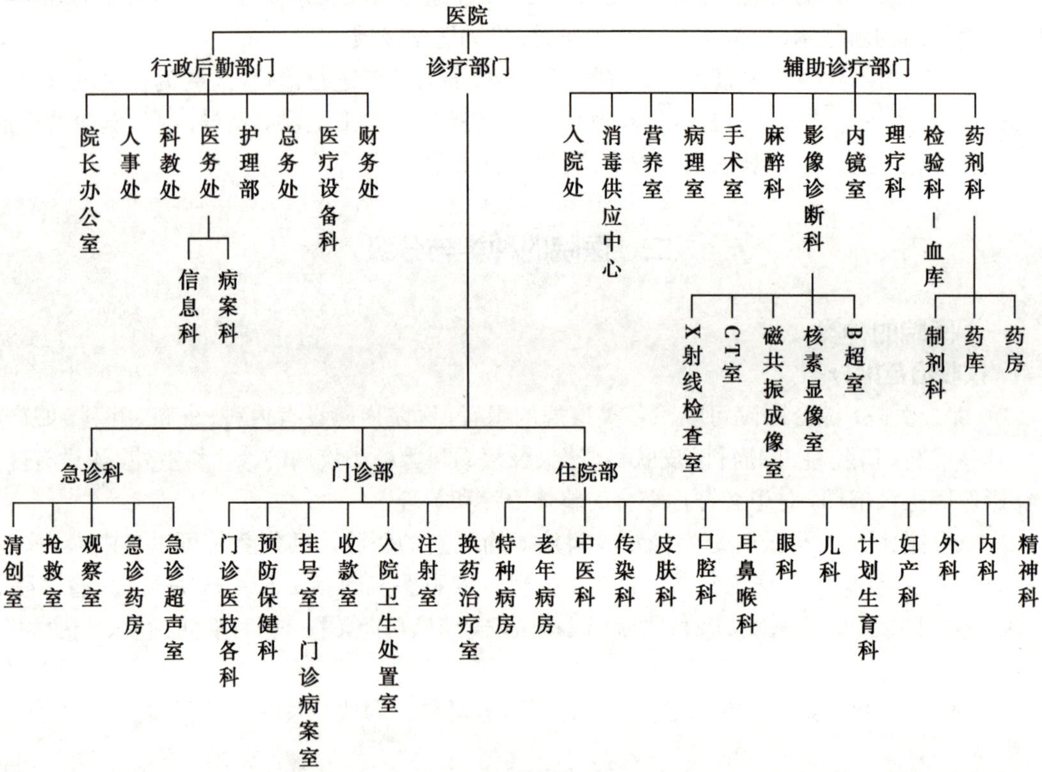

图 2-1　医院的组织结构

第二节　门诊部的设置和护理工作

任务引入

【临床情景】

患者，男，84 岁。因呼吸困难、不能平卧 1 天，家属给患者在家吸氧后仍未能缓解而来医院门诊就诊。

思考：

1. 门诊护士应怎样进行分诊？
2. 患者在候诊过程中护士应注意什么？

门诊是直接对广大人民群众进行诊断、治疗、护理和预防保健的重要场所。因此，门诊是医疗护理工作的第一线，是医院面向社会的服务窗口，其各项工作直接关系到医院的医疗、护理质量及公众对医院的认知和评价。

一、门诊部的设置和布局

（一）门诊部的设置

医院门诊设有和医院各科室相对应的诊室，并设有大厅、挂号室、自助挂号设施、收费室及自助缴费系统、候诊厅、诊断室、治疗室、化验室、药房等。诊室内配备诊察床，床前设有遮隔设备，室内设有洗手池和诊断桌及电脑设施，备有各种体检用具、各种检验检查申请单、处方等；治疗室内备有氧气、吸引装置、急救药品等急救设备；候诊厅空气流通、光线充足，配有候诊座位及健康教育设施。

（二）门诊部的布局

门诊具有患者集聚、人员流动量大、病种复杂多样、交叉感染可能性大、季节性强、就诊时间短等特点。布局应以方便就诊为目的，突出公共卫生为原则，体现以服务对象为中心。保持环境整洁、安静、美化、绿化，备有醒目的标志和指示路牌，各种医疗服务项目清晰、透明，诊疗程序简便、快捷，让患者感到亲切、放松，对医院产生信任、安全感，愿意配合医院的医疗和护理工作。

二、门诊部的护理工作

（一）预检分诊

预检分诊工作由临床经验丰富的护士承担。接诊时护士应主动、热情，简明扼要询问病史，通过病情观察做出初步判断，给予合理的分诊，做到先预检分诊，后挂号就诊。

（二）安排候诊与就诊

患者挂号后，分别到候诊厅等待电子叫号就诊。为保证患者候诊、就诊秩序，护士应做好如下工作。

1. 开诊前检查候诊和就诊环境，备齐并保证各种检查器械及用物完好。
2. 开诊后按电子叫号先后顺序安排就诊，整理初诊和复诊病案，收集整理化验单、检查报告等。
3. 根据患者病情测量体温、脉搏、呼吸、血压等，并记录于门诊病案上。
4. 对病情较重或年老体弱者，可适当调整就诊顺序。
5. 随时观察候诊患者的病情变化，对高热、剧痛、呼吸困难、出血、休克等患者，应安排提前就诊或送急诊室处理。

（三）健康教育

利用患者候诊时间进行健康教育，可采用口头、图片、板报、电视录像或赠送健康处方等多种形式进行。

（四）实施治疗

根据医嘱执行治疗，如注射、换药、导尿、灌肠、穿刺等，并严格遵守操作规程，确保患者接受的治疗安全、准确、及时、有效。

（五）消毒隔离

门诊人流量大，患者相对集中，容易发生交叉感染，应严格执行消毒隔离规范。对传染病或疑似传染病患者，应分诊到隔离门诊就诊，并做好疫情报告。门诊的空气、地面、墙壁、扶手、桌椅、诊察床、平车、轮椅等设施应定期进行清洁、消毒措施，各种治疗后物品应按医用垃圾的分类要求进行处理。

（六）保健门诊

由经过专门培训的护士参与各类健康保健咨询工作，如健康体检、疾病普查、预防接种、健康教育等保健工作，以满足人们日益增长的健康和卫生保健需求。

第三节 急诊科的设置和护理工作

任务引入

【临床情景】

患者，男，48 岁。患十二指肠溃疡 10 余年，今日出现呕血，呕血量达 1 000ml，到达急诊科时意识淡漠，血压 70/40mmHg，面色苍白，四肢湿冷。

思考：

1. 急诊科护士在医生未到达之前，应如何处理该患者？
2. 护士在配合医生进行抢救工作时，应注意哪些方面？

急诊是医院诊治急症患者的重要场所，是抢救患者生命的第一线。急诊科 24 小时开放并设置绿色通道，当突发及意外灾害事件发生时，急诊科医务人员应立即组织人力、物力，启动应急预案，实施快速、高效的抢救工作。因此，急诊科护士应具备良好的职业素质，包括严格的时间观念、高度的责任感、丰富的急救护理知识和应急能力、敏捷的临床思维判断、娴熟的抢救操作技能，及时有效地对患者实施抢救。急诊科护理组织管理和技术操作管理应达到最优化、标准化、程序化和制度化。

一、急诊科的设置和布局

（一）急诊科的设置

急诊科设有预检室、诊疗室、治疗室、抢救室、监护室、观察室、扩创室等。此外，还有药房、化验室、X 射线室、心电图室、挂号室及收费室等，形成一个相对独立的单元，以保证急救工作及时、有效完成。

（二）急诊科的布局

急诊科的布局应以方便急诊患者就诊、最大限度地为抢救生命赢得宝贵时间为目的。应设有专用电话、专用通道和宽敞的出入口，并有醒目标志，夜间有明显的灯光指示。室内应宽敞、光线明亮、空气流通、安静整洁，物品摆放整齐、有序。

二、急诊科的护理工作

（一）预检分诊

当患者送达急诊科，应有护士负责迎接。预检护士要掌握急诊就诊标准，做到“一问、二看、三检查、四分诊”。遇危重患者应立即通知有关医护人员，进行紧急处理与治疗；遇意外灾害性事件及成批患者，应立即通知护士长及有关部门组织抢救；遇法律纠纷、刑事案件、交通事故等，迅速向医院保卫部门报告或与公安部门取得联系，并请家属或陪送人员留下，配合公安部门处理相关涉及法律的问题。对各类传染病、职业病按要求及时上报，并做好相关记录工作。

（二）抢救工作

1. 急救物品准备 急救物品应配置齐全、性能良好，有醒目标志，做到“五定一率”：定数量品种、定点放置、定人保管、定期消毒灭菌、定期清点与检查维修，抢救物品的完好率应达到 100%。护士必须熟悉各种抢救物品的性能和操作流程，并能排除一般故障，确保急救物品能正常使用，保证抢救工作顺利进行，避免医疗纠纷的发生。

2. 积极配合抢救　严格遵守操作规程，做到分秒必争。在医生未到达之前，护士应根据患者病情迅速、准确地做出分析和初步判断，给予紧急处理，如建立静脉输液通路、测量血压、给氧、止血、进行心肺复苏等；医生到达之后，立即汇报处理情况，密切配合医生采取各项抢救措施，准确执行医嘱。抢救过程中严格执行查对制度，所用药物必须经两人核对，凡执行口头医嘱时必须向医生复诵一遍，双方确认无误后再执行，抢救完毕，请医生及时补写医嘱和处方。所用药物空安瓿、输液空瓶、输血空袋等集中存放，以便统计、查对。护士应及时、准确、清晰地做好抢救记录，要详细记录与抢救有关的事件并注明时间，如患者和医生到达的时间、各项抢救措施落实的时间（如用药、吸氧、心肺复苏等）、执行医嘱内容及病情动态变化等情况。

（三）病情观察

急诊观察室设有一定数量的观察床，收治暂时未确诊的患者，或已明确诊断但因各种原因暂不能住院的患者，或须短时间观察即可返家的患者。留观时间一般为3～7天。护士应对留观的患者进行登记，建立病案，认真填写各种记录，书写病情观察报告；对留观的患者要主动巡视和观察，及时准确处理医嘱，做好患者晨晚间护理和心理护理，及时进行健康教育并做好患者家属的管理工作，保持观察室安静、整洁。

思政元素

急诊绿色通道

敬佑生命、救死扶伤、甘于奉献、大爱无疆

“滴铃铃……”急诊大厅电话响起，急救车送来一名“三无”（无身份、无家属、无经费）人员。该患者严重失血，意识丧失。护士按照警察反馈的信息，给患者挂号，开辟绿色通道，系统默认零收费。在急诊科、CT室、B超室、检验科和药房等科室的配合下，顺利地完成整个救治过程。类似的场景在医院时有发生。

急诊绿色通道是指医院为畅通急危重症患者抢救流程、挽救患者生命而设置的诊疗过程，该通道的所有工作人员，会对进入“绿色通道”的患者提供快速、有序、安全、有效的诊疗服务。急诊绿色通道不仅保障了人民群众的生命安全，更体现了敬佑生命、救死扶伤、甘于奉献、大爱无疆的医者精神，这也是所有医护人员须具备的职业精神。

第四节　病区的设置和护理工作

任务引入

【临床情景】

患者，男，34岁。因颅脑外伤由急诊收治入院，在全身麻醉下行开颅探查术，术后返回监护室病房。

思考：

1. 监护室护士应为其准备哪一种床单位？
2. 准备该床的目的是什么？

病区是住院患者接受诊疗、护理及康复休养的场所，也是医护人员全面开展医疗、预防、教学、科研活动的重要阵地。病区的设置、布局和管理质量直接影响医疗、护理、教学、科研任务的完成。

一、病区的设置和布局

（一）病区的设置

病区应设有病室、抢救室、危重病室、治疗室、处置室、护士站、医生办公室、医护休息室、更衣室、配餐室、盥洗室、卫生间、库房、示教室等。有条件的病区还可设置患者娱乐室、会客室和康复室等。

（二）病区的布局

病区的布局应科学合理，以方便治疗和护理工作。如护士站应设在病区的中心位置，与抢救室、危重病室及治疗室邻近，以便观察患者病情，及时抢救，便于准备物品。每个病区设30～40张床位，每间病室设2～4张床位并配备相应数量的床旁桌椅。普通病室两床间距至少1m，床与床之间设遮隔装置，以保护患者隐私。病室还可设置中心供氧及中心负压吸引装置、呼叫系统、电视、壁柜等。病区的布局贴近真实家庭场景的温馨环境，更有利于患者放松，促进患者舒适和恢复健康。

二、病区的环境管理

医院环境是影响患者身心舒适的重要因素之一，不仅影响患者的心理状态，而且关系到治疗的效果及疾病的康复。因此，护士应为患者创造一个安全、舒适、整洁、安静的环境，以满足患者休养、生活、治疗等需要，促进早日康复。

（一）病区环境的总体要求

1. 安全 医院的建筑、布局应符合有关标准，环境安全、舒适，设施齐备、完好，避免患者发生意外损伤，如跌倒、坠床等；应建立并完善院内感染监控系统，避免医院感染的发生；医护人员应与患者建立和睦的人际关系，满足患者爱与归属及尊重的需要，增加安全感。

2. 舒适 病室内温度、湿度应适宜，通风、采光应合理，色彩、绿化、装饰等要赏心悦目，以增强患者舒适感。

3. 整洁 病区的环境应整洁，物品摆放整齐，病室陈设统一；工作人员着装整洁，仪表规范；患者的污染物、排泄物应及时清理，避免细菌滋生。

4. 安静 安静的环境有利于患者更好地休息，促进早日康复。医院内的工作人员应自觉遵守有关规章制度，尽量减少噪声，给患者提供一个安静的休养环境。

（二）病区的物理环境

1. 温度 适宜的温度使人感觉舒适、安宁，有利于患者休息以及治疗、护理工作的进行。一般病室温度以18～22℃为宜，婴儿室、老年病室、产房、手术室以22～24℃为宜。室温过高不利于机体散热，并可干扰消化及呼吸功能，使人烦躁，影响体力恢复；室温过低则使人畏缩，肌肉紧张，患者易在治疗和护理时受凉。

护理措施：根据医院条件及季节变化采取合适的措施。夏季可采用空调或电风扇，冬季可采用暖气或其他取暖设备。同时病室内应有温度计，以便观察和调节室温。此外，根据气温变化增减衣被，在实施护理措施时应尽可能减少不必要的暴露，防止患者受凉。

2. 湿度 湿度是指空气中含水分的程度。病室湿度一般是指相对湿度，即在单位体积的空气中，一定湿度条件下所含水蒸气的量与其达到饱和时含水量的百分比。病室的相对湿度以50%～60%为宜。湿度过高，空气潮湿，细菌易于繁殖，同时，人体水分蒸发减少，使患者感到气闷不适，尿液排出增加，对心、肾疾病尤为不利；湿度过低，室内空气干燥，人体水分大量蒸发，可引起口干舌燥、咽痛、烦渴等不适，对气管切开或呼吸道疾病的患者尤为不利。

护理措施：病室内应备有湿度计，以便护士观察和调节。室内湿度过高时，可通风换气或使用空气除湿器等；室内湿度过低时，夏季可在地上洒水，冬季可在暖气上放置水壶或使用空气加湿器。

3. 通风 通风可使室内外空气流通，保持空气新鲜，并可调节室内的温、湿度，降低室内空气中二氧化碳及微生物的密度，减少呼吸道疾病传播。通风不足可导致室内空气污浊、氧气不足，患者可出现烦躁、疲乏、头晕和食欲减退等表现。

护理措施：病室应每日定时通风换气或安装空气调节器，通风时间可根据病室内外温差大小而变化，一般每次通风30分钟即可达到通风换气的目的。通风时应避免对流风直吹患者，冬季通风时应注意为患者保暖。

4. 音响　声音是人类生活中不可缺少的刺激物，但绝对的安静会使人产生寂寞感。因此，一般人在健康状态下需要一定的声音刺激。但当健康状况不良、心理不舒适时，对声音的耐受能力下降，即使是美妙的音乐也会被视为噪声，噪声会对健康造成影响。

噪声是指与环境不协调、不悦耳、人们不想听的声音，或能引起人们生理、心理上不愉快的声音。噪声的危害程度视音量的大小、频率的高低、持续时间和个人的耐受性而定。音响的单位是分贝（dB）。一般能听到的声音强度为20dB，当声音在30dB以下时环境显得非常安静，40dB为环境中的正常声音，50～60dB的声音会对人产生相当大的干扰，当声音达到120dB以上时可造成高频率的听力损失甚至永久性失聪。人若长时间处于90dB以上的噪声环境中，可导致疲倦、不安、眩晕、耳鸣、头痛、失眠、血压波动等症状。

护理措施：世界卫生组织（WHO）规定，白天医院内较理想的音响强度为35～40dB。控制噪声的措施：①工作人员应努力做到“四轻”，即说话轻，走路轻，操作轻，开关门轻。②病室的桌、椅脚应钉上橡皮垫，推车的轮轴应定期滴注润滑油。③向患者及家属宣传保持病室安静的重要性，以取得他们的配合，共同创造一个安静的休养环境。在控制噪声的同时，为了避免过于安静的病室环境使患者产生孤寂感，可鼓励患者使用带耳塞的收音机或随身听，也可在患者床头设置耳机装置，让病情较轻及恢复期的患者可以随时收听新闻、音乐及各种信息，以丰富住院生活，减少孤独、寂寞感，提高治疗效果。

5. 光线　病室采光来自自然光源和人工光源。适当的日光照射可增加患者的舒适感、促进机体内部合成维生素D，并有强大的杀菌作用。人工光源主要用于夜间照明及保证特殊诊疗和护理操作的需要。护士可根据治疗、护理需要以及不同患者对光线的不同需求进行调节。

护理措施：应经常打开病室门窗，使日光能直接照进病室，但应避免日光直接照射患者眼睛，以防引起目眩，但对先兆子痫、破伤风或畏光的患者，应采取避光措施。夜间应采用地灯或可调节型床头灯，既方便护士夜间巡视病房，又不影响患者睡眠。

6. 装饰　优美的环境可使人精神愉快、身体舒适。因此，病区的装饰是病区环境管理的重要环节。

护理措施：色彩对人的情绪、行为和健康均有一定影响，现代医院多根据病室的不同需求来选择适当的颜色。如儿科病房多采用粉色等暖色调，以减少儿童恐惧感，增加温馨感；手术室常选用绿色或蓝色，给人以安静、舒适、信任的感觉；一般病室墙壁上方可涂白色或米黄色，下方可涂蓝色或浅绿色，以避免产生单调、冷漠的感觉。病室内外及走廊上适当摆放鲜花和绿色植物，不仅能美化环境，令人赏心悦目，还能增强患者战胜疾病的信心。在病室的周围栽种树木、草坪和修建花坛、桌凳等，供患者休息、散步和观赏，为患者创造一个舒适、优美的休养环境。

知识链接

中华人民共和国噪声污染防治法

中华人民共和国第十三届全国人民代表大会常务委员会第三十二次会议于2021年12月24日通过《中华人民共和国噪声污染防治法》，并于2022年6月5日起施行。此项法规的制定，有利于防治噪声污染，保障公众健康，保护和改善生活环境，维护社会和谐，推进生态文明建设，促进经济社会可持续发展。

（三）病区的社会环境

病区是社会的一个特殊组成部分，患者身处其中，对病区的陌生环境、人员、规章制度等会感觉不适应，以致产生一些不良的心理反应。护士应与患者建立融洽的护患关系，创设和谐的气氛，帮助患者尽快适应医院的社会环境。

1. 护患关系 是指护士与患者之间产生和发展的一种工作性、专业性和帮助性的人际关系。良好的护患关系有利于患者的身心康复和护理工作的正常进行。因此，在护理活动中，护士要做到不分患者的年龄、性别、职业、职务、信仰、文化背景、远近亲疏，对患者一视同仁，一切从患者的利益出发，满足患者的身心需求，尊重患者的权利与人格。

建立良好的护患关系，护士的语言应热情、诚恳与友善，以消除患者的陌生、孤独感；行为举止要端庄稳重、机敏果断，护理操作要稳、准、轻、快，以增加患者的信赖感；工作态度要严肃认真、一丝不苟，使患者获得安全感；情绪要稳定，以积极、乐观的情绪去感染患者。

2. 病友关系 是指同病室患者之间的关系。同住一病室的患者有着共同的心理倾向，自然地构成了一个新的群体，病友之间的相互帮助与照顾有利于消除新患者的陌生感和不安情绪。护士是患者群体中的调节者，有责任协助患者建立良好的人际关系，鼓励患者与病友进行感情交流，引导病室内的群体气氛向着积极的方向发展，调动患者的乐观情绪，更好地配合治疗与护理。

3. 患者与其他人的关系 是指患者在医院内还应与其他人员建立良好的人际关系。当患者来到新的环境时，护理人员应主动向其介绍其他医务人员和同病室的病友，鼓励患者与其他人员的沟通和交往。同时，护理人员要注意观察和调整患者与亲友之间的关系。亲友是患者重要的支持系统，是患者心理情绪稳定的重要因素。亲友对患者病情的关心及心理支持，可增强患者战胜疾病的信心和勇气，解除患者的后顾之忧。因此，护士应加强与患者亲友的沟通，取得他们的信任与理解，共同做好患者的身心护理。

4. 医院规章制度 健全的规章制度可以保证医疗、护理工作的正常进行，确保患者有良好的休息和睡眠环境，预防和控制医院感染的发生，使患者尽快恢复健康。但医院规章制度在一定程度上对患者是一种约束，如患者必须遵从医护人员的指导，不能完全按照自己的意愿进行活动；与外界接触减少，只能在规定的探视时间内见到家属和亲友，易产生孤寂感、焦虑感等。因此，护士应根据患者的不同情况和适应能力，主动给予热情的帮助、耐心的解释和正确的健康指导，及时提供有关信息和心理支持，使之逐渐适应并自觉遵守医院规则，减少不良情绪的产生，促进早日康复。

三、病区的护理工作

1. 迎接新患者 护士要主动、热情地接待新入院的患者，将患者妥善安置到所属床位。向患者介绍主管医生、护士、病友、规章制度等。

2. 实施整体护理 护士运用护理程序对患者进行护理评估，做出护理诊断，制订护理计划，执行护理措施，进行效果评价。

3. 做好住院期间患者的护理工作 正确执行医嘱，实施治疗和护理措施，观察病情变化，评估治疗与护理效果，及时解决患者的生理、心理及社会问题。按要求书写和保管各类护理文书，做好基础护理、健康教育、康复指导等工作。

4. 做好出院、转出及死亡患者的护理工作 出院的慢性病患者要定期做好随访工作。

5. 做好病区环境和安全的管理工作 避免和消除一切不利于患者康复的环境因素，采取有效的预防措施，将差错事故减少到最低限度，防范意外的发生。

6. 开展临床护理科研 通过护理科研提高临床护理质量和水平，推进护理学科建设。

四、患者床单位

患者床单位是指在住院期间医疗机构提供给患者使用的家具和设备，是满足患者休息、睡眠、饮食、排泄、活动与治疗的最基本的生活单位。患者床单位的设备及管理要以患者的舒适、安全为原则，有利于治疗、护理和康复为前提。患者床单位的固定设备有床、床上用品、床旁桌、床旁椅及床上桌；另外，床头墙壁上有照明灯、呼叫装置、供氧和负压吸引管道等设施（图2-2）。

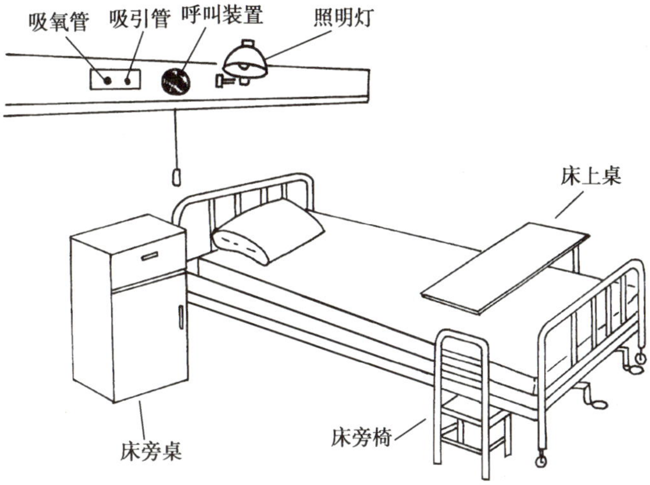

图2-2　病床单位的设施

（一）病床

病床是患者睡眠和休息的设施，是病室中最主要的设备。医院的病床一定要符合实用、安全、舒适的原则。一般病床的长度为2m，宽0.9m，高0.6m。常用的床如下。

1. 不锈钢床　床头、床尾可摇起，根据患者病情需要调节体位，满足患者舒适的需求。有的在床脚装有小轮，便于移动，有车闸可固定（图2-3）。

2. 木板床　骨科患者多用。可通过在不锈钢床加一块木板而成。

3. 电动控制多功能床　患者可通过按钮自行控制床的升降或改变体位（图2-4）。

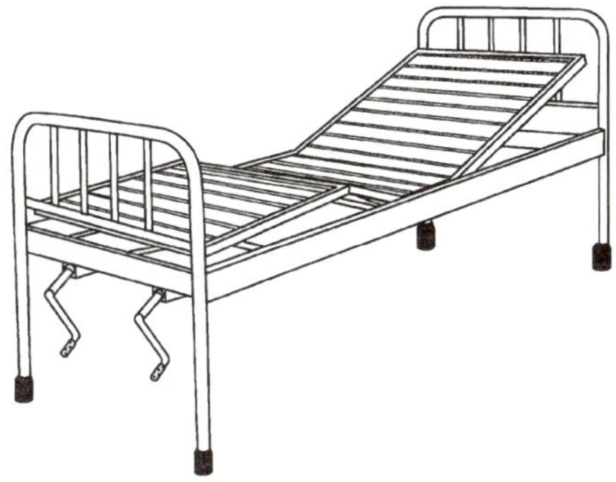

图2-3　不锈钢床

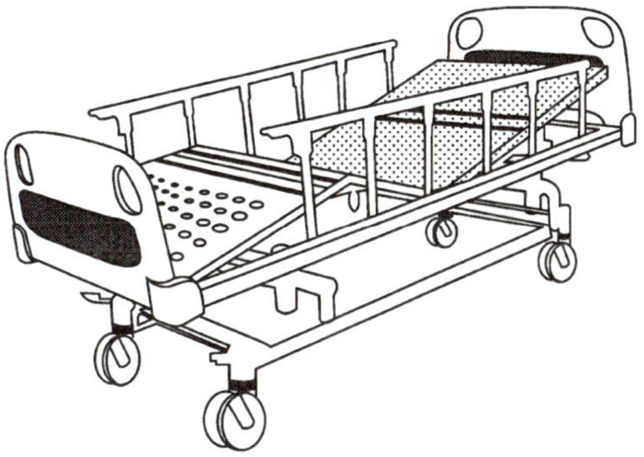

图2-4　电动控制多功能床

（二）床上用品

1. 床垫　长、宽与床同规格，厚0.1m。可用棕丝、棉花、木棉、马鬃或海绵作垫芯，包布应选用牢固的布料制作。患者大多数时间睡卧于床上，所以床垫宜坚硬、结实，以免承受重力较大的部位出现凹陷。

2. 床褥 长、宽与床垫相同，一般以棉花作褥芯。床褥铺于床垫上，吸水性强，并可防止床单滑动。

3. 棉胎 长2.3m，宽1.6m，多用棉花胎，也可用人造棉或绒被、毛毯等。

4. 枕芯 长0.6m，宽0.4m，内装荞麦皮、木棉、羽绒或人造棉。

5. 大单 长2.5m，宽1.8m，用棉布制作。

6. 被套 长2.3m，宽1.7m，用棉布制作，开口应在尾端或侧端并钉有系带或拉链。

7. 枕套 长0.65m，宽0.45m，用棉布制作。

8. 一次性中单 长1.7m，宽0.85m，一面为无纺布，一面为塑料膜。

(三) 其他设施

1. 床旁桌 放置在病床旁的小桌，主要放置患者日常生活用物。上层为抽屉，下层是有门柜子。两侧或后面设金属杆晾挂毛巾。在桌面与抽屉之间可设置能拉出的桌板，以代替桌面使用。

2. 床旁椅 患者床单位内的椅子，可供患者或来访者使用。椅子可有两种形式，一种为无扶手的垂直靠背椅，另一种为有扶手和坐垫的休闲椅。

3. 床上桌 床上桌由杆轴撑托，可调整合适的高度，以供患者在床上进食、写字、阅读之用，用毕须将桌面清洁并放回原处。

4. 床头墙壁上的装置

(1) 床头灯：床头灯设置在靠近床头墙壁上的设备带内，灯的亮度可调节。用于患者阅读或医护人员进行治疗护理时的照明。

(2) 呼叫系统：呼叫系统是患者需要帮助时发出求援信息的工具，因此按钮或拉绳必须放在患者方便触及处。当按钮按下时，护士站呼叫系统发出语音提示或音乐并显示出求援患者的床号。如有对讲设备，还可以与患者对话。呼叫设备的使用方法应在患者入院时做好介绍。当患者寻求帮助时，护理人员应立即给予患者回应。

(3) 其他装置：其他装置包括中心供氧、中心负压吸引装置等设备，使用简单，操作方便，一般在患者需要时使用。患者入院时做好安全教育，防止意外发生。

另外，床之间有隔帘、天花板上有轨道及输液吊架等。

(四) 床上用品的折叠方法

1. 大单 正面在上，纵向对折两次后，边与中线对齐，再横向对折两次。

2. 被套 正面在上，纵向对折两次后，边与中线对齐，再横向对折两次。

3. 棉胎或毛毯 纵向三折后，再横向S形折叠。

4. 床褥 横向S形三折后，再纵向对折一次。

五、铺 床 法

铺床(bed making)是为了保持病室干净、整洁，满足患者休息的需要。常用的铺床法有备用床、暂空床、麻醉床。

(一) 备用床(closed bed)

【目的】

1. 保持病室整洁、美观。
2. 准备接收新患者。

【评估】

1. 评估病室环境是否安静、整洁、宽敞、明亮、温湿度适宜。
2. 评估病室内患者有无进行治疗或进餐。
3. 评估病床单位设施及性能是否完好。

4. 评估床上用品是否洁净、齐全，是否符合季节要求。

【计划】

用物准备如下。护理车上自上而下摆放：床褥 1 个，大单 1 条，被套 1 个，棉胎或毛毯 1 条，枕套 1 个，枕芯 1 个。酌情另备床刷 1 个。

【实施】

以被套式为例，详见表 2-1。

表 2-1　铺备用床操作步骤

操作流程	详细步骤	要点及说明
1. 准备用物	洗手，戴口罩，备齐用物于护理车上，并携至床旁；固定病床并调节高度	病室内有患者进餐或接受治疗时暂停铺床
2. 移开桌椅	移开床旁桌，距床约 20cm；移床旁椅至床尾正中，距床尾约 15cm，可将用物放于床尾椅上	便于铺床头、床尾
3. 清扫床垫	翻转床垫，酌情从床头向床尾清扫床垫	避免床垫局部经常受压而凹陷，造成患者睡卧不适
4. 铺平床褥	取床褥齐床头平铺于床垫上	铺床时，两脚分开，稍屈膝，并确保身体平稳，注意节时省力，减少走动的次数
5. 取放大单	取折叠好的大单放于床正中处，中线与床中线对齐，分别向床头、床尾展开	
6. 铺近侧床头	一手托起床垫，另一手伸过床头中线将大单平整塞在床垫下	
7. 包折床角	在距床头约 30cm 处，向上提起大单边缘，使其同床边垂直，呈一等腰三角形；以床沿为界，将三角形分为上下两半，将上半三角形平放于床面上，下半三角形平整地塞入床垫下；再将上半三角形翻下塞入床垫下，使之形成 45°（图 2-5）	包折床角，使之整齐、美观、不易松散，平紧的床单不易产生皱褶
8. 铺近侧床尾	至床尾将大单拉紧，对齐床中线，同上述方法铺好床尾大单	
9. 铺近侧中部	两手将大单中部边缘拉紧，平整塞入床垫下	
10. 同法对侧	转至对侧，同法铺好对侧大单	
11. 套上被套		
	▲S 形套被套法	
（1）平铺被套	将被套正面向外，中线与床中线对齐，被套封口端距床头 15cm，开口端向床尾，平铺在大单上	
（2）放入棉胎	被套开口端上层向上拉约 1/3；再将 S 形折叠的棉胎放入被套尾端的开口处，底边与被套开口边缘平齐（图 2-6A）	
（3）铺平棉胎	拉棉胎上缘至被套封口端，对好两上角，棉胎先对侧后近侧向两侧展开，平铺于被套内；至床尾逐层拉平盖被；盖被尾端开口处用系带系好（图 2-6B）	
	▲卷筒式套被套法	
（1）平铺被套	将被套正面向内平铺于床上，中线与床中线对齐，封口端齐床头，开口端向床尾	
（2）平铺棉胎	将棉胎（毛毯）平铺在被套上，上缘与被套封口边对齐	
（3）同时翻卷	将棉胎与被套同时自床头卷至床尾（图 2-7）；自开口处翻转至床头，拉平各层，系好带子	
12. 折叠被筒	将盖被左右两侧内折至和床沿齐，铺成被筒；尾端内折至与床尾平齐	边缘向内折，与床沿平齐使床面整齐、美观

续表

操作流程	详细步骤	要点及说明
13. 套好枕套	将枕套套于枕芯外，系带，平放于床头盖被上，枕套开口侧背门（图 2-8）	开口系带一侧背门，利于病室整齐美观
14. 移回桌椅	移回床旁桌、椅	
15. 整理用物	整理用物，洗手	防止交叉感染

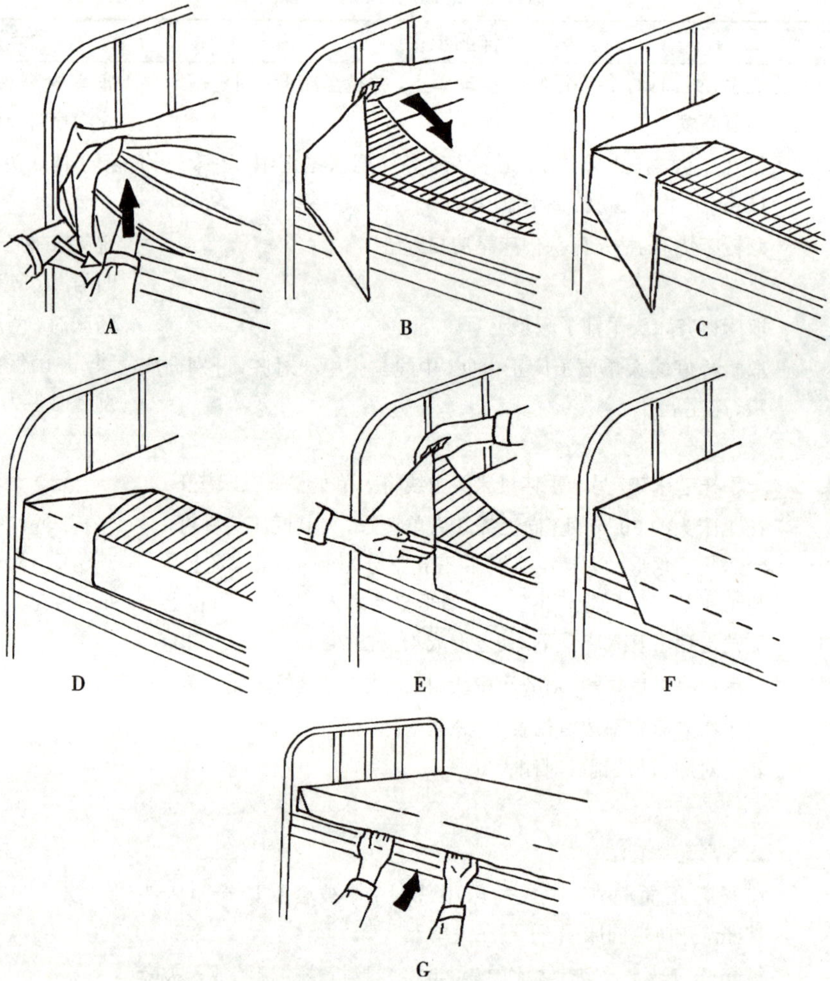

图 2-5 铺床角法

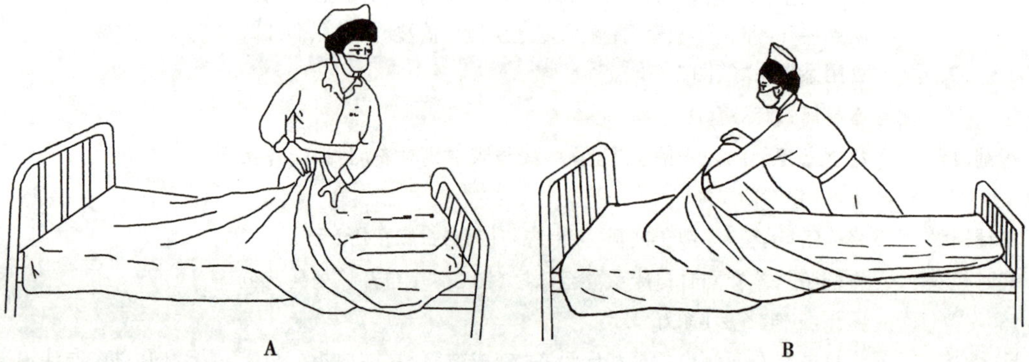

图 2-6 S 形套被套

A. 放棉胎的方法；B. 将棉胎拉至被套封口端

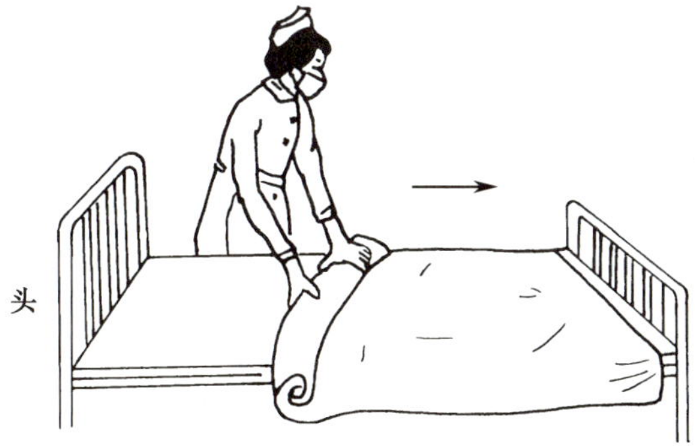

图 2-7 卷筒式套被套

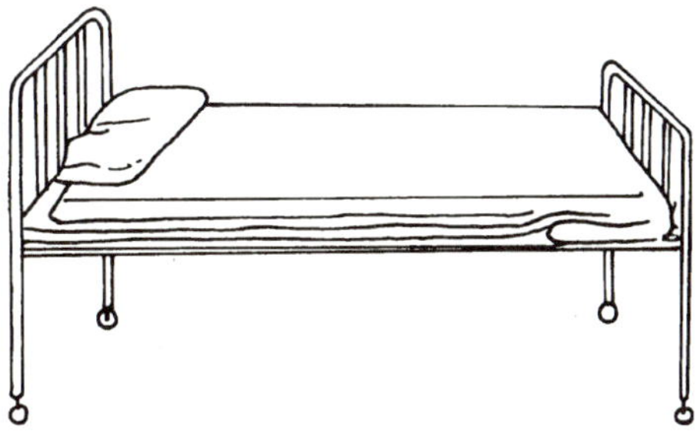
图 2-8 备用床

【评价】

1. 病床符合实用、舒适、安全的原则。
2. 各单中线对齐；床面平整，四角紧实；被面平整，被头充实；枕头平整，四角充实。
3. 动作轻柔，省时节力。

（二）暂空床（unoccupied bed）

【目的】

1. 保持病室整洁、美观。
2. 供新入院患者或暂离床活动的患者使用。

【评估】

1. 评估患者入院诊断、病情、意识，有无呕吐、大小便失禁，有无伤口或渗血、渗液等情况，是否须铺设一次性中单。

2. 其余同备用床。

【计划】

用物准备同备用床，必要时备一次性中单。

【实施】

详见表 2-2。

表 2-2 铺暂空床操作步骤

操作流程	详细步骤	要点及说明
1. 准备用物	洗手，戴口罩，携用物至床旁	
2. 三折被套	将备用床的盖被上端向内折 1/4，再扇形三折于床尾，使之与床尾齐	便于患者上床，保持病室整齐美观
3. 铺设中单	酌情在床中部铺一次性中单，将中单上缘距床头 45～50cm，中单的中线和床中线对齐；将一次性中单边缘下垂部分一起平整地塞入床垫下，转至对侧，同法铺好一次性中单（图 2-9）	根据病情需要选用，以保护床褥免受大小便或分泌物污染；若直接铺暂空床，则先铺近侧大单、一次性中单，然后至对侧同法铺各单，盖被铺好后直接三折于床尾
4. 整理用物	整理用物，洗手	

【评价】

1. 铺设的中单符合患者病情需要，能有效保护床单位。
2. 其他同备用床。

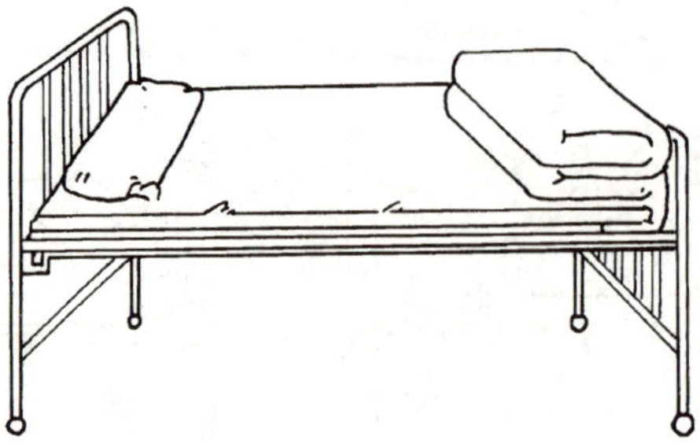

图2-9 暂空床

（三）麻醉床（anesthetic bed）

【目的】

1. 便于接收和护理麻醉手术后患者。
2. 使患者安全、舒适，预防并发症。
3. 保护床上用物不被血液、排泄物或呕吐物等污染。

【评估】

1. 评估患者的病情、手术部位和麻醉方式、术后需要的抢救或治疗物品等。
2. 其余同备用床。

【计划】

用物准备

1. 床上用物 同备用床，根据需要另加一次性中单2条。

2. 麻醉护理盘

（1）治疗巾内有开口器1个，压舌板1个，舌钳1把，牙垫1个，治疗碗1个，吸氧导管或鼻塞1～2根，吸痰导管1～2根，镊子1把，纱布数块。

（2）治疗巾外有手电筒1个，血压计1台，听诊器1个，护理记录单1套，弯盘1个，棉签1包，胶布适量。必要时准备心电监护仪。

（3）其他物品包括输液架或输液挂钩，调适吸痰装置、供氧装置为备用状态，必要时备胃肠减压器、热水袋及毛毯等。

【实施】

详见表2-3。

表2-3 铺麻醉床操作步骤

操作流程	详细步骤	要点及说明
1. 准备用物	洗手，戴口罩，携用物至床旁	
2. 拆下各单	拆下原有的被套、枕套等各单并置于护理车污衣袋内，洗手	降低手术后患者受感染的危险性，使患者舒适
3. 铺好大单	同备用床铺大单法，铺好近侧大单	
4. 铺好中单	同暂空床，铺好床中部一次性中单，再根据患者麻醉方式和手术部位，按需要铺好另一块一次性中单	头、颈、胸部手术或全身麻醉后铺于床头；下肢手术时铺于床尾；非全身麻醉时只铺于手术部位；一次性中单可保护床褥及床单免受呕吐物、分泌物、引流物、排泄物污染
5. 同法对侧	转至对侧，同法铺好对侧大单和一次性中单	
6. 套好被套	同备用床法套好被套	

续表

操作流程	详细步骤	要点及说明
7. 折叠被筒	同备用床法铺好被筒；被尾内折与床尾平齐，将盖被扇形三折叠于一侧床边，开口侧朝门	便于将患者移至床上
8. 套好枕套	套好枕套并整理枕头，将枕头横立于床头，开口侧背门（图 2-10）	以防患者躁动时，头部碰撞床栏而受伤
9. 移回桌椅	移回床旁桌、椅，床旁椅放置盖被折叠侧	
10. 置麻醉盘	置麻醉盘于床旁桌上，其他物品按需要放置	
11. 整理用物	整理用物、洗手	

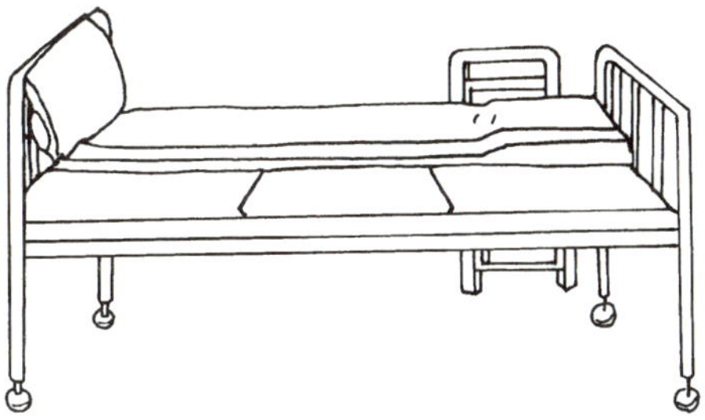

图 2-10 麻醉床

【评价】

1. 所备用物符合病情需要，以确保患者能及时得到抢救和护理。
2. 其余同暂空床。

（施雪晖）

复习思考题

1. 护士如何为住院患者创设良好的物理环境？

2. 患者，男，76 岁。因反复咳嗽、咳痰伴喘息 10 余年，受凉后症状加重，出现呼吸困难而入院，护理体检：T 36.6℃，P 100 次 /min，R 26 次 /min，BP 120/78mmHg，入院诊断：慢性阻塞性肺疾病。

请问：

（1）护士怎样为患者调节病室的温度和湿度？

（2）如果病室湿度过低，会对患者产生哪些影响？

0203

扫一扫，测一测

第三章 医院感染的预防与控制

PPT 课件

知识导览

学习目标

掌握医院感染的概念，物理、化学消毒灭菌法，常用无菌技术及隔离技术；熟悉医院感染的分类、发生和管理；了解医院常见的清洁、消毒、灭菌工作，医院消毒供应中心的工作。

医院是患者集中的场所。致病微生物和易感人群的集中，容易引起医院感染的发生。医院感染不仅影响医患的身心健康，同时也给家庭、医院、国家造成了重大经济损失。世界卫生组织(WHO)提出有效控制医院感染的关键措施为清洁、消毒、灭菌、无菌技术、隔离、合理使用抗生素、消毒与灭菌的效果监测。这些措施与护理工作密切相关，落实预防与控制医院感染的各项措施，能减少医院感染的发生。因此，护理人员在医院感染的预防与控制中发挥着重要的作用。

第一节 概 述

任务引入

【临床情景】

张先生，42 岁，因"间断咳嗽、咳痰伴有喘息 2 年，加重 7 天"入院。患者近两年每年发作咳嗽、咳痰伴喘息约 3 个月，既往有 20 年吸烟史。护理查体：T 37.1℃，P 76 次 /min，R 20 次 /min，BP 130/85mmHg。X 线检查：肺纹理增粗、紊乱呈网状，以双下肺野明显。新型冠状病毒核酸检测：阴性。医疗诊断：慢性支气管炎。入院第二天，患者乏力、畏寒，体温升高至 39.2℃。新型冠状病毒核酸检测：阳性。

思考：张先生属于医院感染吗？为什么？

一、医院感染的概念与分类

随着人们对医院感染的认识不断深入，以及医院感染预防、控制和管理的不断发展，医院感染的定义、诊断与分类不断地演变与完善。

(一) 概念

医院感染(nosocomial infection)又称为医院获得性感染。广义地讲，是任何人在医院活动期间由于受到病原体侵袭而引起的诊断明确的感染。由于门急诊患者、探视者及其他流动人员在医院内停留时间相对短暂，难于确定其感染是否来自医院，所以医院感染的对象主要为住院患者。

《医院感染管理办法》中关于医院感染的定义是住院患者在医院内获得的感染，包括在住院期间发生的感染和在医院内获得出院后发生的感染，但不包括入院前已存在或者入院时已处于潜伏期的感染。

在医疗机构或其科室的患者中，短时间内发生 3 例以上同种同源感染病例的现象称为医院感染暴发。

（二）医院感染的分类

1. 根据病原体来源

（1）外源性感染：外源性感染又称为交叉感染，指各种原因引起的患者在医院内受非自身病原体侵袭而发生的医院感染。病原体来自患者体外，通过直接或间接的途径传播给患者所引起的感染。

（2）内源性感染：内源性感染又称为自身感染，指各种原因引起的患者在医院内受自身病原体侵袭而发生的医院感染。病原体来自患者自身，为寄居在人体体表或体内的常居菌或机会致病菌，正常情况下不致病。当人体的抵抗能力下降、免疫功能受损或正常菌群寄居部位改变时，可引起自身感染。

2. 根据感染发生部位 分为呼吸系统、消化系统、泌尿系统、神经系统、循环系统、生殖系统、手术部位的感染等。

3. 根据病原体种类 包括细菌、病毒、真菌、支原体、衣原体、寄生虫等引起的感染，其中以细菌感染最多见。

二、医院感染的发生

医院感染的发生有三个基本要素：传染源、传播途径和易感人群。当三者同时存在并互相联系时，构成了感染链。缺少任一要素，医院感染不会发生。

（一）传染源

传染源（source of infection）又称为病原微生物贮源，指病原微生物自然生存、繁殖并排出的场所或宿主（人或动物）。主要的传染源如下。

1. 内源性传染源 患者身体某些特定部位（皮肤、胃肠道、上呼吸道及口腔黏膜等）寄居的正常菌群，在一定条件下可引起患者自身感染或具有传播他人的能力。

2. 外源性传染源 指患者以外的宿主或医院环境。主要包括以下几种。

（1）已感染的患者及病原携带者：已感染的患者是最主要的传染源。病原微生物从其感染部位不断排出，由于病原微生物致病力较强且具有一定的耐药性，很容易在其他易感人群体内定植。病原携带者也可不断地向体外排出病原微生物，且因携带者本身无明显的自觉症状，从而成为被忽视的重要传染源。

（2）动物传染源：动物可能携带病原微生物或受到感染而成为传染源，如鼠类不仅是沙门菌的重要宿主，而且是流行性出血热、鼠疫等传染病的传染源。

（3）环境贮源：医院的空气、水源、物品、设备、器械等容易被各种病原微生物污染而成为传染源。特别是潮湿的环境可成为某些病原微生物存活繁殖的场所。

（二）传播途径

传播途径（mode of transmission）指病原微生物从传染源传到易感人群的途径。主要有以下几种。

1. 接触传播 指病原体通过手、媒介物直接或间接接触导致的传播，是医院感染最常见、最主要的传播方式之一。

（1）直接接触传播：传染源直接将病原体（微生物）传播给易感人群，如艾滋病、母婴之间疱疹病毒等的传播感染。

（2）间接接触传播：病原微生物通过媒介传递给易感人群。医护人员的手是最常见的传播媒介，其次是各种医疗设备、食物、水等；生物媒介也不可忽视，如蚊子传播疟原虫、乙型脑炎病毒等。

2. 空气传播 指病原微生物的微粒（$\leqslant 5\mu m$）悬浮在空气中并以空气为媒介，随气流流动导致的感染传播方式，如含出血热病毒的家禽通过排泄物污染尘埃后形成气溶胶，传播流行性出血热。

3. 飞沫传播 指带有病原微生物的飞沫核（>5μm）在空气中短距离（1m 内）移动到易感人群口、鼻黏膜或眼结膜等导致的传播，如猩红热、麻疹、严重急性呼吸综合征等主要通过飞沫传播。

4. 其他途径 如通过动物携带病原微生物而引起的生物媒介传播。

（三）易感人群

易感人群（susceptible host）指对某种疾病或传染病缺乏免疫力的人。如将易感者作为一个总体，称之为易感人群。导致个体易感的因素如下。

1. 机体因素

（1）生理因素：老年人抵抗力下降；婴幼儿自身免疫系统发育不完善；某些特殊生理状况期间抵抗力下降，如月经期、妊娠期等。

（2）病理因素：疾病使患者对病原微生物的抵抗力降低，如糖尿病、肝脏疾病等；皮肤黏膜损伤有利于病原微生物的生长繁殖，易诱发感染。

（3）心理因素：个体的情绪、主观能动性等在一定程度上可影响其免疫功能和抵抗力，如心情愉快、情绪乐观可以提高个体的免疫功能，减少医院感染的机会。

2. 各种诊疗活动

（1）不合理使用抗菌药物：不合理使用抗菌药物可导致人体正常菌群失调、耐药菌株增加或二重感染。

（2）放射治疗和化学治疗、免疫抑制剂应用：患者接受放射治疗、化学治疗，或使用免疫抑制剂、肾上腺皮质激素等，可降低机体免疫系统功能，增加易感性。

（3）侵入性操作：如内镜、动静脉导管等各种现代侵入性诊疗方法，不仅可把外界致病微生物带入体内，还可损伤机体的防御屏障功能，增加医院感染的机会。

三、医院感染的管理

医院感染管理制度不健全、医院感染管理资源不足、人们对医院感染认识不足、缺乏效果监测等均可导致医院感染的发生。健全的医院感染管理组织和严格的管理制度是预防与控制医院感染的基本保障。

（一）建立医院感染管理体系，加强三级监控

1. 住院床位总数 100 张以上的医院应设置三级管理组织。

（1）医院感染管理委员会：医院感染管理委员会由业务院长、感染管理科、医务科、护理部、重点科室主任及有关专家组成，是感染管理的领导决策机构，全面负责医院感染的管理。

（2）医院感染管理科：医院感染管理科由医生、护士等专职人员组成。负责制订全院的感染控制计划并组织实施；监督检查全院各部门落实医院感染管理制度的情况；按时完成医院消毒与灭菌的监测并进行效果评价；开展医院感染的调查研究，培训在职人员；监督管理抗菌药物的合理使用。

（3）临床科室医院感染管理小组：临床科室医院感染管理小组由科室主任、护士长或监控医师、护士组成。负责本科室监控措施的实施与监督；监督全科消毒、灭菌、无菌操作的执行；落实抗菌药物的使用规定。

2. 住院床位总数在 100 张以下的医院应当指定分管医院感染管理工作的部门，其他医疗机构应有医院感染管理专（兼）职人员。

（二）健全各项规章制度，依法管理医院感染

依照国家卫生行政部门的法律、法规建立健全医院各项感染管理制度，建立和完善医院感染监测网络，建立健全医院感染暴发流行应急处置预案，做好医院感染的预防、管理和处理。

（三）落实医院感染管理措施，切断感染链

落实医院感染管理措施并开展持续质量改进，必须切实做到控制传染源、切断传播途径、保

护易感人群。具体措施主要如下。

1. 医院地址要符合医疗卫生网点的全面规划，环境布局合理，建筑明确划分医疗区、后勤保障区、生活区；医院各部门应合理划分无菌区、清洁区、半污染区等；建立规范合理的感染性疾病科。

2. 加强监护室、手术室、消毒供应中心、导管室、门诊和急诊室等重点科室的消毒隔离。

3. 严格执行清洁、消毒、灭菌、隔离措施，加强效果监测。

4. 加强对内镜、污水污物的处理等重点环节的检测。

5. 控制传染患者和易感人群，严格探视与陪护制度，对易感人群实施保护性隔离；加强对主要感染部位如呼吸道、手术切口等的感染管理。

6. 合理使用抗生素。

（四）加强医院感染知识的教育

重视医院感染管理学科的建设，充分发挥医院感染专业技术人员在医院感染防控中的作用。卫生行政部门建立医院感染专业人员岗位规范化培训和考核制度；医疗机构应对全体工作人员进行医院感染相关法律法规、专业技术知识的培训，增强医务人员预防和控制医院感染的专业性和自觉性。

思政元素

奋力抗击新型冠状病毒感染疫情的中国护士

健康守护，大爱无疆

2020年5月10日，中华护理学会召开5·12国际护士节庆祝大会。会议认为：广大护士不畏艰险、冲锋在前、舍生忘死，对提高患者治愈率、降低病亡率发挥着重要的作用。在抗击疫情过程中，护士们录制的防疫知识与技能小视频，通过多种途径进行公众健康教育，对提升民众防护意识、控制疾病传播起到了非常重要的作用，体现了护理工作在全民健康领域的价值和地位。

世界卫生组织对中国护士为应对疫情所做的努力表示认可和赞赏，并感谢中国护士及时分享经验，助力全球抗疫。

重大传染疾病没有国界，人类只有合作才能对抗病毒。中国护理工作者是人民健康的守护者、仁爱精神的传播者和人类命运共同体理念的践行者，为提高全民健康水平做出了重大贡献。

第二节　清洁、消毒与灭菌

任务引入

【临床情景】

刘女士，43岁。因恶心呕吐、食欲减退、厌油乏力、肝区隐痛，并有尿液、皮肤、巩膜黄染等入院求治。诊断为急性黄疸性肝炎。

思考：

1. 根据本病的传播途径，应如何切断其感染链？

2. 刘女士用过的食具、便器如何消毒？

3. 刘女士突然呕吐，不慎将呕吐物吐在床上和病房地板上。请问：对其呕吐物和被呕吐物污染的地板、床上用品应如何处理？

清洁、消毒、灭菌是预防和控制医院感染的重要措施之一。正确掌握清洁、消毒、灭菌的基本知识，准确运用各种消毒灭菌方法，是保证医院环境安全、有效预防医院感染发生的关键环节。常用的消毒灭菌方法有两大类：物理消毒灭菌法和化学消毒灭菌法。

一、基 本 概 念

（一）清洁

清洁（cleaning）指去除物体表面的无机物、有机物和可见污染的过程。

（二）消毒

消毒（disinfection）指清除或杀灭传播媒介上所有病原微生物，使其达到无害化的处理过程。

（三）灭菌

灭菌（sterilization）指清除或杀灭医疗器械、器具或物品上一切微生物，使其达到灭菌保证水平的处理过程。灭菌保证水平是指灭菌处理后单位产品上存在活微生物的概率，通常表示为10^{-6}，即经灭菌处理后在一百万件物品中最多只允许一件物品存在活微生物。

二、清 洁 法

通过清洁去除污物，可增加物品接触的安全性，并使物品在消毒、灭菌过程中能有效地与消毒剂、灭菌剂接触，防止有机物等理化因素影响消毒、灭菌效果。所以，良好的清洁既是保持环境整洁的方法，也是保障消毒灭菌效果的前提。清洁方法分清洁和清洗。

（一）清洁

1. 适用范围 适用于各类物体表面。如治疗车、诊疗工作台、仪器设备台面、床头柜、新生儿暖箱等。

2. 方法 使用消毒湿巾、清洁布巾或消毒布巾擦拭。

3. 注意事项

（1）擦拭不同患者单元、不同洁污区域之间的物品均应更换布巾。

（2）各种擦拭布巾应分区域使用，实行颜色标记。用后统一清洗消毒，干燥备用。

（3）布巾擦拭时按照S形走势、八面法，勿重复擦拭已清洁区域。

（二）清洗

重复使用的诊疗器械、器具和物品由消毒供应中心回收后进行分类清洗。

三、物理消毒灭菌法

物理消毒灭菌法是利用物理方法清除或杀灭微生物的方法。

（一）热力消毒灭菌法

热力消毒灭菌法是利用热力破坏微生物的蛋白质、核酸、细胞膜和细胞壁，导致其死亡，从而达到消毒灭菌的目的。热力消毒灭菌法分干热法和湿热法。干热法由空气导热，传热较慢；湿热法由水蒸气和空气导热，传热快，穿透力强。

1. 干热法

（1）燃烧法

1）焚烧法：焚烧法是一种简单、迅速、彻底的灭菌法。常用于无须保存的污染物品，如特殊感染（如破伤风、气性坏疽、铜绿假单胞菌感染）的敷料、病理标本、医疗垃圾等。将污物等直接点燃或在焚烧炉内焚烧，使之变为无害的灰烬。

2）烧灼法：烧灼法常用于培养用的试管或烧瓶瓶口处的消毒，须急用的某些搪瓷类物品和金属器械。金属器械可在火焰上燃烧约 20 秒；搪瓷类容器，倒入少量 95% 乙醇，轻轻转动使乙醇分布均匀后，点火燃烧至熄灭。

注意事项：①远离易燃易爆物品；②在燃烧过程中不可添加乙醇等燃料，以免烧伤；③锐利刀剪禁用此法，以防锋刃变钝。

（2）干烤法：干烤法适用于高温下不损坏、不变质、不蒸发的物品，如油剂、粉剂、金属制品、玻璃器皿等。须利用特制密闭烤箱进行灭菌，并根据物品种类和烤箱类型来确定所需时间与温度。通常是 160℃作用 2 小时，170℃作用 1 小时，180℃作用 0.5 小时。

注意事项：①使用前将物体洗净并干燥；②物品包装不宜超过 10cm×10cm×20cm；油剂、粉剂的厚度不超过 0.6cm，凡士林厚度不超过 1.3cm；③放物量不超过烤箱内腔高度的 2/3，灭菌物品勿与灭菌器内腔底部及四壁接触，物品间留有充分的空间；④有机物品灭菌时温度不超过 170℃，以防炭化；⑤灭菌时间应从达到灭菌温度算起，中途不可打开烤箱放入新的物品；⑥灭菌后待箱内温度降至 40℃以下才能开启烤箱，以防玻璃器皿等物品炸裂。

2. 湿热法

（1）煮沸消毒法：这是应用最早，且经济、简便、有效的一种湿热消毒法。

1）适用范围：湿热法的适用范围为金属、玻璃器皿、搪瓷、棉织品、橡胶类等耐湿、耐高温物品的消毒。

2）方法：将物品清洁后放入煮沸锅中，加水至完全浸没所有消毒物品，加热煮沸。在 1 个大气压下，维持沸腾 5～10 分钟可杀灭细菌繁殖体，维持 15 分钟可杀灭多数细菌芽孢。某些热抗力更强的细菌芽孢须煮沸更长时间，如杀灭破伤风杆菌芽孢须煮沸 1～2 小时，杀灭肉毒杆菌芽孢须煮沸 3 小时。

3）注意事项：①煮沸消毒前，物品必须洗刷干净。②煮沸消毒用水须用软水。③器械的轴节及容器的盖要打开，可拆卸的物品应拆开，大小相同的碗、盆不能重叠，空腔导管须先在腔内灌满水。④放入物品不能超过煮锅容量的 3/4，物品不可露出水面，液面高出物品≥3cm。⑤橡胶类物品用纱布包好，水沸后放入；玻璃类物品用纱布包裹，冷水或温水时放入。⑥高山地区沸点低，须适当延长消毒时间，海拔每增高 300m，应延长消毒时间 2 分钟。⑦将碳酸氢钠溶液加入水中配成 1%～2% 的浓度，沸点可达到 105℃，除增强杀菌作用外，还有防锈去污作用。⑧若煮沸中途加入物品，则在再次水沸后重新计时。⑨消毒后应将物品及时取出，放入无菌容器内，4 小时内未用须再次消毒。

（2）压力蒸汽灭菌法：这是热力消毒灭菌法中效果最好、临床使用最广的一种方法。

1）适用范围：压力蒸汽灭菌法主要用于耐高温、耐高压、耐潮湿物品的灭菌。不适用于凡士林等油类和滑石粉等粉剂的灭菌。

2）方法：根据排放冷空气方式和程度的不同，可分为下排气压力蒸汽灭菌和预真空压力蒸汽灭菌。①下排气压力蒸汽灭菌是利用重力置换的原理，从灭菌器的上方导入热蒸汽，热蒸汽在灭菌器中从上而下，冷空气由下排气孔排出，最终灭菌器中全部冷空气由饱和蒸汽取代，利用蒸汽释放的潜热（指 1g 100℃的水蒸气变成 1g 100℃的水时所释放的热能为 2 255J）灭菌。常用的有手提式压力蒸汽灭菌器和卧式压力蒸汽灭菌器。②预真空压力蒸汽灭菌是利用机械抽真空的方法，使灭菌柜室内形成 2.0～2.7kPa 的负压后输入蒸汽，蒸汽可迅速穿透物体内部，提高灭菌效果，缩短灭菌周期。根据抽真空次数的多寡分为预真空法和脉动真空法两种，后者因多次抽真空，灭菌效果更可靠。

3）注意事项：①正确选择。根据待灭菌物品选择适宜的压力蒸汽灭菌器和灭菌程序、灭菌参数（表 3-1）进行选择；下排气压力蒸汽灭菌适用于液体的灭菌，但不适用于管腔器械的灭菌。②安全操作。操作人员要经过专业训练，严格遵守操作规程；设备运行前每日进行安全检查并预热；灭菌过程中应观察并记录灭菌时的温度、压力和时间等灭菌参数及设备运行状况。③包装合格。包装前先将待灭菌物品清洗、消毒、干燥并做好检查和保养，保证包装材料和方法符合要求。预真空压力蒸汽灭菌的物品包体积不超过 30cm×30cm×50cm，下排气压力蒸汽灭菌器的物品包体积不大于 30cm×30cm×25cm。④装载合理。使用专用灭菌架或篮筐装载灭菌物品，各包之间留有空隙；同类材质的物品置于同一批次灭菌，若材质不同，纺织类物品竖放于上层，金属器械类放于下层；手术器械包、硬式容器应平放，盘、盆、碗等开口朝向一致并斜放，底部无孔的物品倒立或侧放，纸袋、纸塑包装物品应侧放。下排气压力蒸汽灭菌时，大包摆放于上层，装载体积不得超过柜室容量的 80%；预真空压力蒸汽灭菌装载以柜室容量的 10%～90% 为宜；脉动真空压力蒸汽灭菌器装填量不得小于柜室容量的 5%。⑤谨慎卸载。被灭菌物品冷却时间应大于 30 分钟，温度降至室温且被灭菌物品干燥后才能移动；每批次应确认灭菌过程合格，包外、包内化学指示物合格，无湿包现象。若灭菌包掉落地上或误放到不洁处应视为被污染。⑥定期监测灭菌效果。

表 3-1　压力蒸汽灭菌器灭菌参数

灭菌器类别	物品类别	压力 /kPa	温度 /℃	所需最短时间 /min
下排气压力蒸汽灭菌	敷料	102.8～122.9	121	30
	器械			20
预真空压力蒸汽灭菌	敷料、器械	184.4～210.7	132	4
		201.7～229.3	134	

4）效果监测：①物理监测法，每次灭菌应连续监测并记录灭菌时的温度、压力和时间等参数，温度波动范围在 3℃以内，时间能满足最低灭菌时间要求。同时记录所有临界点的时间、温度和压力值，结果符合灭菌要求。②化学监测法，通过化学指示剂在热作用下的颜色变化测试灭菌效果。化学指示物分为包外、包内化学指示物，灭菌包包外应有化学指示物，高度危险性物品包内应于最难灭菌的部位放置包内化学指示物。③生物监测法，至少每周监测一次。主要是利用对热耐受力较强的非致病性嗜热脂肪芽孢杆菌的菌片制成标准生物测试包或生物 PCD（process challenge device，即灭菌过程挑战装置），或使用一次性标准生物测试包，放入标准试验包的中心部位或待灭菌容器内最难灭菌的部位，并设阳性对照和阴性对照，灭菌后取出指示剂培养，全部菌片无细菌生长表示灭菌合格。④ B-D 试验，预真空灭菌器械开始灭菌运行前应空载进行 B-D 试验，以检测灭菌器冷空气排除效率。测试合格后，灭菌器方可使用。

（3）流通蒸汽消毒法：在常温下用 100℃左右的蒸汽消毒，从产生蒸汽后开始计时，15～30 分钟即可达到消毒效果。该法常用于食具、便器的消毒。

（4）低温蒸汽消毒法：控制温度在 73～80℃，持续 10～15 分钟进行消毒，可杀灭多数致病微生物，主要用于不耐高热的物品，如内镜、塑料制品的消毒。

（二）光照消毒法（辐射消毒法）

光照消毒法主要利用紫外线或臭氧的杀菌作用，使菌体蛋白光解、变性导致细菌死亡。

1. 日光曝晒法　日光因有热、干燥和紫外线作用，所以有一定的杀菌力。将物品放在直射阳光下曝晒 6 小时，并定时翻动，使物体各面都能受到日光照射。该法常用于衣服、被褥、床垫、书籍等物品的消毒。

2. 紫外线消毒法　紫外线属于电磁波辐射。消毒使用的是 C 波紫外线，波长范围为 200～280nm，杀菌最强的波长为 253.7nm。紫外线能杀灭细菌（包括细菌繁殖体及细菌芽孢）、病毒、真菌等多种微生物。其杀菌原理：①作用于微生物的 DNA，使其失去转化能力；②降低菌体内氧化酶的活性，使其丧失氧化能力；③破坏菌体蛋白质中的氨基酸，使菌体蛋白光解变性；④使空气中的氧电离，产生具有极强杀菌作用的臭氧。常用的紫外线灯有普通直管热阴极低压汞紫外线消毒灯、高强度紫外线消毒灯、低臭氧紫外线消毒灯和高臭氧紫外线消毒灯四种。紫外线消毒器是用臭氧紫外线杀菌灯制成，主要有紫外线空气消毒器、紫外线表面消毒器、紫外线消毒箱等。

(1) 适用范围：紫外线辐照能量低，穿透力弱，主要用于空气、物品表面及液体的消毒。

(2) 方法：①室内空气消毒。首选紫外线空气消毒器，不但消毒效果可靠，而且室内有人也可使用。亦可用室内悬吊式紫外线灯照射（灯管吊装高度距离地面1.8～2.2m，数量≥1.5W/m³）。有效距离不超过2m，照射时间≥30分钟。②室内物品消毒。使用便携式紫外线消毒器近距离移动照射，也可采取紫外线灯悬吊式照射。将物品摊开或挂起，有效距离为25～60cm，每个表面均照射20～30分钟后翻动物品，使物品的各个表面均能被直接照射。小件物品可放入紫外线消毒箱内照射。③液体消毒。可采用水内照射法或水外照射法，水层厚度不应超过2cm，并根据紫外线辐照的强度确定水流速度。

(3) 注意事项：①灯管表面保持清洁，一般每周1次用70%～80%乙醇布巾擦拭，发现灯管表面有灰尘、油污时应及时擦拭。②环境清洁、干燥，消毒前清洁室内卫生，关闭门窗，人员停止走动或离开；室内适宜温度20～40℃，相对湿度40%～60%，若温度过低或相对湿度过高，应适当延长照射时间。③紫外线对眼睛和皮肤有刺激作用，照射时人员应离开房间，必要时戴防护镜、穿防护衣，照射完毕后应开窗通风。④消毒时间从灯亮5～7分钟后开始计时，关灯后如须再开启，应间隔3～4分钟。⑤定期检测灯管照射强度，30W普通新灯辐照强度≥90μW/cm²，30W高强度紫外线新灯的辐照强度应≥180μW/cm²，使用中紫外线灯管辐照强度≥70μW/cm²。灯管强度不够或累计使用超过1 000小时，须更换灯管。

3. 臭氧消毒法 灭菌灯内装有臭氧发生管，通电后能将空气中的氧气转换成高纯臭氧，可杀灭细菌繁殖体、芽孢、病毒和真菌，并可破坏肉毒杆菌毒素。

(1) 适用范围：臭氧消毒法主要用于医院无人状态下的空气、污水和物品表面的消毒等。

(2) 方法

1) 空气消毒：封闭空间内，臭氧浓度20mg/m³，作用30分钟。

2) 物品表面消毒：密闭空间内，臭氧浓度60mg/m³，作用时间60～120分钟。

(3) 注意事项：①臭氧对人有毒，空气消毒后通风大于30分钟方可进入；②臭氧具有强氧化性，对物品损坏性较大。

（三）微波消毒法

微波是频率高、波长短的电磁波。在电磁波的高频交流电场中，物品中的极性分子发生极化，进行高速运动，频繁改变方向，互相摩擦，使温度迅速上升，达到消毒作用。微波能杀灭真菌、病毒、细菌繁殖体和细菌芽孢等微生物。在医疗机构常用于耐热非金属材料的低度危险物品和中度危险物品的消毒，如食品和餐具的消毒。微波消毒的物品应浸入水中或用湿布包裹。

（四）电离辐射灭菌法

电离辐射灭菌法是利用放射性同位素^{60}Co发射高能γ射线或电子加速器产生的β射线进行辐射灭菌。此灭菌法是在常温下进行灭菌，故称“冷灭菌”。该法适用于橡胶塑料、精密仪器、生物制品、高分子聚合物（一次性注射器、输血器、聚乙烯心脏瓣膜等）、节育用具等不耐热物品的灭菌。

（五）过氧化氢等离子体灭菌法

在特定的电场内，过氧化氢气体发生电离反应，形成包括正电氢离子和自由电子等的低密度电离气体云，具有很强的杀菌作用。

(1) 适用范围：过氧化氢等离子体灭菌法适用于电子仪器、光学仪器等不耐热、不耐湿的诊疗器械，不适用于布类、纸类、水、油类、粉剂等材质的灭菌。

（2）方法：应在专用的过氧化氢低温等离子体灭菌器内进行。灭菌参数：过氧化氢作用浓度大于6mg/L，灭菌腔壁温度为45～65℃，灭菌周期28～75分钟。

（六）机械除菌法

机械除菌法是用刷、扫、冲洗、过滤等机械方法除去物体表面、水中、空气中及人畜体表的有害微生物。此法虽不能杀灭病原微生物，但可大大减少其数量和引起感染的机会。

1. 层流通风 主要使室外空气通过孔隙小于0.2μm的高效过滤器，以垂直或水平两种气流呈流线状流入室内，再以等速流过房间后流出，使室内的尘粒或微生物随气流方向排出房间。

2. 过滤除菌 通过三级空气过滤器，选用合理的气流方式，除掉空气中0.5～5μm的尘埃，达到洁净空气的目的。

四、化学消毒灭菌法

利用化学药物抑制微生物生长繁殖或杀灭微生物的方法称为化学消毒灭菌法，所用的化学药物称为消毒剂。凡不适用于物理消毒灭菌的物品，均可选用化学消毒灭菌法，如皮肤黏膜、光学仪器、金属锐器和某些塑料制品、患者的排泄物等。

（一）化学消毒灭菌原理

化学消毒灭菌的原理是利用化学药物使微生物蛋白凝固变性，酶蛋白失去活性，抑制微生物的生物代谢、生长和繁殖，或破坏细菌细胞膜的结构，改变其通透性，使细胞破裂、溶解，达到消毒灭菌的作用。

（二）理想的化学消毒剂

理想的化学消毒剂应具备下列条件：杀菌谱广；有效浓度低；作用速度快；性质稳定；易溶于水；可在低温下使用；作用时间长；不易受有机物质、碱及其他物理、化学因素的影响；无色，无味，无臭，使用后容易除去残留药物；无刺激性、腐蚀性，毒性低，不引起过敏反应；不易燃烧与爆炸，使用无危险性；用法简单、价格低廉、便于运输等。

（三）化学消毒剂的分类

1. 灭菌剂 可杀灭一切微生物（包括细菌芽孢），达到灭菌要求的制剂。如戊二醛、环氧乙烷等。

2. 高效消毒剂 可杀灭一切细菌繁殖体（包括分枝杆菌）、病毒、真菌及其孢子，对细菌芽孢也有一定杀灭作用的消毒制剂，如部分含氯消毒剂、过氧化氢等。

3. 中效消毒剂 可杀灭除细菌芽孢以外细菌繁殖体、真菌、病毒及分枝杆菌的消毒制剂。如醇类、碘类、部分含氯消毒剂等。

4. 低效消毒剂 能杀灭细菌繁殖体、亲脂病毒的消毒制剂。如酚类、胍类、季铵盐类消毒剂等。

（四）化学消毒剂的使用原则

1. 根据物品的性能、病原微生物的特性及要达到的消毒水平，选择合适有效的消毒剂。

2. 严格掌握消毒剂的有效浓度、消毒时间及使用方法。

3. 待消毒的物品必须先洗净、擦干。

4. 浸泡消毒后的物品，须用无菌生理盐水或无菌蒸馏水冲净后使用，以免消毒剂对组织产生刺激。

5. 消毒剂应定期更换，易挥发的要加盖，并定期检测、调整浓度。

6. 消毒剂中不能放置纱布、棉花等物品，以防降低消毒灭菌效果。

7. 工作人员要了解消毒剂的毒副作用，切实做好防护工作。

8. 能首选物理方法时不用化学消毒剂，以减少对环境的污染。

（五）化学消毒剂的常用方法

1. 浸泡法　指将须消毒的物品清洁擦干后，浸没在消毒液中的方法。浸泡前打开物品的轴节和套盖，管腔内须灌满消毒液，并按规定的浓度和时间进行浸泡。

2. 擦拭法　指用规定浓度的化学消毒剂擦拭被污染物品的表面、皮肤或黏膜的方法。一般选用穿透力强、易溶于水、无显著刺激性的消毒剂。

3. 喷雾法　指用喷雾器将消毒剂均匀喷洒在空气中或物体表面进行消毒的方法。本法常用于地面、墙壁、空气、环境等的消毒。

4. 熏蒸法　指在密闭空间内将消毒剂加热或加入氧化剂使其产生气体，在规定的时间和浓度内进行消毒的方法。本法用于手术室、换药室、病室的空气消毒或室内物品、精密贵重仪器和不能浸泡、蒸煮物品的消毒灭菌。空气熏蒸常用消毒剂及用量：① 2% 过氧乙酸 $8ml/m^3$；②纯乳酸 $0.12ml/m^3$，加等量水；③食醋（5～10）ml/m^3，加热水 1～2 倍。

（六）常用的化学消毒剂

医院常用的化学消毒剂见表 3-2。

表 3-2　常用化学消毒剂

消毒剂名称	消毒水平	性质及作用原理	使用范围及方法	注意事项
戊二醛	灭菌	为无色、透明、有刺激性气味的液体，通过与菌体蛋白质反应，阻止 RNA、DNA 的合成，使其灭活	①使用范围：耐热诊疗器械、器具与物品的浸泡消毒与灭菌，不用于物体表面的擦拭或喷雾消毒、室内空气消毒、手和皮肤黏膜的消毒 ②使用方法：使用前应先加入 pH 调节剂（碳酸氢钠）和防锈剂（亚硝酸钠），成为 2%～2.5% 碱性戊二醛。将彻底洗净擦干的物品完全浸没在消毒液中，灭菌时间 10 小时，消毒时间 60 分钟	①对皮肤、黏膜有刺激作用，对人体有毒性，应注意防护 ②室温下避光、密封保存于阴凉、干燥、通风处 ③盛装消毒液的容器应清洁、加盖，定期检测浓度。配制好的消毒液最多可连续使用 14 天，使用期间戊二醛含量≥1.8% ④医疗器械消毒灭菌后，以无菌方式取出，用无菌生理盐水或无菌蒸馏水反复冲净，再用无菌纱布擦干后使用
环氧乙烷	灭菌	为无色液态，超过 10.8℃为气态；气体穿透能力强	①使用范围：不耐高温高压、易腐蚀的各种精密仪器及医疗器械，如光学仪器、电子仪器、一次性诊疗用品等 ②使用方法：物品数量多时放入大型或中型环氧乙烷灭菌器内，作用 6 小时；少量物品放入小型环氧乙烷灭菌器内，作用 1～6 小时	①易燃易爆，对人体有一定毒性，须在专用的密闭灭菌器内进行 ②灭菌后的物品消除残留药量后方可使用 ③环氧乙烷遇水后形成有毒的乙二醇，禁用于油脂类、食品类、液体及粉剂的灭菌
甲醛	灭菌	为无色透明液体，刺激性强，能使菌体蛋白变性，酶活性消失	①使用范围：低温甲醛蒸气用于不耐湿、不耐热的电子仪器、光学仪器、管腔器械、金属器械、合成材料物品的灭菌 ②使用方法：使用 2% 复方甲醛溶液或福尔马林溶液（35%～40% 甲醛溶液）在专用低温甲醛蒸汽灭菌器内进行灭菌。温度为 55～80℃，维持时间为 30～60 分钟	①甲醛有毒性和刺激性，不应采用自然挥发或熏蒸灭菌 ②灭菌物品应摊开放置，中间留有一定的缝隙，物品表面应尽量暴露 ③消毒后须在灭菌器内去除残留甲醛气体后方可取出使用

续表

消毒剂名称	消毒水平	性质及作用原理	使用范围及方法	注意事项
过氧乙酸	灭菌	为无色或浅黄色透明液体，有刺激性气味，能产生新生态氧，氧化菌体蛋白质，使细菌死亡	①使用范围：耐腐蚀物品、环境、室内空气等 ②使用方法：一般物品表面消毒使用0.1%～0.2%溶液喷洒或浸泡30分钟，或擦拭3分钟；环境、空气消毒则使用0.2%溶液喷雾作用30～60分钟或使用15%过氧乙酸（$7ml/m^3$）加热蒸发，相对湿度为60%～80%，室温熏蒸2小时；0.5%溶液冲洗10分钟则可用于耐腐蚀医疗器械的高水平消毒；0.05%过氧乙酸喷洒或浸泡10分钟可用于食品用工具、设备消毒	①性质不稳定，应贮存于通风阴凉处，远离可燃物质。用前应测定有效含量，原液中的过氧乙酸浓度低于12%时不应使用 ②稀释液应现用现配，使用时限≤24小时 ③对多种金属和织物有很强的腐蚀和漂白作用，金属制品与织物经浸泡消毒后，及时用符合要求的水冲洗干净 ④浓度过高时有刺激性和腐蚀性，应加强防护；不慎溅入眼中或皮肤上，应立即用大量清水冲洗 ⑤空气熏蒸消毒时室内不应有人
过氧化氢	高效	产生破坏性氢氧自由基，攻击脂质包膜、DNA和其他必需的细胞成分，从而杀灭微生物	①使用范围：外科伤口、皮肤黏膜冲洗消毒，室内空气消毒 ②使用方法：伤口、皮肤黏膜消毒采用3%（30g/L）过氧化氢冲洗、擦拭，作用3～5分钟；室内空气消毒使用气溶胶喷雾器，采用3%（30g/L）过氧化氢溶液按照20～$30ml/m^3$的用量喷雾消毒，作用60分钟	①稀释液现用现配，配制时忌与还原剂、碱、碘化物、高锰酸钾等强氧化剂混合 ②遇光、受热等易分解，须在室温下用棕色瓶保存并盖严 ③喷雾时应采取防护措施，一旦溅入眼内或皮肤黏膜上，及时用清水冲洗 ④过氧化氢对金属有腐蚀性，对织物有漂白作用
含氯消毒剂（含氯石灰、液氯、酸性氧化电位水、84消毒液、漂白粉等）	高、中效	在水溶液中释放有效氯，有强烈刺激性气味，破坏细菌酶的活性而使菌体蛋白凝固变性致死	①使用范围：餐具、水环境、疫源地、排泄物等 ②使用方法：一般污染的物品表面用含有效氯400～700mg/L的消毒液均匀喷洒，作用10～30分钟；经血传播病原体、结核分枝杆菌等污染表面用含有效氯2 000mg/L的消毒液均匀喷洒，作用>60分钟；分泌物、排泄物用含氯消毒剂干粉加入分泌物、排泄物中，使有效氯含量达10 000mg/L，搅拌后作用>2小时；医院污水用干粉按有效氯50mg/L用量加入污水中，并搅拌均匀，作用2小时后排放	①粉剂应于阴凉处避光、防潮、密封保存；水剂应于阴凉处避光、密闭保存 ②配制的溶液性质不稳定，应现用现配，使用时间不超过24小时 ③未加防锈剂的含氯消毒剂对金属有腐蚀性，不应用于金属器械的消毒。加防锈剂的含氯消毒剂对金属器械消毒后，应用无菌蒸馏水冲洗干净，干燥后使用 ④对织物有腐蚀和漂白作用，不应用于有色织物的消毒 ⑤配制漂白粉等粉剂溶液时，应戴口罩、手套
碘酊	中效	棕红色液体，有碘和乙醇气味，使细菌蛋白质氧化、变性	①使用范围：注射及手术部位皮肤消毒 ②使用方法：使用碘酊原液直接涂擦注射及手术部位皮肤2遍以上，作用1～3分钟后用70%～80%的乙醇溶液脱碘	①不可用于黏膜、金属器械、破损皮肤及眼睛的消毒 ②不应用于碘酊过敏者；过敏体质者慎用 ③在常温下可挥发，应避光保存在密闭容器内，放于阴凉、干燥通风处

续表

消毒剂名称	消毒水平	性质及作用原理	使用范围及方法	注意事项
碘伏	中效	固体粉末，有碘气味，有效碘直接与菌体蛋白质结合，使菌体失去活性	①使用范围：皮肤、黏膜及伤口的消毒 ②使用方法：a. 皮肤、黏膜擦拭消毒，用浸有碘伏消毒液原液的无菌棉球或其他替代物品擦拭被消毒部位；b. 外科手消毒用碘伏消毒液原液擦拭，作用至少 3 分钟；c. 手术部位的皮肤消毒，用碘伏消毒液原液局部擦拭 2～3 遍，作用至少 2 分钟；d. 注射部位的皮肤消毒，用碘伏消毒液原液局部擦拭 2 遍，作用时间遵循产品的使用说明；e. 口腔黏膜及创面消毒，用含有效碘 1 000～2 000mg/L 的碘伏擦拭，作用 3～5 分钟；f. 对阴道黏膜及创面的消毒，用含有效碘 500mg/L 的碘伏冲洗，作用到使用产品的规定时间	①置阴凉、干燥通风处密闭、避光保存 ②含有乙醇或异丙醇的复方碘伏消毒剂可用于手、皮肤消毒，不可应用于黏膜和伤口的消毒 ③对二价金属制品有腐蚀性，故不作相应金属制品的消毒 ④碘过敏者慎用
醇类消毒剂（含乙醇、异丙醇、正丙醇，或两种成分的复方制剂）	中效	无色透明液体，有刺激性气味，使菌体蛋白凝固变性，但对肝炎病毒及细菌芽孢无效	①使用范围：适用于手、皮肤、物体表面及诊疗器具的消毒 ②使用方法：手消毒使用符合国家有关规定的含醇类手消毒剂，手消毒方法遵循 WS/T 313—2019 的要求；皮肤消毒使用 70%～80%（体积比）乙醇溶液擦拭皮肤 2 遍，作用 3 分钟；物体表面的消毒使用 70%～80% 的乙醇溶液擦拭皮肤或物体 2 遍，作用 3 分钟；诊疗器具的消毒将待消毒的物品浸没于装有 70%～80%（体积比）的乙醇溶液中消毒≥30 分钟，加盖；或进行表面擦拭消毒	①乙醇易燃易挥发，须加盖密封保存于阴凉、干燥、通风、避光避火处 ②对乙醇过敏者慎用 ③乙醇杀菌需一定量的水分，浓度过高或过低均影响杀菌效果，应定期测定浓度 ④不适于空气消毒及医疗器械的消毒灭菌；不宜用于脂溶性物体表面的消毒 ⑤不应用于被血、脓、粪便等有机物严重污染表面的消毒
氯己定	低效	无色透明液体，能破坏菌体细胞膜的酶活性，使胞质膜破裂	①使用范围：外科洗手、皮肤黏膜及物体表面消毒 ②使用方法：使用浓度 2～45g/L 的溶液。外科手消毒，进行擦拭或浸泡，时间≤3 分钟；卫生手消毒，时间≤1 分钟；皮肤、黏膜消毒，进行擦拭或冲洗，时间≤5 分钟；物品表面消毒，进行擦拭或浸泡，时间≤10 分钟；口腔、阴道或伤口创面消毒，用有效含量≥2g/L 氯己定水溶液冲洗，作用时间遵循产品的使用说明	①因氯己定是阳离子表面活性剂，勿与肥皂、洗衣粉等阴离子表面活性剂混用或前后使用 ②冲洗消毒时，若创面脓液过多，应先尽量清除，并延长冲洗时间 ③黏膜消毒仅限于诊疗过程中使用 ④结核分枝杆菌、芽孢污染物品不用此法消毒 ⑤密闭存放于避光、阴凉、干燥处

续表

消毒剂名称	消毒水平	性质及作用原理	使用范围及方法	注意事项
季铵盐类	低效	芳香气味的无色透明液体，阳离子表面活性剂，能吸附带阴离子的细菌，破坏细胞膜，改变细胞渗透性，使蛋白质变性	①使用范围：环境、物体表面、皮肤与黏膜消毒 ②使用方法：环境、物体表面用1 000～2 000mg/L溶液浸泡或擦拭，时间为15～30分钟；皮肤使用复方季铵盐消毒剂原液皮肤擦拭，时间为3～5分钟；黏膜使用1 000～2 000mg/L季铵盐消毒液，作用到产品使用说明的规定时间	不宜与阴离子表面活性剂如肥皂、洗衣粉等合用

知识链接

化学消毒剂有效成分含量测定

使用消毒液的有效浓度测定可应用经国家卫生行政部门批准的消毒剂浓度试纸(卡)进行监测。将试纸或测试卡在消毒液中沾湿，其中的化学试剂与消毒液有效成分发生化学反应变色，在自然光下与标准色块比较可判断消毒剂的有效成分浓度。连续使用的消毒液每天使用前应进行有效浓度的监测。

五、医院常见的清洁、消毒、灭菌工作

医院清洁、消毒、灭菌是预防和控制医院感染的基础，目的是尽最大可能切断传播途径，减少医院感染的发生。

(一)医院各区域风险程度划分

根据获得感染的危险性程度，医疗机构所有部门与科室划分为三度风险区域。不同风险区域应实施不同等级的环境清洁与消毒管理(表3-3)。

表3-3　不同风险区域的日常清洁与消毒管理

风险区域分度		清洁等级	方式	频率	标准
低度风险区域	没有患者存在或患者只作短暂停留的区域，如行政管理部门、图书馆、会议室、病案室等	清洁级	湿式卫生	1～2次/d	区域内环境干净、干燥、无尘、无污垢、无碎屑、无异味
中度风险区域	有普通患者居住，患者体液(血液、组织液等)、排泄物、分泌物对环境表面存在潜在污染可能性的区域。如普通病区、门诊科室、功能检查室等	卫生级	湿式卫生，可采用清洁剂辅助清洁	2次/d	区域内环境表面菌落总数≤10CFU/cm²，或自然菌减少1个对数值以上
高度风险区域	有感染或病原体定植患者诊疗的区域，以及对高度易感患者采取保护性隔离措施的区域。如感染性疾病科、手术室、重症监护病区、移植病房、烧伤病房、早产儿室等	消毒级	湿式卫生，可采用清洁剂辅助清洁	≥2次/d	区域内环境表面菌落总数符合GB 15982—2012要求
			高频接触的环境表面，实施中、低水平消毒	≥2次/d	

（二）消毒灭菌水平

各消毒灭菌方法对微生物的杀灭能力可分四个水平（表 3-4）。

表 3-4　消毒灭菌水平及方法

消毒灭菌水平		消毒灭菌方法
灭菌水平	杀灭一切微生物（包括细菌芽孢）	热力灭菌、辐射灭菌等物理灭菌方法，采用环氧乙烷、甲醛、戊二醛、过氧乙酸等化学灭菌剂
高水平消毒	杀灭各种细菌繁殖体，包括分枝杆菌、病毒、真菌及其孢子和绝大多数细菌芽孢	采用含氯制剂、二氧化氯、邻苯二甲醛、过氧乙酸、过氧化氢、臭氧、碘酊等以及能达到灭菌效果的化学消毒剂
中水平消毒	杀灭除细菌芽孢以外的各种病原微生物，包括分枝杆菌	采用碘类消毒剂、醇类和氯己定的复方制剂、醇类和季铵盐类化合物的复方、酚类等消毒剂
低水平消毒	仅杀灭细菌繁殖体（分枝杆菌除外）和亲脂病毒	采用季铵盐类、双胍类消毒剂等化学消毒方法，以及通风换气、冲洗等机械除菌法

（三）医院清洁消毒灭菌原则

1. 基本原则　一般遵循先清洁后消毒的原则。发生感染暴发或者环境表面检出多重耐药菌时，须实施强化清洁与消毒。

2. 选择合适的消毒灭菌方法　在选择具体方法时，既要考虑期望达到的消毒灭菌水平，也要考虑所选用的方法对物品的损害程度、对环境的污染程度、操作人员的安全防护、消毒或灭菌后临床应用的安全性，以及该方法是否经济实用。具体选择依据如下。

（1）物品污染的危险程度：根据物品污染后对人体造成感染危害的程度，将医院用品分为高度、中度、低度危险性物品。不同危险程度有不同的消毒灭菌水平要求（表 3-5）。

表 3-5　物品污染的危险程度及消毒灭菌水平要求

物品污染的危险程度		消毒灭菌水平要求
高度危险性物品	进入人体无菌组织、器官、脉管系统，或有无菌体液从中流过，或接触破损皮肤、破损黏膜的物品。如手术器械、穿刺针、腹腔镜、活检钳、心脏导管、植入物等	灭菌处理，达到无菌保证水平
中度危险性物品	与完整黏膜相接触，而不进入人体无菌组织、器官和血流，也不接触破损皮肤、破损黏膜的物品。如胃肠道内镜、气管镜、喉镜、肛表、口表、呼吸机管道、麻醉机管道、压舌板、肛门直肠压力测量导管等	中水平及以上消毒处理，消毒后器材的菌落总数应≤20CFU/件
低度危险性物品	仅直接或间接地与完整皮肤接触的器材，如听诊器、血压计袖带等一般诊疗用品，床上用品、痰盂（杯）和便器等生活卫生用品，病室墙面、地面及家具表面等环境中的物品	低水平消毒，或做清洁处理，消毒后器材的菌落总数应≤200CFU/件

（2）污染微生物的种类和数量

1）对受到致病菌芽孢、真菌孢子、分枝杆菌和经血液传播病原体（乙型肝炎病毒、丙型肝炎病毒、人类免疫缺陷病毒）等污染的物品，应采用高水平消毒或灭菌。

2）对受到真菌、亲水病毒、螺旋体、支原体、衣原体等病原微生物污染的物品，应采用中水平以上的消毒方法。

3）对受到一般细菌和亲脂病毒等污染的物品，应采用达到中水平或低水平的消毒方法。

4）对存在较多有机物或微生物污染特别严重的物品消毒时，应加大消毒剂的使用剂量和/或延长消毒作用时间。

（3）被消毒物品的性质

1）耐热、耐湿：首选压力蒸汽灭菌；耐热的油剂类和干粉类等应采用干热灭菌。

2）不耐热、不耐湿：宜采用低温灭菌方法，如环氧乙烷灭菌、过氧化氢低温等离子体灭菌或低温甲醛蒸汽灭菌等。

3）物体表面性质：光滑表面宜选择合适的消毒剂擦拭或紫外线消毒器近距离照射，多孔材料表面宜采用浸泡或喷雾消毒法。

4）金属器械浸泡灭菌：应选择腐蚀性相对较小的灭菌剂。

（4）是否存在明确传染源

1）预防性消毒：预防性消毒是指在尚未发现感染性疾病的情况下，对可能被病原微生物污染的环境、物品、人体等进行消毒，以及对粪便及污染物的无害化处理。

2）疫源地消毒：疫源地消毒是指在有传染源的情况下所进行的消毒，包括随时消毒和终末消毒。①随时消毒是指直接在患者或带菌者周围进行的消毒，以随时杀灭或清除传染源排出的病原微生物，如患者入院及住院期间的卫生处置，接触患者或污染物品后的手卫生等。②终末消毒是指感染性疾病患者出院或死亡后，对患者及其所住病室、用物、医疗器械等进行的彻底消毒。

3. 根据区域环境做好个人防护　环境清洁工作人员应根据区域环境做好个人防护（表3-6），工作结束时应做好手卫生与人员卫生处理。

表3-6　环境清洁人员个人防护用品选择

风险等级	工作服	手套	专用鞋/鞋套	口罩	隔离衣/防水围裙	护目镜/面罩	帽子
低度风险区域	+	±	±	–	–	–	–
中度风险区域	+	+	±	+	±	–	–
高度风险区域	+	+	+/±	++/+	+	±	±

注：“++”表示应使用N95口罩，“+”表示应使用，“±”表示可使用或按该区域的个人防护要求使用，“–”表示可以不使用。处理患者体液、血液、排泄物、分泌物等污染物、医疗废物和消毒液配制时，应佩戴上述所有个人防护物品。

（四）医院日常清洁消毒

1. 空气　空气净化的措施：①控制传染源，减少探陪人员；②湿式清扫；③定时通风换气；④合理安排清洁卫生时间和就诊时间；⑤空气消毒。根据环境的污染程度及环境污染后的风险程度，将医院环境分为四类。各类环境消毒卫生标准见表3-7。Ⅰ类、Ⅱ类、Ⅲ类环境的空气中均不可检出致病菌。

（1）Ⅰ类环境：Ⅰ类环境采用空气洁净技术，分洁净手术部和其他洁净场所。使用层流通风法净化空气。

（2）Ⅱ类环境：Ⅱ类环境包括非洁净手术部（室）、产房、导管室、血液病病区、烧伤病区等保护性隔离病区、重症监护病区、新生儿室等。常用低臭氧紫外线灯制备的循环风紫外线空气消毒器或静电吸附式空气消毒器进行空气净化消毒。

（3）Ⅲ类环境：Ⅲ类环境包括母婴同室病房、消毒供应中心的检查包装灭菌区和无菌物品存放区、血液透析中心、其他普通住院病区等。除用Ⅱ类环境中的空气消毒方法外，还可用紫外线灯、臭氧、化学消毒剂熏蒸或喷雾等方法消毒。

（4）Ⅳ类环境：Ⅳ类环境包括普通门（急）诊及其检查治疗室、感染性疾病科门诊和病区。

可采用Ⅲ类环境中的空气消毒方法。

表 3-7　各类环境空气、物体表面的消毒卫生标准

环境类别		空气平均菌落数		物品表面
		CFU/平皿	CFU/m³	CFU/cm²
Ⅰ类	洁净手术部	符合 GB 50333—2013 要求	≤150	≤5
	其他洁净场所	≤4（30min*）		
Ⅱ类		≤4（15min*）	–	≤5
Ⅲ类		≤4（5min*）	–	≤10
Ⅳ类		≤4（5min*）	–	≤10

注：CFU/平皿适用于平板暴露法；CFU/m³ 适用于空气采样器法；* 为平板暴露法检测时的平板暴露时间。

2. 地面和物体表面

（1）无明显污染：采取湿式清洁方式，并根据环境表面和污染程度选择适宜的清洁剂。不宜采用高水平消毒剂进行日常消毒。

（2）有明确病原体污染：应根据病原体抗力选择有效的化学消毒方法（详见本章“附　医院环境表面常用化学消毒方法”中表 3-18），或一次性消毒湿巾擦拭，或自动化过氧化氢喷雾消毒器喷雾、紫外线照射。在诊疗过程中如果发生患者体液、血液、排泄物、分泌物等污染，先用吸湿材料去除可见的污染物，再进行污点清洁和消毒。

（3）须复用的擦拭布巾或地巾：须复用的擦拭布巾或地巾用后应集中清洗干净，擦拭布巾放入 250mg/L 有效氯消毒剂中，地巾放入 500mg/L 有效氯消毒剂中，浸泡 30 分钟后取出，冲净消毒液，干燥保存备用。清洁剂/消毒剂使用严禁“二次浸泡”。

3. 患者床单位　定期清洁消毒，遇污染应及时清洁消毒，患者出院时进行终末消毒。

（1）床、床头柜等表面：床、床头柜等表面消毒同物品表面消毒方法。使用中的新生儿床和暖箱内表面日常清洁时应以清水为主，不应使用任何消毒剂。

（2）重复使用的床上用品：应定时清洗消毒，遇污染及时清洗消毒。感染患者与普通患者的被服应分开清洗消毒。①直接接触患者的床单、被套等，应一人一换；患者住院时间长时应每周更换。确认的感染性床上用品应在床边收集（收集时避免抖动），装入橘红色有“感染性织物”标识的收集袋（箱）或水溶性包装袋内，密闭转运至洗衣房及时清洗消毒。对耐热织物首选机械热洗涤，不耐热的织物可根据织物性质、脏污情况、感染病原体特性选择合适的清洁剂与消毒剂。②间接接触患者的被芯、枕芯、褥子、床垫、病床隔帘等，可酌情选用日光暴晒、紫外线照射、消毒剂气体熏蒸消毒等方法。

（五）强化清洁与消毒

1. 触发时机　以下情况须进行强化清洁与消毒：①发生感染暴发时，如不动杆菌属、艰难梭菌、诺如病毒等感染暴发；②环境表面检出多重耐药菌时，如耐甲氧西林金黄色葡萄球菌（methicillin resistant *Staphylococcus aureus*，MRSA）、产超广谱 β-内酰胺酶（extended spectrum β lactamase，ESBLs）细菌以及耐碳青霉烯肠杆菌科细菌（carbapenem-resistant Enterobacterale，CRE）等耐药菌。

2. 注意事项　①应增加清洁与消毒频率，并根据病原体类型选择消毒剂；②应落实接触传播、飞沫传播和空气传播的隔离措施，具体见本章第四节“隔离技术”；③对感染朊病毒、气性坏疽、不明原因病原体的患者周围环境的清洁与消毒措施应参照《医疗机构消毒技术规范》执行。

第三节 无菌技术

任务引入

【临床情景】

张先生，23 岁，建筑工人。因不小心左腿被铁器刮伤，伤口深达胫骨，大小约 12mm×4mm。经测：T 36.1℃，P 120 次 /min，R 24 次 /min，BP 120/75mmHg。

思考：

1. 为张先生处理伤口时，应遵守哪些无菌原则？
2. 使用无菌持物钳的注意事项有哪些？
3. 如何正确取用无菌溶液？

无菌技术是预防医院感染的一项基本且重要的操作技术，每个医护人员都必须熟练掌握并严格遵守操作规程。

一、基本概念

1. 无菌技术（aseptic technique） 指在医疗护理操作过程中，防止一切微生物侵入人体、防止无菌物品和无菌区域被污染的操作技术和管理方法。

2. 无菌物品（aseptic supplies） 指经灭菌处理后保持无菌状态的物品。

3. 无菌区（aseptic area） 指经灭菌处理且未被污染的区域。

4. 非无菌物品（non-aseptic supplies） 指未经灭菌处理，或经灭菌处理后又被污染的物品。

二、无菌技术操作原则

（一）环境要求

操作环境应整洁、宽敞、定期消毒；操作台清洁、干燥、平坦，物品摆放合理；操作前半小时须停止扫地、更换床单等工作，减少走动，防止尘埃飞扬。

（二）工作人员准备

无菌操作前，工作人员应衣帽整洁、戴口罩、修剪指甲并洗手，必要时穿无菌衣、戴无菌手套。

（三）物品管理

1. 无菌物品存放环境 ①适宜的室内环境要求温度低于 24℃，相对湿度<70%，机械通风换气 4～10 次/h，平均照度 300lx；②无菌物品应存放于无菌包或无菌容器中，并放于高出地面 20cm、距离天花板超过 50cm、离墙远于 5cm 处的物品存放柜或架上。

2. 无菌物品标识清楚 ①无菌包或无菌容器外标明物品名称、灭菌日期、失效日期；②无菌物品必须与非无菌物品分开放置，且有明显标志；③按失效期先后顺序摆放、取用，必须在有效期内使用，过期或受潮应重新灭菌。

3. 无菌物品有效期 如符合存放环境要求，使用纺织品材料包装的无菌物品有效期宜为 14 天，否则为 7 天；医用一次性纸袋包装的无菌物品，有效期为 30 天；使用一次性医用皱纹纸、一次性纸塑袋、医用无纺布或硬质容器包装的无菌物品，有效期宜为180天；由医疗器械生产厂家提供的一次性使用无菌物品应遵循包装上标识的有效期。

（四）操作中无菌观念

1. 进行无菌操作前，操作者应明确无菌概念，树立无菌观念。
2. 操作者身体应与无菌区保持一定距离，手臂应保持在腰部或操作台面以上。
3. 取放无菌物品时应使用无菌持物钳，并面向无菌区。
4. 无菌物品一经取出，虽未使用，也不得放回无菌容器内。
5. 非无菌物品不可触及无菌物品或跨越无菌区。
6. 避免面对无菌区谈笑、咳嗽、打喷嚏。
7. 无菌物品疑有污染或已被污染不可使用，应给予更换。
8. 一套无菌物品只能供一位患者使用，以防交叉感染。

三、常用无菌技术

（一）无菌持物钳的使用

【目的】

无菌持物钳用于夹取和传递无菌物品。

【评估】

1. 评估操作区域是否整洁、宽敞、安全。
2. 评估持物钳准备是否合理。

【计划】

1. 环境准备 清洁、宽敞、明亮、定期消毒，符合操作要求。

2. 用物准备 无菌持物钳及罐1套。

（1）无菌持物钳的种类：根据要夹取物品的种类选择合适的持物钳。临床常用的持物钳有卵圆钳、三叉钳和镊子。

1）卵圆钳：持物端有卵圆形小环，可夹取刀、剪、镊、治疗碗及弯盘等。

2）三叉钳：结构和卵圆钳相似，下端较粗，呈三叉形并有一定弧度向内弯曲，常用于夹取较大或较重物品，如瓶、盆、器械等。

3）镊子：分长、短两种，其尖端细小，轻巧方便，适用于夹取针头、棉球、缝针等。

（2）无菌持物钳的存放方法：无菌持物钳存放于无菌持物钳罐内，罐的深度与钳的长度比例适合，每个罐内只放一把持物钳。无菌持物钳保存方法包括①干燥保存法，是将无菌持物钳及罐保存在原灭菌包装内，临用前从包内取出，未污染的情况下可暂存于干燥的无菌持物钳罐，无菌有效期4小时。②湿式保存，是将无菌持物钳浸泡在盛有消毒液的持物钳罐中，消毒液面须浸没持物钳轴节以上2～3cm或镊子长度的1/2。无菌持物钳及罐每周清洁、灭菌2次，同时更换消毒液；使用无菌持物钳较多的部门（如手术室、门诊注射室、换药室等）应每日清洁、灭菌1次。

【实施】

详见表3-8。

表3-8 无菌持物钳的使用操作步骤

操作流程	详细步骤	要点及说明
1. 核对检查	洗手，戴口罩；检查无菌持物钳及罐的灭菌有效时间，如为第一次开包使用，应按无菌包检查要求检查，在化学指示胶带上注明开包启用时间、日期，并签名	再次使用应检查有效时间

续表

操作流程	详细步骤	要点及说明
2. 取持物钳	打开无菌持物钳罐盖，手心向下持无菌持物钳，闭合钳端自容器中央垂直取出，关闭容器盖（图 3-1）；手勿接触持物钳柄以外或持物钳罐内部；不可在容器盖闭合时从盖孔中取放；钳端不可触及容器边缘及液面以上的容器内壁	使用弯持物钳时应使持物钳弯头朝下
3. 用持物钳	保持钳端向下，在操作者腰部以上视线范围活动，不可过高、过低或倒转向上；如到距离较远处取物时，应将持物钳和容器一同移至操作处	湿式保存的持物钳钳端不可倒转向上，以防消毒液倒流而污染钳端
4. 放回容器	使用后闭合钳端，打开罐盖，垂直放回容器内，盖上容器盖；干式保存的无菌持物钳放回后须闭合钳端，以减少在空气中的暴露；湿式保存的无菌持物钳放回后须打开钳的轴节，以便与消毒液充分接触	不可用无菌持物钳夹取油纱布；不能用无菌持物钳直接给患者换药或消毒皮肤

【评价】

无菌持物钳使用正确，没有被污染。

（二）无菌容器的使用

【目的】

无菌容器用于盛放无菌物品并保持其无菌状态。

【评估】

1. 评估操作环境是否整洁、宽敞、安全。
2. 评估无菌容器准备是否合理。

【计划】

1. 环境准备 清洁、宽敞、明亮、定期消毒，符合操作要求。

2. 用物准备 无菌持物钳及罐 1 套；无菌容器（内盛无菌棉球、纱布适量）1 个。

【实施】

详见表 3-9。

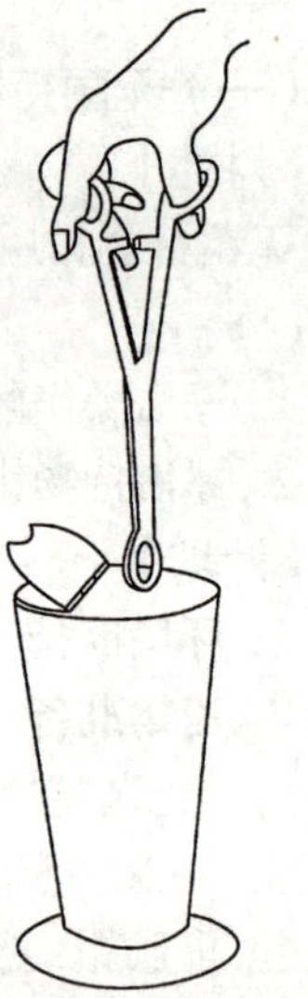

图 3-1 取放无菌持物钳法

表 3-9 无菌容器的使用操作步骤

操作流程	详细步骤	要点及说明
1. 核对检查	洗手，戴口罩；检查无菌容器的名称、灭菌日期、指示胶带是否变色	
2. 打开容器	由对侧向近侧（或由一侧向另一侧）打开无菌容器盖，平移离开容器，内面朝上放于操作台稳妥处，或拿在手上（图 3-2）；持容器盖时，手不可触及盖的边缘及内面，以免造成污染	不能在无菌容器上方翻转盖子，以防灰尘落入容器内
3. 取用物品	用无菌持物钳取出所需无菌物品放于无菌盘或无菌容器内；持物钳及物品均不可触及容器边缘，也不可在容器内翻找	从无菌容器内取出的无菌物品，虽未使用，也不得再放回无菌容器内
4. 盖上容器	取物后将容器盖由近侧向对侧（或由一侧向另一侧）盖上；记录打开容器的时间、日期，并签名	避免容器内无菌物品在空气中暴露过久；容器内的物品在未被污染的情况下，有效期为 24 小时
5. 托持容器	手持无菌容器时，应托起容器底部（图 3-3）	手不可触及容器边缘及内面

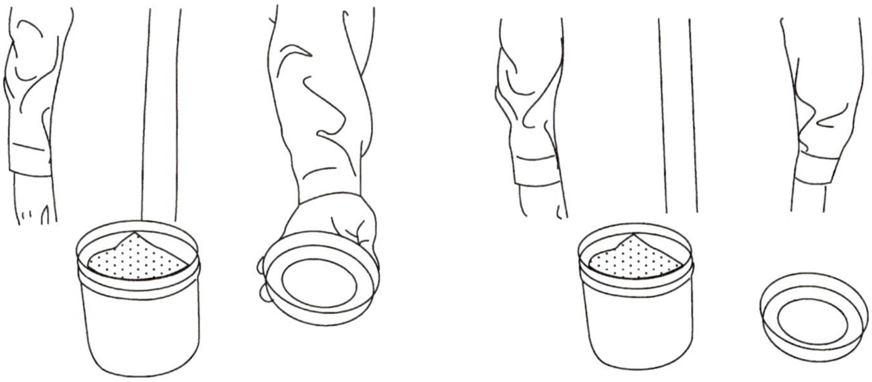

图 3-2　打开无菌容器盖法

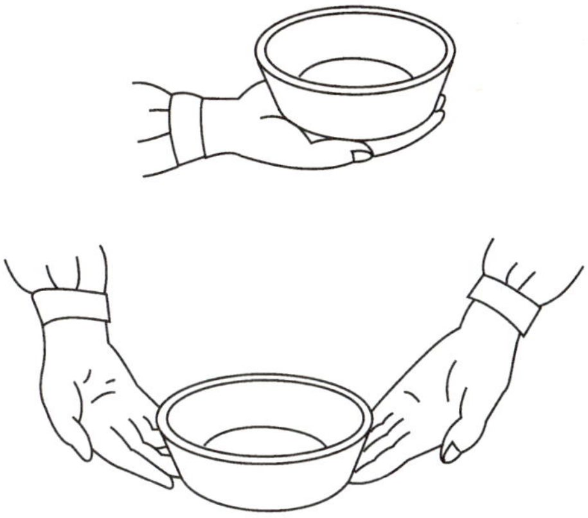

图 3-3　手持无菌容器

【评价】

无菌容器使用是否正确，有无被污染。

（三）无菌包的使用

【目的】

保持无菌包内物品的无菌状态，供无菌操作使用。

【评估】

1. 评估操作区域是否整洁、宽敞、安全。
2. 评估所备无菌包是否符合操作需要。

【计划】

1. 环境准备　清洁、宽敞、明亮、定期消毒，符合操作要求。

2. 用物准备　符合操作需要的无菌包 1 个；无菌持物钳及罐 1 套。

无菌包灭菌前包装方法：将须灭菌的物品放于包布中央，将近侧一角向上折叠盖在物品上，再盖好左、右两角并将角尖端向外翻折，远侧角盖在左、右角上并用专用化学指示胶带固定封包（图 3-4）；外附标签注明物品名称、灭菌日期及包装者等内容。

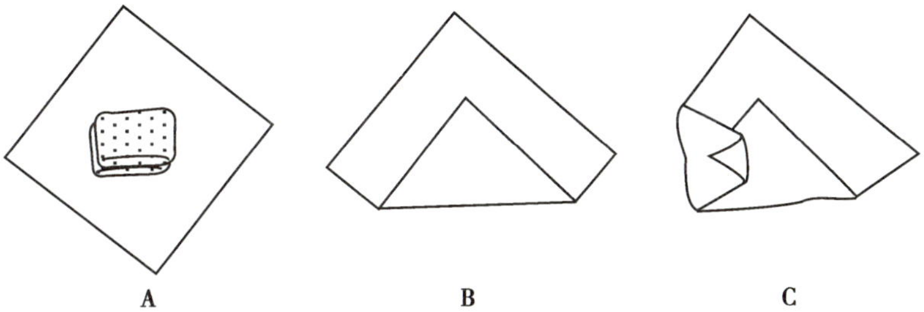

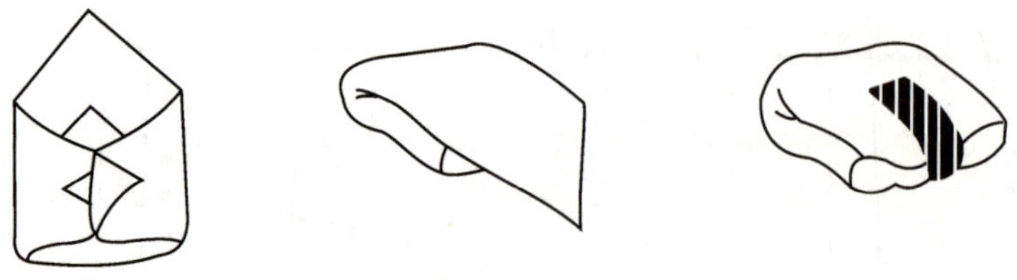

图 3-4　无菌包包扎法

【实施】

详见表 3-10。

表 3-10　无菌包的使用操作步骤

操作流程	详细步骤	要点及说明
1. 核对检查	洗手，戴口罩；检查无菌包的名称、灭菌日期、有效期、化学指示胶带确定已变色，包布无受潮或破损	若标签模糊、化学指示胶带未变色、超过有效期、包布潮湿或破损不可使用；密封式包装漏气时不可使用
2. 开包取物		
	▲桌上开包	
(1) 打开包装	将无菌包平放于清洁、干燥、平坦的操作台上，撕开粘贴的胶带，手指捏住包布角外面，按原折痕顺序依次逐层揭开包布的对角和左右两角，最后揭开内角，打开无菌包	手不可触及包布的内面及无菌物品；有双层包装的无菌包，内层包布须用无菌持物钳或戴无菌手套的手打开
(2) 取用物品	用无菌持物钳夹取并检视包内化学指示卡已变色，再夹取所需无菌物品，放在事先准备的无菌区内	高度危险性物品包内须放置化学指示卡；一次性无菌注射器、输液管、棉签等无菌物品开包后可直接用手取物
(3) 重新封包	如包内物品一次未用完，按原折痕依次包盖，原胶带粘贴	如包内物品不慎被污染，则须重新灭菌
(4) 记录保存	注明开包日期、时间，并签名	已打开过的无菌包在未被污染的情况下，包内物品有效时间为 24 小时
	▲手上开包	
	如须将包内物品全部取出，可将包放在手上打开，另一手将包布四角抓住，稳妥地将物品放在无菌区内（图 3-5），或递送给术者	包内物品须一次用完，手托包布使无菌面朝向无菌区域，手不触及包布内面及包内物品

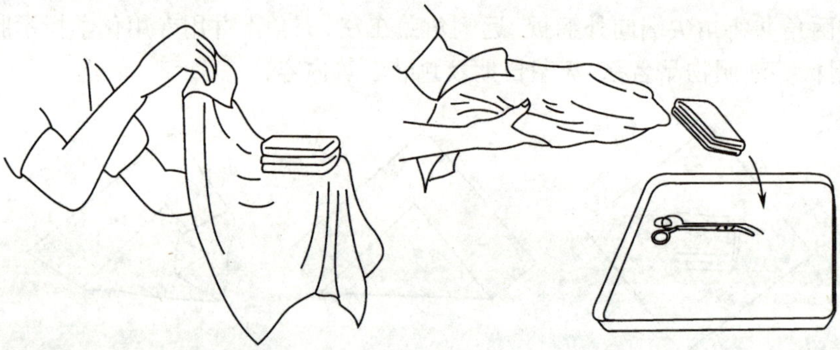

图 3-5　一次性取出无菌包内物品

【评价】

1. 无菌包使用正确，包及包内用物均没有被污染。

2. 开包日期及时间记录准确。

（四）铺无菌盘

【目的】

目的为形成无菌区域，保持无菌物品的无菌状态，供治疗护理使用。

【评估】

1. 评估操作区域是否整洁、宽敞、安全。

2. 评估治疗盘是否清洁、干燥，大小是否适合须保护的无菌物品的数量、体积。

【计划】

1. 环境准备　环境应清洁、宽敞、明亮，定期消毒，符合操作要求。

2. 用物准备

（1）用物种类：用物包括治疗盘 1 个；无菌巾包 1 个；无菌持物钳及持物钳罐 1 套；无菌容器（内置无菌物品）1 个；记录卡 1 张。

（2）治疗巾折叠方法

1）纵折法：治疗巾纵折两次，再横折两次，开口边向外（图 3-6）。

2）横折法：治疗巾横折后纵折，再重复一次，开口向外（图 3-7）。

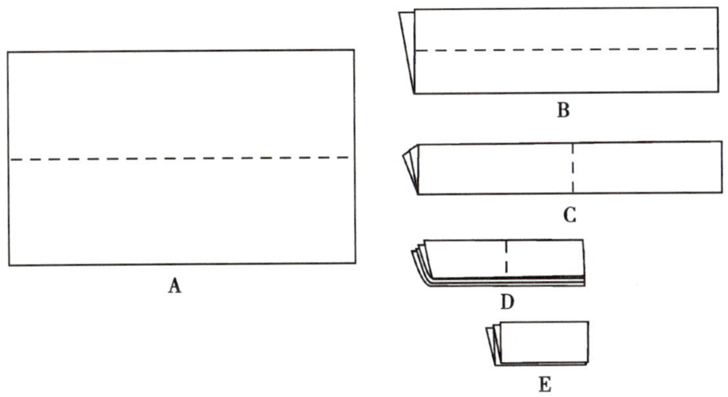

图 3-6　治疗巾纵折法

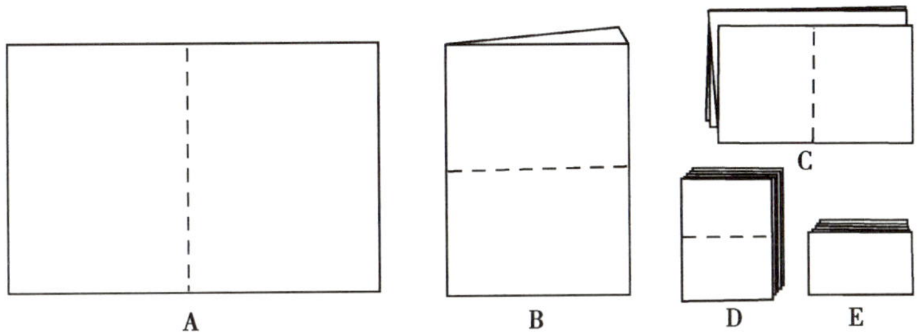

图 3-7　治疗巾横折法

【实施】

详见表 3-11。

表 3-11　铺无菌盘操作步骤

操作流程	详细步骤	要点及说明
1. 核对检查	洗手，戴口罩；检查无菌物品的名称、灭菌有效期、化学指示胶带确定已变色，无菌包干燥，包装完好，治疗盘清洁、干燥	如无菌包标签模糊或已过期，或包布受潮，则须重新灭菌

续表

操作流程	详细步骤	要点及说明
2. 取无菌巾	按无菌包的使用法打开无菌巾包，用无菌持物钳夹取一块无菌巾置于治疗盘内	包内无菌巾未用完，应按原折痕包好，注明开包日期和时间，有效时间为24小时
3. 铺无菌盘	根据治疗需要，按不同的方法铺无菌盘	
	▲单层底单巾铺盘法	
(1) 双折铺巾	双手捏住无菌巾上层外面两角，将其打开双折铺于治疗盘上，将上层折成扇形，边缘向外(图3-8)	无菌巾内面构成无菌区，手不可触及无菌巾内面
(2) 放入物品	将治疗所需无菌物品按无菌要求放入盘内	
(3) 盖住物品	将上层无菌巾拉平盖于物品上	
(4) 折叠边缘	将开口边向上反折两次，两侧边缘分别向下折一次，露出治疗盘边缘，保持盘内无菌状态	将上下层边缘对齐，折叠后露出治疗盘边缘，但不暴露无菌物品
	▲双层底单巾铺盘法	
(1) 三折铺巾	双手捏住无菌巾一边两角外面，打开无菌巾，由对侧向近侧3折成双层底铺于治疗盘上，将上层折成扇形，边缘向外(图3-9)	不可跨越无菌区
(2) 放入物品	将治疗所需无菌物品按无菌要求放入盘内	
(3) 盖住物品	将上层无菌巾拉平盖于物品上，使上下两层边缘对齐	
(4) 折叠边缘	将开口边向上反折两次，两侧边缘分别向下折一次，露出治疗盘边缘，保持盘内无菌状态	
	▲双巾铺盘法	
(1) 一巾铺底	双手捏住一块无菌巾一边的两角外面，打开无菌巾，由对侧向近侧铺于治疗盘上，无菌面朝上	手不可触及无菌巾的另一面
(2) 放入物品	将治疗所需无菌物品按无菌要求放入盘内	
(3) 一巾盖物	取出另一块无菌巾打开，由近侧向对侧覆盖于无菌盘上，无菌面朝下；两巾边缘对齐	不可跨越无菌区
(4) 折叠边缘	四边多余部分分别向上反折	
4. 记录签名	记录无菌盘名称、铺盘日期和时间、铺盘者	铺好的无菌盘在未被污染的情况下4小时内可以使用
5. 开盘使用	须取出无菌物品进行操作时，先将反折部分打开，再将上层无菌巾由对侧向近侧打开无菌区域	酌情由左向右或由右向左打开均可，打开时手臂不可跨越无菌区域，未戴无菌手套的手不可接触无菌巾里面

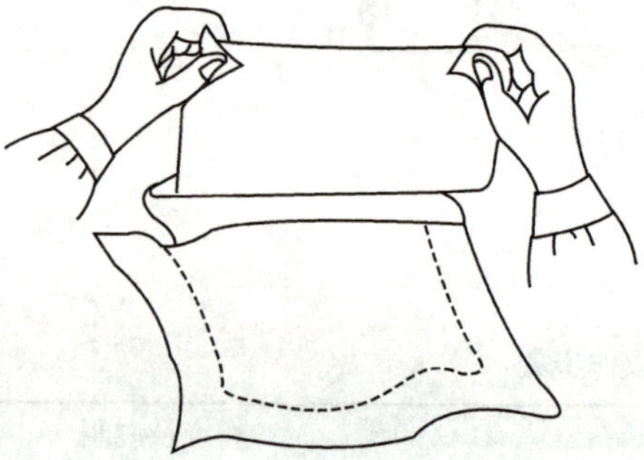

图3-8 单层底铺盘法

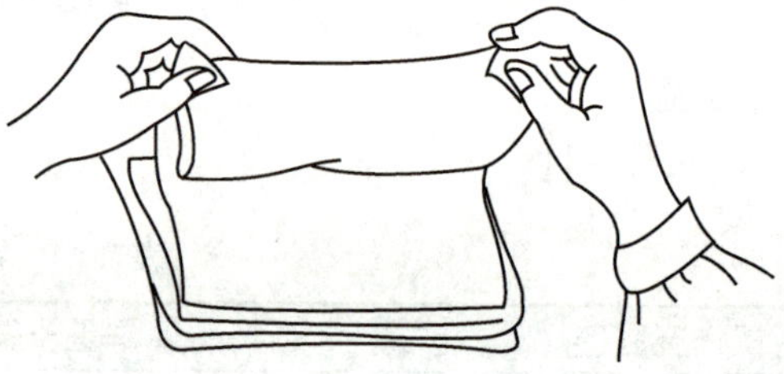

图3-9 双层底铺盘法

【评价】

所备无菌区大小合适，能有效保护无菌物品不被污染。

（五）戴、脱无菌手套法

【目的】

防止病原微生物通过医务人员的手传播疾病和污染环境。

【评估】

1. 评估操作环境是否符合无菌操作原则。
2. 评估无菌手套的型号及有效期。

【计划】

1. 环境准备　清洁、宽敞、明亮、定期消毒，符合操作要求。

2. 用物准备　无菌手套1副；弯盘1个。

【实施】

详见表3-12。

表3-12　戴、脱无菌手套操作步骤

操作流程	详细步骤	要点及说明
1. 核对检查	洗手，戴口罩；核对手套袋外的型号、灭菌标识和有效日期，检查包装合格完好	确认质量合格、型号合适，方可使用
2. 开手套袋	用两手拇指和示指在启封处向外翻转揭开封包上下两层，露出手套内包装；一手固定手套外包装翻转处，另一手捏住手套内包装外将手套连内包装取出；按内包装上的手套左右提示，将手套放在平稳、干燥处，并打开手套内包装纸两侧	如系外科手消毒后戴手套，应由他人协助打开手套外包，或自己消毒手前打开
3. 取戴手套	酌情选择以下合适方法	
（1）一次提取	两手同时掀起手套袋开口处外层，分别捏住手套翻折部分同时取出，两手套五指相对，一手伸入手套内对准五指戴上；已戴手套的手指插入另一手套的翻边内面，同法将手套戴好（图3-10）；戴上无菌手套的双手应保持在肩部以下、腰部以上或操作台面以上、水平视线范围内	未戴手套的手不可触及手套的外面，已戴手套的手不可触及未戴手套的手，也不可触及另一手套的内面及有菌物品
（2）分次提取	一手捏住手套翻折部分（即手套内面）取出手套，对准另一手五指戴上；未戴手套的手掀起另一只袋口，再将已戴手套的手指插入另一手套的翻边内面（即手套外面）取出手套，同法将手套戴好（图3-11）	
4. 检查调整	将手套的翻边扣套在工作服衣袖外面，双手对合交叉检查是否漏气，并调整手套位置	如有漏气，立即更换手套
5. 脱下手套	一手捏住另一手套的腕部外面（污染面）将手套翻转脱下，戴着手套的手握住脱下的手套；已脱下手套的手指插入另一手套内（清洁面），将手套翻转脱下	不可强拉；手套外面（污染面）不可触及皮肤或其他清洁物品，已脱手套的手勿接触手套脏污部分
6. 整理洗手	用手捏住手套的里面丢至医疗废物袋内，洗手	必要时进行手消毒

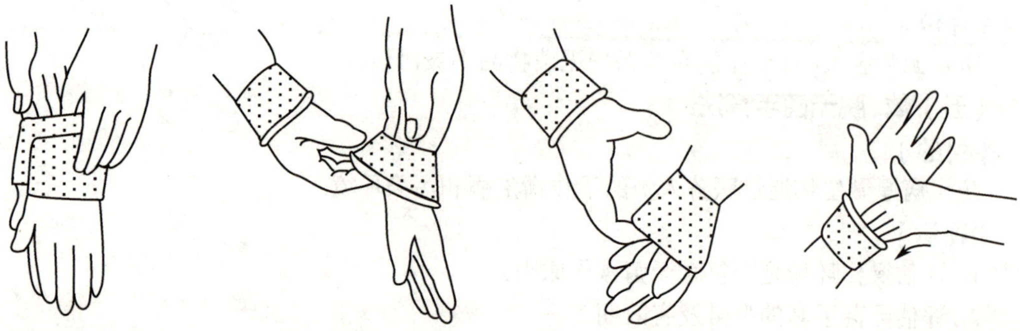

A. 两手指捏住两只手套的反褶部分,对准五指　B. 戴好手套的手指插入另一只手套的反褶内面　C. 将一只手套的翻边扣套在工作服衣袖外面　D. 将另一只手套的翻边扣套在工作服衣袖外面

图 3-10　一次性取戴无菌手套法

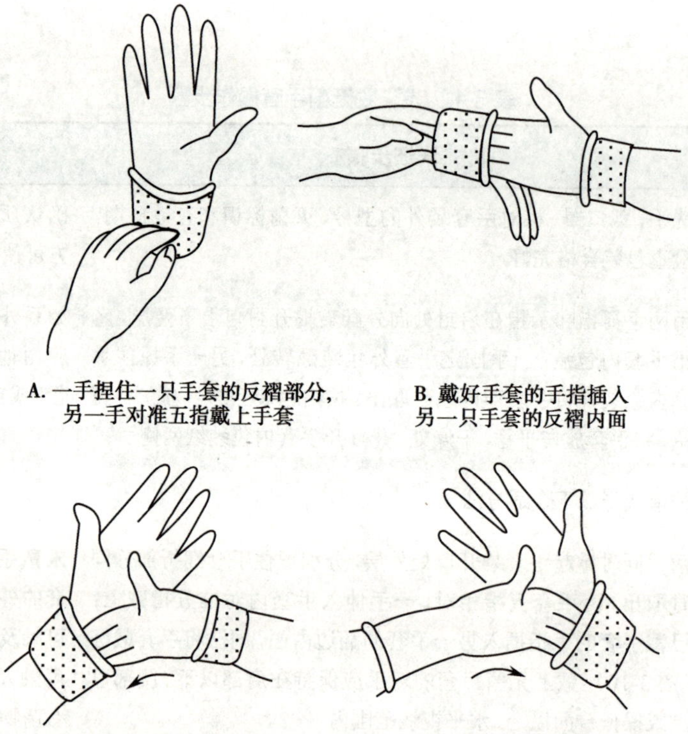

A. 一手捏住一只手套的反褶部分,另一手对准五指戴上手套　B. 戴好手套的手指插入另一只手套的反褶内面

C. 将一只手套的翻边扣套在工作服衣袖外面　D. 将另一只手套的翻边扣套在工作服衣袖外面

图 3-11　分次取戴无菌手套法

【评价】

1. 戴、脱手套方法正确,手套没有被污染,也没有被损坏。若不慎污染或损坏,应急处理措施正确。

2. 污手套处理正确,未污染环境。

(六)取用无菌溶液法

【目的】

保持无菌溶液的无菌状态,供治疗护理用。

【评估】

1. 评估操作环境是否符合无菌操作原则。

2. 检查无菌溶液名称、质量、有效期是否合适。

【计划】

1. 环境准备　清洁、宽敞、明亮、定期消毒，符合操作要求。

2. 用物准备　无菌溶液1瓶，无菌容器1个，启瓶器1个，弯盘1个，消毒液1瓶，棉签1包。

【实施】

详见表3-13。

表3-13　取用无菌溶液操作步骤

操作流程	详细步骤	要点及说明
1. 擦拭瓶外	洗手，戴口罩；取无菌溶液密封瓶，并擦去瓶外灰尘	或撕去瓶外塑料包装
2. 检查溶液	核对溶液瓶签：药名、剂量、浓度，有效期；检查瓶盖无松动、瓶身无裂痕；将溶液瓶倒转轻摇，对光检查，确保溶液无浑浊、无沉淀、无变色、无絮状物等	核对无误，确认质量合格，方可使用
3. 开启瓶盖	去掉瓶盖外的铝盖，取消毒棉签消毒瓶塞；用单手拇指与示指或双手拇指将橡胶塞边缘向上翻起，捏住边缘拉出；平盖式胶塞无翻折部分，可在去外盖、消毒后，使用无菌小持物钳夹住胶塞边缘向上启开瓶盖，或使用无菌纱布包裹胶塞拔出	由瓶塞上缘向下旋转消毒至瓶颈膨大部分；手不可触及瓶口及瓶塞的塞入部分
4. 冲洗瓶口	一手拿起溶液瓶，瓶签侧朝向掌心，倒少量溶液旋转冲洗瓶口	避免沾湿瓶签
5. 倒出溶液	由原处倒所需液体于无菌容器内（图3-12）	瓶口距离无菌容器5～10cm为宜；太高易致液体溅出，太低使瓶口接触容器导致污染
6. 盖上瓶盖	立即将瓶塞盖好，消毒瓶塞翻转部分，翻下；平盖式胶塞倒液后及时盖上胶塞，无菌纱布包裹保护瓶口	手不可触及瓶塞内面及瓶口
7. 记录整理	剩余溶液如须保存再用，在瓶签上注明开瓶日期和时间，并签名；整理用物	瓶内余液24小时内可以再用；已倒出的溶液即使未用也不可再倒回瓶内

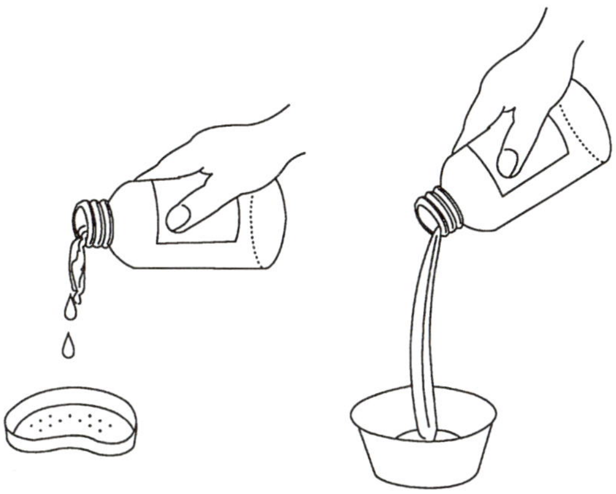

A. 冲洗瓶口　　B. 倒无菌溶液至无菌容器中

图3-12　倒取无菌溶液

【评价】

1. 无菌溶液未被污染。
2. 倾倒液体时溶液未溅出容器污染环境。

3. 余液处理方法正确。

知识链接

袋装无菌溶液取用方法

操作者洗手，戴口罩；检查软包装液体名称、有效期、挤压包装无渗漏、液体袋倒转对光检查无沉淀、浑浊、絮状物及变色等；撕开注射液袋外包装；取复合碘棉签1根，左手将注射袋加药管向上反折，用左手的示指和拇指固定；环形消毒注射液袋输液口连接管中部；右手取无菌剪刀从注射液袋输液口连接管消毒处剪断，手不可触及管口部分；以少量液体冲洗管口，管口至容器的距离为10～15cm；倒取所需无菌溶液于容器内。一般性药物，如外用盐水的余液可直接排入下水道。溶液包装软袋按非医疗垃圾处理。

第四节 隔离技术

任务引入

【临床情景】

张先生，36岁。因慢性肾衰竭入院，处于肾功能衰竭期，出现贫血、血钙下降、代谢性酸中毒等症状，现为接受肾移植手术后第1天。

思考：

1. 应对张先生采取哪种隔离？
2. 隔离措施有哪些？
3. 张先生所住病房环境属于医院环境的哪一类？

一、概　述

隔离（isolation）是采用各种方法、技术，防止病原体从患者、携带者及场所传播给他人的措施，即将传染病患者及高度易感人群安置在指定地方，暂时避免和周围人群接触，从而切断感染链中的传染源、传播途径、易感人群三者之间的联系，防止病原微生物在患者、医护人员及媒介物中扩散。

根据隔离目的与措施不同，可分为传染性隔离和保护性隔离。传染性隔离是将感染患者与非感染患者分开安置，并对感染患者所污染的环境及时消毒处理，以防止疾病传播和不同病种的交叉感染；保护性隔离是将免疫功能低下的易感者置于基本无菌的环境中，使其免受他人传染。

（一）相关概念

1. 清洁区　指不易受到患者体液（血液、组织液等）和病原体等物质污染，以及传染病患者不应进入的区域，包括医务人员的值班室、卫生间、男女更衣室、浴室以及储物间、配餐间等。

2. 潜在污染区　指位于清洁区与污染区之间，有可能被患者体液（血液、组织液等）和病原体等物质污染的区域，包括医务人员的办公室、治疗室、护士站、内走廊等。

3. 污染区　指传染病患者和疑似传染病患者接受诊疗的区域，以及被其体液（血液、组织液等）、分泌物、排泄物污染物品暂存和处理的场所，包括病室、处置室、污物间以及患者用卫生间和入院、出院处理室等。

4. 两通道 指医务人员通道和患者通道。医务人员通道、出入口设在清洁区一端，患者通道、出入口设在污染区一端。

5. 缓冲间 介于清洁区与潜在污染区之间、潜在污染区与污染区之间设立的两侧均有门的过渡间（两侧门不能同时开启），为医务人员的准备间。

6. 负压隔离病区（室） 用于隔离通过和可能通过空气传播的传染病患者或疑似患者的病房，指通过特殊通风装置，使病区（病室）的空气由清洁区向污染区流动，病区（病室）内的压力低于室外压力。负压病区（病室）污染过的空气通过专门的通道处理后排放。

（二）医院建筑布局与隔离要求

1. 总体要求

（1）建筑群分区：医院建筑群应按照低度、中度、高度风险区域进行相对集中的区域化设计，使同一等级分区的科室相对集中，便于隔离管理。

（2）隔离要求：①通风系统应区域化，防止区域间空气交叉污染；②高度风险区域的科室宜相对独立，与中低度风险区域分开；③收治感染患者区域与采取保护性隔离区域分开设置。

2. 普通病区

（1）建筑布局：①病区内各功能区域内的房间应布局合理，洁污分明，标识清晰；②应有良好的通风设施；③床单位之间的隔帘宜方便清洁与消毒；④单排病床通道净宽不应小于 1.1m，双排病床（床端）通道净宽不应小于 1.4m，病床间距宜大于 0.8m。

（2）隔离要求：①病区设有便于感染性疾病患者与非感染性疾病患者分室安置的隔离房间；②同种感染性疾病、同种病原体感染患者宜集中安置。

3. 感染性疾病病区 主要指收治经接触传播疾病患者的病区。

（1）建筑布局：感染性疾病病区应设在医院相对独立的区域，并符合普通病区的建筑布局要求。

（2）隔离要求：①应分区明确，标识清晰；②不同种类的感染性疾病患者应分室安置；③配备适量非手触式开关的流动水洗手设施。

4. 呼吸道传染病病区 指收治经空气传播、飞沫传播的呼吸道传染病患者的病区。

（1）建筑布局：病区应设在医院相对独立的区域。在符合普通病房要求的基础上，分为清洁区、潜在污染区和污染区，设立两通道和各区域之间的缓冲间。经空气传播疾病的隔离病区，宜设置负压隔离病房。

（2）隔离要求：①应严格“三区、两通道、两缓冲”工作流程管理，各区之间界线清晰、标识明显，医务人员进出应做好个人防护并按照路径流动，防止交叉污染；②疑似患者应单独安置，确诊患者宜单独安置，一间负压病室宜安排一个患者；③同种疾病患者安置于一室时，两病床之间距离不少于 1.2m；④限制患者到本病室外活动，如须外出时应戴医用外科口罩；⑤患者出院所带物品应消毒处理（图 3-13）。

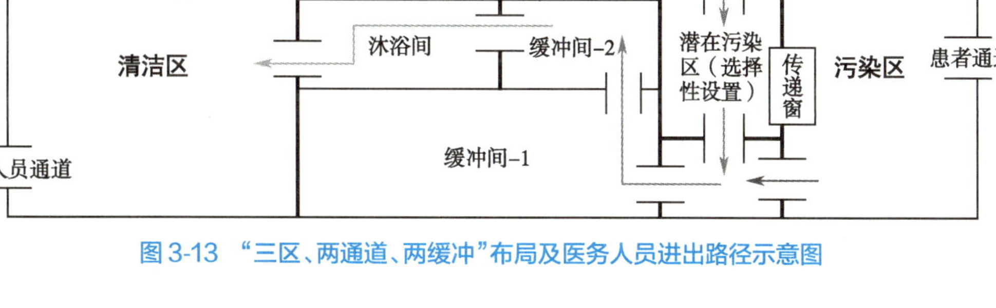

图 3-13 “三区、两通道、两缓冲”布局及医务人员进出路径示意图

二、隔离预防基本原则

1. 一般原则 应遵循“标准预防”和“基于疾病传播途径的预防”的原则。

2. 病室安置 医院条件受限时，确诊同种病原体感染的患者可安置于一室。但不同种类的感染性疾病患者应分室安置。

3. 隔离标志 隔离病区（室）应有清晰醒目的隔离标识，一般黄色标识用于经空气传播的隔离，粉色标识用于经飞沫传播的隔离，蓝色标识用于经接触传播的隔离。

4. 区域管理 严格管理陪护及探视人员，限制无关人员进入隔离区域。

5. 医务人员 应正确掌握常见感染性疾病的传播途径、隔离方式和防护技术，熟练掌握操作规程。

6. 健康宣教 做好手卫生及相关隔离要求。呼吸道感染患者做好呼吸道卫生教育，包括佩戴医用外科口罩、在咳嗽或打喷嚏时用纸巾盖住口鼻、接触呼吸道分泌物后实施手卫生，并与其他人保持1m以上距离等措施。

7. 外出管理 隔离患者非必要不外出。当患者须检查、诊疗、手术、转科、转运等时，应通知相关接收部门或单位，同时采取有效措施，减少对其他患者、医务人员和环境表面的污染。接收部门或单位应做好隔离准备，在隔离患者离开后，应采取相应的清洁与消毒措施。

8. 解除隔离 传染性分泌物三次培养结果均为阴性或确定已度过隔离期，经医生开出医嘱后方可解除隔离。解除隔离患者沐浴更衣后方可离开。

三、隔离预防系统

（一）标准预防

标准预防（standard precaution）指基于患者的体液（血液、组织液等）、分泌物（不包括汗液）、排泄物、黏膜和非完整皮肤均可能含有病原体的原因，针对医院患者和医务人员采取的一组预防感染措施。预防感染的措施包括：①手卫生；②酌情穿戴个人防护用品；③安全注射；④正确处理污染的物品与医疗器械等。

（二）基于疾病传播途径的隔离预防

在标准预防的基础上，对确诊或可疑经某种传播途径的感染性疾病患者采取基于疾病传播途径的隔离预防。通过多种传播途径传播的感染性疾病应联合用多种隔离预防措施。

1. 经接触传播疾病的隔离与预防 适用于经接触传播的疾病，如肠道传染病、经血传播疾病、多重耐药菌感染、皮肤感染等。

（1）患者隔离：①除确诊的同种病原体感染者外，原则上宜单室隔离；②限制患者的活动范围，减少转运。

（2）医务人员防护：①接触患者的体液、分泌物、排泄物时应戴橡胶手套，手上有伤口时应戴双层手套；接触污染物品后、离开隔离病室前应摘除手套，洗手和/或手消毒。②进入隔离病室，从事可能污染工作服的操作时，应穿隔离衣；离开病室前，脱下隔离衣，按要求悬挂，每天更换清洗与消毒；或使用一次性隔离衣，用后按医疗废物管理要求进行处置。③接触甲类、乙类按甲类管理的传染病患者应按要求穿脱防护服，离开病室前脱去防护服，按医疗废物管理要求处置。

2. 经空气传播疾病的隔离与预防 适用于经空气传播的呼吸道传染疾病，如肺结核、流行性脑脊髓膜炎、腮腺炎等。

（1）患者隔离：①疑似或确诊患者原则上宜安置在负压隔离病室，无条件的应尽快转送至有条件的医院或科室收治；②疑似患者应安置在单人隔离房间，确诊的同种病原体感染患者可安置于同一病室，床间距不小于 1.2m；③患者病情容许时宜戴医用外科口罩；④应限制患者活动范围；⑤严格空气消毒，每天 1 次。

（2）医务人员防护：①进入确诊或可疑患者病室时，应戴医用防护口罩、帽子；②进行可能产生喷溅的诊疗操作时，应戴防护目镜或防护面罩，穿隔离衣；③接触患者及其体液、分泌物、排泄物时应戴橡胶手套。

3. 经飞沫传播疾病的隔离与预防　适用于经飞沫传播的疾病，如百日咳、白喉、流行性感冒、病毒性腮腺炎等。

（1）患者隔离：①限制活动范围，减少转运；②病情许可时戴医用外科口罩，并定期更换；③探视者戴医用外科口罩，与患者保持 1m 以上距离；④加强通风，按规定进行室内空气消毒。

（2）医务人员防护：①一般诊疗护理操作须佩戴医用外科口罩，严格手卫生；②与患者近距离（≤1m）接触或进行产生气溶胶的操作时，应戴帽子、医用防护口罩；③进行可能产生喷溅的诊疗操作时，应戴护目镜或防护面罩，穿隔离衣；④接触患者及其体液、分泌物、排泄物时应戴橡胶手套，操作完毕严格手卫生。

四、常用隔离技术

（一）手卫生

各项临床操作均离不开医护人员的手。手卫生已成为国际公认的控制医院感染最简单、最有效、最方便、最经济的措施。

手卫生是指医务人员在从事职业活动过程中的洗手、卫生手消毒和外科手消毒的总称。外科手消毒见《外科护理》，本教材中的手卫生主要指洗手和卫生手消毒。

1. 洗手　医务人员用流动水和洗手液（肥皂）揉搓冲洗双手，去除手部皮肤污垢、碎屑和部分微生物的过程。

2. 卫生手消毒　医务人员用手消毒剂揉搓双手，以减少手部暂居菌的过程。

知识链接

外科手消毒

外科手消毒是指外科手术前医护人员用流动水和洗手液揉搓冲洗双手、前臂至上臂下 1/3，再用手消毒剂清除或者杀灭手部、前臂至上臂下 1/3 暂居菌和减少常居菌的过程。

常居菌是皮肤上持久的固有寄居菌，不易被机械摩擦清除。它们能从大部分人体皮肤上分离出来，如凝固酶阴性葡萄球菌、棒状杆菌属、丙酸杆菌属、不动杆菌属等。一般情况下这些细菌不致病，但在一定条件下能引起导管相关感染和手术部位感染等。

暂居菌是寄居在皮肤表层，常规洗手容易被清除的微生物。直接接触患者或被污染的物体表面时可获得，可通过手传播，与医院感染密切相关。

【目的】

通过手卫生清除手部皮肤污垢和大部分暂居微生物，切断经手传播感染的途径。

【评估】

1. 自身评估

（1）手部脏污程度：当手部有血液或其他体液等肉眼可见的污染时，可能接触艰难梭菌、肠道病毒等对速干手消毒剂不敏感的病原微生物时，应洗手；当手部没有肉眼可见污染时，宜使用手消毒剂进行卫生手消毒。

（2）手卫生时机

1）“两前三后”：接触患者前、进行清洁或无菌操作前；接触患者后，接触患者周围环境后，接触患者黏膜、破损皮肤或伤口、体液、分泌物、排泄物、伤口敷料等有患者体液暴露风险后，应洗手和/或进行卫生手消毒。

2）接触传染病患者：接触患者的体液和分泌物以及被传染性病原微生物污染的物品后，或直接为患者进行检查、治疗、护理或处理患者污物之后，应先洗手，再进行卫生手消毒。

2. 环境评估　是否设置有方便使用的流动水洗手设施，是否配备非手触式水龙头。

3. 用物评估　是否有合格的清洁剂或手消毒剂、干手物品。

【计划】

1. 环境准备　清洁、宽敞。

2. 用物准备　洗手液或肥皂适量（速干手消毒剂 1 瓶）；纸巾 1 盒。必要时备避污纸、护手乳。

【实施】

详见表 3-14。

表 3-14　手卫生操作步骤

操作流程	详细步骤	要点及说明
	▲洗手	
1. 打湿双手	打开水龙头，在流动水下充分淋湿双手；手上有可见污染而又无非手触式水龙头时，可使用避污纸包裹水龙头开关，不可用污手直接接触水龙头	身体勿靠近水池，水流勿过大过急，避免溅湿工作服
2. 取清洁剂	取适量洗手液或皂液，均匀涂抹至整个手掌、手背、手指和指缝	肥皂应保持清洁与干燥，洗手液发生浑浊或变色等变质情况时及时更换
3. 揉搓双手	按照步骤认真揉搓双手，至少 15 秒（图 3-14）：①掌心相对，手指并拢，相互揉搓；②手心对手背沿指缝相互揉搓，交换进行；③掌心相对，双手交叉指缝相互揉搓；④弯曲手指使关节在另一手掌心旋转揉搓，交换进行；⑤一手握住另一手大拇指旋转揉搓，交换进行；⑥将五个手指尖并拢放在另一手掌心旋转揉搓，交换进行；⑦一手手指的掌面及手掌包绕另一手的腕部转动搓擦，交换进行	揉搓快速有力，使泡沫丰富；注意双手交换揉搓；必要时增加对手腕的清洗，范围为腕上 10cm；具体揉搓步骤不分先后，但要确保清洗双手所有皮肤，包括指背、指尖和指缝
4. 冲净皂液	用流动水彻底冲净双手	操作前洗手，冲洗时指尖朝上，使水由指尖流向手腕；操作后洗手反之
5. 擦干双手	使用合格的一次性纸巾或毛巾擦干手	避免二次污染
6. 保护皮肤	取适量护手液护肤	
	▲卫生手消毒	
1. 查消毒剂	查看消毒剂名称、有效期；首选含醇类和护肤成分的速干手消毒剂；对醇类过敏，或被对乙醇不敏感的肠道病毒污染时，应选择其他有效的手消毒剂	易挥发性的醇类产品开瓶后有效期不超过 30 天；不易挥发的产品开瓶后有效期不超过 60 天；或参考消毒剂使用说明书要求

续表

操作流程	详细步骤	要点及说明
2. 取液涂抹	取速干手消毒剂于掌心，均匀涂抹至整个手掌、手背、手指和指缝	保障消毒剂完全覆盖手部皮肤，必要时涂抹至手腕及腕上 10cm
3. 揉搓双手	按照洗手步骤揉搓双手，直至手部自然干燥	揉搓时间至少为 15 秒

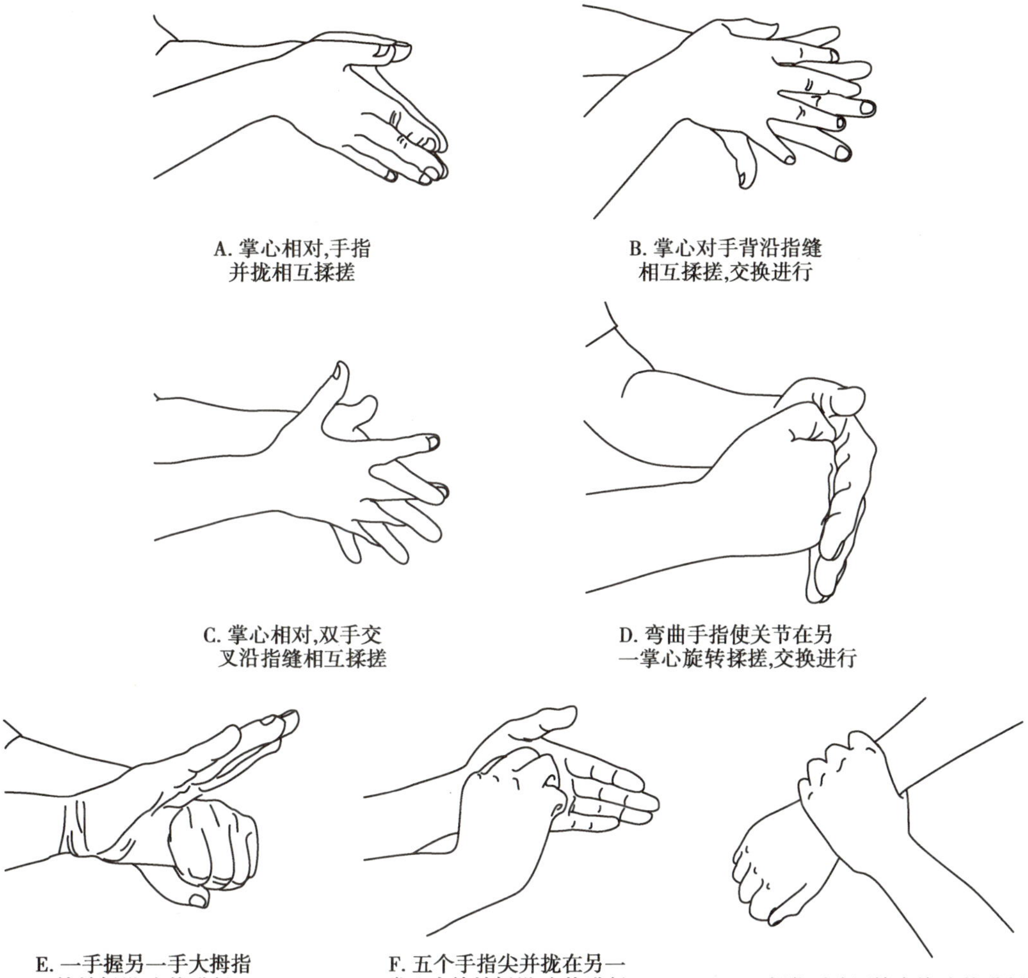

图 3-14　揉搓洗手法

【评价】

1. 未污染周围环境，未溅湿工作服。
2. 卫生手消毒后，监测的细菌菌落总数应≤10CFU/cm^2。

（二）口罩的使用

【目的】

1. 预防经空气、飞沫传播的疾病，保护环境和他人不受污染或传染。
2. 减少患者的体液、血液等传染性物质溅入医护人员的口及鼻腔黏膜的风险。

【评估】

1. 评估要接触患者的病情　评估是否为经空气传播或经飞沫传播的呼吸道传染病患者，是否为应进行保护性隔离的患者。

2. 评估将要执行的操作 评估操作目的，操作是否有创，是否为无菌操作，有无血液或体液飞溅的风险。

【计划】

1. 环境准备 清洁、定期消毒。

2. 用物准备 根据不同的操作要求选用不同种类的口罩。

(1) 一次性使用医用口罩（医用普通口罩）：一次性使用医用口罩适用于不存在体液和喷溅风险的普通医疗环境下的一般诊疗活动。

(2) 医用外科口罩：医用外科口罩适用于医务人员或相关人员的基本防护，以及在有创操作过程中阻止体液和喷溅物传播的防护。在手术室工作或护理免疫功能低下的患者及进行有体液喷溅的操作或侵入性操作时，应佩戴医用外科口罩。

(3) 医用防护口罩：当接触经空气传播、近距离（≤1m）接触经飞沫传播的传染病患者，或进行产生气溶胶操作时，应戴医用防护口罩。

【实施】

详见表3-15。

表3-15 戴口罩操作步骤

操作流程	详细步骤	要点及说明
1. 行手卫生	根据工作情境选择合适的手卫生方法	洗手和/或手消毒
2. 核对检查	检查口罩有效期，包装完整	
3. 戴上口罩	▲戴医用外科口罩（图3-15）	
(1) 辨别内外	区分口罩内外：外科口罩可分3层，由外至内依次为阻水层、过滤层、吸湿层，佩戴时不可两面交替佩戴	有色口罩通常以浅色的一面为内侧，无色差则以鼻夹明显的一侧朝外
(2) 分清上下	将鼻夹的一侧对准鼻翼上方	鼻夹为硬质可塑形材料，作用是使口罩的鼻梁部分更贴合面部
(3) 罩住口鼻	将口罩内侧朝向面部，将口罩罩住鼻、口及下颌	
(4) 系紧系带	将口罩下方带系于颈后，上方带系于头顶中部	挂耳式口罩将两侧系带直接挂于耳后
(5) 鼻夹塑形	将双手指尖放在中间位置的鼻夹上，向内按压鼻夹，并分别逐步向两侧移动，根据鼻梁形状塑造鼻夹；使口罩紧贴面部，与面部有较好的密合性	不可只用一只手捏鼻夹，防止口罩鼻夹处形成死角漏气，降低防护效果
(6) 调节松紧	调整系带的松紧度	使佩戴者更舒适
	▲戴医用防护口罩（图3-16）	
(1) 托住口罩	一手托住防护口罩	有鼻夹的一面背向外
(2) 罩住口鼻	罩住鼻、口及下颌	鼻夹部位向上紧贴面部
(3) 系紧系带	用另一只手将下方系带拉过头顶，放在颈后双耳下，将上方系带拉至头顶中部	先固定下方系带，再固定上方系带
(4) 鼻夹塑形	将双手指尖放在中间位置的鼻夹上，向内按鼻夹，并分别逐步向两侧移动，根据鼻梁形状塑造鼻夹	
(5) 气密检查	将双手完全盖住防护口罩，快速呼气；每次进入工作区域前均应检查气密性	若鼻夹附近有漏气说明佩戴不当，须调整头带及鼻夹至不漏气为止
(6) 负压测试	用双手按压口罩，大力吸气	如有空气从口罩边缘进入，须再次调整头带及鼻夹

续表

操作流程	详细步骤	要点及说明
4. 进行操作	完成预定操作	操作过程中，不可用污染的手触摸口罩
5. 行手卫生	操作毕洗手	
6. 摘下口罩	根据不同口罩款式选择摘口罩方法	口罩潮湿或受到患者体液（血液、组织液等）污染时，应及时更换；离开呼吸道传染病区域时，以及在摘脱各类防护用品时，应最后摘脱医用防护口罩
（1）系带口罩	先解开下面的系带，再解开上面的系带	
（2）挂耳口罩	双手直接捏住耳后系带取下	
（3）头戴口罩	用手慢慢地将颈部的下头系带从脑后拉过头顶，拉上头系带摘除口罩	
7. 正确处置	用手仅捏住口罩的系带，将污染口罩弃至医疗废物容器内	手不要接触口罩外面

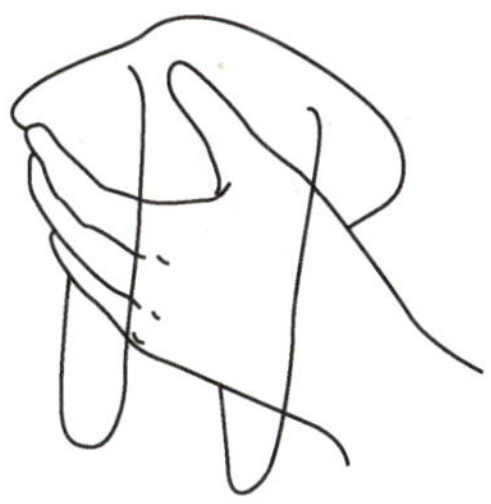

A. 一手托住口罩，有鼻夹的一面背向外

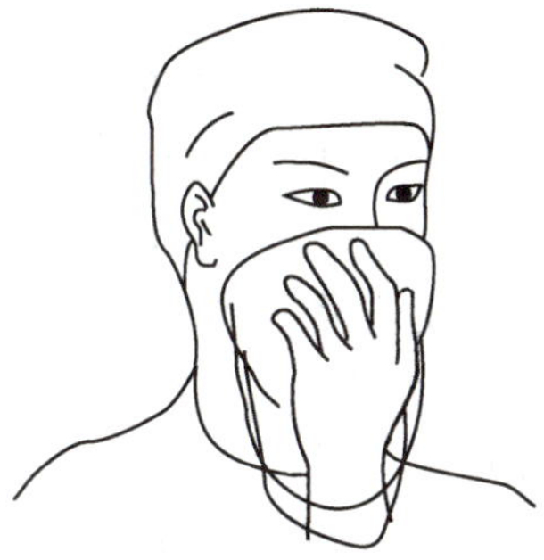

B. 口罩罩住鼻、口及下巴，鼻夹部位向上紧贴面部

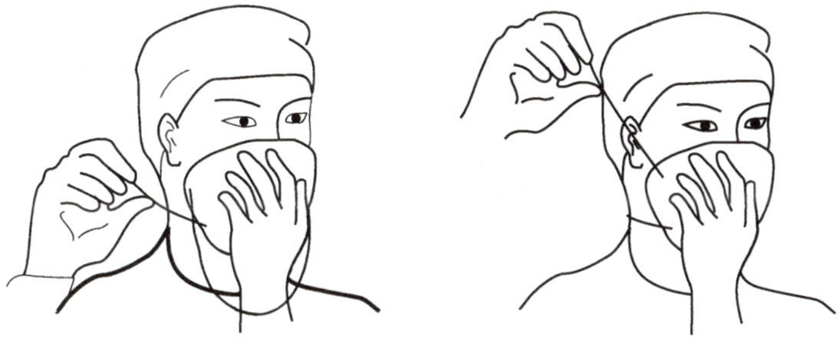

C. 将下方系带拉过头顶，放在颈后双耳下

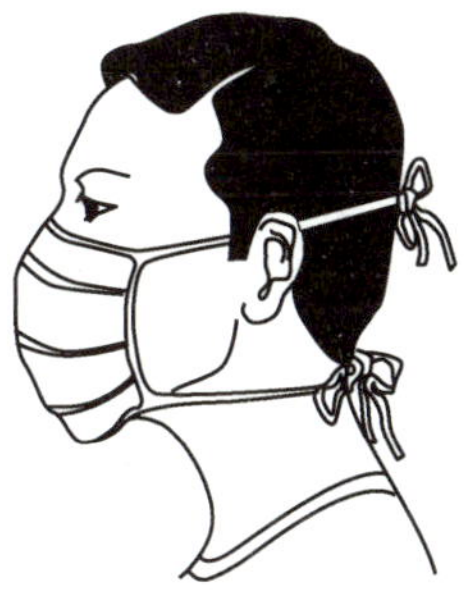

图 3-15　戴医用外科口罩

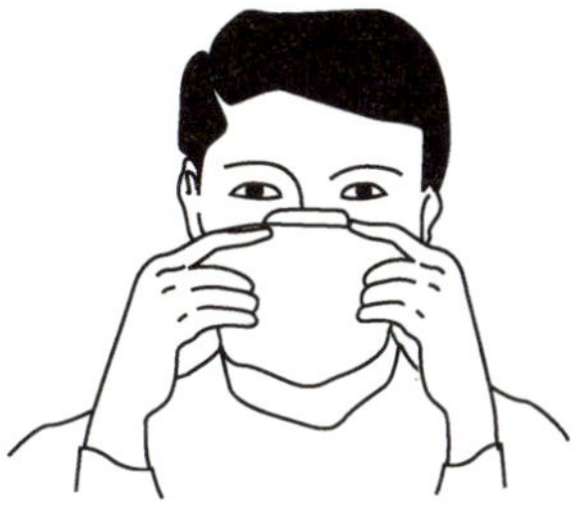

D. 双手指尖放在金属鼻夹上，根据鼻梁的形状塑造鼻夹

图 3-16　戴医用防护口罩

【评价】

1. 口罩选用正确，能满足防护要求。
2. 口罩戴好后不漏气，戴口罩过程中没有被污染，摘口罩过程中没有污染手。

（三）帽子的使用

1. 进行无菌技术操作，进入污染区、保护性隔离区域、洁净医疗用房等应戴帽子。

2. 帽子应能遮盖全部头发。

3. 帽子应保持清洁，被患者体液（血液、组织液等）、分泌物等污染时，应立即更换。

4. 布质帽子每次或每天进行更换与清洁。一次性帽子为一次性使用。

（四）鞋套的使用

1. 鞋套应具有良好的防水性能。鞋套为一次性使用，如发现破损应及时更换。

2. 应在规定区域内穿鞋套 从潜在污染区进入污染区时、从缓冲间进入负压隔离病室时和进入洁净医疗用房应穿鞋套。

（五）护目镜、防护面罩的使用

1. 在进行可能发生患者体液（血液、组织液等）、分泌物、排泄物等喷溅诊疗、护理操作时，应使用护目镜或防护面罩。

2. 为呼吸道传染病患者进行气管切开、气管插管等近距离操作，可能发生患者体液（血液、组织液等）、分泌物等喷溅时，应使用全面型防护面罩。

3. 佩戴前应检查有无破损，系带是否牢固无松脱。戴上后调节舒适度，防护面罩的面屏应与地面垂直。使用后取下时，双手捏住两侧靠近头部或耳朵的系带轻轻摘下。可复用的护目镜或面罩放入指定专用回收容器中，一次性物品则投入医疗废物回收容器中。

（六）避污纸的使用

避污纸是备用的清洁纸片。进行简单隔离操作时，如开关门窗、开关水龙头、收取污染药杯等，使用避污纸可避免污染清洁的手或物品，可以省略消毒程序。

取避污纸时应从页面抓取，不可掀开撕取，以保持一面为清洁面（图 3-17）。避污纸用后应随即丢入污物桶内，集中焚烧处理。

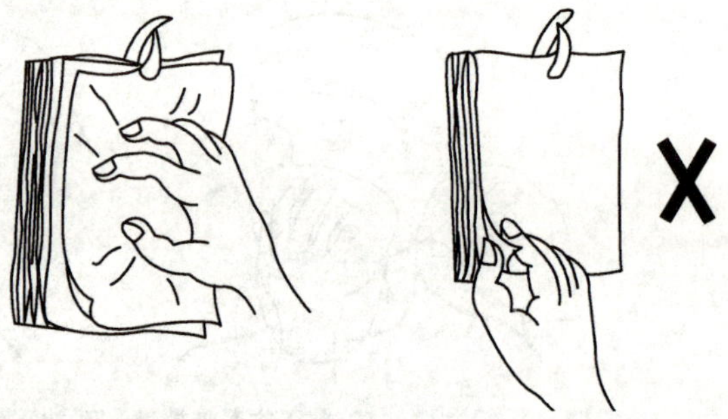

图 3-17 取避污纸法

（七）穿、脱隔离衣

下列情况须使用隔离衣：①可能被患者体液（血液、组织液等）、分泌物和排泄物等污染时；②接触经接触传播的感染性疾病患者或其周围环境，如接触肠道传染病患者、多重耐药菌感染患者时；③为保护性隔离的患者进行诊疗、护理时穿无菌隔离衣。

【目的】

保护工作人员避免受到体液（血液、组织液等）和其他感染性物质污染，或用于保护患者避免感染。

【评估】

1. 评估患者病情、隔离种类、操作风险，确定是否须穿隔离衣。

2. 评估有无明确分区标志（隔离衣只限在规定区域内穿脱）。

【计划】

1. 环境准备 清洁、宽敞、定期消毒。

2. 用物准备 隔离衣1件；挂衣架1个；洗手设备1套。

【实施】

详见表3-16。

表3-16 穿脱隔离衣操作步骤

操作流程	详细步骤	要点及说明
	▲穿隔离衣（见图3-18）	
1. 准备工作	洗手，戴口罩、隔离帽，取下手表，卷袖过肘	
2. 提领取衣	手持衣领取下隔离衣，清洁面朝向自己，将衣领两端向外折齐，露出袖笼	已被穿过的隔离衣，衣领及内面为清洁面，避免污染
3. 穿袖露手	一手提衣领，另一手伸入袖内，持衣领的手向上拉衣领，将一侧衣袖穿好；同法穿好另一侧衣袖	已被穿过的隔离衣，其外面除衣领以外的部分为污染面；注意勿使衣袖触及面部、衣领、帽子及口罩
4. 扣上领扣	双手上举轻抖至充分暴露双手；两手持衣领，由领子中央顺着边缘至领后，扣好领扣	抖动勿过剧；头勿过度低垂，以免污染下颌和颈部
5. 扣好袖扣	根据衣袖长短扣肩扣，再扣两侧袖扣	此时手已污染，不可再接触衣领及隔离衣内面
6. 对齐衣襟	捏住隔离衣一边侧缝（约在腰下5cm处）渐向前拉，见到后侧衣襟边缘捏住；同法捏住另一侧边缘	手不可触及隔离衣内面，也不可触及隔离衣里面的工作服
7. 系紧腰带	双手在背后将衣边对齐，向一侧折叠，一手按住折叠处，另一手将腰带拉至背后折叠处，使腰带在背后交叉，回到前面系一活结	隔离衣应能遮盖背面的工作服，勿使折叠处松散
8. 进行操作	完成诊疗护理操作	穿隔离衣后，只限在规定区域内活动，不得进入清洁区
	▲脱隔离衣（图3-19）	如操作时戴有手套，脱隔离衣前先脱去手套
1. 松开腰带	解开腰带，在前面打一活结	污染的手及衣袖外面勿接触衣袖内
2. 解开袖扣	解开袖扣，在肘部将部分衣袖塞入工作服袖下，充分暴露双手	不可将衣袖外侧塞入袖内
3. 行手卫生	根据手污染情况实施手卫生	不能沾湿隔离衣
4. 解开领扣	解开颈后领扣；洗手后手是清洁的，可接触清洁的衣领，不能接触隔离衣的污染面	污染的袖口不可触及衣领、面部和帽子
5. 脱下衣袖	右手伸入左袖内，拉下袖子过手；用衣袖遮盖左手，握住右手隔离衣袖子的外面，拉下右侧袖子；两手轮换拉袖，渐从袖管中退至衣肩	已清洁的双手勿触及隔离衣外面
6. 挂上衣钩	左手握住衣领，右手将隔离衣两边对齐，挂在衣钩上	挂在潜在污染区，清洁面向外；挂在污染区，污染面向外
7. 污衣处理	如隔离衣不再使用，将隔离衣污染面向里，衣领及衣边卷至中央，成包裹状；放入污衣袋，送清洗消毒后备用	隔离衣应每日更换，如有潮湿或清洁面被污染，应立即脱下送洗；注意已清洁的双手勿触及隔离衣外面，包裹的隔离衣勿露出污染面，污衣袋外应有隔离标识

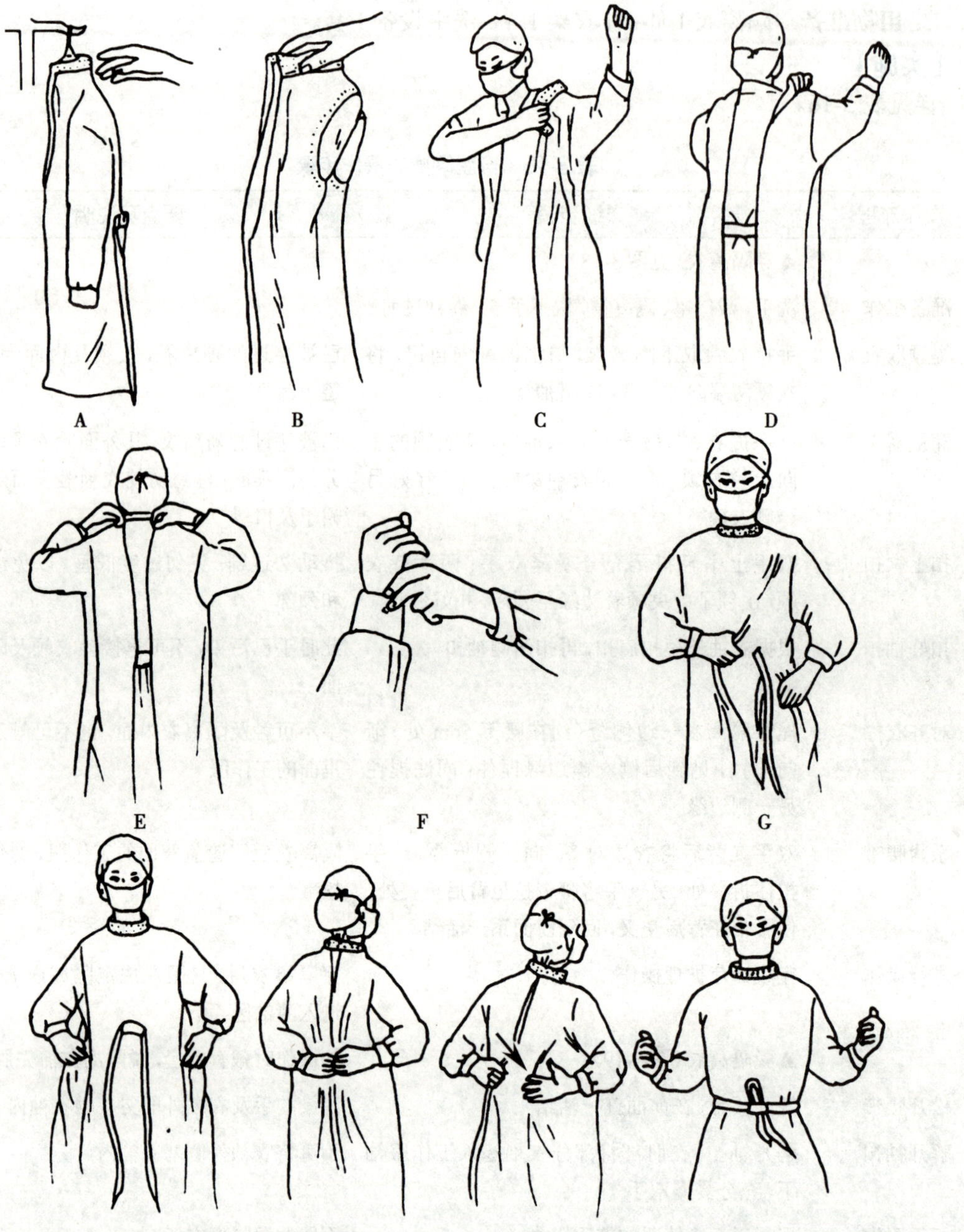

图 3-18 穿隔离衣

A. 取隔离衣；B. 清洁面朝向自己；C. 穿上一袖；D. 穿上另一袖；E. 系领扣；F. 扣袖扣；G. 将一侧衣边捏至前面；H. 同法捏住另一边；I. 将两侧衣边对齐；J. 向一侧折叠；K. 扎起腰带

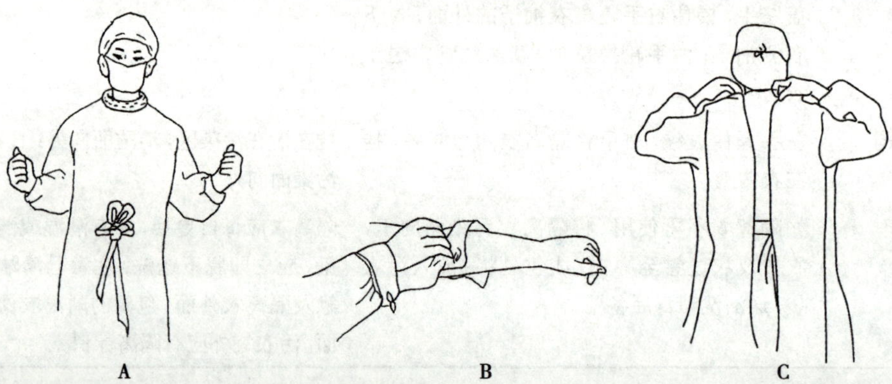

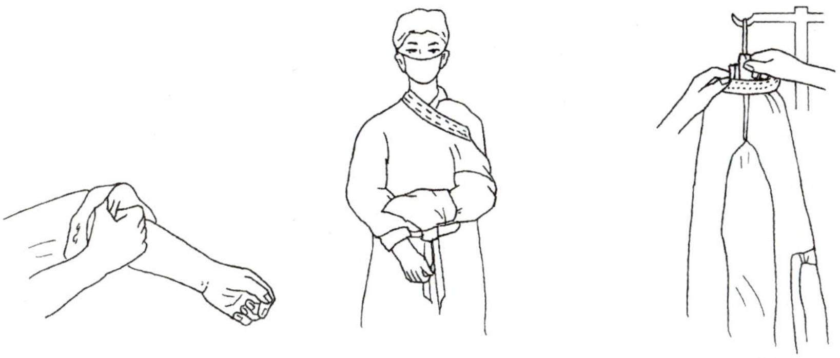

图 3-19　脱隔离衣

A. 松开腰带在前面打一活结；B. 将衣袖向上拉，塞在上臂衣袖下；C. 解衣领；
D. 用清洁手拉衣袖内的清洁面；E. 用衣袖遮住的手拉另一袖的污染面；
F. 提起衣领，对齐衣边挂在衣钩上

【评价】

1. 严格遵守隔离消毒原则。
2. 隔离衣长短合适。
3. 穿、脱隔离衣规范，态度认真。
4. 洗手时，隔离衣未被溅湿，未污染其他清洁物品。
5. 脱下的隔离衣处置得当。

(八) 防护服的使用

防护服属于一次性防护用品，具有良好的防水、抗静电和过滤效能，无皮肤刺激性，结合部严密，设计应使穿脱方便。

下列情况须使用防护服：①接触甲类或乙类按甲类管理的传染病患者时；②接触传播途径不明的新发传染病患者时；③为高致病性、高病死率的传染病患者进行诊疗护理操作时。

【目的】

保护医务人员和患者，避免感染和交叉感染。

【评估】

1. 评估患者病情、隔离种类，评估即将进行的诊疗护理操作风险，确定是否须穿防护服。

2. 评估环境　评估是否有清晰的隔离区域划分。

【计划】

1. 环境准备　环境应清洁、宽敞，分区明确。

2. 用物准备　防护服 1 件（以连体式防护服为例）、手套、鞋套、一次性帽子、医用防护口罩、防护面屏或防护镜、手消液等用物齐全合格。

【实施】

详见表 3-17。

表 3-17　穿脱防护服操作步骤

操作流程	详细步骤	要点及说明
	▲穿防护服	
1. 准备工作	按照规范洗手—穿好分体式工作服—戴医用防护口罩—戴一次性圆帽	穿防护服前注意饮食、排空大小便，取下手表及饰物，将钥匙等不必要的尖锐挂件从身上取下储存；备齐拟进行治疗护理的相关用物

续表

操作流程	详细步骤	要点及说明
2. 核对检查	再次确认防护服尺码，打开包装，取出防护服展开(头罩对向自己，开口向上)，检查防护服的整体完整性	太大或太小都会造成工作过程中行动不便或意外刮坏、撕裂；防护服表面应无污染，缝线处无开裂
3. 先穿下衣	将拉链拉至底端，左右手握住防护服连体帽、衣袖的同时，抓住防护服腰部拉链开口处，撑开防护服的颈口、胸襟，两腿先后伸进裤内	防护服不可触及地面
4. 后穿上衣	穿好两袖，戴好帽子，把拉链全部拉上后，密封拉链扣	防护服帽子完全盖住里面的一次性帽子，防护服颈部不能遮住医用防护口罩
5. 装备齐全	酌情选戴防护眼镜或面屏、手套、穿长筒靴或戴鞋套	必要时穿双层鞋套、戴双层手套
6. 查伸展性	做几次下蹲—起立—弯腰动作；举手转身，让队员相互检查防护着装	检查防护服的伸展性
7. 进行操作	完成诊疗护理操作	穿上防护服后仅在规定区域活动
	▲脱防护服 防护服被患者体液、污物污染时应及时更换	护理不同类传染病患者之间及疑似患者之间应进行更换
1. 准备工作	脱外层鞋套(靴套)、手套、防护眼镜或面屏：在"一脱"区进行，每脱一物前后均须手消毒	脱下外层手套前要尽量避免接触防护服外表面
2. 先脱上衣	轻轻解开密封胶条，将拉链拉到底；上提帽子使帽子脱离头部；双手从后方将袖子脱出	动作要轻慢，防止气溶胶产生
3. 后脱下衣	双手抓住防护服的内面，将防护服内面朝外、污染面向里，由上向下轻轻边脱边卷，卷至脚踝部再和鞋套一起全部脱下后置于医疗垃圾袋内，进行手卫生	手套脱下后要尽量接触防护服的内表面，防护服脱下后内表面朝外，将外表面和污染物包裹在里面，避免污染物接触到人体和环境
4. 其他用品	脱去内层鞋套、内层手套、帽子、N95 口罩，手卫生后戴清洁外科口罩进入清洁区	在"二脱"区进行；每个步骤之间严格手卫生；戴眼镜者，离开隔离区前应对眼镜进行消毒
5. 用物处理	脱下的防护用品要集中处理	避免扩大污染

知识链接

医务人员防护用品穿脱程序

1. 穿戴防护用品应遵循的程序　清洁区(洗手—戴帽子—戴医用防护口罩—穿工作服—手部皮肤破损的戴一次性使用医用橡胶检查手套)—进入潜在污染区(穿隔离衣或医用一次性防护服—根据需要戴护目镜/防护面罩—戴手套—穿鞋套)—进入污染区。

2. 脱防护用品应遵循的程序　污染区(摘手套、洗手和/或消毒双手—摘护目镜/防护面屏—脱隔离衣或医用一次性防护服—脱鞋套—洗手和/或手消毒)—进入潜在污染区(洗手和/或手消毒—脱工作服—摘医用防护口罩和帽子—洗手和/或手消毒)—进入清洁区(沐浴、更衣)—离开清洁区。

发生埃博拉出血热、新型冠状病毒感染及突发不明原因的传染病时，防护用品穿脱流程应遵循卫生行政部门发布的相关规定。

【评价】

1. 严格遵守隔离消毒原则。
2. 防护服大小合适。
3. 穿、脱防护服规范，不对人体和环境造成污染。

第五节　消毒供应中心

任务引入

【临床情景】

王先生，40岁。因右腿外伤入院。伤口处疼痛加重，体温高达38~39℃，脉搏细数，伴全身毒性反应，组织中积气，血红蛋白下降，白细胞计数增高，确诊“气性坏疽”，须手术治疗。

思考：

1. 此次手术应选用可重复使用的诊疗器械和物品还是一次性的诊疗器械和物品？使用后如何进行处理？
2. 如何处理有保留价值的手术器械？
3. 对器械进行包装时应注意什么？

消毒供应中心（central sterile supply department，CSSD）是医院内承担各科室所有重复使用诊疗器械、器具和物品清洗消毒、灭菌以及无菌物品供应的部门。CSSD是控制、预防医院感染的关键部门。

一、消毒供应中心的组织管理

CSSD在主管院长或其相关职能部门的直接领导下开展工作，由护理管理部门、医院感染管理部门、人事管理部门、设备及后勤管理等部门协同管理。

CSSD应建立健全岗位职责、操作规程、消毒隔离、质量管理及与相关科室联系等各项规章制度，完善质量控制过程的相关记录，配备具有资格的护士、消毒员。其工作人员应接受与岗位职责相应的岗位培训，正确掌握CSSD工作相关知识与技能。

二、消毒供应中心的设置与布局

（一）基本要求

医院应独立设置CSSD。有条件的CSSD应为附近基层医院提供消毒供应。CSSD宜接近手术室、产房和临床各科室，或与手术室有物品直接传递的专用通道。CSSD的设置要求周围环境清洁，无污染源，形成一个相对独立的区域。内部通风，采光良好，气体排放和温度、湿度控制符合要求。

（二）消毒供应中心布局

消毒供应中心分为工作区域和辅助区域，各区域标志明显、界线清晰。

1. 工作区域　包括去污区、检查包装及灭菌区、无菌物品存放区；三个区域间设有缓冲间。物品输送由污到洁，不可逆行；空气流向由洁到污；去污区保持相对负压；检查包装及灭菌区保持相对正压。

(1) 去污区：这是对可复用诊疗器械、器具和物品回收、分类、清洗、消毒的区域，为污染区域。

(2) 检查包装及灭菌区：这是对去污后诊疗器械、器具和物品进行检查、装配、包装及灭菌的区域，为清洁区域。

(3) 无菌物品存放区：这是存放、保管、发放无菌物品的区域。

2. 辅助区 包括工作人员办公室、更衣室、值班室、休息室、卫生间等。

三、消毒供应中心的工作内容

CSSD的任务是对医疗器材进行清洁、包装、灭菌以及各种敷料的加工、物品保养等。

(一) 回收与分类处理

1. 回收 由CSSD专人、专车负责对可复用的诊疗器械、器具和物品以封闭方式集中回收。不能在诊疗场所对回收的污染物品进行清点、核查。被朊病毒、气性坏疽及突发原因不明的传染病病原体污染的诊疗器械、器具和物品，由使用者双层封闭包装并标明感染性疾病名称，CSSD单独回收。

2. 处理 根据回收物品材质、精密程度等，在固定专用的房间内拆包、分类，选择有效的方法消毒后送入洗涤室处理。回收工具每次使用后应清洗、消毒，干燥备用。

(二) 清洗

机械清洗适用于大部分常规器械的清洗；手工清洗适用于精密、复杂器械的清洗和有机物污染器械的初步处理。清洗步骤包括冲洗、洗涤、漂洗、终末漂洗。

(三) 消毒干燥

消毒首选机械湿热消毒法，也可采用75%乙醇溶液、酸性氧化电位水或其他消毒剂进行消毒。干燥首选干燥设备，不使用自然干燥法。无干燥设备及不耐热的器械、器具和物品使用消毒低纤维絮擦布进行干燥处理。管腔器械内的残留水迹，使用压力气枪或≥95%乙醇进行干燥处理。

(四) 检查保养

采用目测或使用带光源放大镜对干燥后的器械、器具和物品进行检查。根据物品的不同特性分类保养处理。

(五) 包装

器械与敷料分室包装。包装包括装配、包裹、封包、注明标识等步骤。包装标识应注明物品名称、包装者等内容。包外设有灭菌化学指示物，高度危险性物品包内须放置化学指示物。如果透过包装材料可看到包内灭菌化学指示物颜色变化者无须放置包外灭菌化学指示物。

闭合式包装使用专用胶带封包。胶带长度与灭菌包体积、重量相适宜、松紧适度，封包严密，保持闭合完好性。密封式包装通过医用热封机封包。密封宽度应≥6mm，包内器械距包装袋封口≥2.5mm。硬质容器应设置安全闭锁装置。

(六) 灭菌

灭菌是CSSD的重要工作，消毒员应严守操作规程，各类物品灭菌合格率应达到100%。

(七) 无菌物品存放和发放

灭菌后物品应分类、分架、按消毒时间有序摆放在无菌物品存放区的储物架上。储物架距地面高度≥20cm，距离墙≥5cm，距天花板≥50cm。每日常规检查，确认无菌物品有效、包装完好，同时对室内空气按规定消毒，并擦拭储物架以保持清洁。物品发放遵守先进先出的原则，发放有记录并具有可追溯性。

（八）一次性使用物品的管理

对每批号的输液器、注射器、头皮针等用品，按原卫生部的规定进行抽样热源检测，合格后方可发放。

（九）相关监测

CSSD 应安排专人根据 WS/T 367—2012《消毒技术规范》及 WS 310.3—2016《医院消毒供应中心　第 3 部分：清洗消毒及灭菌效果监测标准》等标准进行日常清洁和检查、定期质量检查、灭菌效果检查。通过信息系统实现质量可追溯功能。追溯信息至少能保留 3 年。

附　医院环境表面常用化学消毒方法

医院环境表面常用化学消毒方法详见表 3-18。

表 3-18　环境表面常用化学消毒方法

消毒产品	使用浓度	作用时间 /min	使用方法	适用范围	注意事项
含氯消毒剂	400～700mg/L	>10	擦拭、拖地	细菌繁殖体、结核分枝杆菌、真菌、亲脂类病毒	对人体有刺激作用；对金属有腐蚀作用；对织物、皮草类有漂白作用；有机物污染对其杀菌效果影响很大
	2 000～5 000mg/L	>30	擦拭、拖地	所有细菌（含芽孢）、真菌、病毒	
二氧化氯	100～250mg/L	30	擦拭、拖地	细菌繁殖体、结核分枝杆菌、真菌、亲脂类病毒	对金属有腐蚀作用；有机物污染对其杀菌效果影响很大
	500～1 000mg/L	30	擦拭、拖地	所有细菌（含芽孢）、真菌、病毒	
过氧乙酸	1 000～2 000mg/L	30	擦拭	所有细菌（含芽孢）、真菌、病毒	对人体有刺激作用；对金属有腐蚀作用；对织物、皮草类有漂白作用
过氧化氢	3%	30	擦拭		
碘伏	0.2%～0.5%	5	擦拭	除芽孢外的细菌、真菌、病毒	主要用于采样瓶和部分医疗器械表面的消毒；对二价金属制品有腐蚀性；不能用于硅胶导尿管的消毒
醇类	70%～80%	3	擦拭	细菌繁殖体、结核分枝杆菌、真菌、亲脂类病毒	易挥发、易燃，不宜大面积使用
季铵盐类	1 000～2 000mg/L	15～30	擦拭、拖地	细菌繁殖体、真菌、亲脂类病毒	不宜与阴离子表面活性剂如肥皂、洗衣粉等合用

附　医疗废物分类及管理

医疗废物是指医疗卫生机构在医疗、预防、保健以及其他相关活动中产生的具有直接或者间接感染性、毒性以及其他危害性的废物。分类见表 3-19。

非传染病区使用或者未用于传染病患者、疑似传染病患者以及采取隔离措施的其他患者的输液瓶（袋），盛装消毒剂、透析液的空容器，一次性医用外包装物，废弃的中草药与中草药煎制后的残渣，盛装药物的药杯、尿杯、纸巾、湿巾、尿不湿、卫生巾、护理垫等一次性卫生用品，医用织物以及使用后的大、小便器等废弃物，不属于医疗废物。居民日常生活中废弃的一次性口罩不属于医疗废物。

表3-19 医疗废物分类目录

类别	特征	常见组分或废物名称	收集方式
感染性废物[1]	携带病原微生物，具有引发感染性疾病传播危险的医疗废物	①被患者体液（血液、组织液等）、排泄物等污染的除锐器以外的废物 ②使用后废弃的一次性使用医疗器械，如注射器、输液器、透析器等 ③病原微生物实验室废弃的病原体培养基、标本，菌种和毒种保存液及其容器；其他实验室及科室废弃的血液、血清、分泌物等标本和容器 ④隔离传染病患者或者疑似传染病患者产生的废弃物	①收集于符合HJ 421—2008《医疗废物专用包装袋、容器和警示标志标准》的医疗废物包装袋中 ②病原微生物实验室废弃的病原体培养基、标本，菌种和毒种保存液及其容器，应在产生地点进行压力蒸汽灭菌或者使用其他方式消毒，然后按感染性废物收集处理 ③隔离传染病患者或者疑似传染病患者产生的医疗废物应当使用双层医疗废物包装袋盛装
损伤性废物	能够刺伤或者割伤人体的废弃的医用锐器	①废弃的金属类锐器，如针头、缝合针、针灸针、探针、穿刺针、解剖刀、手术刀、手术锯、备皮刀、钢钉和导丝等 ②废弃的玻璃类锐器，如盖玻片、载玻片、玻璃安瓿等 ③废弃的其他材质类锐器	①收集于符合HJ 421—2008《医疗废物专用包装袋、容器和警示标志标准》的利器盒中 ②利器盒达到3/4满时，应当封闭严密，按流程运送、贮存
病理性废物[2]	诊疗过程中产生的人体废弃物和医学实验动物尸体等	①手术及其他医学服务过程中产生的废弃的人体组织、器官 ②病理切片后废弃的人体组织、病理蜡块 ③废弃的医学实验动物的组织和尸体 ④16周胎龄以下或重量不足500g的胚胎组织等 ⑤确诊、疑似传染病或携带传染病病原体的产妇的胎盘	①收集于符合HJ 421—2008《医疗废物专用包装袋、容器和警示标志标准》的医疗废物包装袋中 ②确诊、疑似传染病产妇或携带传染病病原体的产妇的胎盘应使用双层医疗废物包装袋盛装 ③可进行防腐或者低温保存
药物性废物[3]	过期、淘汰、变质或者被污染的废弃的药物	①废弃的一般性药物 ②废弃的细胞毒性药物和遗传毒性药物 ③废弃的疫苗及血液制品	①少量的药物性废物可以并入感染性废物中，但应在标签中注明 ②批量废弃的药物性废物，收集后应交由具备相应资质的医疗废物处置单位或者危险废物处置单位等进行处置

续表

类别	特征	常见组分或废物名称	收集方式
化学性废物	具有毒性、腐蚀性、易燃性、反应性的废弃的化学物品	列入《国家危险废物名录》中的废弃危险化学品，如甲醛、二甲苯等；非特定行业来源的危险废物，如含汞血压计、含汞体温计，废弃的牙科汞合金材料及其残余物等	①收集于容器中，粘贴标签并注明主要成分 ②收集后应交由具备相应资质的医疗废物处置单位或者危险废物处置单位等进行处置

注：1. 重大传染病疫情等突发事件产生的医疗废物，可按照县级以上人民政府确定的工作方案进行收集、贮存、运输和处置等。2. 废弃的麻醉、精神、放射性、毒性等药品及其相关废物的分类与处置，按照国家其他有关法律、法规、标准和规定执行。3. 药物性废物包括患者截肢的肢体以及引产的死亡胎儿（纳入殡葬管理）。

附　医疗废物豁免管理清单

医疗废物豁免管理是指部分废弃物符合医疗废物定义，但无风险或者风险较低，在满足相关条件时，在部分环节或全部环节可不按医疗废物进行管理。医疗废物豁免管理清单见表3-20。

表3-20　医疗废物豁免管理清单

名称	豁免环节	豁免条件	豁免内容
密封药瓶、安瓿瓶等玻璃药瓶	收集	盛装容器应满足防渗漏、防刺破要求，并有医疗废物标识或者外加一层医疗废物包装袋。标签为损伤性废物，并注明：密封药瓶或者安瓿瓶	可不使用利器盒收集
导丝	收集	盛装容器应满足防渗漏、防刺破要求，并有医疗废物标识或者外加一层医疗废物包装袋。标签为损伤性废物，并注明：导丝	可不使用利器盒收集
棉签、棉球、输液贴	全部环节	患者自行用于按压止血而未收集于医疗废物容器中的棉签、棉球、输液贴	全过程不按照医疗废物管理
感染性废物、损伤性废物以及相关技术可处理的病理性废物	运输、贮存、处置	按照相关处理标准规范，采用高温蒸汽、微波、化学消毒、高温干热或者其他方式消毒处理后，在满足相关入厂（场）要求的前提下，运输至生活垃圾焚烧厂或生活垃圾填埋场等处置	运输、贮存、处置过程不按照医疗废物管理

（吴橙香）

复习思考题

1. 患者，女，38岁。因腹痛、脓血便来院就医。查体：T 39.1℃，P 80次/min，BP 130/85mmHg；肠鸣音亢进，左下腹压痛；腹痛为便前加重便后缓解。诊断为细菌性痢疾。请问：

（1）应对其采取何种隔离？医务人员隔离防护的要求有哪些？

（2）该患者入住的病区属于医院哪个感染风险区域？该患者所住的病房属于哪类环境？

（3）该患者在什么情况下解除隔离？出院后病室应做哪些消毒处理？

0303

扫一扫，测一测

2. 患者，男，32 岁。早餐后腹部疼痛，恶心呕吐来院就诊。查体：T 38.8℃，P 78 次 /min，BP 130/90mmHg，腹肌紧张，右下腹压痛、反跳痛明显，白细胞计数增加，诊断为急性阑尾炎，患者同意急诊手术治疗。

请问：

(1) 可以选用哪种消毒剂处理手术部位皮肤？说说你的理由。

(2) 戴无菌手套的注意事项有哪些？

(3) 如何处理使用后的可复用手术器械？

第四章　护理职业防护

PPT 课件

知识导览

学习目标

掌握护理职业损伤的危险因素、常见护理职业损伤及预防措施；熟悉护理职业防护的相关概念、护理职业防护的管理；了解护理职业防护的意义。

随着人类疾病谱的改变，各种新型高科技医疗仪器和各类化学制剂的广泛应用，护理职业损伤的危险因素越来越多，职业风险越来越大。因此，护士应具备对各种职业性危险因素的识别、处理及防范的基本知识和能力，以减少职业伤害，保护自身安全，维护自身的健康。

第一节　概　　述

任务引入

【临床情景】

王女士，29 岁。在感染内科从事护理工作。某日给丙型肝炎患者测口腔温度，取出体温计时患者恶心、呕吐，呕吐物污染到王女士双手和面部。

思考：

1. 这属于护理职业暴露的哪种损伤？
2. 王女士在工作中应如何预防此类情况？

一、护理职业防护的相关概念及意义

（一）护理职业防护的相关概念

1. 职业暴露（occupational exposure）　指从业人员由于职业关系而暴露在有害危险因素中，使机体处在有可能损害健康或危及生命的一种状态。

2. 护理职业暴露（nursing occupational exposure）　指护理人员在为患者提供护理服务过程中，经常暴露于感染患者体液（血液、组织液等）及排泄物污染的环境中，接触了病原微生物或有毒、有害物质，以及受到心理社会等因素的影响，损害健康或危及生命的一种状态。

3. 护理职业风险（nursing occupational risk）　指在护理服务过程中可能发生的一切不安全事件。

4. 职业防护（occupational protection）　是针对可能造成机体损伤的各种职业性有害因素，采取有效措施，以避免职业性损伤的发生，或将损伤降低到最低程度。

5. 护理职业防护（nursing occupational protection）　指在护理工作中采取多种有

效措施针对各种职业性有害因素，以保护护士免受职业性有害因素的损伤，或将损伤降至最低程度。

6. 标准预防（standard prevention） 指假设所有人的体液（血液、组织液等）、分泌物、排泄物等体内物质都存在潜在的传染性，接触时均应采取有效防护措施，防止职业暴露的发生。

7. 普及性预防（overall prevention） 指为患者提供医疗护理服务时，无论是患者还是医务人员的血液和深层体液，无论是阳性还是阴性，都应将接触物当作具有潜在的传染性加以防护，防止机体遭受损害。

（二）护理职业防护的意义

1. 科学规避护理职业风险 护理人员通过对职业防护知识的学习和技能的规范化培训，可以提高护理人员对职业性损伤的防范意识，严格遵守护理操作规程，自觉履行职业规范要求，有效控制职业危险因素，科学有效地规避护理职业风险。

2. 提高护士职业生命质量 实施有效的护理职业防护措施，不仅可以规避职业性危险因素对护士的损害，而且可以有效控制由于环境和行为引发的不安全性因素。通过护理职业防护可以维护护理人员的身心健康，增强对社会的适应能力。

3. 营造安全和谐的工作环境 良好安全的护理职业环境，可使护理人员以愉悦的身心投入工作，增加护士职业满意度，营造良好的人际关系，缓解护士工作及心理压力，改善其精神卫生状况，提高其职业适应能力。

二、护理职业损伤的危险因素

（一）物理性因素

常见的物理损伤因素有锐器伤、负重伤、放射性损伤、噪声及温度性损伤等。

1. 锐器伤 医疗锐器的种类分为玻璃与金属两大类，如玻璃安瓿、玻璃试管、注射器针头、缝针、各种穿刺针、手术刀片等。锐器伤是导致护理人员最常见的职业性损伤因素之一，而感染的针刺伤是引起血源性传播疾病的主要因素，其中最常见、危害性最大的是乙型肝炎、丙型肝炎和艾滋病。同时，针刺伤也会给护士造成极大的心理伤害，产生焦虑和恐惧，甚至影响护理职业生涯。

2. 负重伤 负重伤是指护士由于职业关系常须搬动重物，当身体负重过大或用力不合理时，导致机体肌肉、骨骼或关节的损伤。

3. 温度性损伤 常见的温度性损伤有热水袋、热水瓶等所致的烫伤；乙醇等易燃易爆物品所引起的烧伤；使用频谱仪、红外线烤灯等所引起的灼伤；电刀以及电器等引起的损伤等。

4. 放射性损伤 在护理工作中，护士常接触到紫外线、激光等放射性物质，如防护不当，可导致不同程度的皮肤、眼睛受损、免疫功能障碍，甚至引起皮肤癌变。

5. 噪声 噪声主要来自病室的电话铃声、呼吸机的机械声、报警声，患者的呻吟声以及监护仪及机器移动的声音等。护理人员长期处于超标的噪声工作环境中，会引发情绪异常、心理紧张，甚至是造成听力、神经系统等的损害。

（二）生物性因素

生物性因素是指医务人员在从事医疗、护理及检验等工作过程中，意外沾染或密切接触了病原微生物或含有病原微生物的污染物。各种生物性细菌和病毒是护理工作环境中最常见的生物性因素。常见的致病菌有葡萄球菌、大肠杆菌等，经呼吸道、消化道、皮肤等途径感染护士；常见的病毒有肝炎病毒、人类免疫缺陷病毒及冠状病毒等，多经呼吸道和血液传播。

（三）化学性因素

化学性因素是指医务人员在从事规范的诊断、治疗、护理及检验等工作过程中，通过各种途径接触到的化学物质致自身遭受不同程度的损伤。

1. 化学消毒剂　如甲醛、过氧乙酸、戊二醛及含氯消毒灭菌剂等，可刺激皮肤、眼及呼吸道，引起皮肤过敏、流泪、恶心、呕吐、气喘等症状；经常接触还会引起结膜灼伤、上呼吸道炎症、喉头水肿和痉挛、化学性气管炎等；长期接触可以造成肝脏、中枢神经系统等损害，表现为头疼、记忆力衰退。

2. 化学治疗药物　常见的化学治疗药物有环磷酰胺、铂类药物、氮芥、多柔比星等细胞毒性药物。经常接触此类化学治疗药物，若防护不当可经皮肤、吸入或食入等途径给护士带来一定潜在危害。长期小剂量接触可因蓄积作用而导致畸形、肿瘤、脏器损伤等，还可对骨髓产生抑制并影响生殖系统的功能。

3. 麻醉废气　短时间吸入麻醉废气可引起头痛、注意力不集中等神经系统症状；长时间吸入麻醉废气可引起慢性氟化物中毒、影响生殖系统的功能等。

4. 汞　汞是医院常见而又易被忽视的有毒因素。护理操作用物如体温计、血压计等，漏出的汞如果处理不当，对人体会产生神经毒性和肾毒性作用。

（四）心理-社会因素

护士每天的工作就是服务于形形色色的人群，人际关系的特殊与复杂，影响着护士的身心健康。护士除执行医嘱外，同时还承担着护理者、管理者、教育者等工作，常处于超负荷工作状态；频繁的晚夜班生活无规律以及由于护理工作的特殊性，护士每天须护理危重患者，面对患者的死亡、家属的哭泣，无形中也增加了护士的精神心理压力。超负荷的工作及处于紧张的工作状态，护士极易产生心理疲惫，引起一系列心理健康问题。

三、护理职业防护的管理

为了维护护士的职业安全，应依据和参照国家有关法规，规范对护理职业防护进行有效的管理，防止职业损害的发生。

（一）完善组织管理

职业安全组织管理分为三级网络管理，即医院职业安全管理委员会、职业安全管理办公室、科室职业安全管理小组三级管理，分别承担相应的职业安全管理工作，护理部设有专人负责护士职业安全管理，杜绝职业安全隐患。

（二）建立健全规章制度，提高整体防护能力

1. 健全制度与方案　制定与完善各项规章制度，如建立健全职业防护管理制度、职业暴露上报制度、风险评估标准、处理流程、各种有害因素监测制度及职业暴露应急预案等，有效杜绝及降低各类职业损害。

2. 规范各类护理操作行为　发布并完善各项护理操作流程、预防职业损伤的工作指南，如生物性因素防护规程、预防锐器伤操作规程及预防化学治疗药物损伤操作规程等，严格执行护理操作规程，防止护理人员出现职业暴露。

（三）加强医院管理，改进护理防护设备

创造安全、有效、健康的工作环境，提供完善的检测体系、医疗设备和职业防护措施，为护士提供全方位的护理安全保障，例如建立静脉药物配制中心，减少药物对护士的化学性损害；提供生物安全柜、层流手术室及感应式洗手设施、安全注射装置、一次性锐器盒、手套、面罩、护目镜、防护罩及脚套等防护设备或用品，降低职业伤害的发生。

（四）加强职业安全教育，增强职业防护意识

各级卫生行政管理部门要高度重视护理人员存在的职业风险，充分认识护理职业暴露的危险性和严重性、做好护士职业防护的重要性和迫切性；提供一定的人力、物力、财力、政策及技术

支持，新入职护士做好岗前培训、定期对在职护士强化培训与考核，并把护理职业安全作为在校教育和毕业后教育的重要内容之一。

（五）强化和推进标准预防

采用美国疾病控制中心提出的标准预防进行护理职业防护，强化护士的标准预防防护意识。护士必须正确掌握各级防护标准、防护措施及各种防护物品的使用方法，以防止防护不足导致职业损害。

（六）重视护士的个人保健

医院应定期对护士进行健康体检、免疫接种和突发传染病的预防管理。增强护理人员强身健体的意识，积极开展体育文化建设，调动广大护理人员的积极性，提高自身免疫力，防范疾病的发生。

第二节　常见护理职业损伤及预防措施

任务引入

【临床情景】

李女士，25岁，在手术室做护理工作。某日在为一位乙型肝炎患者做手术，李女士在接过医生用后的带针持针器时，被沾染患者血液的圆针刺破手套，误伤左手示指。

思考：

1. 该损伤如何预防？
2. 该损伤如何处理？

一、常见护理职业损伤

护士在护理工作中可能接触到各种各样的有害因素，常见的护理职业损伤有锐器伤、生物性损伤、化学治疗药物损伤、负重伤。

（一）锐器伤

发生锐器伤的原因如下。

1. 自我防护意识淡薄　护士缺乏防护知识，在护理操作过程中，不能及时合理采取有效的防护措施而受伤。如接触患者体液（血液、组织液）、分泌物、排泄物时，没有采取防护措施。

2. 患者因素　如在操作过程中患者突然躁动极易使针头或刀片误伤护士。

3. 意外损伤　在临床护理工作中，意外伤害时有发生。如在手术室锐器较多、传递频繁或不规范，极易造成自伤或误伤他人；在整理治疗盘时也存在被碎玻璃扎伤等现象。

4. 操作技术不规范或不熟练　使用锐器进行护理操作时，技术不熟练或不严格执行操作规程均可造成损伤。如用后的注射器针头没有放入锐器盒，随便丢弃也可导致误伤等。

5. 身心疲劳　护理人员因工作量或压力过大，护理人员极易出现身心疲乏，在护理操作时容易引起损伤。

6. 其他因素　防护用品不足，如缺少真空采血针和安全型静脉留置针以及医院感染、安全防护知识教育未开展等。

（二）生物性损伤

损伤的原因如下。

1. 护理操作中发生意外，如患者的血液、分泌物溅入护士的眼睛、口鼻腔。

2. 被污染的针头刺伤或其他锐器割伤。针刺伤最容易发生在针头使用后回套，没有及时丢入锐器盒。

3. 未戴手套或手部有破损时接触患者的血液或体液而被暴露。

（三）化学治疗药物损伤

损伤的原因如下。

1. 准备化学治疗药物过程中可能发生的药物接触，如打开安瓿时药液或药物粉末向外溅出；溶解密封瓶内药物时压力过大，拔针时药物飞溅；排气时出现药物的喷洒。

2. 在注射操作过程中可能发生的药物接触，如静脉注射药物前排气；注射时针头连接不紧密；拔针时部分药液溢出。

3. 在处理化学治疗药物使用后的过程中可能发生的药物接触，如处理使用过的化学治疗药物空瓶时方法不得当；丢弃被化学治疗药物污染的物品时的接触；直接接触化学治疗患者的体液或排泄物。

（四）负重伤

损伤的原因如下。

1. 工作强度大、体力劳动较多　如搬运患者、为患者翻身、协助患者下床等生活护理。护士的身体负荷过重、用力不合理及长时间站立工作等，可致腰部受损，导致职业性腰背痛，腰椎间盘突出症或下肢静脉曲张等负重伤的发生。

2. 长期蓄积性损伤　护士在护理操作过程中，频繁弯腰、扭转动作，节力原则使用不当，导致腰、膝关节负荷进一步加重。另外，急性腰部扭伤也容易引发腰椎间盘突出症。

二、常见护理职业损伤的预防措施

（一）锐器伤的预防措施与应急处理

1. 锐器伤的预防措施

（1）建立锐器伤防护制度，规范个人行为：严格执行护理操作常规和消毒隔离制度，执行标准预防措施，规范操作行为。

（2）加强培训，提高安全意识：医院和科室应定期对护士进行锐器伤防护的培训，提高自我防范意识，预防锐器伤的发生。

（3）规范锐器使用时的防护：抽吸药液时严格遵循无菌操作原则；抽吸安瓿内药液时，用砂轮划痕后垫以棉球或纱布掰开，抽药后用单手套上针帽；静脉用药时最好采用三通给药；制定完善的手术器械摆放及传递的规范；手术前充分了解患者病情及各项检验报告指标，有无传染性疾病，重点做好其围手术期和手术期的安全防护工作。

（4）纠正易引起锐器伤的危险行为：禁止用双手分离污染的针头和注射器；禁止用手直接接触使用后的针头、刀片等锐器；禁止用手折弯或弄直针头；禁止双手回套针帽；禁止用手直接传递锐器；禁止直接接触医疗废弃物。

（5）严格管理医疗废弃物：严格执行医疗废弃物分类处理标准，锐器不应与其他医疗废物混放。使用后的锐器应直接放入符合国际标准的耐刺、无渗漏的锐器盒内。锐器盒装满2/3按照医用废弃物进行无害化焚烧处理。封存好的锐器盒要有清晰的标识，以便于监督执行。

（6）护理人员的健康管理：建立护士健康档案，定期进行健康体检，做好预防接种。建立损伤后登记上报制度。适当调整护士工作强度和心理压力，减少锐器伤的发生。

（7）使用具有安全装置的护理用品：应选用安全性能好的护理用品，如使用可来福接头、真空采血系统采集血液标本、安全型静脉留置针等。

（8）营造和谐人际沟通环境：为不合作或昏迷躁动患者实施护理操作时，极易发生锐器伤，因此必要时请求其他人员协助配合，尽量减少锐器误伤自己或患者。

2. 锐器伤的应急处理 若护理人员遇到刺伤、割伤或患者的血液及体液溅到护士的皮肤或黏膜上，应做到以下几方面。

（1）保持镇静，立即做好局部处理：受伤后护士要保持镇静，戴手套者按规定迅速脱去手套。如有伤口，应在伤口近心端向远心端轻轻挤压（不可进行伤口局部挤压），尽可能挤出损伤处的血液。用肥皂液、流动的清水冲洗伤口。暴露的黏膜，用生理盐水反复冲洗干净。用消毒液（75%乙醇溶液或0.5%聚维酮碘）对局部皮肤和伤口进行消毒并包扎。

（2）及时填写锐器伤登记表，立即向上级报告，寻求进一步的治疗。

（3）血清学检测与处理：设法取得患者血液，立即进行艾滋病、乙型肝炎五项和丙型肝炎病毒抗原的检测（表4-1）。

表4-1 锐器伤后的血清学检测与处理

血清学检测	处理
患者HBsAg阳性，受伤护士HBsAg阳性或抗-HBs阳性或抗-HBc阳性者	无须注射疫苗或乙型肝炎免疫球蛋白（HBIG）
患者HBsAg阳性，受伤护士HBsAg阴性或抗-HBsAg阴性且未注射疫苗者	24小时内注射HBIG并注射疫苗；于受伤当天、第3个月、第6个月、第12个月随访和监测。
患者抗-HCV阳性，受伤护士抗-HCV阴性者	于受伤当天、第3周、第3个月、第6个月随访和监测 经专家评估后可立即预防性用药，并进行医学观察1年
患者HIV阳性，受伤护士HIV抗体阴性	于受伤当天、第4周、第8周、第12周、第6个月时检查HIV抗体 预防性用药的原则：若被HIV污染的针头刺伤，应在4小时内，最迟不超过24小时进行预防用药。可选用逆转录酶抑制剂、蛋白酶抑制剂。即使超过24小时，也应实施预防性用药

（二）生物性损伤的预防措施

1. 洗手 护士在接触患者前、后，均应按照医院感染预防规范七步洗手法洗手。

2. 避免直接接触血液或体液 护士在执行存在职业暴露风险的护理操作时，必须采用防护措施。包括戴手套、口罩、护目镜及穿隔离衣等。

3. 安全处理锐利器具 严格按照护理操作规程处理污染的针头、手术刀片及安瓿等锐器。

4. 医疗废弃物及排泄物的处理 严格执行医疗废弃物处理规程，固体废弃物放入双层防水污物袋内，密封后贴上特殊标记，由专人在指定地点焚烧无害化处理；排泄物和分泌物等污物倒入专用密闭容器内，经消毒后处理。

（三）化学治疗药物损伤的预防措施与应急处理

化学治疗药物损伤的预防应遵循两个基本原则：减少直接接触化学治疗药物；减少化学治疗药物污染环境。

1. 化学治疗药物损伤的预防措施

（1）配制环境的要求：有条件的医院设置专门的化学治疗药物配药间，配备必要的防护设备，如空气净化装置、垂直层流生物安全柜，防止含有药物微粒的气雾对护士产生伤害。操作台面应备有一次性防渗漏防护垫或吸水纸，以吸附溅出的化学治疗药液，减少药液污染台面，防止造成空气污染。

（2）配备专业的人员：化学治疗药物配制室的护士应经过药学基础、化学治疗药物操作规程及废弃物处理等专门培训，并通过专业理论和技术操作考核。接触化学治疗药物的护士应定期检查肝肾功能、血常规等，妊娠期及哺乳期护士避免直接接触化学治疗药物。

（3）配制时的措施与要求：①配制化学治疗药物前用流动水洗手，佩戴一次性防护口罩、帽子、面罩、护目镜、一次性防渗漏隔离衣、聚氯乙烯手套并外套一副乳胶手套。②打开安瓿前应轻弹其颈部，使附着的药液降至瓶底，垫纱布掰开安瓿，防止划破手套。③溶解药物时，溶媒应沿瓶壁缓慢注入瓶底，待药粉浸透后再晃动，以防药粉溢出。④稀释瓶装化学治疗药物及抽吸药液时，应插入双针头，以排出瓶内压力，防止针栓脱出造成污染；抽取药液后，在药瓶内进行排气和排液后再拔针，不要将化学治疗药物排至空气中；抽吸药液时用一次性注射器和针腔较大的针头，所抽药液以不超过注射器容量 3/4 为宜；抽吸药液后放入垫有聚氯乙烯薄膜的无菌盘内备用。⑤操作结束后，冲洗和擦洗操作台。彻底冲洗双手可行沐浴，以减轻化学治疗药物的毒副作用。

（4）给药时的措施与要求：①静脉给药时应戴一次性口罩和双层手套；②静脉给药时宜采用全密闭式输注系统；③确保注射器及输液管接头处连接紧密，以防药物外漏；④从茂菲氏滴管加入药物时，先用无菌棉球围在滴管开口处再加药，加药速度不宜过快，以防药物从管口溢出。

（5）化学治疗废弃物和污染物的处理要求：①接触过化学治疗药物的用品，如一次性注射器、输液器、药瓶等，使用后必须放置在有毒性药物标识的专用密闭容器中。②医疗废弃物应进行焚烧无害化处理。③须重复使用的物品应标记明确，与其他物品分开，按规定集中、分类处理。④含有化学药物的污水先在医院内的污水处理系统处理后，再排放。⑤关于化学治疗药物污染的处理，如果化学治疗药物外溅，应立即标明污染范围，避免他人接触，并立即用吸水纱布垫吸附；若为粉剂则用湿纱布垫擦拭，并用肥皂水擦洗污染表面后，再用 75% 乙醇溶液擦拭。

2. 化学治疗药物损伤的应急处理

护士在护理操作过程中，眼睛或皮肤接触了化学药物或防护用品不慎被污染，可采用下列处理措施。

（1）迅速脱去被污染的隔离衣或手套。

（2）眼睛受污染时，迅速用清水或等渗盐水彻底冲洗眼睛。

（3）污染皮肤时，立即用肥皂水和清水冲洗污染部位。

（4）记录化学治疗药物暴露情况，必要时就医治疗。

（四）负重伤的预防措施

1. 加强体育锻炼，提高身体素质　锻炼可提高机体免疫力、肌肉的柔韧性，增加骨关节活动度，促进下肢血液循环，防止发生负重伤。常见的锻炼方式如健美操、太极拳、游泳、慢跑等。

2. 促进下肢血液循环　避免长时间保持同一姿势，经常变换体位、姿势或进行适当轻微活动，以促进下肢血液循环；站立时，让双下肢轮流支撑身体重量，适当做踮脚动作，促进下肢肌肉收缩，减少静脉血液淤积；工作间歇尽量抬高下肢或做下肢运动，以促进血液回流；穿弹力袜或捆绑弹力绷带，能促进下肢血液回流。

3. 保持正确的工作姿势　良好的身体姿势不仅可以预防职业性腰背痛的发生，还可延缓腰椎间盘突出症的发生。如站立或坐位时，尽可能保持腰椎伸直，使脊柱支撑力增大，减少身体重力对腰椎的损伤。半弯腰或弯腰时，应两足分开使重力落在髋关节和两足之间，降低腰部负荷。弯腰搬重物时，应先伸直腰部、再屈髋下蹲，后髋及膝关节用力，随后挺腰将重物搬起。

4. 经常变换工作姿势　护士在工作中，要定时变换体位，以缓解肌肉、关节及骨骼疲劳，减轻脊柱负荷；避免剧烈活动，以防腰部肌肉的拉伤。

5. 使用劳动保护用品　在工作中，护士可以佩戴腰围等保护用品以加强腰部的稳定性。腰围只有在活动、工作时使用，其他时间最好不用，以免长时间使用造成腰肌萎缩，腰背疼痛。

6. 养成良好的生活习惯　提倡卧硬板床休息，并注意床垫的厚度要适宜；从事家务劳动时，注意避免长时间弯腰活动或尽量减少弯腰次数；减少持重物的时间及重量；避免负重伤的发生。

（李　艳）

复习思考题

扫一扫，测一测

1. 手术室某护士，于某日夜班为一位急性阑尾炎患者手术配合中，不慎被患者使用过的刀片划破手套，致示指出血。请问：

（1）护士应采取哪些紧急处理措施？

（2）护士在以后的工作应如何加强自我防护？

（3）护士HBsAg阴性且未注射疫苗，此患者为乙型肝炎感染者。该护士该如何预防乙型肝炎感染？

2. 肿瘤科某护士，于某日配制化学治疗药物时，不慎将化学治疗药物溅到面部和眼睛内。请问：

（1）护士应采取哪些紧急措施处理化学治疗药物的暴露？

（2）护士在配制化学治疗药物时应采取哪些防护措施？

第五章　入院和出院护理

0501

PPT课件

0502

知识导览

学习目标

掌握患者入病区后的初步护理、分级护理，患者运送技术；熟悉入院程序和患者出院护理；了解人体力学在护理工作中的应用。

医院是对广大人群或特定人群进行防病治病，提供诊治和护理服务的场所。患者经门诊或急诊医生诊治后办理入院手续方可入院治疗，经过治疗护理，患者病情好转或痊愈，可以出院。患者入院和出院的护理是护理工作的基本要求和重要内容之一。在护理工作中，护士运用护理程序，将整体护理理念贯穿于护理过程中，为患者提供适合个体的整体护理，以满足其身心需要，促进其早日康复。

第一节　患者入院护理

任务引入

【临床情景】

李爷爷，85岁，退休干部。既往体健，自诉近一周出现胸闷、气喘，由家人护送到医院诊治。入院时 T 37℃，P 102次/min，R 30次/min，BP 160/85mmHg。

思考：

1. 李爷爷入院时程序是怎样的？
2. 入病区后护士应做哪些护理准备工作？
3. 应为李爷爷提供几级护理？
4. 护理级别的内容有哪些？

入院护理（admitting patients to hospital）是指患者经医生确定须住院开始至进入病区时，由护士所进行的一系列护理活动。

其目的是协助患者了解和熟悉环境，尽快适应医院环境和患者角色；建立良好的护患关系，让患者及家属感到关心、信任及安全，消除其紧张、焦虑等不良的心理情绪；观察和评估患者健康状况，为制订护理计划提供依据；满足患者的合理需求，以调动患者配合治疗和护理的积极性；做好健康宣教，满足患者对疾病知识的需求。

一、入 院 程 序

（一）办理入院手续

患者或家属持住院证到住院处办理相应住院手续，包括验证医生签发的住院证、保险种类、交纳住院保证金、填写住院登记表等。住院处通知相关病区值班护士根据病情做好接收新患者的准备。对急、危重症的患者或急诊手术的患者，应先行入院或实施手术，再补办住院手续。

（二）进行卫生处置

根据患者病情轻重及身体状况，在卫生处置室对其进行相应的卫生处理，如给患者理发、沐浴、更衣、修剪指（趾）甲等。对急、危重症的患者和即将分娩的孕妇等可酌情予以免浴；对有虱虮者，应先行灭虱，再行以上的卫生处置；对传染病患者或疑似传染病的患者，应送隔离室处置。患者换下的衣物和暂不使用的衣物经消毒后可交家属带回。

（三）护送患者入病区

住院处护士应携门诊病历护送患者入病室。根据患者病情选用不同的护送方式，对能行走的患者采用扶助步行，对不能行走或病情危重的患者选用轮椅、平车或担架护送。护送时应注意安全、保暖，不能中断必要的治疗（如输液或给氧）；对外伤患者要注意卧位。护送患者入病室后，应与所在病区值班护士就该患者的病情、已经采取或须继续的治疗及护理措施、个人卫生情况及物品进行交接并记录。

二、入病区后的初步护理

（一）一般患者入院后的初步护理

1. 准备床单位 病区护士接到住院处通知后，按需要安排床单位，将备用床改为暂空床，按需要加铺一次性护理单，根据患者病情按需备气垫床，备齐患者所需用物，如面盆、热水瓶等。

2. 迎接新患者 护士应以热情的态度、亲切的语言迎接新患者及家属，消除患者的陌生感，增加患者的安全感和对护士的信任。向患者进行自我介绍，说明自己将为患者提供的服务及职责，为患者介绍床单位设备及使用方法，介绍同室病友等，同时为患者佩戴腕带等身份标识。

知识链接

患者手腕带的标识及规范佩戴

1. 有跌倒、坠床、压疮危险及危重病人的患者用红色标识；普通患者用蓝色标识；新生儿男婴用蓝色标识，女婴用粉色标识。

2. 按相应指征严格执行佩戴工作，因故未佩戴者须在病区备注栏内注明。

3. 用深蓝色圆珠笔逐一填写手腕带的各项栏目，字迹工整、清楚、严禁涂（修）改。

4. 手腕带填写后，佩戴时必须2名护士到床边核对后，在手腕带正面右下角处（血型栏下）用分子/分母签姓或名（病区内有同姓时签全名）。

5. 班内只有1名护士无法执行2人核对时，应先由1人护士与患者及家属认真核对后佩戴并签名，待下一班护士接班时补核对并签名。

6. 手腕带原则上佩戴于手上，若有特殊情况可佩戴于脚上，便于核对。手腕带松紧适宜，以能放入患者一指为宜，多余长度可剪去，尤以水肿患者应注意及时观察手腕带松紧度，发现不适及时更换。

7. 各种原因致手腕带破损时，重新更换时按此规范操作。

在执行各项医疗护理操作前，必须核对腕带标识以确定患者身份，保证安全。

3. 通知医生诊疗 通知主管医生诊查患者，必要时协助体检、治疗或抢救。

4. 填写住院病历和有关护理表格

（1）用蓝（黑）墨水笔逐页填写住院病历眉栏及各种表格。

（2）用红墨水笔将入院时间竖写在当日体温单相应时间的40～42℃之间。

（3）填写入院登记本、诊断卡（插入在患者一览表上）、床头卡（置于病床床头或床尾牌夹内）等。

5. 测量生命体征　测量体温、脉搏、呼吸、血压，对能站立的患者测身高、体重，并记录在体温单的相应栏内。

6. 介绍与指导　根据患者病情及医院规章制度，对患者进行健康教育，如介绍病室及病区环境、有关规章制度，以帮助患者及其家属尽快熟悉环境。指导常规标本的留取方法、时间及注意事项。

7. 执行医嘱　按医嘱执行各项治疗和护理措施，通知营养室准备膳食。

8. 完成入院护理评估　收集患者有关健康资料，进行护理评估，填写入院护理评估单，确定护理诊断，制订护理计划。

（二）急诊患者入院后的初步护理

病区接收的急诊患者多从急诊室直接送入或由急诊室经手术室手术后转入，护士接到住院处通知后应立即做好以下工作。

1. 对危重患者应置于危重患者监护病室或抢救室，将备用床改为暂空床，并在床上加铺一次性中单；对急诊手术患者，须铺好麻醉床。

2. 备好急救药品及器材，如氧气、急救车、吸引器、输液物品等，通知值班医生做好抢救准备。

3. 患者入病室后，应严密观察生命体征及病情变化，并积极配合医生进行抢救，做好危重患者护理记录。

4. 对意识不清的患者或婴幼儿，须暂留陪护人员，以便询问病史等有关情况。

5. 对老年人、婴幼儿、意识不清或躁动不安的患者，须安置床档加以保护，以防发生坠床等意外事故，必要时行保护性约束。

三、分级护理

分级护理是根据患者病情的轻重缓急及自理能力等情况，按护理程序的工作方法制订不同的护理措施，给予不同级别的护理。临床上一般将分级护理分为四个级别：特级护理、一级护理、二级护理、三级护理（表5-1）。

表5-1　分级护理

护理级别	适用对象	护理内容
特级护理	①病情危重，随时可能发生病情变化须要进行抢救的患者；②重症监护患者；③各种复杂或大手术后的患者；④严重创伤或大面积灼伤的患者；⑤使用呼吸机辅助呼吸，并须严密监护病情的患者；⑥实施连续性肾脏替代治疗(continuous renal replacement therapy，CRRT)，并须严密监护生命体征的患者；⑦其他有生命危险，须严密监护生命体征的患者	①专人24小时护理，严密观察病情变化及监测生命体征；②根据医嘱，正确实施治疗、给药措施；③准确测量出入量；④根据患者病情，正确实施基础护理和专科护理，如口腔护理、压力性损伤护理、气道护理及管路护理，实施安全措施；⑤保持患者的舒适和功能体位；⑥实施床边交班
一级护理	①病情趋向稳定的重症患者；②手术后或治疗期间须严格卧床的患者；③生活完全不能自理且病情不稳定的患者；④生活部分自理，病情随时可能发生变化的患者	①每小时巡视患者，观察病情变化，监测生命体征；②根据医嘱，正确实施治疗、给药措施；③根据患者病情，正确实施基础护理和专科护理，如口腔护理、压力性损伤护理、气道护理及管路护理，实施安全措施；④提供护理相关的健康指导

续表

护理级别	适用对象	护理内容
二级护理	①病情稳定，仍须卧床休息的患者；②生活部分自理的患者	①每 2 小时巡视患者，观察病情变化，监测生命体征；②根据医嘱，正确实施治疗、给药措施；③根据病情正确实施护理和安全措施；④提供护理相关的健康指导
三级护理	①生活完全自理且病情稳定的患者；②生活完全自理且处于康复期患者	①每 3 小时巡视患者，观察病情变化，监测生命体征；②根据医嘱，正确实施治疗、给药措施；③提供护理相关的健康指导

第二节　患者运送技术

任务引入

【临床情景】

李先生，40 岁。因车祸外伤导致全身多处损伤 2 小时，伴创伤性休克，CT 示：胸骨骨折、肋骨骨折、颈椎骨折、脾破裂。急诊医生初步给予静脉输液、吸氧等处理后，须立即送往手术室。

思考：

1. 为李先生选用哪种运送方法合适？
2. 运送前应准备哪些用物？
3. 如何运送李先生？
4. 搬运时应注意什么？

患者常因各种原因造成身体活动受限，在入院、出院、接受检查、治疗以及到室外活动时，可根据病情选用轮椅、平车、担架等工具运送。因此，护士应掌握运送患者的技术，让患者感到安全、舒适，预防并发症，同时护士在操作中应运用人体力学原理，采取正确的姿势和体位，科学地搬运患者，以减轻护患双方疲劳，确保患者与护士自身安全，从而提高护理质量和工作效率。

一、人体力学在护理工作中的应用

人体力学（human mechanics）是运用力学原理研究、维持和掌握身体平衡，以及人体从一种姿势变为另一种姿势时身体如何有效协调的一门科学。正确的姿势有利于维持人体正常的生理功能，而且只须消耗较小的能量，就能获得较大的工作效能。不正确的姿势易使肌肉产生紧张和疲劳，甚至可造成肌肉和肌腱损伤，影响人体健康。

（一）常用的力学原理

1. 杠杆作用　杠杆是利用直杆或曲杆在外力作用下绕杆上一固定点转动的一种简单机械。杠杆的受力点称为力点，固定点称为支点，克服阻力的点称为阻力点。支点到力点作用线的垂直距离称为动力臂，支点到阻力点作用线的垂直距离称为阻力臂。当动力臂大于阻力臂时，可以省力；动力臂小于阻力臂时就费力；而支点在力点和阻力点之间时，可以改变用力方向。在人体的活动和运动中，正确地运用杠杆原理对身体起着保护、支持作用。

根据杠杆上的力点、支点和阻力点的相互位置不同，杠杆可分为以下三类。

（1）平衡杠杆：平衡杠杆是支点在力点和阻力点之间的杠杆。杠杆的动力臂与阻力臂可等长或不等长。例如，人的头部在寰枕关节上进行仰头和低头的动作，寰椎为支点，寰椎前、后各有一组肌群收缩时产生的力为作用力（F_1，F_2），头部重量为阻力（L）。当前部肌群产生的力（F_2）与阻力（L）的力矩之和与后部肌群产生的力的力矩相等时，头部趋于平衡（图5-1）。若前力矩大于后力矩，如瞌睡时后部肌力松弛，出现典型的间断低头现象（L为头的质量，F_1、F_2为前、后两组肌肉产生的作用力）。

（2）省力杠杆：省力杠杆是指阻力点在动力点和支点之间的杠杆。由于动力臂比阻力臂长，所以省力。例如，人踮脚站立时，脚尖是支点，脚跟后的肌肉收缩产生的力为作用力（F），体重（L）落在两者之间的距骨上。由于动力臂较长，所以用较小的力就能支持体重（图5-2）（L为体重，F为足后跟肌肉收缩产生的作用力）。

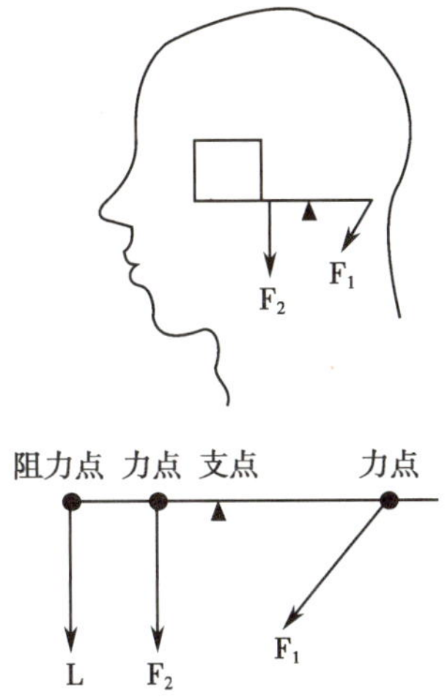

图5-1　头部平衡杠杆作用

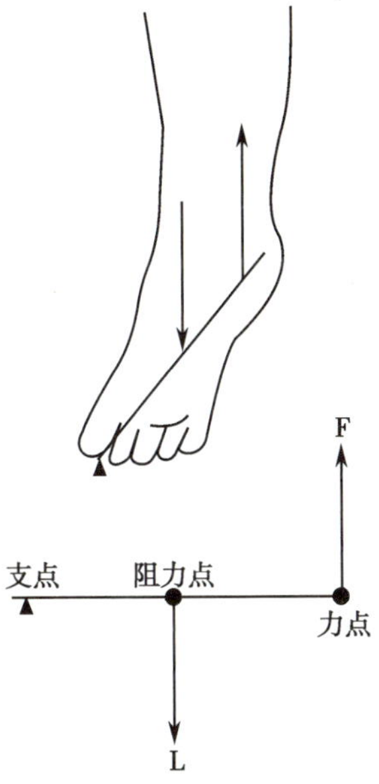

图5-2　足部省力杠杆作用

（3）速度杠杆：速度杠杆是力点在阻力点和支点之间的杠杆。因其动力臂比阻力臂短，因而费力，但可获得较大的运动速度和范围。例如，用手臂举起重物时的肘关节运动，肘关节是支点，手臂前肌群（肱二头肌）的力作用于支点和重力作用点之间。由于动力臂较短，若克服较小的阻力，就得用较大的力，但却赢得了运动的速度和距离（图5-3）。

2. 摩擦力　相互接触的两物体在接触面上发生的阻碍相对运动的力为摩擦力。摩擦力的方向与物体相对运动的方向相反。摩擦力的大小取决于垂直于接触面的压力和摩擦系数的大小。而摩擦系数的大小与接触面的材料有关。接触面越粗糙，摩擦系数越大；反之则越小。在护理工作中，有时须增大摩擦力，如手杖下端加橡胶垫可增加摩擦系数，防止手杖打滑，保证使用安全；有时则须减小摩擦力以省力，如病床、轮椅、推车等轮子定时加油，可以减小接触面的摩擦系数，方便推动使用。

3. 平衡与稳定　人体或物体的平衡与稳定，与其重量、支撑面的大小、重心的高低以及重力线是否落在支撑面边缘的距离密切相关。

（1）物体的重量与稳定度成正比：物体重量越大，稳定度越好。推倒一个较重物体所用的力比推倒一个较轻物体所用的力要大。在护理操作中，如要把患者移到椅子上坐时，应选择重的椅子，因其稳定度大，安全。若为较轻的椅子，必须要有其他的力量支持椅子，如将椅子靠墙或扶住椅子的靠背。

（2）物体的重心高度与稳定度成反比：重心是物体重量的中心。人体重心的位置随着躯干和四肢的姿势改变而改变。在直立垂直时，重心位于骨盆的第二骶椎前约 7cm 处（图 5-4），约为本人直立高度的 55%（男子为 55%～75%）。若上举手臂过头顶，重心随之升高。同样，若身体下蹲时，重心下降。当人或物体的重心越低，其稳定度越大。

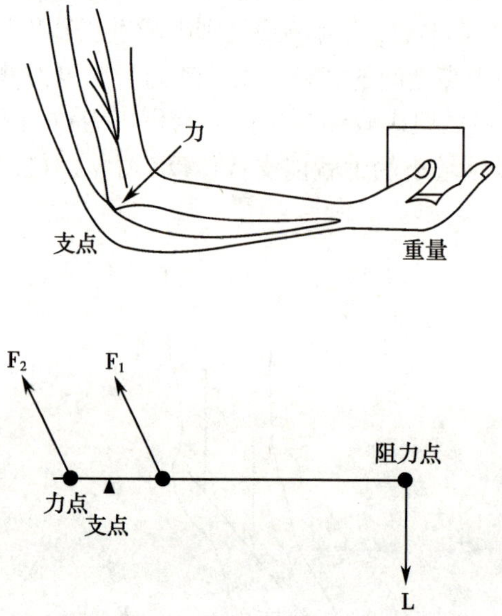

图 5-3　手和前臂速度杠杆作用

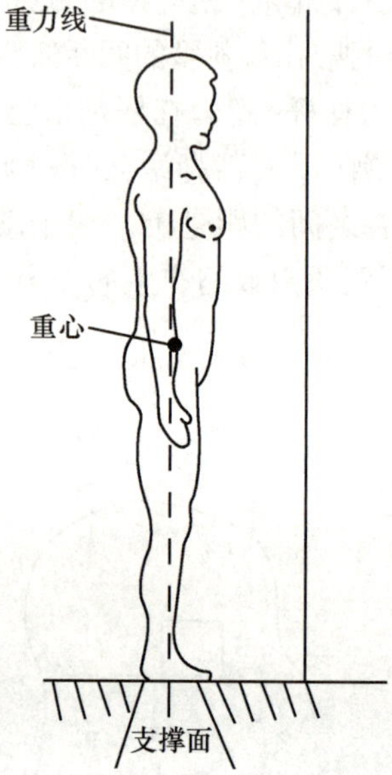

图 5-4　人直立时重心在骨盆中部

（3）支撑面的大小与稳定度成正比：支撑面是人或物体与地面的接触面积。物体的支撑面积越大越稳定，扩大支撑面可以增加人或物体的稳定度。如老年人站立或行走时，使用手杖可扩大支撑面，以增加稳定度。

（4）重力线必须通过支撑面才能保持人或物体的稳定：重力线是重力的作用线，是通过重心垂直于地面的线。人体或物体只有在重力线通过支撑面时，才能保持动态平衡。例如，当人从座椅上站起来时，应该先将身体向前倾，一只脚向前移，使重力线落在扩大的支撑面内，这样可以平稳地站起来。如果没有掌握好姿势，身体重力线落在支撑面外，身体的重量将会产生一个阻碍人站起来的力矩，使人又回到原来的座位上（图 5-5）。

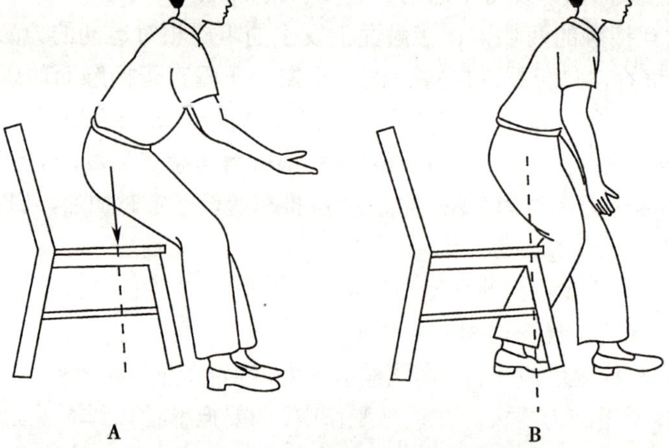

图 5-5　从坐位变立位时重力线改变情况

A. 重力线落在支撑面外，身体向后落座的趋势，不易站起；
B. 重力线落在支撑面内，姿势正确

（二）人体力学运用的原则

1. 利用杠杆作用 护士操作时应靠近操作物；两臂持物时，两肘紧靠身体两侧，上臂下垂，前臂和上臂成90°，前臂和所持物体靠近身体，因阻力臂缩短而省力。

2. 扩大支撑面 护士在操作中，应该根据实际需要两脚前后或左右分开，以扩大支撑面。协助患者侧卧时，使患者两臂屈肘，一手放于枕旁，一手放于胸前，两腿前后分开，上腿弯曲，下腿稍伸直，以扩大支撑面，保持患者的卧位稳定。

3. 降低重心 护士在进行低平面的护理操作或取位置较低的物体时，双下肢应随身体动作的方向前后或左右分开，屈膝屈髋，形成下蹲姿势，降低重心，并使重力线在支撑面内，利用重心的移动去操作，保持身体的稳定性。

4. 减小身体重力线的偏移 护士在提物品时应尽量将物体靠近身体；抱起或抬起患者移动时，应将患者靠近自己的身体，使重力线落在支撑面内，增大稳定性。

5. 尽量使用大肌肉或多肌群 护理操作中，应尽量使用大肌肉或多肌群做功，以减少疲劳。根据肌肉的生理特点，肌力的大小与肌纤维的数目及横断面积成正比，同样的重物被多束肌肉分散，不易疲劳。因此，在护理操作时，在能使用躯干和下肢肌肉力量时，尽量避免只使用上肢的力量；在能使用整只手时，避免只用手指进行操作。如端治疗盘时，应将五指分开托住治疗盘并与手臂一起用力，由于多肌群用力，故不易疲劳。

6. 用最小量的肌力做功 用最小量的肌力做功可以使人减少不必要的能量消耗，从而减少疲劳。移动重物时应注意平衡，做到有节律，并计划好所要移动的重物位置和方向，以直线方向移动，并尽可能用推或拉代替提取动作，这样只须克服重物本身的惯性。而提取一个物体时，必须克服地心引力，增加肌力做功。总之，人体力学原理的正确、有效应用，需要护理人员经常有意识地去实践、掌握、体会，使之最终成为自己自觉的习惯动作，这样既能达到节力省力，提高工作效率，又能达到促进患者安全与舒适的目的。

知识链接

过 床 器

过床器，是一种搬运患者时使用的辅助工具，由特殊材料制成，利用高科技材料与床面之间的平滑移动，实现医务人员将患者平稳安全过床或移床。它适用于患者在平车、手术台、病床、各种检查台之间的换床与移位等，也可使用在康复或重症患者的护理中，患者侧身、清洁、移位等。患者在使用过床器时颈部及全身被平移，可避免因不当搬运而导致患者受伤或产生意外，减轻其在搬运中的痛苦，而且能够降低医护人员在搬运患者时的劳动强度，降低受伤危险，提高工作效率。

二、轮椅运送技术

【目的】

1. 运送不能行走但能坐起的患者入院、出院、检查、治疗或室外活动等。
2. 帮助患者下床活动，促进血液循环和体力恢复。

【评估】

1. 评估患者年龄、体重、病情、损伤部位与躯体活动能力。
2. 评估患者合作程度。
3. 评估轮椅的性能是否完好。

【计划】

1. 患者准备 了解轮椅运送的目的、配合方法及注意事项，患者愿意主动配合操作。

2. 用物准备 准备轮椅1辆；拖鞋1双；根据季节备毛毯1条；别针1枚；需要时备软枕。

【实施】

详见表5-2。

表5-2 轮椅运送操作步骤

操作流程	详细步骤	要点及说明
1. 检查轮椅	检查轮椅性能，将轮椅推至病床旁	操作前检查轮椅性能是否完好，以保证患者安全
2. 认真核对	核对患者床号、姓名、腕带，做好解释	确认患者，取得合作
3. 固定轮椅	将椅背与床尾平齐，面朝床头，翻起脚踏板固定轮椅；必要时将毛毯单层两边平均地直铺在轮椅上，使上端高过患者颈部约15cm	
4. 协助坐起	协助患者坐于床缘，嘱其以手掌撑在床面维持坐姿，协助患者穿上衣、裤子及鞋袜	
5. 协助下床	护士面对患者双脚分开站立，嘱患者双手置于护士肩上，护士双手环抱患者腰部，协助患者下床	
6. 入椅坐稳	协助患者转身，嘱其用手扶住轮椅把手，然后坐入轮椅；翻下脚踏板，患者双脚置于脚踏板上，如患者下肢水肿或有伤口，可在脚下垫软枕	使患者坐于轮椅正中部位，身体尽量向后靠，并握紧轮椅扶手；对于不能自行保持身体平衡的患者，可使用安全带
7. 毛毯保暖	将毛毯上端的边缘向外反折约10cm围住患者颈部，用别针固定，并用毛毯围裹双臂成袖筒，各用一别针在腕部固定，再用毛毯围好上身，并将下肢和双足包裹，避免受凉	注意保暖，防止受凉
8. 铺暂空床	整理床单位，铺成暂空床	
9. 护送患者	松闸，若患者无不适，推送患者至目的地	推轮椅时速度适宜、平稳，以免患者感觉不适或发生意外；运送过程中患者不可向前倾身、自行站起或下轮椅，以确保安全；推轮椅下坡时应减速，并嘱患者抓紧扶手；过门槛时，跷起前轮，避免过度震动，保证患者安全
10. 固定轮椅	下轮椅时，将轮椅推至床尾，使椅背与床尾平齐，患者面朝床头，并翻起脚踏板固定轮椅	
11. 协助回床	护士立于患者面前，两脚前后分开，屈膝屈髋，两手置于患者腰部，嘱患者双手放于护士肩上；协助患者站立、转身后坐于床缘，脱去鞋子和外衣；协助患者取舒适卧位，盖好盖被	
12. 整理记录	整理用物；需要时做记录；推轮椅回原处放置	

【评价】

1. 搬运安全、顺利，患者主动配合。
2. 护士操作规范，动作轻、稳、省力、协调，患者感觉舒适。
3. 护患沟通良好，达到预期效果。

三、平车运送技术

【目的】

运送不能起床的患者入院，做各种检查，如治疗、手术或转运等。

【评估】

1. 评估患者病情、意识、体重、损伤部位与躯体活动能力。
2. 评估患者对平车运送的认知、心理状态、理解合作程度。
3. 评估平车性能是否完好。

【计划】

1. 患者准备 了解平车运送的目的，能主动配合操作。

2. 用物准备 平车（上铺床单，酌情加铺褥垫）1 辆；带套的毛毯或棉被 1 套；枕头 1 个；如为骨折患者，应有木板垫于平车上；如为颈椎、腰椎骨折或病情较重的患者，应备有中单。

【实施】

详见表 5-3。

表 5-3 平车运送操作步骤

操作流程	详细步骤	要点及说明
1. 检查平车	检查平车性能，将平车推至病床旁	确保运送安全
2. 认真核对	核对患者床号、姓名及腕带，做好解释	确认患者，取得合作
3. 安置导管	安置患者身上的各种导管	避免导管脱落、扭曲、受压、液体逆流
4. 搬运患者	▲挪动法（图 5-6）	本法适用于病情允许，能在床上配合的患者
(1) 协助上车	移开床旁桌椅，松开盖被，嘱患者自行移至床边；将平车与床平行放置，大轮端靠床头，将闸制动；有脚轮的床应固定脚轮，调整平车或病床高度，使两者平齐；协助患者按上半身、臀部、下肢的顺序移上平车，让患者头部卧于大轮端	患者头部应卧于平车的大轮端
(2) 下平车法	下平车时，应先移动下肢，再移动上半身	
	▲一人搬运法（图 5-7）	一人搬运法适用于小儿或体重较轻，不能自行移动的患者
(1) 固定平车	移开床旁桌，将床旁椅移至对侧床尾，松开盖被，协助患者穿好衣服；使平车头端与床尾成钝角，将闸制动	
(2) 抱放于车	护士一手自患者腋下伸至对侧肩外部，一手插至同侧大腿下，嘱患者双臂交叉攀附于搬运者肩背部，抱起患者放至平车上，使患者平卧于平车中央	操作中应遵循节时省力原则，尽量使患者身体靠近搬运者，达到节力目的
	▲二人搬运法（图 5-8）	二人搬运法适用于体重较重，病情较轻者
(1) 固定平车	同一人搬运法（1）	
(2) 安置患者	两护士站在同侧床边，将患者双手置胸腹间，协助其移至近侧床边	

续表

操作流程	详细步骤	要点及说明
(3) 二人抬放	甲护士一手臂托住患者头、颈、肩部，一手臂托住腰部；乙护士一手臂托住患者臀部，一手臂托住腘窝处；二人同时抬起，移步转身至平车前，将患者轻轻放在平车中央	搬运患者时，动作应轻稳、协调一致
	▲三人搬运法（图5-9）	三人搬运法适用于体重过重，病情较轻，不能自己活动者
(1) 固定平车	同一人搬运法（1）	
(2) 安置患者	三护士站在同侧床边，将患者双手置胸腹间，协助其移至近侧床边	搬运骨折患者时，车上应垫木板，并固定好骨折部位
(3) 三人抬放	甲护士一手托住患者头、颈、肩部，另一手托住背部；乙护士托腰、臀部；丙护士托住患者腘窝和小腿部；三人合力抬起患者并移步转身至平车，使患者平卧于平车中央	昏迷患者采取去枕仰卧位
	▲四人搬运法（图5-10）	四人搬运法适用于颈椎、腰椎骨折患者或病情较重患者
(1) 固定平车	移开床旁桌椅，松开盖被，在患者腰、臀下铺中单，将平车紧靠床边，大轮靠床头，固定平车	
(2) 四人抬放	甲护士站于床头托住患者的头、颈、肩部；乙护士站于床尾托住患者的双下肢；丙护士和丁护士分别站于病床及平车两侧，抓住中单四角，四人同时抬起患者轻放于平车中央	
5. 安置患者	根据病情安置患者合适体位，用盖被包裹患者，先将脚端向上反折，再反折近侧，后对侧，两侧颈部反折成衣领	注意保暖，避免受凉
6. 铺暂空床	整理床单位，铺暂空床	
7. 松闸推车	松闸，推送患者至指定地点	平车运送速度要适宜；推车时，护士应站在患者头侧，以便观察病情；推车上、下坡时，患者头部应位于高处；不中断治疗，输液管、吸氧管及引流管等应保持通畅；推车进、出门时，应先将门打开，不可用车撞门
8. 整理记录	整理用物；需要时做记录；推平车回原处放置	

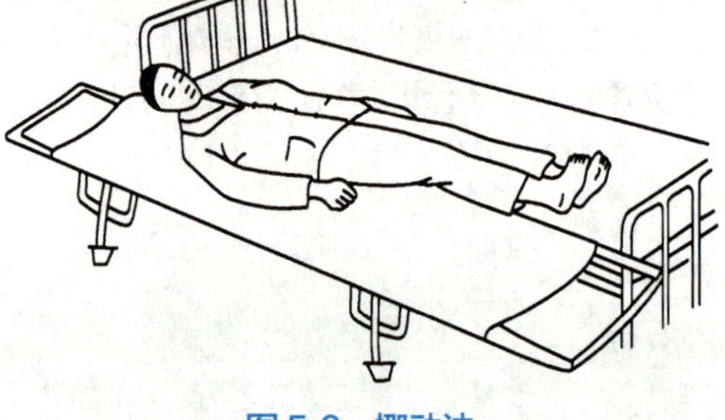

图5-6 挪动法

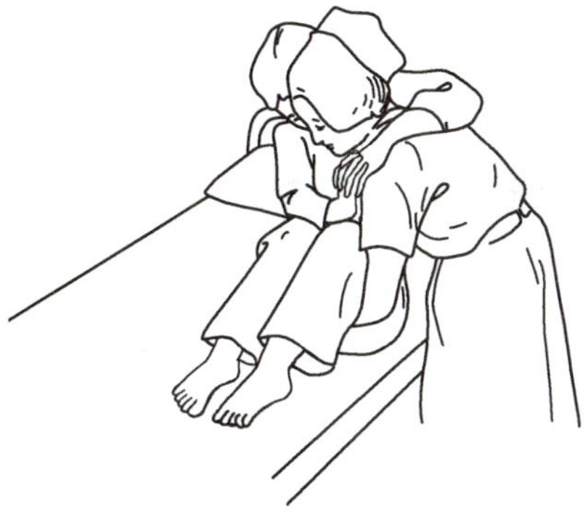

A

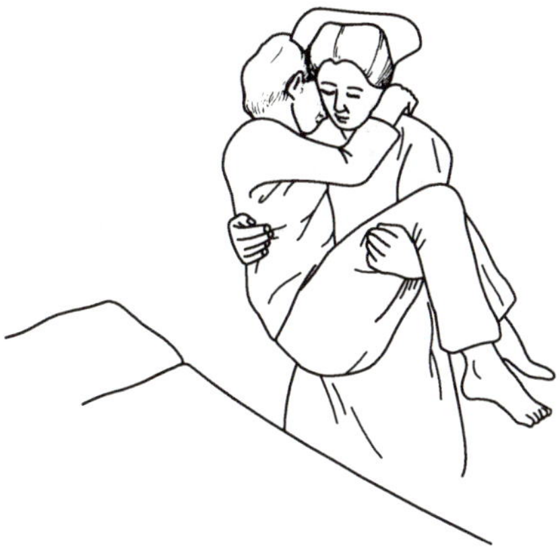

B

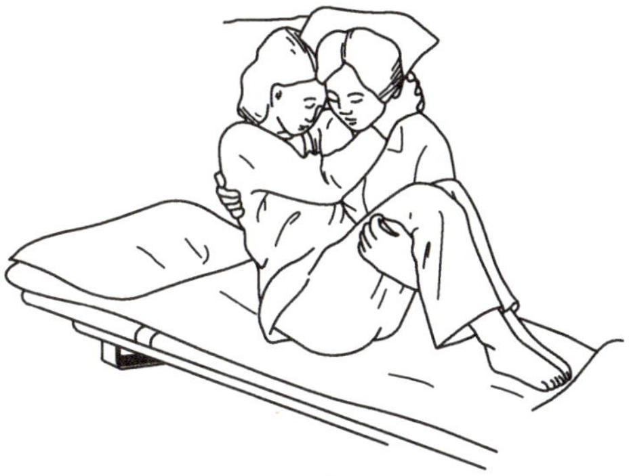

C

图 5-7　一人搬运法

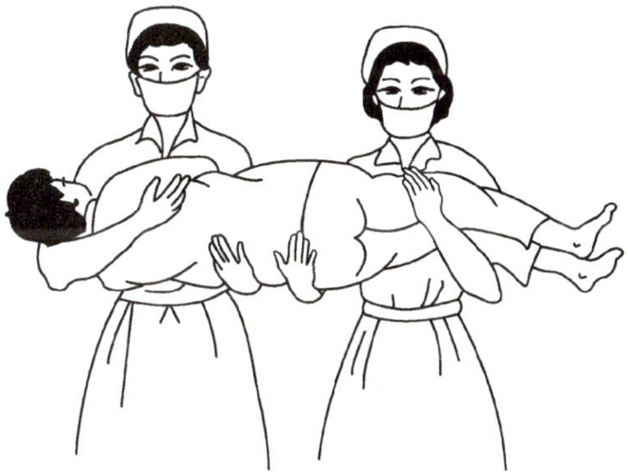

图 5-8　二人搬运法

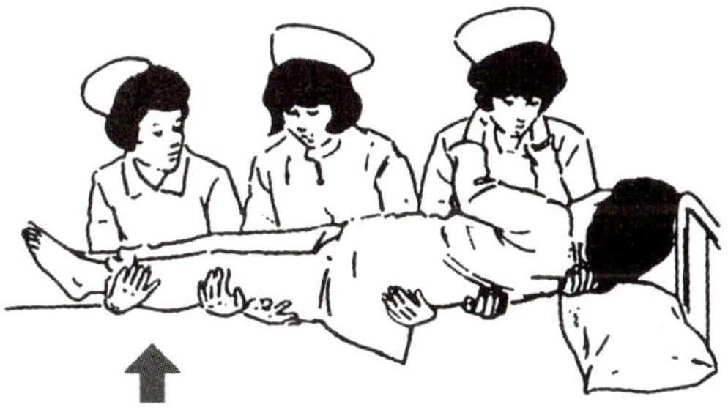

A

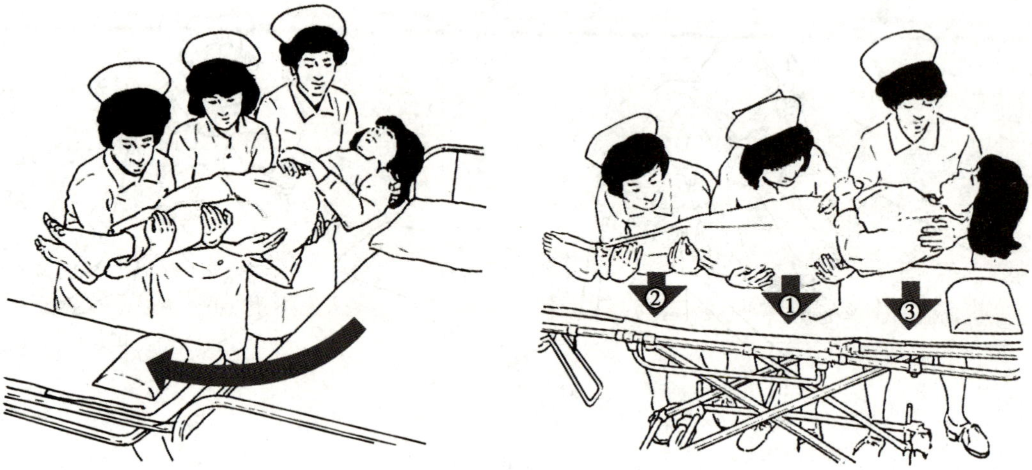

B　　　　C

图 5-9　三人搬运法

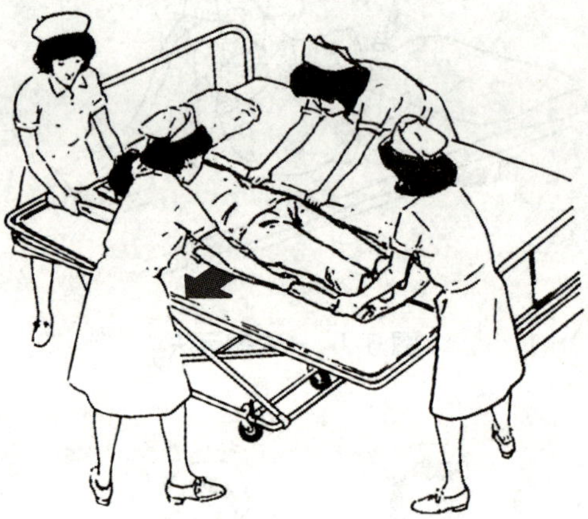

图 5-10　四人搬运法

【评价】

1. 患者安全、舒适，无损伤等并发症。
2. 护患沟通良好，达到预期效果。
3. 护士操作规范，动作协调、省力、轻稳。

四、担架运送技术

【目的】

运送不能起床的患者入院、转运、检查、治疗等。担架运送主要用于无条件使用平车时转运患者，如战地、野外、自然灾害的急救、上下急救车等。其特点是运送患者舒适平稳，对体位影响较小，乘各种交通工具时上下方便，不受地形、道路等条件限制。

【评估】

1. 评估患者体重、病情、损伤部位与躯体活动能力。
2. 评估患者合作程度。

【计划】

1. 患者准备　了解担架运送的目的、注意事项，确保患者能主动配合操作。

2. 用物准备　准备担架 1 副，软垫 1 块；其他用物同平车运送法。

【实施】

详见表 5-4。

表 5-4　担架运送操作步骤

操作流程	详细步骤	要点及说明
1. 检查性能	检查担架性能	
2. 核对安置	核对患者床号、姓名及腕带，向患者及家属解释；安置患者身上的各种导管	
3. 放置担架	由两人将担架抬起，使其和患者平齐	
4. 搬上担架	▲三人搬运法	
	护士位于患者同一侧，甲一手托起患者的头、颈、肩部，一手托起患者的腰部；乙、丙分别托起患者的臀部和下肢；如为清醒患者，应嘱其用双手环抱护士甲的颈部，三人同时用力，将患者轻抬慢放于担架上；盖好盖被，患者取平卧位；颅脑损伤、颌面部外伤及昏迷患者应将头偏向一侧	注意保暖，避免受凉；搬运胸椎、腰椎损伤的患者时，担架上应放木板
	▲平托法	平托法适用于颈椎损伤患者
	护士站在患者和担架的同一侧，将担架移至患者身旁；由一人托起患者头颈部，另两人分别托患者的胸、腰、臀及上下肢，护士将患者水平托起，头部处于中立位，并沿身体纵轴向上略加牵引颈部，缓慢移向担架上；患者采取仰卧位，并在颈下垫相应高的小枕或衣物，保持头颈中立位；头、颈两侧应用衣物或沙袋加以固定	运送时，护士应站在患者头侧，以便观察病情；上下坡、上下楼梯或上下交通工具时，患者头部应始终在高处
	▲滚动搬运法	滚动搬运法适用于胸、腰椎损伤患者
	将患者四肢伸直、并拢，向床边移动，护士站在患者的同一侧，甲扶持患者的头、颈及胸部，乙扶持患者的腰及臀部，丙扶持患者的双下肢，三人同时将患者整体向担架滚动	护送过程中不中断治疗，保持所有管道通畅
5. 搬下担架	护士三人并排在患者身体一侧，同时把手臂分别伸入患者头、颈、肩，背部、腰臀部，双下肢的下面。由一人发出口令，三人同时起立，使患者的身体保持水平位置；三人同时迈步，将患者放于床上或平车上	搬运患者时，动作应轻稳、协调一致

【评价】

1. 患者安全、舒适、无损伤及其他并发症。
2. 护患沟通良好，达到预期效果。
3. 护士操作规范，动作轻稳、省力、协调。

第三节　患者出院护理

任务引入

【临床情景】

刘先生，80 岁。因咳嗽咳痰 10 余天，既往有高血压病史，以肺部感染收治入院，经治疗后病情已恢复，可以出院。

思考：

1. 刘先生出院时，护士的护理工作有哪些？
2. 出院后的护理工作有哪些？
3. 刘先生出院后病室及床单位如何处置？

出院护理（discharge nursing）是指患者出院前后护士所进行的一系列护理活动。其目的是帮助患者解除患者角色，尽快适应社会生活；通过对患者及家属进行出院指导、健康教育，提高患者身心健康水平；填写、处理及整理医疗护理文件；处理及整理床单位、病室环境，准备迎接新患者。

一、出院前的护理工作

（一）通知患者及家属

患者经过入院治疗、护理后，痊愈或病情好转，或因经济、个人、家庭等因素，或因病情需要转往其他医院诊治，或病情过重导致治疗抢救无效而死亡等各种情况，由医生开具患者痊愈、好转、自动出院、转院、死亡等出院医嘱，护士根据出院医嘱，提前通知患者及家属，协助其做好出院准备。

（二）适时安慰及鼓励

评估患者的生理、心理、社会需要，根据病情进行相关知识的健康教育。指导出院后患者在饮食、服药、休息、功能锻炼和定期复查等方面的注意事项；对好转、转院、自动离院的患者，进行有针对性的安慰与鼓励，增强其康复信心；对死亡患者的家属做好安抚工作。

（三）征求意见和建议

收集患者及家属对医院各项工作的意见和建议，整理分析，为不断提高医疗和护理质量提供依据。

（四）执行出院医嘱

填写出院通知单，通知患者或家属到出入院服务中心办理出院手续，结算住院费用；停止一切医嘱，注销所有的治疗及护理执行单，如服药单、注射单、治疗单、饮食单等；注销各种卡片，如诊断卡、床尾卡；取下患者手腕带，患者出院后如须继续服药治疗，护士可凭出院处方到药房领取药物，交由患者或家属带回，并做好用药指导。

（五）护送患者出院

协助患者整理用物，归还寄存的物品，收回患者在住院期间所借的物品，做好终末消毒处理；患者办完手续离院时，护士可根据病情需要分别用轮椅、平车或步行等方式护送患者至病区外或医院门口。

二、出院后的护理工作

（一）整理医疗护理病历

填写出院患者登记本；在当日体温单相应时间的40～42℃之间用红墨水笔纵行填写出院时间；按要求整理出院病历（见第十七章“医疗与护理文件记录”）。出院病历交病案室保存，门诊病历交患者保管。死亡患者门诊病历同住院病历归档至病案室保存。

（二）处理病室及床单位

撤去病床上的污被服，放入污衣袋，送洗衣房处理；床垫、床褥、棉胎按院感要求消毒处理后折叠备用；病床及床旁桌椅要用消毒液擦拭，非一次性面盆、痰杯等要用消毒液浸泡，然后进一步处理；打开病室门窗通风；传染性病床单位及病室，要严格按传染病终末消毒法处理；铺备用床，准备迎接新患者。

（许　单）

复习思考题

1. 患者，女，35 岁。车祸急诊入院，颈椎损伤，右下肢开放性骨折。经急诊室抢救后病情基本稳定，现送患者入病区。请问：

（1）采用何种搬运方法搬运患者？如何搬运？

（2）如何护送患者入病区？

2. 患者，男，73 岁，因排脓血黏液便伴腹痛 2 个月，入院后诊断为大肠癌，医生对患者行大肠癌根治术，术后回病房。请问：

（1）该患者的护理级别是几级？

（2）该护理级别的护理要点是什么？

3. 患者，男，42 岁，进城务工人员，工作时木板砸到下肢，导致双下肢胫骨骨折，术后恢复较好，现要去 X 线拍片复查，护士用轮椅运送患者。请问：

（1）上下轮椅时，如何停放轮椅较为安全方便？

（2）推轮椅中应注意哪些事项？

0503

扫一扫，测一测

0601

PPT课件

0602

知识导览

第六章　舒适与安全

学习目标

掌握疼痛的护理评估及护理措施，常用卧位的种类、适用范围；熟悉舒适的概念、休息与睡眠、患者安全的护理；了解影响舒适的因素、不舒适患者的护理原则。

舒适与安全涉及患者生理、心理、精神、社会及环境各方面的需求。只要患病，患者的安全受到威胁，患者就会处于不舒适状态。护理人员须运用专业护理知识与方法，了解患者现存的或潜在的影响患者舒适与安全的因素，为患者提供有效合理的护理措施，从而满足患者舒适与安全的需要。

第一节　舒适概述

任务引入

【临床情景】

张女士，50岁。因急性胆囊炎而住院做胆道手术，术后置有“T”管引流。

思考：

1. 术后影响张女士不舒适的原因有哪些？
2. 可采取哪些护理措施减轻张女士的不适？

一、概　念

（一）舒适

舒适（comfort）是指在身心轻松自在、安宁环境状态下，个体所具有的身心健康、满意、没有焦虑与疼痛的自我感觉。因文化背景和生活经历不同，个体对舒适的理解和体验也是有差异的。舒适包括生理舒适、心理舒适、环境舒适和社会舒适四个方面。他们相互关联、互为因果，当其中一方面出现问题时，个体都可能会感到不舒适。

（二）不舒适

不舒适（discomfort）是指个体身心不健全或有缺陷，生理、心理需求得不到满足，或周围环境存在不良刺激，导致身心负荷过重的一种自我感觉。具体表现为烦躁不安、脾气暴躁、紧张焦虑、睡眠障碍、悲观失望等。

舒适与不舒适都是一种主观感觉，一种精神状态。两者之间没有明确的分界线，个体每时每刻都处在舒适与不舒适之间，且在不断地发生程度的变化。这就需要护士在日常护理工作中，正确评估其舒适或不舒适的水平，分析影响因素，采取有效的护理措施，以提高患者舒适程度。

二、影响舒适的因素

（一）生理因素

1. 疾病 疾病本身引起机体不适症状，如头晕、恶心、乏力、腹胀、疼痛等，其中疼痛是不舒适中最常见的、最严重的一种不舒适。

2. 活动受限 外伤或疾病导致强迫体位，使局部组织长期受压，甚至严重者须使用约束带、石膏绷带等，致使肢体肌肉和关节产生疲劳、酸痛，麻木等不适。

3. 个人卫生不良 患者因患病而导致生活自理受到影响，必要的日常清洁无法完成而引起口臭、皮肤污垢、汗臭、瘙痒等不舒适。

（二）心理、社会因素

1. 焦虑 对病情和治疗的担心会使患者承受巨大心理压力。另外，患者担忧患病对家庭、工作产生影响，缺少家人理解和支持，对医院环境不熟悉从而缺乏安全感都会导致焦虑。患者由健康人到患者角色的转变可能会出现角色冲突、角色紊乱，也可能因角色适应不良不能安心养病等因素使患者出现烦躁、易怒、失眠等心理不适。

2. 自尊受损 若被医务人员冷落、他人关心不够或与亲友隔离，患者均能自觉不被重视、自尊受挫，从而感到不适。

3. 缺乏支持系统 因疾病原因被隔离或被亲朋好友忽视；缺乏经济支持等。

（三）环境因素

1. 不适应的物理环境 主要表现为病房环境不佳，如温度、湿度不适宜，室内空气污浊，环境吵闹，床单位不洁，床垫软硬不当等，都会引起患者不舒适。

2. 不适应的社会环境 新入院患者常因病室环境和陌生的病友而缺乏安全感，进而产生紧张焦虑的情绪。

三、不舒适患者的护理原则

（一）有效沟通，预防在先

护士应及时从身心、社会各方面对患者进行全面的舒适程度评估，并根据影响患者舒适的相关因素及导致不舒适的原因等方面给予指导，做到预防在先，积极促进患者舒适。具体措施有开窗通风、维护良好的病室环境，协助患者保持日常清洁卫生，协助患者采取舒适的卧位，提高患者舒适感。护士评估患者时还应注意自己的言行，如热情的服务态度、亲切的语言、礼貌的称呼等，可以认真倾听患者的心声，鼓励患者积极、主动地参与治疗护理活动中，从而缓解患者的不适。

（二）加强观察，去除诱因

护士在护理患者过程中，要善于观察患者的行为举止，如面部表情、手势、体位、姿势及活动能力、饮食、睡眠、皮肤颜色、有无出汗等，通过患者的非语言行为，及时发现引起患者不舒适的原因，并采取有效的护理措施。如对尿潴留的患者，可采取听流水声、腹部按摩等方法促进排尿，必要时行导尿术，以解除膀胱高度膨胀引起的不适；哮喘患者可采取端坐位缓解其呼吸困难的不适。

（三）建立信任，心理支持

护士和患者、家属能够建立起相互信任的关系是促进患者心理舒适的基础。护士可耐心倾听患者由于疾病郁积在内心的苦闷和压抑，多给予理解并正确指导患者调节情绪，使患者获得心理上的支持。

（四）创设环境，增进舒适

医院环境的设计和设置应体现“以患者为中心”的理念，既符合医疗和护理的需要，又兼顾患者舒适与安全的需要。环境的设计包括医院物理环境的颜色、声音、光线，以及患儿的游乐设施等。另外，护理人员还应结合医院条件，努力为患者创设和谐轻松的社会环境，以满足患者的各种需求，增进患者舒适的感受。

第二节　休息与睡眠

任务引入

【临床情景】

秦女士，38 岁，因胆囊炎住院治疗。夜班护士查房发现患者情绪低落、焦虑不安，难以入睡。与患者沟通后了解到秦女士因不适应医院环境，又一直担心 2 岁的儿子，总是睡不着，睡着后又容易被惊醒。

思考：

1. 患者失眠的原因是什么？
2. 可采取哪些护理措施促进患者睡眠？

休息（rest）是指通过改变当前的活动方式，使机体身心放松、减轻或消除疲劳、恢复精力，处于没有紧张和焦虑的松弛状态。休息包括身体和心理两方面的放松，通过休息可以减轻疲劳、缓解精神紧张。休息的方式因人而异，取决于个体的年龄、健康状况、工作性质和生活方式等因素。如脑力劳动者将听音乐、散步、做运动当作休息。在所有的休息方式中，睡眠是最常见、最重要的一种，通常睡眠质量的好坏直接影响到休息的质量。

一、休　息

（一）休息的意义

根据马斯洛需要层次理论，休息是人类的基本需要之一，充足的休息是维持机体身心健康的必要条件；对患者而言，充足的休息是促进疾病康复的重要措施。休息对维护健康具有重要的意义，具体表现：①休息可以减轻或消除疲劳，缓解精神紧张和压力；②休息可以维持机体生理调节的规律性；③休息可以促进机体正常的生长发育；④休息可以减少能量的消耗；⑤休息可以促进蛋白质的合成及组织的修复。无论采取何种休息方式，只要达到缓解疲劳、减轻压力、促进身心舒适和精力恢复的目的，就是有效的休息。

（二）休息的条件

1. 身体方面　身体舒适是保证有效休息的重要条件，各组织器官功能良好，皮肤完整无破损，关节肌肉活动正常；身体各部位清洁、无异味、无疼痛、无感觉异常，卧位舒适才能得到高质量的休息。任何一方面出现异常或不适，都会直接影响休息的方式和质量。

2. 心理方面　个体的心理和情绪状态同样会影响休息的质量。个体患病时通常会伴有情绪、行为及日常生活形态方面的变化，难以适应疾病，给自身及家庭带来的负面影响，患者会出现害怕、焦虑、烦躁不安、抑郁、沮丧、依赖等情绪变化和精神压力，这些都会直接影响患者的休息和睡眠。

3. 环境方面　医院的物理环境是影响患者休息的重要因素，环境性质可以决定患者的心理状态。环境中的空间、温度、湿度、光线、色彩、空气、声音等对患者的休息、疾病的康复均有不同程度的影响。因此，医疗卫生机构在病区设计与设置时应考虑这些因素，为患者创设一个安静、整洁、舒适、安全的环境。

4. 睡眠方面　睡眠的时长和质量是影响休息的重要因素，无论患者属于原发性睡眠障碍或住院后的继发性睡眠障碍，都可能引起睡眠时长的不足或质量的下降，影响患者的休息和疾病的康复。

二、睡　　眠

睡眠（sleep）是一种周期发生的知觉的特殊状态，由不同时相组成，对周围环境可相对地不做出反应。睡眠和觉醒是一种昼夜节律性的生理活动，是人类生存的必要条件。睡眠是休息的一种重要形式，任何人都需要睡眠，通过睡眠可以使人的精力和体力得到恢复，保持良好的觉醒状态，还有利于脑的发育以及记忆信息在脑内的加工、激素分泌等生理活动，同时对促进疾病的康复有着重要的意义。

（一）睡眠的时相

根据睡眠发展过程中脑电波变化和机体活动功能的表现，将睡眠分为慢波睡眠（slow wave sleep，SWS）和快波睡眠（fast wave sleep，FWS）两个时相。慢波睡眠又称为正相睡眠（orthodox sleep，OS）或非快速动眼睡眠（non-rapid eye movement sleep，NREM sleep）；快波睡眠又称为异相睡眠（paradoxical sleep，PS）或快速动眼睡眠（rapid eye movement sleep，REM sleep）。睡眠过程中两个时相交替进行。

1. 慢波睡眠　慢波睡眠为正常人所必需，其特点是脑电波慢而同步机体耗氧量下降，但脑耗氧量不变；腺垂体生长激素分泌明显增多；闭目，瞳孔缩小，全身肌肉松弛但保持一定的张力。慢波睡眠有利于促进生长和体力恢复，长期睡眠不足后，如果任其自然睡眠，则慢波睡眠尤其是深度睡眠将明显增加，以补偿前阶段的睡眠不足。

慢波睡眠可分为四个时期：①入睡期（Ⅰ期）。此期为清醒与睡眠之间的过渡时期，只维持几分钟，是所有睡眠期中睡得最浅的一期，很容易被唤醒，生命体征与新陈代谢逐渐减慢，全身肌肉开始松弛。②浅睡期（Ⅱ期）。此期仍听到声音，容易被唤醒，身体功能活动继续减慢，肌肉逐渐放松，此期大约持续 10～20 分钟。③中度睡眠期（Ⅲ期）。此期肌肉完全放松，生命体征数值下降，但仍然规则，身体很少移动，很难被唤醒，此期大约持续 15～30 分钟。④深度睡眠期（Ⅳ期）。此期身体完全松弛且无法移动，极难被唤醒，基础代谢进一步下降，腺垂体分泌大量生长激素，加速受损组织修复，此期大约持续 10 分钟。

2. 快波睡眠　此期的睡眠特点是脑电波活跃，眼球快速转动，与觉醒很难区分。其表现与慢波相比，各种感觉进一步减退，唤醒阈提高，骨骼肌反射和肌肉紧张度进一步减弱，肌肉几乎完全松弛，可有间断的阵发性表现，如眼球快速运动、部分躯体抽动、血压升高、心率加快、呼吸加快且不规则等交感神经兴奋的表现。某些容易在夜间发作的疾病如心绞痛、哮喘、阻塞性肺气肿缺氧发作等可能与快波睡眠出现的间断阵发性表现有关。快波睡眠中脑血流量增多且脑内蛋白质合成加快，但生长激素分泌减少；快波睡眠与幼儿神经系统的成熟有密切关系，能够促进学习记忆力和精力恢复；快波睡眠对精神和情绪上的平衡最为重要，因为充满感情色彩的梦境可以舒缓精神压力，让人们面对内心深处的事情和感受，消除意识中令人忧虑的事情。

总之，睡眠时相对人体具有特殊意义。慢波睡眠和快波睡眠都是正常人所必需的，慢波睡眠有利于体力的恢复，快波睡眠则有利于精力的恢复。睡眠各阶段的变化见表 6-1。

表 6-1 睡眠各阶段变化

睡眠分期		特点	生理表现	脑电图特点
NREM 期	第Ⅰ期	可被外界的声响或说话声惊醒	全身肌肉松弛，呼吸均匀，脉搏减慢	低电压 α 节律，频率为 8～12 次 /s
	第Ⅱ期	进入睡眠状态，但仍易被惊醒	全身肌肉松弛，呼吸均匀，脉搏减慢，血压、体温下降	出现快速、宽大的梭状波，频率为 14～16 次 /s
	第Ⅲ期	睡眠逐渐加深，需要巨大的声响才能使之觉醒	肌肉十分松弛，呼吸均匀，心跳缓慢，血压、体温持续下降	梭状波与 δ 波交替出现
	第Ⅳ期	为沉睡期，很难唤醒，可出现梦游和遗尿	全身松弛，无任何活动，脉搏、体温继续下降，呼吸缓慢均匀，体内分泌大量生长激素	缓慢而高的 δ 波，频率为 1～2 次 /s
REM 期		眼肌活跃，眼球迅速转动，梦境往往在此时期出现	心率、血压、呼吸大幅度波动，肾上腺素大量分泌。除眼肌外，全身肌肉松弛，很难唤醒	呈不规则的低电压波形，与第Ⅰ期相似

（二）睡眠周期

在正常情况下，睡眠周期是慢波睡眠与快波睡眠不断重复的形态，每个睡眠周期都含有 60～120 分钟不等的有顺序的睡眠时相，平均是 90 分钟，儿童的交替周期较成人短，约 60 分钟。成人每 6～8 小时的睡眠中，平均包含 4～6 个睡眠时相周期（图 6-1）。

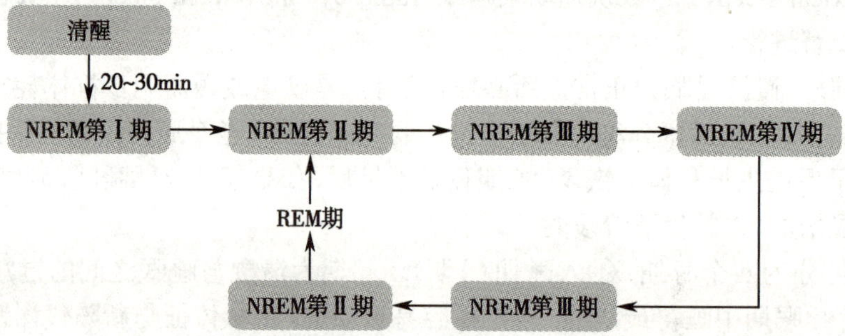

图 6-1 睡眠时相周期

正常人在入睡后最初的 20～30 分钟，从慢波睡眠的入睡期进入浅睡期和中度睡眠期，再经深度睡眠期返回到中度睡眠期和浅睡期，再从浅睡期进入快波睡眠，大约持续 10 分钟后又进入浅睡期。如此周而复始。

（三）常见的睡眠障碍

睡眠障碍（sleep disorder）是指睡眠量及质的异常，或在睡眠时出现某些临床症状，也包括影响入睡或保持正常睡眠能力的障碍，如睡眠减少或睡眠过多，以及异常的睡眠相关行为。睡眠障碍分为器质性睡眠障碍和非器质性睡眠障碍。根据 WHO 国际疾病分类（ICD-10）对非器质性睡眠障碍的诊断，非器质性睡眠障碍包括睡眠失调（失眠、嗜睡和睡眠觉醒节律障碍）和睡眠失常（睡行症、睡惊症和梦魇）。

1. 失眠（insomnia） 是最常见的睡眠障碍，主要表现为难以入睡或难以维持睡眠状态。患者常主诉没有休息好，清醒时或白天感到疲乏、昏昏欲睡、易激动；有黑眼圈，常打呵欠。有轻度的一过性眼球震颤，轻微手颤。依据失眠的原因可分为原发性失眠和继发性失眠。

（1）原发性失眠（primary insomnia）即失眠症，是一种慢性综合征，包括难以入睡、睡眠中多醒或早醒。在原发性失眠症中，上半夜占优势的慢波睡眠时相减少，即失眠不仅是睡眠时长减少，睡眠质量也会下降。

（2）继发性失眠（secondary insomnia）是由生理、心理或环境等因素引起的短暂失眠。

2. 发作性睡病（narcolepsy） 是指不可抗拒突然发生的睡眠，并伴有猝倒症、睡眠瘫痪和入睡幻觉，是一种特殊的睡眠障碍。

3. 睡眠过度（hypersomnia） 指睡眠时间过长或长期处于想睡觉的状态。睡眠周期正常，睡眠总时数增长，可持续几小时或几天，且处于难以唤醒的状态，其他方面基本正常。

4. 睡眠呼吸暂停（sleep apnea） 是以睡眠中呼吸反复停顿为特征的一组综合征，每次停顿≥10秒，通常每小时停顿次数>20次，临床表现为时醒时睡，并伴有动脉血氧饱和度降低、低氧血症、高血压及肺动脉高压。睡眠呼吸暂停可分为中枢性和阻塞性呼吸暂停两种类型。

5. 睡眠剥夺（sleep deprivation） 是睡眠时间和睡眠时相的减少或损失。一般成年人持续觉醒15～16小时，便可称为睡眠剥夺，此时极易转为睡眠状态。在实际生活中，睡眠剥夺是许多人尚未认识到的一种常见公共健康问题。睡眠剥夺可引起睡眠不足综合征，出现心理、认知、行为等方面的异常表现。

6. 梦游症（sleepwalking） 又称为夜游症、梦行症或睡行症。发作时难以唤醒，表现为入睡后不久突然起床四处走动，双目向前凝视，一般不说话，询问不回答，偶可见较复杂的动作，如避开障碍物、倒水等，醒后对所进行的活动完全遗忘。梦游症主要见于儿童，以男性多见，随年龄增长逐渐消失，睡前饮水过多或过度兴奋也可诱发。对梦游症的患者，应采取各种防护措施，将室内危险物品移开，锁门，避免发生危险。

7. 梦魇（nightmare） 表现为睡眠时出现噩梦，梦中见到可怕的景象或遇到可怕的事情。醒后对梦境中的内容能回忆片段，发作后依然入睡。常由于白天受到惊吓，过度兴奋或胸前受压、呼吸道不畅，晚餐过饱引起胃部膨胀感所致。

8. 遗尿（enuresis） 是指5岁以上的儿童仍不能控制排尿，在日间或夜间反复出现不自主排尿。与儿童的大脑尚未发育完善有关，常发生在深度睡眠时，随年龄增长逐渐消失；睡前饮水过多或过度兴奋也可诱发。

（四）促进睡眠的护理措施

1. 创造良好的睡眠环境 为患者创造安静、安全、舒适、整洁的睡眠环境。根据情况调整病室的温度、湿度、空气、光线及声音，减少外界环境对患者感官的不良刺激。寝具应清洁、干燥，宽度足够患者翻身，棉被厚度适宜。

2. 满足患者身体舒适的需要 人只有在舒适和放松的前提下才能保证正常的睡眠。因此，采取有效的措施减少患者的疼痛与不适，有助于促进其自然入睡。如酌情为疼痛患者提供镇痛药；解除腹胀、尿潴留等不适。满足睡眠习惯，也是帮助患者尽快入睡的有效措施。

3. 减轻患者的心理压力 患者在住院期间的心情十分复杂，如对环境的陌生，离开亲人的孤独感，因患病产生的紧张、焦虑，对检查、治疗的顾虑等都会严重影响睡眠。因此，护士要善于观察，注重与患者的沟通，与患者建立良好的信任关系，及时发现患者的心理变化，关心体贴患者，帮助他们消除恐惧与焦虑，稳定情绪、恢复平静，以提高睡眠质量。

4. 合理安排护理工作 住院患者的觉醒阈值往往较低，极易被惊醒。因此，常规护理工作应安排在白天，并尽量减少对患者睡眠的干扰。如遇特殊情况，必须在睡眠期间进行护理时，间隔时间应尽量控制在90分钟，以避免造成患者在睡眠周期中出现睡眠中断。

5. 合理使用药物 对使用安眠药的患者，护士必须掌握安眠药的种类、性能、应用方法、对睡眠的影响及副作用，并注意观察患者在服药期间的睡眠情况及身心反应，及时报告医生予以处理。

6. 睡眠障碍患者的护理

（1）失眠：找出原因，采取促进睡眠的针对性措施，如睡前喝少量牛奶、进行放松和深呼吸练习、背部按摩、自我催眠等，必要时遵医嘱给予镇静催眠药物。

（2）发作性睡病：应选择药物治疗。正确指导患者学会自我保护，注意发作前兆，减少意外发生，禁止患者从事高空、驾车、水上作业等工种，以免发生危险。

（3）睡眠过度：除药物治疗外，护士应加强病情观察，做好患者的心理护理，指导其控制饮食、减轻体重，增加有趣和有益的活动，限制睡眠时间。

（4）睡眠呼吸暂停：指导患者采取正确的睡眠姿势，保证呼吸道通畅。

（5）其他：为梦游症患者采取各种防护措施；对于梦魇的患者，要注意避免白天受到惊吓，避免过度兴奋或胸前受压、呼吸道不畅，晚餐不宜过饱等；限制遗尿患者的晚间饮水量，并督促睡前排尿。

第三节 疼 痛

任务引入

【临床情景】

何女士，60岁。因胃癌行胃大部切除术，术后何女士主诉疼痛。

思考：

1. 如何评估其疼痛程度？
2. 可采取哪些护理措施减轻其疼痛？

疼痛（pain）是一种令人痛苦的感觉，是临床疾病中最常见的症状之一，也是不舒适中最常见、最严重的表现形式。疼痛的发生往往提示个体的健康受到威胁，同时，疼痛与疾病的发生、发展和转归有着密切的联系，亦是评价治疗与护理效果的重要临床表现之一。因此，护士应掌握疼痛的相关知识，才能对疼痛患者实施有效的疼痛管理，帮助患者减轻或缓解疼痛，促进其舒适。

一、概 述

（一）疼痛的概念

1979年国际疼痛研究协会（International Association for the Study of Pain，IASP）将疼痛的定义为：“是一种令人不愉快的感觉和情绪上的感受，伴随着现有的或潜在的组织损伤。”疼痛既是机体对创伤或疾病的反应机制，也是疾病的症状。疼痛是由痛感觉和痛反应两个部分组成。国际疼痛研究协会（IASP）将新近产生并持续时间较短的疼痛（少于2个月）定义为急性疼痛。反复发作并持续3个月或以上的疼痛则称为慢性疼痛。

机体对疼痛的反应是多样的，往往与生理、行为与情绪反应交织在一起。如生理反应有面色苍白、出汗、肌肉紧张、血压升高、呼吸心跳加快、恶心、呕吐、休克等，行为反应有烦躁不安、皱眉、咬唇、握拳、身体蜷曲、呻吟、哭闹、击打等，情绪反应有紧张、恐惧、焦虑等。

（二）疼痛发生的机制

随着科学发展的不断充实和完善，医学界对疼痛本质的认识不断深入。疼痛形成的神经传导基本过程可分为4个阶梯。伤害感受器的痛觉传感，一级传入纤维、脊髓背角、脊髓丘脑束等上行束的痛觉传递，皮层和边缘系统的痛觉整合，下行控制和神经介质的痛觉调控。

疼痛按发生的时间分为急性疼痛和慢性疼痛。急性疼痛是疾病的一个症状，而慢性疼痛本身就是一种疾病。急性疼痛为伤害感受性疼痛。伤害感受性疼痛的发生机制是疼痛形成的神经传导基本过程，机体受到物理、化学或炎症刺激后产生急性疼痛的痛觉信号，并通过神经传导及大脑的分析而感知。慢性疼痛的发生，除伤害感受性疼痛的基本传导调制过程外，还表现为伤害感受器过度兴奋，受损神经异位电活动，痛觉传导离子通道和受体异常，中枢神经系统重构，这些进一步加重个体认知行为和精神心理的损害。

疼痛感受器的分布密度随器官、组织和部位而有差异，对疼痛的敏感性也有所不同。表层痛感受器位于皮肤的表皮、真皮、毛囊及黏膜、角膜，口腔的复层扁平上皮细胞间，分布最稠密，对疼痛最敏感；深层痛感受器分布于肌膜、关节囊、韧带、肌腱、肌肉、脉管壁等处，分布密度比表层稀疏，对疼痛敏感次之；内脏痛感受器分布于内脏器官的被膜、腔壁、组织间及进入内脏器官组织的脉管壁上，分布较稀疏，痛觉发生缓慢、定位模糊、对疼痛的敏感较弱。

（三）疼痛的原因和影响因素

1. 疼痛的原因　疼痛通常由导致组织损伤的伤害性刺激引起。外部因素包括：①过高或过低的温度刺激：如烧伤或冻伤。受伤的组织释放组胺等化学物质，刺激神经末梢，导致疼痛。②化学刺激：如强酸、强碱，直接作用于神经末梢的同时使受损组织释放化学物质，作用于痛觉感受器，加剧疼痛。③物理损伤：如刀切割、针刺、碰撞、身体组织受牵拉、肌肉受压、挛缩等使局部组织受损，刺激神经末梢而引起疼痛。内部因素包括：①病理改变：疾病造成体内某些管腔堵塞、组织缺血缺氧、空腔脏器过度扩张、平滑肌痉挛或过度收缩、局部炎性浸润等释放生物活性物质，从而引起疼痛。②心理状态不佳：如情绪紧张或低落、愤怒、悲痛、恐惧等都能引起局部血管收缩或扩张而导致疼痛，如神经性疼痛常因心理因素引起。其他因素：疲劳、睡眠不足、用脑过度等可导致功能性头痛；受凉、受潮可引起肌肉、关节疼痛。

2. 影响疼痛的因素　人体所能感觉到的最小疼痛称为痛阈（pain threshold）。所能忍受的疼痛强度和持续时间称为疼痛耐受力（pain tolerance）。个体对疼痛的感受和耐受力有很大的差异，同样性质、同样强度的刺激可引起不同个体的不同疼痛反应。

影响疼痛的因素主要如下。

（1）年龄：婴幼儿对疼痛的敏感性低于成年人，随着年龄增长，对疼痛的敏感性也随之增长。老年人对疼痛的敏感性又降低。婴幼儿常常不能很好地表达疼痛感受，护理时应引起重视。如使用热水袋时，温度不能过高，以免发生烫伤。

（2）个人经历：个体以往对疼痛的经验可影响其对现存疼痛的反应。如经历过手术疼痛的人对再次手术疼痛的敏感性增强；儿童作为一个特殊的群体，经常接受一些常规治疗，如注射疫苗会形成疼痛体验。如果儿童特别是婴幼儿的疼痛不能被及时有效地处理，将会产生长期的负面影响。

（3）心理特征：意志力和自尊心较强的人对疼痛的耐受性较强；积极应对可减轻疼痛，消极应对则加剧疼痛，如恐惧、焦虑、悲伤、失望等消极情绪常使疼痛加剧，反之，愉快和信心常可减轻患者的疼痛感受。

（4）注意力：当过度关注疼痛或产生疼痛的事件时，可强化疼痛感受。因此在接受肌内注射时，常常采取愉快交谈、转移话题分散患者对疼痛的注意力的方式减轻疼痛。临床上常通过松弛疗法、手术后听音乐、看电视等方式达到减轻患者疼痛的效果。

（5）社会文化背景：个体所处的社会环境和文化背景可影响个体对疼痛的认知和评价，进而影响其对疼痛的反应。受鼓励忍耐和推崇勇敢气质的个体，往往更能够耐受疼痛。

（6）疲乏：当个体处于疲乏状态时，对疼痛的耐受力降低、疼痛感加剧，尤其是长期慢性疼痛的患者，由于长时间的疼痛会使机体处于疲劳状态，因此表现尤为明显。

二、护 理 评 估

疼痛的影响因素较多，个体对其感受的差异性很大，且对疼痛的描述方法也不尽相同。疼痛评估是护理疼痛患者最关键的一步，详尽的评估资料是制订护理计划、采取护理措施、减轻或缓解患者疼痛的基础。因此，一旦确定患者存在疼痛或预测疼痛将会发生，护士应细心观察，进行个体化评估。

（一）疼痛情况评估

1. 疼痛的部位 是局限于某一部位，还是逐渐或突然扩大到很大范围；应评估是否有多处疼痛，疼痛的具体部位及部位之间有无联系。

2. 疼痛的时间 疼痛是间歇性还是持续性的，持续多久，有无周期性或规律性。另外，应该判断疼痛属于急性疼痛还是慢性疼痛。

3. 疼痛的性质 可分为刺痛、灼痛、钝痛、触痛、酸痛、压痛、胀痛、剧痛、隐痛、绞痛和锐痛等。如胆囊结石急性发作疼痛为绞痛；风湿性关节炎疼痛为酸痛，烫伤、烧伤疼痛为灼痛。

4. 疼痛的表达方式 通过观察面部表情、身体动作，非语言表达了解患者对疼痛的感受程度及疼痛的部位等。疼痛患者常见的身体动作如下。

（1）静止不动：为缓解疼痛，患者静止维持某一种最舒适的体位或姿势，如四肢或外伤疼痛的患者。

（2）无目的乱动：为分散对疼痛的注意力，有些患者在严重疼痛时常会无目的乱动。

（3）保护动作：这是患者对疼痛的一种逃避性反射动作。

（4）规律性按摩动作：这是为了减轻疼痛的程度和感受，患者所采取的动作。如牙痛时用手按压脸部，腹痛时按揉腹部等。

（5）声音：为缓解疼痛，患者常发出呻吟、尖叫、哭泣等。

5. 疼痛的原因及影响因素 分析引起、加重或减轻该患者疼痛的原因及影响因素，如治疗、疾病、姿势等。

6. 疼痛对机体的影响 疼痛可以导致患者出现睡眠不佳、食欲减退，甚至恶心、呕吐等症状；疼痛也可导致愤怒、抑郁等情绪改变。

（二）疼痛程度评估

1. WHO四级疼痛分级法

（1）0级：无痛。

（2）1级（轻度疼痛）：有疼痛但不严重，可忍受、睡眠不受影响。

（3）2级（中度疼痛）：疼痛明显，不能忍受、睡眠受干扰，要求用镇痛药物。

（4）3级（重度疼痛）：疼痛剧烈，不能忍受、睡眠严重受干扰，须用镇痛药物。

2. 评分法测量

（1）数字分级评分法（numerical rating scale，NRS）（图6-2）：将一条直线分成10等份，“0”代表无痛，“10”代表极度疼痛，患者可选择其中一个能代表自己疼痛感受的数字表示疼痛程度。

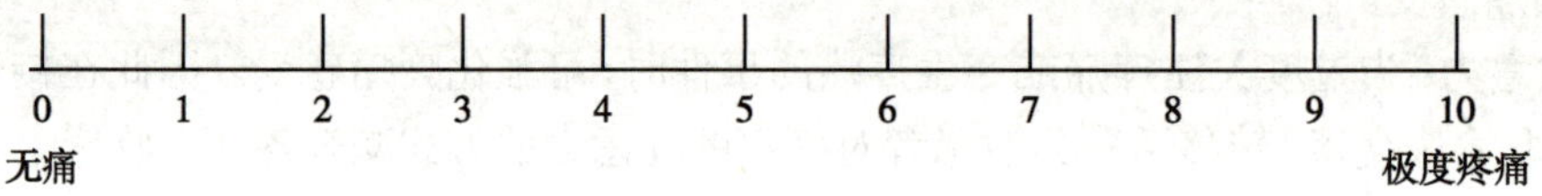

图6-2 数字分级评分法

（2）口述评分法（verbal rating scale，VRS）（图6-3）：根据患者对疼痛程度的表达，将疼痛程度分为4级：①无痛；②轻度疼痛：有疼痛但可忍受，不影响睡眠；③中度疼痛：疼痛明显，不能忍受，要求使用镇痛药物，影响睡眠；④重度疼痛：疼痛剧烈，不能忍受，须用镇痛药物，严重影响睡眠。口述评分法的4级疼痛对应数字评分法的得分分别是无痛（0分）、轻度疼痛（1～3分）、中度疼痛（4～6分）、重度疼痛（7～10分）。

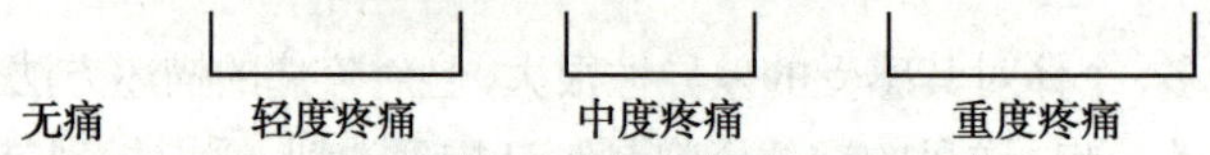

图6-3 口述评分法

（3）视觉模拟评分法（visual analogue scale，VAS）（图 6-4）：用一条直线，仅在直线的两端分别注明不痛和剧痛，患者根据自己对疼痛的实际感觉在直线上标记疼痛的程度。此方法使用灵活方便，患者有很大的选择自由，适用于任何年龄患者。

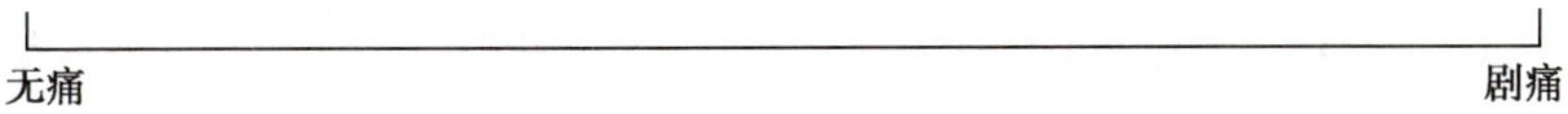

图 6-4　视觉模拟评分法

（4）面部表情量表法（face expressional scale，FES）（图 6-5）：六个图示代表不同疼痛程度的面孔，3 岁以上儿童、老年人及表达能力丧失者可以从中选择一个面孔来代表自己的疼痛感觉。

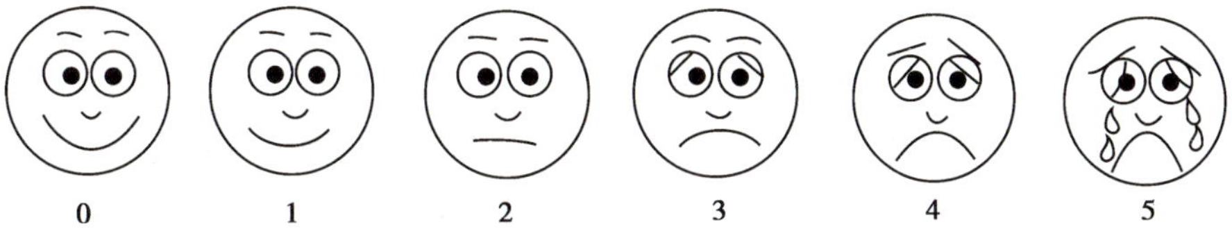

图 6-5　面部表情量表法

（5）Prince-Henry 评分法：主要适用于胸腹部大手术后或气管切开插管不能说话的患者，须术前训练患者用手势来表达疼痛。此法简单、可靠，临床使用方便。该评分法可分为 5 个等级，分别赋予 0～4 分以评估疼痛的程度。

0 分：咳嗽时无疼痛。

1 分：咳嗽时有疼痛发生。

2 分：安静时无疼痛，但深呼吸时有疼痛发生。

3 分：静息状态即有疼痛，但较轻微，可忍受。

4 分：静息状态即有剧烈疼痛，并难以忍受。

三、护理措施

（一）解除疼痛刺激源

分析引起疼痛的原因，及时对症处理。如外伤引起的疼痛，应酌情给予止血、包扎、固定、处理伤口等措施；胸腹部手术后，患者会因咳嗽或呼吸引起伤口疼痛，可指导患者术后深呼吸和有效咳嗽的方法，鼓励患者深呼吸并采取半坐卧位等。

（二）缓解或解除疼痛

1. 药物止痛　临床镇痛以药物止痛为主。护理人员应掌握药理知识，根据评估结果遵医嘱用药，并注意观察用药效果及不良反应。

（1）镇痛药的分类：镇痛药一般分为三大类。①阿片类镇痛药，如吗啡、哌替啶、芬太尼、阿芬太尼、美沙酮、喷他佐辛、羟氢可待酮等；②非阿片类镇痛药，如水杨酸类药物、苯胺类药物，非甾体抗炎药等；③其他辅助类药物，如激素、解痉药、维生素类药物、局部麻醉药和抗抑郁类药物等。临床上在选择镇痛药物时，首先要明确诊断，以免因镇痛而掩盖病情，造成误诊，如急腹症；其次要明确疼痛的病因、性质、部位以及对镇痛药的反应，选择有效的镇痛药或联合用药，以达到满意的治疗效果。

（2）三阶梯镇痛疗法：对于癌性疼痛临床普遍推行 WHO 所推荐的三阶梯镇痛疗法，用药从镇痛效果最弱的开始，逐渐升级，合理应用给药，以达到缓解疼痛的目的。三阶梯镇痛疗法的内容：①第一阶梯，使用非阿片类镇痛药物，酌情加用辅助药，主要适用于轻度疼痛的患者。②第二阶梯，选用弱阿片类镇痛药物，酌情加用辅助药，主要适用于中度疼痛的患者。③第三阶梯，选用强阿片类镇痛药物，酌情加用辅助药，主要用于重度和剧烈癌痛的患者。三阶梯镇痛药物、常用有效剂量、给药途径和主要不良反应见表6-2。

表6-2 三阶梯镇痛药物

分类	常用有效剂量/[mg·(4～6h)$^{-1}$]	给药途径	主要不良反应
非阿片类			
阿司匹林	250～1 000	口服	过敏、胃肠道刺激、血小板减少
对乙酰氨基酚	500～1 000	口服	肝、肾毒性
布洛芬	200～400	口服	胃肠道刺激、血小板减少
吲哚美辛	25～50	口服	胃肠道刺激
萘普生	250～500	口服	胃肠道刺激
弱阿片类			
可待因	250～1 000	口服	便秘、呕吐
	30	肌内注射	头痛
左旋丙氧芬	50～100	口服	幻觉、精神错乱
氧可酮	200～400	口服	便秘、恶心
盐酸曲马多	25～50	口服	头晕、恶心、呕吐、多汗
强阿片类			
吗啡	5～30	口服	便秘、呕吐
	10	肌内注射	低血压、晕厥、缩瞳
美沙酮	5～20	口服	便秘、恶心、呕吐
	10	肌内注射	呼吸抑制、蓄积而引起镇静
氧吗啡	6	口服	便秘、恶心、呕吐、低血压眩晕、口干、直立性低血压

在癌痛治疗中，常采取联合用药的方法，即加用一些辅助药物，其目的是减少主药的用量和不良反应。在患者使用药物镇痛时，护士应密切观察有无用药后不良反应，并及时协助处理和帮助缓解不良反应。

（3）患者自控镇痛泵的应用：患者自控镇痛泵（patient control analgesia，PCA）的运用是指患者疼痛时，通过由计算机控制的微量泵主动向体内注射设定剂量的药物，符合按需镇痛的原则，既减少了医务人员的操作，又减轻了患者的痛苦和心理负担。PCA泵的工作过程是按照负反馈的控制技术原理设计的。医生视患者病情设定合理处方，利用反馈调节，患者自己支配给药镇痛，最大限度地减少错误指令，确保疼痛控制系统在无医务人员参与时关闭反馈环，以保证患者安全。

2. 物理止痛

（1）按摩是临床上常用的物理止痛方法，主要针对肌肉疼痛、背部及颈部疼痛。

（2）应用冷、热疗法可减少肌肉痉挛，提高痛阈，减轻局部疼痛。

（3）针灸的刺激能活血化瘀，疏通经络，会促进内啡肽及脑啡肽的释放，有较好的止痛效果。

（4）经皮神经电刺激疗法（transcutaneous electrical nerve stimulation，TENS）采用电脉冲刺激仪，在疼痛部位或附近置2～4个电极，以微量电流对皮肤进行温和的刺激，使患者有刺痛、颤动和蜂鸣的感觉，达到提高痛阈、缓解疼痛的目的。

（三）心理护理

1. 减轻患者的心理压力 紧张、焦虑、恐惧或对康复失去信心等，均可加重疼痛的程度，而疼痛的加剧又反过来影响患者的情绪，形成不良循环。护理人员应以同情、安慰和鼓励的态度支持患者，建立相互信任的友好关系；鼓励患者表达其疼痛的感受及对适应疼痛所做的努力；尊重患者疼痛时的行为反应。患者情绪稳定、心境良好、精神放松，可以增强对疼痛的耐受性。

2. 分散注意力　分散患者对疼痛的注意力可降低其对疼痛的感受强度，可采用的方法如下。

（1）参加活动：组织患者参加有兴趣的活动，能有效地转移其对疼痛的注意力，如唱歌、游戏、看电视、愉快的交谈、下棋等。对患儿来说，护士的爱抚、微笑、有趣的故事、玩具、糖果都能有效地转移注意力。

（2）音乐疗法：音乐疗法是科学、系统地运用音乐的特性，通过音乐的特质对人的影响，协助个人在疾病的治疗过程中达到生理、心理、情绪的整合，并通过和谐的节律刺激神经，产生愉快的情绪，使患者在疾病或医疗过程中身心改变的一种治疗方式。音乐疗法分为被动性音乐疗法和主动性音乐疗法。被动性音乐疗法中患者是倾听的角色；主动性音乐疗法中，患者是执行者的角色，如唱歌、吟诵音节、读歌词、使用乐器等。优美的旋律对降低心率、减轻焦虑和抑郁、缓解疼痛、降低血压等都有很好的效果。应注意根据患者既往听音乐的经历、民族、性别、年龄、文化、情趣、音乐素养、目前病情和心情选择合适的音乐。悠扬、沉静的乐曲能振奋精神，可用于情绪悲观的患者。

（3）有节律地按摩：嘱患者双眼凝视一个定点，引导患者想象物体的大小、形状、颜色等，同时在患者疼痛部位或身体某一部位皮肤上做环形按摩。

（4）指导想象：诱导性的想象是让患者集中注意力想象一个意境或风景，并想象自己身处其中，可起到松弛或减轻疼痛的作用。做诱导性想象之前，可先做规律性的呼吸运动和渐进性松弛运动，使效果更好。

（四）促进舒适

日常护理活动能有效促进舒适，是减轻或解除疼痛的重要护理措施。常见的护理活动包括指导患者采取正确的姿势、积极变换体位、鼓励患者适当地活动，避免噪声，维持舒适、整洁的床单位，使其感到身心舒适，从而有利于减轻疼痛。

四、护理评价

1. 患者重返正常的日常生活，与他人正常交往。
2. 患者感觉疼痛减轻，机体状况和功能得到改善，自我感觉舒适。
3. 患者的焦虑情绪得到缓解，休息与睡眠质量良好。
4. 经护理后，患者对疼痛的适应能力增强。

第四节　卧　　位

任务引入

【临床情景】

张先生，32岁。胃溃疡穿孔大出血，呼吸急促，出冷汗。经检查：P 125次/min，BP 72/45mmHg。

思考：

1. 此时，应为张先生安置何种体位？为什么？
2. 术后麻醉未清醒时，应为张先生安置何种体位？为什么？
3. 术后第二天，患者一般情况良好，应安置何种体位？为什么？

促进患者舒适的方式很多，其中正确卧位可增进其舒适、促进疾病的恢复。护理人员协助和指导患者采取舒适、安全卧位时须熟悉各种卧位的要求和作用。

一、概　述

（一）舒适卧位的基本要求

舒适卧位是指患者卧床时，身体各部位处于合适的位置，感到轻松自在。维持舒适卧位的基本要求如下。

1. 卧床姿势　符合人体力学原理，维持关节处于正常的功能位置。

2. 体位变换　调节姿势，至少每 2 小时一次，防止受压部位血液循环障碍，预防压力性损伤发生。

3. 身体活动　正常情况下，患者身体各个部位每天都应该活动，保持骨关节的正常功能，预防关节僵硬，肌肉萎缩。但应除外骨折急性期、关节扭伤等禁忌证。

4. 受压部位　应加强局部受压部位的皮肤护理，预防压力性损伤的发生。

5. 保护隐私　适当遮盖患者身体，注意保暖，促进身心舒适。

（二）卧位的分类

1. 根据卧位的自主性分类　可分为主动、被动和被迫三种卧位。

（1）主动卧位（active lying position）：主动卧位指患者身体活动自如，根据自己的意愿和需求采取最舒适的卧位。主动卧位见于病情较轻患者。

（2）被动卧位（passive lying position）：被动卧位指患者自身无力变换卧位，需要他人帮助安置，称为被动卧位。被动卧位见于昏迷、瘫痪的患者。

（3）被迫卧位（compelled lying position）：被迫卧位指患者意识清楚，也有变换卧位的能力，为缓解疾病所致的痛苦或配合治疗的需要而被迫采取的卧位，如胸、腹部、盆腔手术患者常采取半坐卧位以缓解术后疼痛，利于伤口愈合。

2. 根据卧位的稳定性分类　可分为稳定性卧位和不稳定性卧位。

（1）稳定性卧位：稳定性卧位支撑面大、重心低、平衡稳定，是使患者感到舒适、轻松的卧位（图 6-6）。

（2）不稳定性卧位：不稳定性卧位支撑面小、重心高、难以平衡，机体大量肌群处于紧张状态，患者感到不舒适、易疲劳。应尽量避免采取不稳定性卧位（图 6-7）。

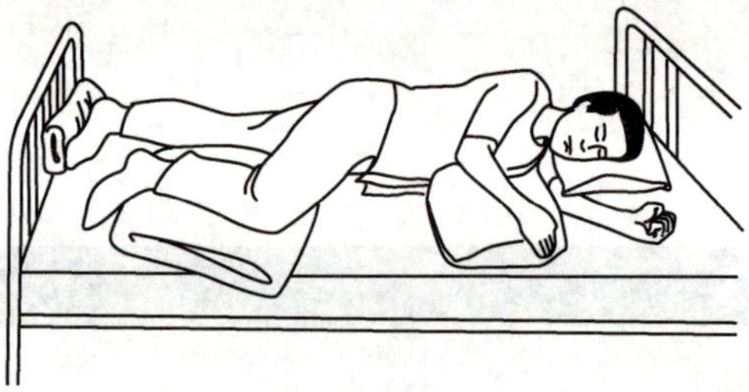

图 6-6　稳定性卧位

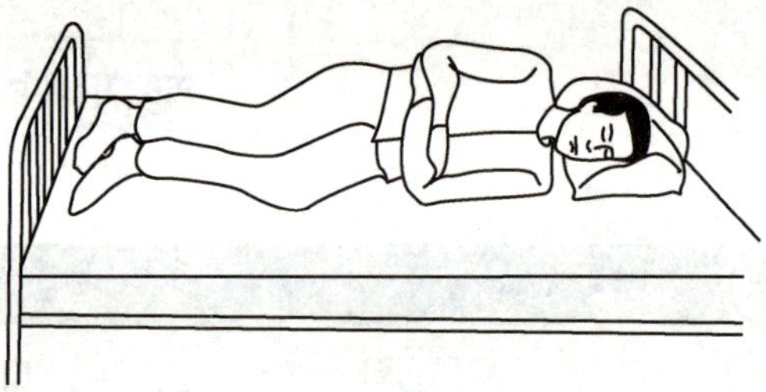

图 6-7　不稳定性卧位

二、常用卧位

（一）仰卧位

仰卧位（supine position）又称为平卧位，是一种自然的休息姿势。患者仰卧，头下垫枕，两臂放于身体两侧，双腿自然放平。根据病情、检查或治疗的需要，仰卧位可分为以下三种类型。

1. 去枕仰卧位

（1）适用范围：①昏迷或全身麻醉尚未清醒患者，采用此仰卧位，可防止呕吐物流入气管引起患者窒息或肺部并发症；②椎管内麻醉或脊髓腔穿刺后的患者，防止患者因颅内压降低而引起头痛。

知识链接

椎管内麻醉或脊髓腔穿刺后的患者取去枕仰卧位以防头痛

患者在脊髓腔穿刺或蛛网膜下腔麻醉后1～3天内会出现头痛。由于蛛网膜和硬脊膜被穿破，脑脊液从穿刺孔漏入硬脊膜外腔，受重力作用而出现外漏，脑脊液的漏失超过它的生成速度，导致脑脊液减少，颅内压下降，脑组织失去支撑而下沉，造成对脑膜、脑神经和血管的牵拉而产生头痛。

（2）操作方法：去枕仰卧，头偏向一侧，两臂放于身体两侧，两腿自然伸直平放，枕头横立于床头（图6-8）。

2. 中凹卧位（休克卧位）

（1）适用范围：休克患者。抬高头胸部，有利于保持气道通畅，增加肺活量，改善缺氧状态；抬高下肢，有利于静脉血液回流，增加心排血量而缓解休克的症状。

（2）操作方法：头胸部抬高10°～20°，下肢抬高20°～30°（图6-9）。

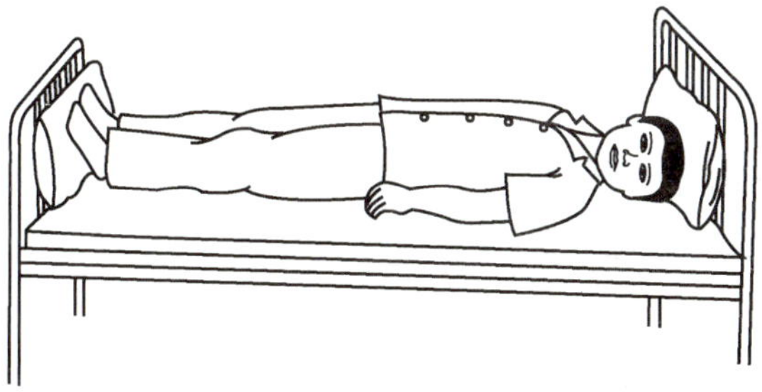

图6-8　去枕仰卧位

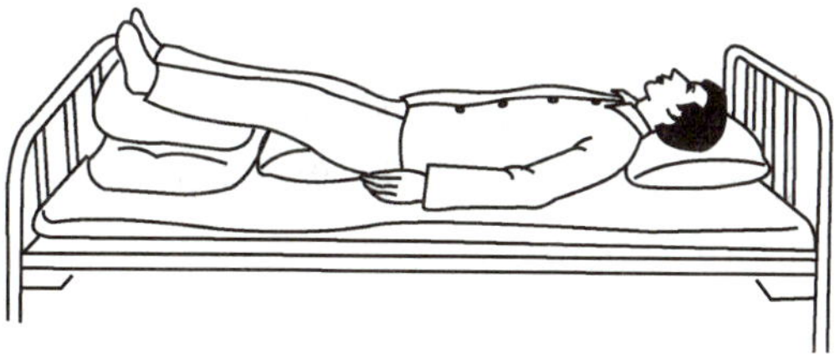

图6-9　中凹卧位

3. 屈膝仰卧位

（1）适用范围：腹部检查或接受导尿、膀胱冲洗、会阴护理的患者，可使腹肌放松，便于检查或护理。

（2）操作方法：患者仰卧，两臂放于身体的两侧，两膝屈起，并稍向外展（图6-10）。

（二）侧卧位

1. 适用范围

（1）检查：侧卧时方便肛门检查，配合胃镜、肠镜检查等，便于操作。

（2）灌肠：灌肠时患者臀部尽量靠近床缘，便于插管和灌液。

（3）臀部肌内注射：采用该体位注射时，患者应上腿伸直、下腿弯曲，有利于注射侧臀部肌肉的放松。

（4）预防压力性损伤：与其他卧位交替运用，可防止身体局部长期受压，避免压力性损伤的发生。

2. 操作方法　患者侧卧，两臂屈肘，一手放在枕旁，一手放在胸前，下腿伸直，上腿弯曲，必要时在两膝之间、胸腹部、背部放置软枕，以扩大支撑面，增进舒适和安全（图6-11）。

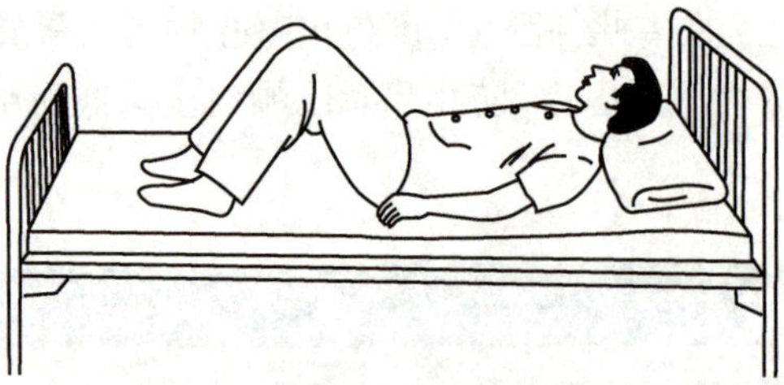

图 6-10 屈膝仰卧位

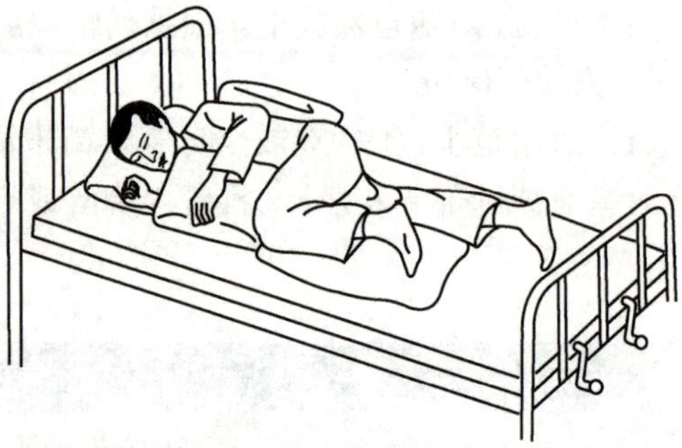

图 6-11 侧卧位

（三）半坐卧位

1. 适用范围

（1）某些面部及颈部手术后的患者。此卧位可减少局部出血。

（2）心肺疾患引起呼吸困难的患者。采取此卧位，可使膈肌下降，胸腔容积扩大，同时腹腔内脏器对心肺的压迫减轻，增加肺活量；另一方面，半坐卧位可使部分血液滞留在下肢和盆腔，回心血量减少，减轻心肺负担，从而改善呼吸困难。

（3）胸、腹、盆腔手术后或有炎症的患者。采取此卧位，可使腹腔渗出液流入盆腔，使感染局限，便于引流。因为盆腔腹膜抗感染性较强，而吸收较弱，故可防止炎症扩散和毒素吸收，减轻中毒反应。同时采取半坐卧位还可防止感染向上蔓延引起膈下脓肿。另外，腹部手术患者采取半坐卧位，可松弛腹肌，减轻腹部切口处的张力，缓解疼痛，有利于伤口的愈合，促进舒适。

（4）体质虚弱的患者。虚弱患者长期卧床，可通过采取半坐卧位，使其逐渐适应体位的改变，有利于向站立位过渡。

2. 操作方法

摇床：先摇起床头支架 30°～50°，再适当摇起膝下支架，以防止患者下滑。必要时，床尾可置一软枕，垫于患者的脚下，促进舒适。放平时先放平床尾支架，再放平床头支架（图 6-12）。

（四）端坐位

1. 适用范围 左心衰竭、心包积液、支气管哮喘发作时的患者。可缓解患者由于疾病引起的极度呼吸困难。

2. 操作方法 患者坐起后身体稍向前倾，将床头抬高 70°～80°，膝下支架抬高 15°～20°，床上放一跨床小桌，桌上放一软枕，患者可伏桌休息（图 6-13）。必要时加床档，以确保患者安全。

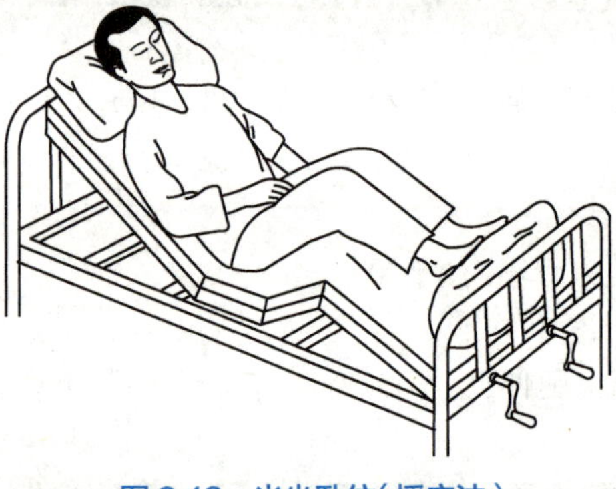

图 6-12 半坐卧位（摇床法）

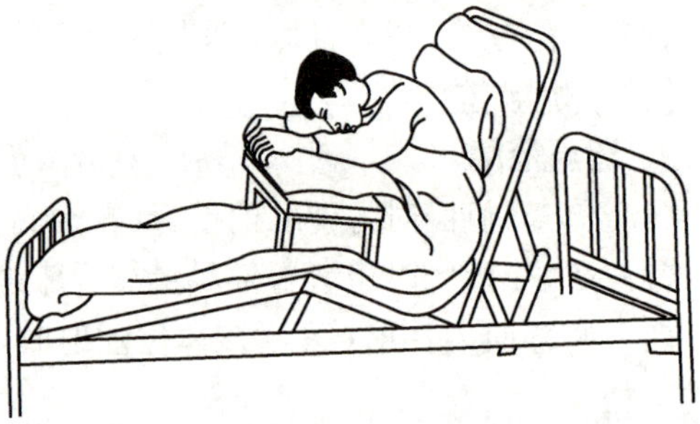

图 6-13 端坐位

（五）俯卧位

1. 适用范围

（1）腰背部检查或配合胰管、胆管造影检查。

（2）脊椎手术后或腰、背、臀部有伤口，不能平卧或侧卧的患者。

（3）胃肠胀气所致的腹痛患者。

2. 操作方法　患者俯卧，头偏向一侧，两臂屈曲放于头的两侧，两腿伸直，胸部、髋部及踝部各放一软枕（图 6-14）。

（六）头低足高位

1. 适用范围

（1）肺部分泌物引流，使痰易于咳出。

（2）十二指肠引流，有利于胆汁引流。

（3）跟骨或胫骨结节牵引时，利用人体重力作为反牵引力。

2. 操作方法　患者仰卧，头偏向一侧，枕头横立于床头，以防碰伤头部；床尾抬高 15°～30°，使患者身体呈头低足高斜坡位（图 6-15）。此体位会使患者感到不舒适，时间不宜过长，颅内压增高者禁用。

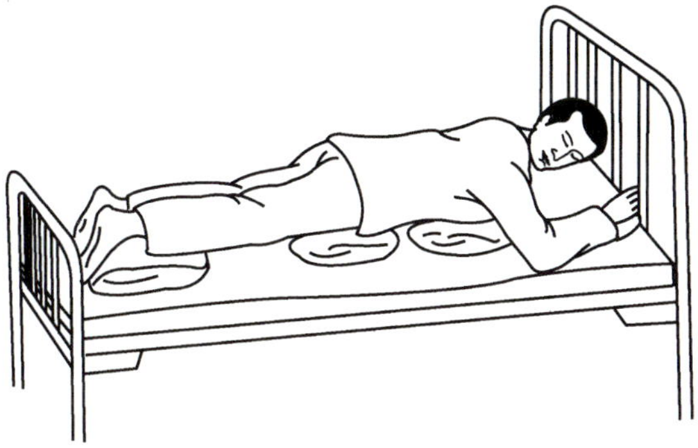

图 6-14　俯卧位

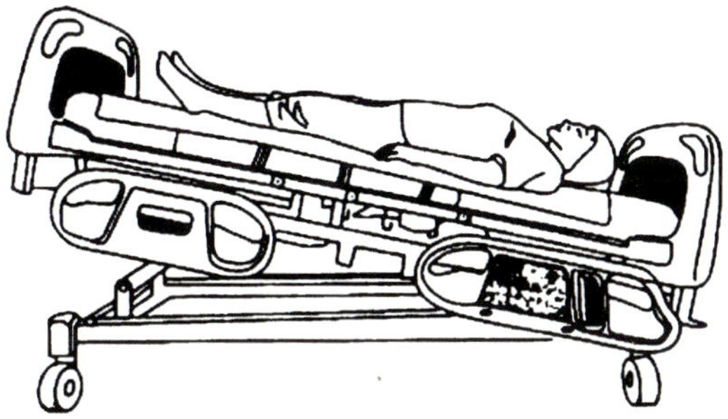

图 6-15　头低足高位

（七）头高足低位

1. 适用范围

（1）颈椎骨折的患者，采取头高足低位可产生颅骨牵引时的反牵引力。

（2）降低颅内压，预防脑水肿。

（3）颅脑手术后的患者。

2. 操作方法　患者仰卧，床头抬高 15°～30°使患者身体呈头高足低斜坡位或根据病情而定（图 6-16），另用一枕头横立于床尾。

（八）膝胸卧位

1. 适用范围

（1）肛门、直肠、乙状结肠镜检查或治疗。

（2）矫正胎位不正或子宫后倾。

（3）促进产后子宫复原。

2. 操作方法　患者跪卧，两小腿平放于床上，稍分开，大腿和床面垂直，胸部紧贴床面，腹部悬空，臀部抬起，头转向一侧，两臂屈肘，放于头的两侧（图 6-17）。

（九）截石位

1. 适用范围

（1）会阴、肛门部位的检查、治疗或手术，如膀胱镜、妇产科检查、阴道灌洗等。

（2）产妇分娩。

2. 操作方法　患者仰卧于检查台上，两腿分别放于两侧支腿架上（支腿架上放软垫），臀部齐台边，两手放在身体两侧或胸前（图 6-18）。注意遮挡患者及保暖。

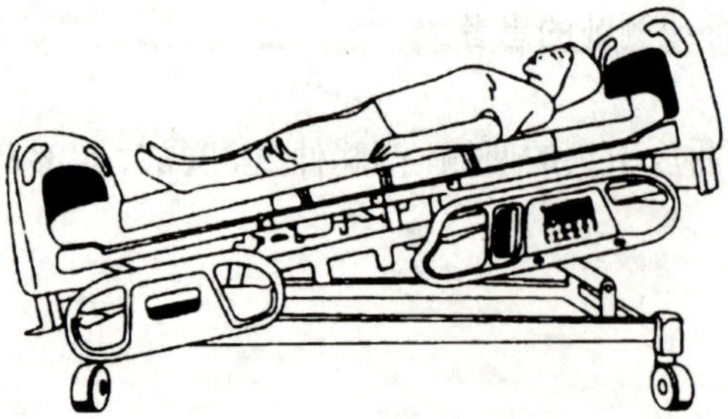

图6-16 头高足低位

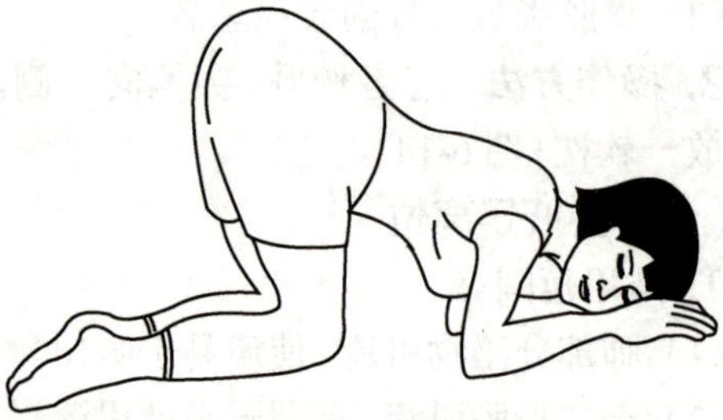

图6-17 膝胸卧位

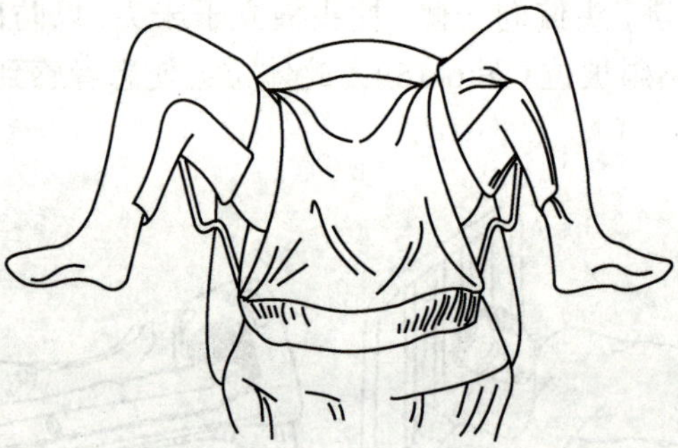

图6-18 截石位

三、卧位的变换

长期卧床，使局部组织持续受压，血液循环障碍，易出现压力性损伤；活动受限使呼吸道分泌物不易咳出，导致坠积性肺炎，同时会出现消化不良、便秘、肌肉萎缩、关节僵硬等。因此，护理长期卧床患者时，应定时变换卧位，预防并发症的发生。

（一）协助患者移向床头

【目的】

协助滑向床尾而自己不能移动的患者移向床头，恢复正常而舒适的卧位。

【评估】

1. 评估患者意识状态、体重、身体下移的情况及向床头移动的距离，评估患者是否能配合操作。
2. 评估患者有无输液、引流管、石膏或夹板固定，如有则应注意保护肢体。

【计划】

1. 患者准备 向患者及家属解释操作目的、过程、注意事项，使其了解移向床头的目的、过程并愿意配合。

2. 用物准备 根据病情准备软枕3～6个。

【实施】

详见表6-3。

表6-3 协助患者移向床头操作步骤

操作流程	详细步骤	要点及说明
1. 认真核对	洗手、戴口罩，携用物至床旁，核对床号、姓名、腕带	建立安全感，取得患者配合
2. 环境准备	环境整洁、安静，室温适宜，光线充足，必要时进行遮挡	

续表

操作流程	详细步骤	要点及说明
3. 安置导管	将各种导管及输液装置等安置妥当；将盖被折叠于床尾或一侧；根据病情放平床头支架，枕头横立于床头	注意保持导管通畅；翻身时，应先检查导管是否脱落、移位、扭曲，防止受压或折叠；避免碰伤患者
4. 协助移动		
	▲一人协助（图 6-19）	一人协助适用于体重较轻者
（1）安置患者	患者仰卧屈膝，双手握住床头栏杆，双脚蹬床面	
（2）移向床头	护士一手托住患者肩背部，一手托住臀部助力，护士在托起患者的同时，嘱患者两臂用力，两脚蹬床面，挺身上移	患者头部应予以托持；注意节力原则，护士双脚应前后分开，微屈膝
	▲二人协助	二人协助适用于病情较重或体重较重者
（1）安置患者	协助患者取仰卧屈膝位	
（2）合力移动	两名护士分别站于床的两侧，双手交叉托住患者颈肩部和臀部，或两名护士同侧，一人托住颈肩部及腰部，另一人托住臀部及腘窝，两人同时抬起患者移向床头	患者头部应予以托持；不可拖拉，以免擦伤患者皮肤
5. 整理洗手	安置患者于舒适卧位，并整理床单位；洗手	避免交叉感染

【评价】

1. 患者上移达到预定的高度，感觉舒适、安全。
2. 护士动作轻稳、协调，未造成患者皮肤损伤。
3. 护患沟通有效，患者乐意接受操作。

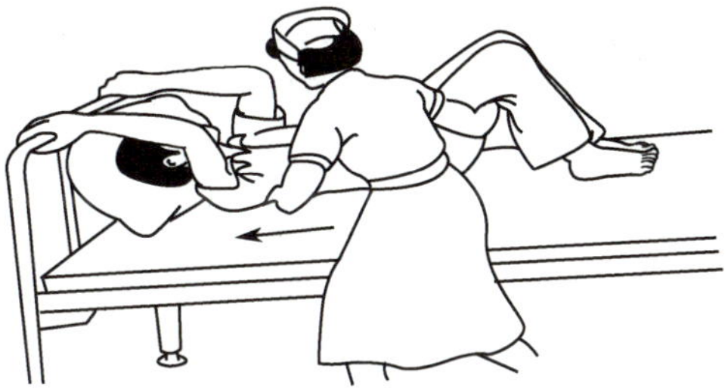

图 6-19　一人协助移向床头法

（二）协助患者翻身侧卧

【目的】

1. 协助不能起床的患者更换卧位，增进舒适感。
2. 预防并发症，如压力性损伤、坠积性肺炎等。
3. 满足检查、治疗和护理的需要。

【评估】

1. 评估患者年龄、体重、目前的健康状况和治疗情况，如生命体征、意识状况、躯体及四肢活动能力，局部皮肤受压情况、手术部位、伤口及引流情况，有无骨折固定、牵引等情况存在。

2. 评估患者对变换卧位的作用和操作方法的了解程度及配合意愿。

【计划】

1. 患者准备　向患者及家属解释操作目的、过程、注意事项，使其了解翻身侧卧的目的并愿意配合。

2. 用物准备　根据病情准备软枕 3～6 个、床档等物品。

【实施】

详见表 6-4。

表6-4 协助患者翻身侧卧操作步骤

操作流程	详细步骤	要点及说明
1. 认真核对	洗手、戴口罩，携用物至床旁，核对床号、姓名、腕带	建立安全感，取得配合；为手术患者翻身前，应检查伤口敷料是否潮湿或脱落，若潮湿，应先换药再翻身
2. 环境准备	整洁、安静，室温适宜，光线充足，必要时进行遮挡	
3. 安置导管	将各种导管及输液装置等安置妥当	注意保持导管通畅；翻身时，应先检查导管是否脱落、移位、扭曲，防止受压或折叠
4. 安置患者	协助患者取仰卧位，双膝屈曲，双手放于腹部	
5. 协助翻身	拉起对侧床档	
	▲一人协助（图6-20）	适用于体重较轻者
（1）移近患者	先将枕头移向近侧，再将患者的肩部、臀部移向近侧，然后再将双下肢移近并屈膝	使患者尽量靠近护士，缩短重力臂、达到节力的目的；不可推、拉、拖、拽，以免擦破患者皮肤
（2）翻向对侧	护士一手托患者肩、一手托患者膝，轻轻将其推向对侧，背对护士	
	▲二人协助（图6-21）	适用于病情较重或体重较重者
（1）合力移近	两名护士站于患者同侧，先将枕头移向近侧，一人托患者颈肩部和腰部，一人托患者臀部和腘窝，同时将患者抬起移向近侧	患者的头部应被托持
（2）合力翻身	两名护士分别扶托患者肩、腰、臀和膝部，轻推使其转向对侧	两人动作协调轻稳；扩大支撑面，确保卧位安全、舒适、稳定
6. 舒适卧位	放好枕头，并将软枕垫于患者背部、胸前、膝部，使之舒适安全；必要时拉起床档	颅脑手术后的患者，翻身动作要轻，且翻身后只能卧于健侧或平卧，防止头部转动过剧引起脑疝或导致死亡；骨牵引的患者，在翻身时不可放松牵引
7. 检查安置	检查并安置患者肢体，保持患者各关节处于功能位；检查、保持各管道通畅	
8. 洗手记录	观察患者背部皮肤情况，并洗手，记录	记录翻身时间和皮肤情况

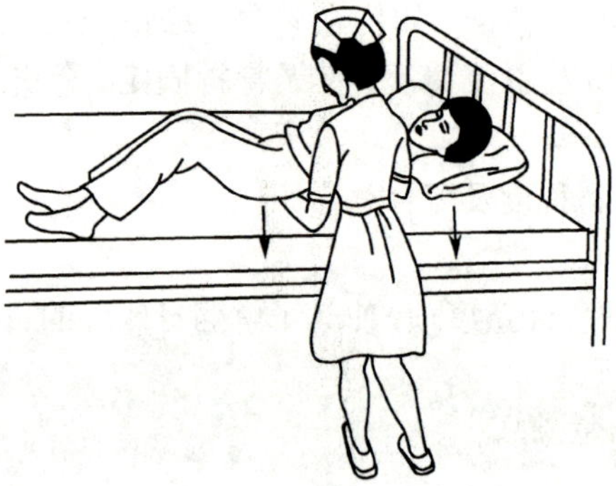

A

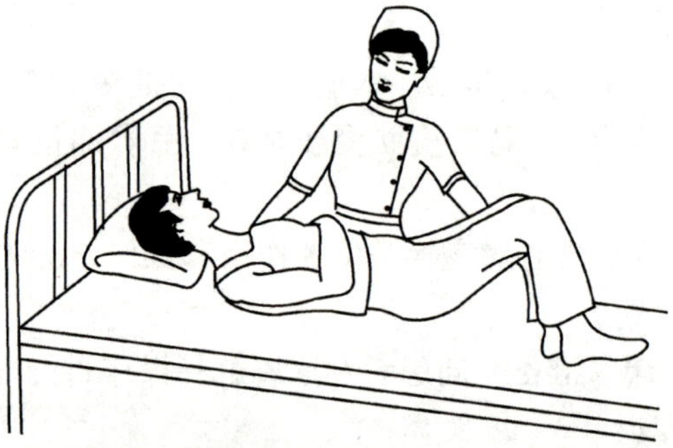

B

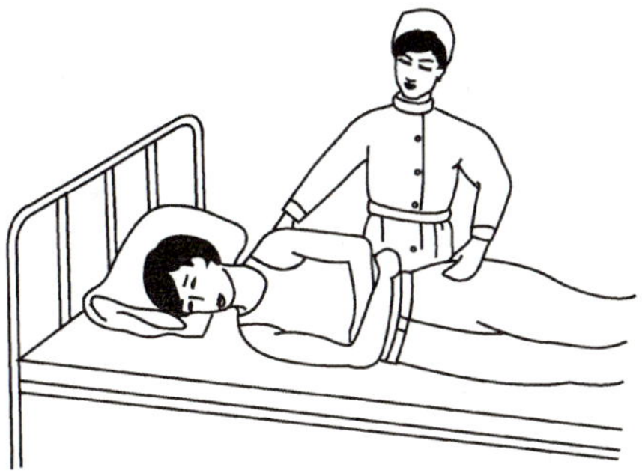

C

图 6-20　一人协助患者翻身侧卧法

【评价】

1. 患者或家属明确翻身目的并配合操作；患者皮肤受压情况得到改善。

2. 护士动作轻稳、节力、协调，患者感觉舒适、安全，未发生并发症和意外。

（三）轴线翻身

轴线翻身是将患者的头肩部和腰、腿保持在一条线上翻身，同时同向翻动，不能有扭动。轴线翻身是帮助患者进行日常生活活动如排泄、更衣等的基础护理技术。

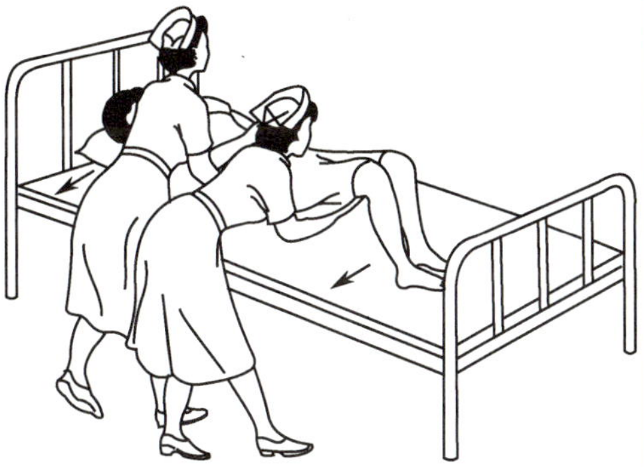

图 6-21　二人协助患者翻身侧卧法

【目的】

1. 协助颅骨牵引、脊椎损伤、脊椎手术、髋关节术后的患者在床上翻身。
2. 预防脊椎再损伤及关节脱位。
3. 预防压力性损伤，增加患者舒适感。

【评估】

1. 了解患者病情、意识状态及配合能力。
2. 观察患者损伤部位、伤口情况和管路情况。

【计划】

1. 患者准备　了解翻身的目的和方法，并愿意配合。

2. 用物准备　准备软枕 3～6 个；必要时备病员服 1 套、床单 1 条。

【实施】

详见表 6-5。

表 6-5　轴线翻身操作步骤

操作流程	详细步骤	要点及说明
1. 准备工作	同“协助患者翻身侧卧”操作步骤 1～3	
2. 安置卧位	协助患者取去枕仰卧位	
3. 协助翻身		
	▲二人协助	适用于脊椎受损或脊柱手术后须改变卧位者

续表

操作流程	详细步骤	要点及说明
（1）移近患者	两名护士站在病床同侧，将大单置于患者身下；两名护士分别抓紧靠近患者肩、腰背、髋部、大腿等处的大单，将患者拉至近侧，拉起床档	使患者尽量靠近护士，缩短重力臂、达到省力
（2）安置体位	护士绕到对侧，将患者近侧手臂置于头侧，远侧手臂置于胸前，双膝间放一软枕	
（3）协助侧卧	护士双脚前后分开，两人双手分别抓紧患者肩、腰背、髋部、大腿等处的远侧大单，一人发口令，两人同时将患者整个身体以圆滚轴式翻至侧卧位	翻转时勿让患者身体屈曲，以免脊柱错位；两人动作应协调一致
	▲三人协助	适用于颈椎损伤者
（1）移近患者	由甲乙丙三名护士完成：护士甲固定头部，纵轴向上略加牵引，使头、颈部随躯干一起慢慢移动；护士乙双手分别置于患者肩、背部；护士丙双手分别置于患者腰部、臀部，使其头、颈、腰、髋部保持在同一水平线上，移至近侧	患者的头部应被托持；患者有颈椎损伤时，勿扭曲或旋转患者的头部，以免加重神经损伤引起呼吸肌麻痹而死亡；颈椎和颅骨牵引的患者，翻身时不放松牵引
（2）转向侧卧	翻至侧卧位，翻转角度不超过60°	保持患者脊柱平直
4. 放置软枕	将软枕置于患者背部和双膝间	支撑身体、维持舒适
5. 检查安置	检查、维持各管道通畅；维持患者肢体各关节处于功能位	
6. 洗手记录	整理床单位，洗手，记录	记录翻身时间和皮肤情况

【评价】

1. 护患沟通有效，患者需要得到满足。
2. 患者舒适度增加，安全、无并发症发生。

第五节 患者安全

任务引入

【临床情景】

崔女士，58岁，脑外伤，意识模糊2天。护士观察发现患者出现躁动，时有谵妄。

思考：

1. 崔女士有哪些安全隐患？
2. 应采取哪些保护措施？

注重患者安全就是重视生命，充分体现了现代护理模式“以人为本”的特点。因此，做好护理安全管理已成为护理工作的核心内容之一，成为提高护理质量的首要保证。

一、影响安全的因素

安全（safety）是人类的基本需要。安全的健康照顾和社区环境对患病个体尤为重要，因其在日常生活中容易发生意外。因此护理人员要掌握安全护理的专业知识，学会安全状况的评估，及时提供护理措施，保证患者安全。常见影响患者安全的因素如下。

（一）物理性损伤

（1）机械性损伤：跌倒和坠床是最常见的机械性损伤。①跌倒。患者从床上、椅上跌下，或步态不稳、地面光滑而跌倒；长时间卧床的患者，第一次下床活动时容易失去平衡跌倒等。②坠床。如躁动不安、神志不清、年老虚弱或偏瘫患者以及婴幼儿易发生坠床。③锐器损伤。如玻璃、刀剪、针头的管理，防止因保管或使用不当对患者造成伤害。

（2）压力性损伤：压力性损伤是指在医疗护理过程中受到压力性因素所致患者全身或局部的损伤，主要包括患者骨突处长期受压所致的压力性损伤，使用石膏或夹板固定过紧而形成局部压力性损伤等。

（3）温度性损伤：温度性损伤包括用热或用冷造成的损伤，如热水袋、冰袋使用不当导致的烫伤、冻伤，烤灯、电刀所致的烧伤，火、气或易燃易爆的物品和电路故障引起的烫伤等。

（4）放射性损伤：常见的放射性损伤有放射性皮炎、皮肤溃疡等，严重者可导致死亡。

（二）化学性损伤

化学性损伤通常是在用药过程中导致的，如药物使用剂量不准确、不遵循药物配伍禁忌、对药物作用不了解从而错用或不遵循给药原则等引起。

（三）生物性损伤

生物性损伤包括微生物及昆虫对人体的伤害。病原微生物是医院常见的生物性损害，如使用未经消毒的医疗器械导致治疗感染；昆虫如苍蝇、蚊子、虱、蚤、蟑螂等对人体叮咬不仅严重影响患者的休息，还可致过敏性伤害，甚至传播疾病。

（四）心理性损伤

患者对疾病的认识和态度、患者与周围人的情感交流、医护人员对患者的行为和态度等影响患者心理，甚至导致心理性损伤。

（五）医源性损伤

医源性损伤是指医务人员言谈及行为不慎，从而造成患者心理或生理上的伤害，如医务人员态度不当，不尊重患者。医务人员沟通用语不当或使用语言不够准确，造成患者对疾病、治疗等的误解而情绪波动、加重病情。医务人员责任心差，导致医疗差错或事故给患者生理及心理造成损伤，重者甚至危及患者生命。

二、患者安全的护理

（一）跌倒坠床的护理

跌倒、坠床是医院常见不安全因素之一。患者发生跌倒、坠床后不仅影响身心健康和生活能力，增加患者及家庭的痛苦和负担，而且还会成为医疗纠纷的隐患，进而影响患者对医疗安全的信任及心理的健康。护士应及时进行患者跌倒、坠床的危险评估（表 6-6）和防范，以使跌倒、坠床的可能性减至最小。

1. 表 6-6 首次评分≥4 分，组织进行复评，指导护士加强患者管理，定期巡视患者，了解防范措施落实情况。对评估≥4 分的患者，记录护理问题——高危性伤害 / 跌倒，做好健康教育，告知预防跌倒 / 坠床注意事项，并记录在护理记录单上，病床边挂“跌倒 / 坠床”标识，做好交接班。

表6-6 住院患者跌倒/坠床危险因素评估

跌倒坠床危险因素	分值
1. 最近一年曾有不明原因跌倒/坠床	1分
2. 意识障碍(意识丧失，癫痫史，意识混乱，无方向感)	1分
3. 视力障碍	1分
4. 活动障碍、肢体偏瘫	3分
5. 年龄≥65岁	1分
6. 体能虚弱	3分
7. 头晕、眩晕、体位性低血压	2分
8. 服用影响意识或活动的药物：散瞳剂、镇静安眠剂、降压利尿剂、麻醉止痛剂	1分
9. 住院中无家人或其他人员陪伴	1分

2. 高危性跌倒/坠床患者(评分≥4分)入院或转入24小时内由责任护士评估记录一次，以后常规每周评估记录一次。病情改变(如意识、肢体活动改变)后由护士重新评估。

3. 如确定为跌倒/坠床高危患者，患者或家属应在《预防患者跌倒/坠床告知书》上签名，并对其进行预防跌倒/坠床的相关知识宣教。

4. 发生跌倒/坠床后应立即通知医生并采取处理措施，密切观察病情变化并准确记录，及时向上级报告跌倒/坠床事件。护理管理部门应对不良事件组织讨论、分析，提出改进措施。

(二)非计划性拔管的护理

非计划性拔管(unplanned extubation，UEX)是指患者留置的各种管路意外拔除或脱落，包括未经医护人员同意，患者将插管拔除，或医护人员操作不当所致拔管。非计划性拔管直接关系到患者的安全和有效治疗，是常见的护理不良事件。其预防和护理措施如下。

1. 妥善地固定导管 正确固定各种管道，每天及时检查并更换固定胶带。做好各种管道的标识、刻度。及时发现管道有无脱出。固定管道留有一定的活动空间，防止患者躁动时导管发生滑脱。

2. 有效地约束肢体 采用适当的约束方法，可以很大程度上降低非计划性拔管的发生。

3. 维持患者舒适和镇静 吸痰动作须轻柔，应为患者做好口腔护理，保持口腔湿润，采取舒适体位，尽量降低病房噪声，提供人性化护理。烦躁患者遵医嘱给予适量的镇静剂。

三、保护具的应用

保护具(protective device)是用来限制患者身体或机体某部位的活动，维护患者安全与治疗效果的各种器具。

【目的】

防止小儿、高热、谵妄、昏迷、躁动及危重患者发生坠床、撞伤、抓伤等意外，确保患者安全。

【评估】

1. 评估患者病情、年龄、意识、生命体征、肢体活动等情况。
2. 评估患者与家属对保护具使用的目的及方法的了解程度、配合程度。
3. 评估保护具功能和安全性。

【计划】

1. 患者准备 患者或家属了解使用保护具的重要性、安全性，并愿意配合。

2. 用物准备

（1）床档：根据病情需要准备多功能床档、半自动床档或木栏式床档。

（2）约束带：根据病情需要准备宽绷带、棉垫、肩部约束带、膝部约束带或尼龙搭扣约束带。

（3）支被架：肢体瘫痪或烧伤患者暴露疗法须保暖。

【实施】

1. 常见保护具的使用方法

（1）床档（bedside rail restraints）：防止患者发生坠床。

1）多功能床档（图6-22）：使用时插入两侧床沿，不用时插于床尾。必要时可将床档取下垫于患者背部，做胸外心脏按压时使用。

2）半自动床档（图6-23）：可按需升降。

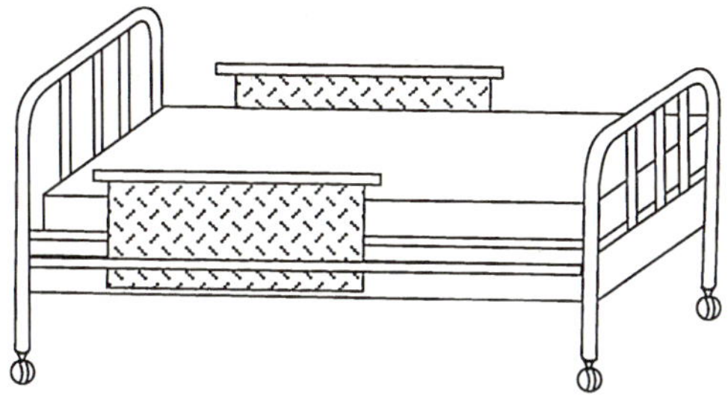

图6-22　多功能床档

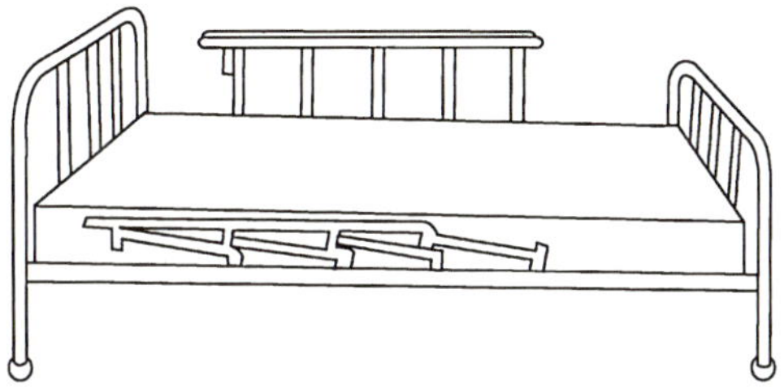

图6-23　半自动床档

3）木栏式床档（图6-24）：床档中间有一活动门，使用时将门关上。

（2）约束带（restraint）：约束带主要用于躁动、有自伤或坠床危险的患者，或治疗时须固定身体某一部位，限制其身体或肢体的活动。可分为以下几种。

1）宽绷带约束：其常用于固定手腕和踝部。先用棉垫包裹手腕部或踝部，再用宽绷带打成双套结（图6-25），套在棉垫外稍拉紧，使肢体不脱出（图6-26），松紧度以不影响血液循环为宜，然后将带子系于床缘上。

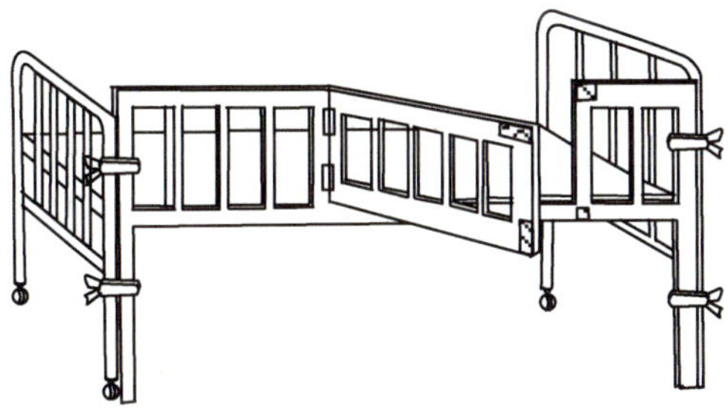

图6-24　木栏式床档

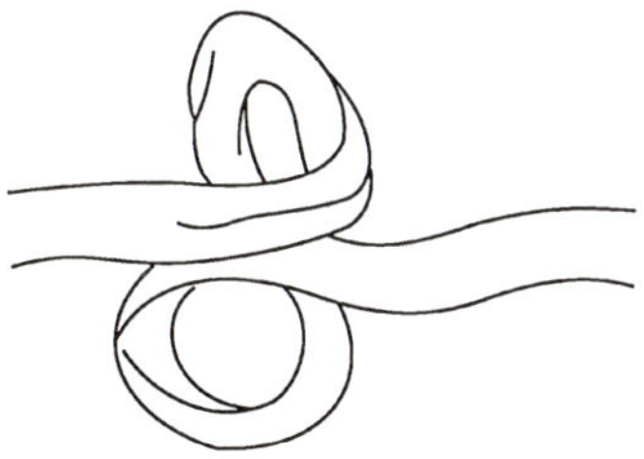

图6-25　双套结

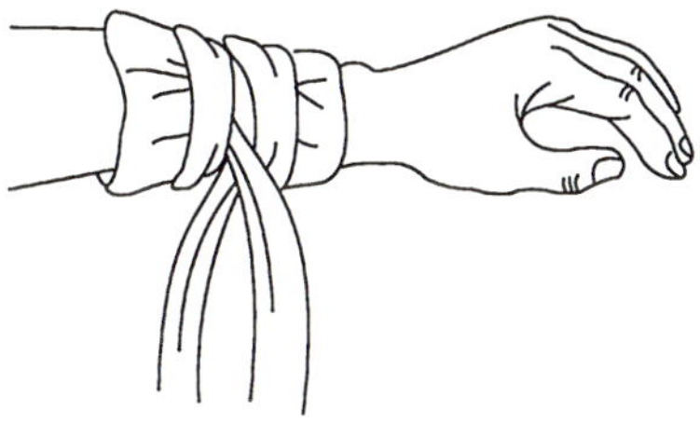

图6-26　宽绷带约束法

2）肩部约束带：其用于固定肩部，限制患者坐起。肩部约束带用宽布制成，宽8cm，长

120cm，一端制成袖筒。使用时，患者两侧肩部套上袖筒，腋窝垫棉垫，两袖筒上的细带在胸前打结固定，把两条较宽的长带尾端系于床头（图 6-27），必要时将枕头横立于床头。还可用大单代替肩部约束带（图 6-28）。

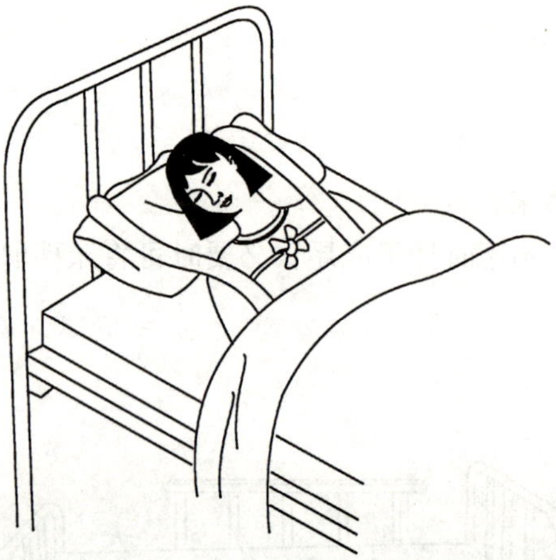

图 6-27 肩部约束带固定法

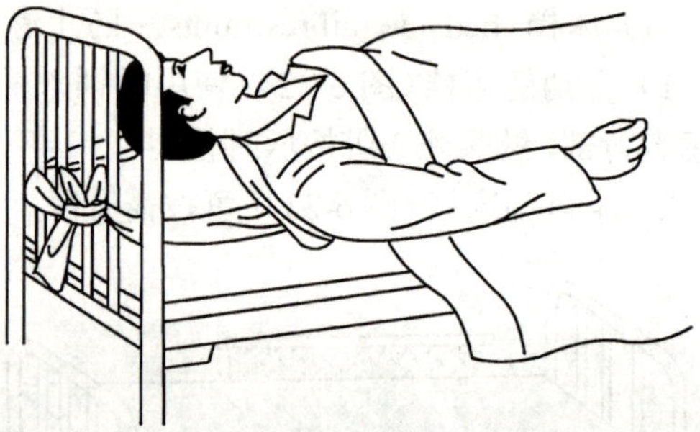

图 6-28 肩部大单固定法

3）膝部约束带：其用于固定膝部，限制患者下肢活动。膝部约束带用布制成，宽 10cm，长 250cm，宽带中部相距 15cm 分别打两条双头带。使用时，先将棉垫垫于两膝上，再将约束带横放于其上，双头带各缚住一侧膝关节，然后将宽带两端系于床缘（图 6-29）。膝部约束带也可用大单斜折而成，横放在两膝下，拉着宽带的两端向内侧压盖在膝上，并穿过膝下的横带拉向外侧，使之压住膝部。固定大单于床缘两侧（图 6-30）。

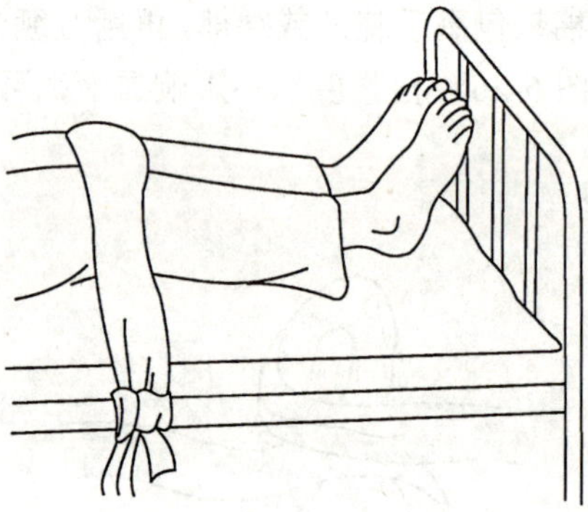

图 6-29 膝部约束带固定法

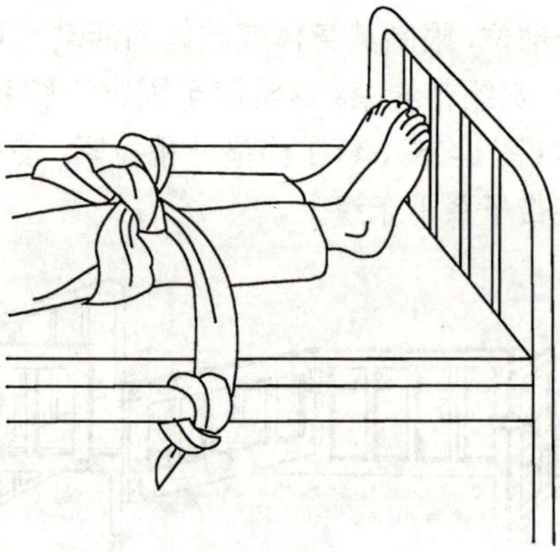

图 6-30 膝部大单固定法

4）尼龙搭扣约束带：尼龙搭扣约束带用于固定手腕、上臂、膝部、踝部。约束带由宽布和尼龙搭扣制成（图 6-31）。使用时在被约束部位衬棉垫，将约束带放于关节处，对合约束带上的尼龙搭扣，松紧适宜，然后将带子系于床缘。

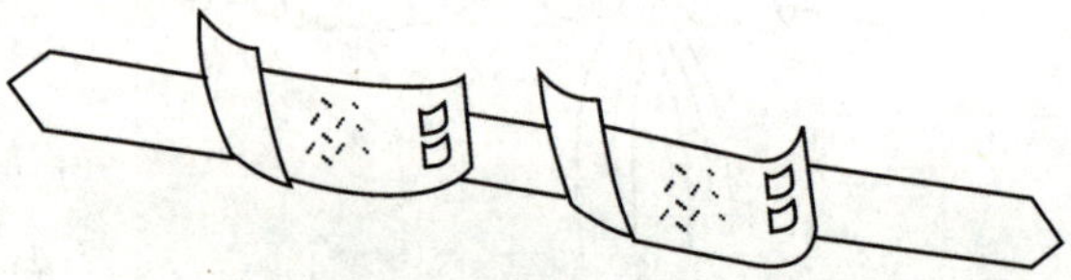

图 6-31 尼龙搭扣约束带

（3）支被架（overbed cradle）：支被架主要用于肢体瘫痪或极度衰弱的患者，防止盖被压迫肢体，影响肢体的功能和血液循环而造成永久性伤害。也可用于烧伤患者暴露疗法需要保暖时。使用时，将支被架罩于防止受压的部位，盖好盖被（图 6-32）。

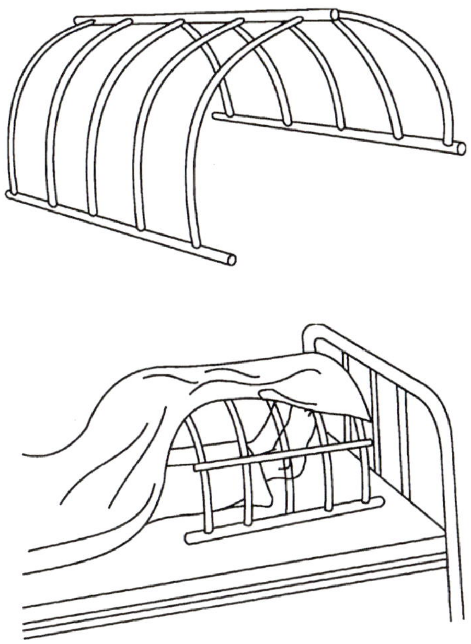

图 6-32　支被架

2. 注意事项

（1）严格掌握保护具的适用范围，征得患者及家属的同意。

（2）使用保护具时应使肢体处于功能位置，并协助患者翻身，保证患者安全、舒适。

（3）使用约束带时带下应垫衬垫，固定须松紧适宜，松紧度以能容下 1～2 横指为宜。约束带只能短期使用，须注意观察受约束部位的血液循环，每 15 分钟观察一次；并定时松解，每 2 小时松解一次；必要时进行局部按摩，以促进血液循环，防止并发症的发生。

（4）记录使用保护具的原因、时间、观察结果、护理措施及解除约束的时间。

【评价】

1. 患者及家属了解使用保护具的原因和目的，能积极配合。
2. 患者无血液循环不良、皮肤破损、骨折等意外发生。
3. 满足了患者使用保护具安全和舒适的基本需要。
4. 各项检查、治疗和护理能够顺利进行。

四、助行辅助器的应用

辅助器是为患者提供保持身体平衡的支持物，是维护患者安全的护理措施之一。

【目的】

辅助身体有残障、疾病及高龄行动不方便的患者活动，保障患者安全。

【评估】

1. 评估患者病情、年龄及身体残障的程度。
2. 评估患者及家属对辅助器材使用方法的了解程度。
3. 评估助行辅助器的功能及安全性。

【计划】

1. 患者准备　患者及家属了解辅助器材使用的方法，并能熟练应用。

2. 用物准备 根据需要准备腋杖、手杖或助行器。

【实施】

1. 助行辅助器的使用方法

（1）腋杖（图6-33）：腋杖是提供给短期或长期残障者离床时使用的一种支持性辅助用具。

使用要求：腋杖最重要的是长度合适、安全、稳妥，其长度包括腋垫和杖底橡胶垫。腋杖高度计算方法：使用者身高减去40cm。使用时使用者双肩放松，身体挺直站立，腋窝与腋杖顶垫间相距2～3cm，腋杖底端着地点应侧离足跟15～20cm。握紧把手时，手肘应可以弯曲。

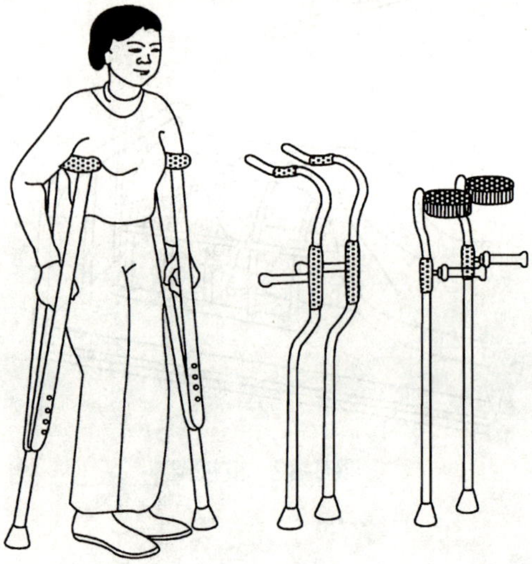

图6-33 腋杖

（2）手杖（图6-34）：手杖是一种手握式的辅助用具，常用于不能完全负重的残障者或老年人。

1）使用要求：手杖应该由健侧手臂握住用力，手杖的合适长度须符合以下要求，即肘部在负重时能稍微弯曲；手柄适于抓握，弯曲部与髋部同高，手握手柄时感觉舒适。

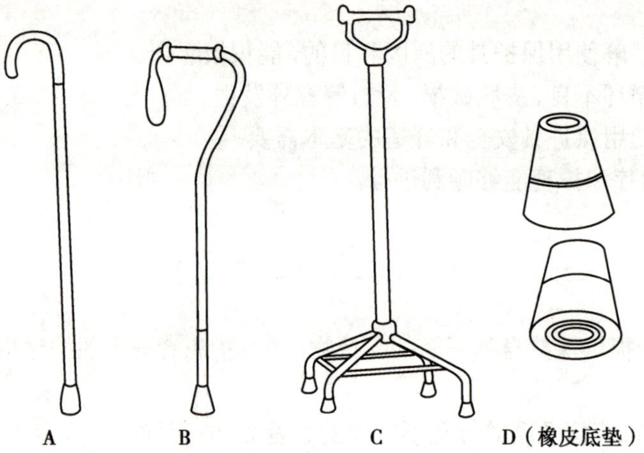

图6-34 手杖

2）手杖种类：种类可为木质或金属制，木质手杖的长短不能调整。金属手杖可依身高来调整。手杖的底端可为单支点或四支点。图6-34所示A和B属标准型手杖，B适用于手无法握有曲度把手者；C具有四支点，四支点的拐杖比单支点的支持力和支撑面积要大得多，因而稳定得多，常用于步态极为不稳或地面不平的时候；D是橡胶底垫，可加强手杖或拐杖的摩擦力和稳定性来预防跌倒。

(3) 助行器(图6-35):助行器是一种四边形或三角形的金属框架,适用于上肢健康、下肢功能较差的患者。使用者可以根据肢体功能选择步行式助行器(图6-36)或轮式助行器(图6-37)。步行式助行器无轮脚、自重轻、高度可调、稳定性好,适用于下肢功能轻度受损的患者;轮式助行器有轮脚,易于推行移动,适用于上下肢功能均较差的患者。

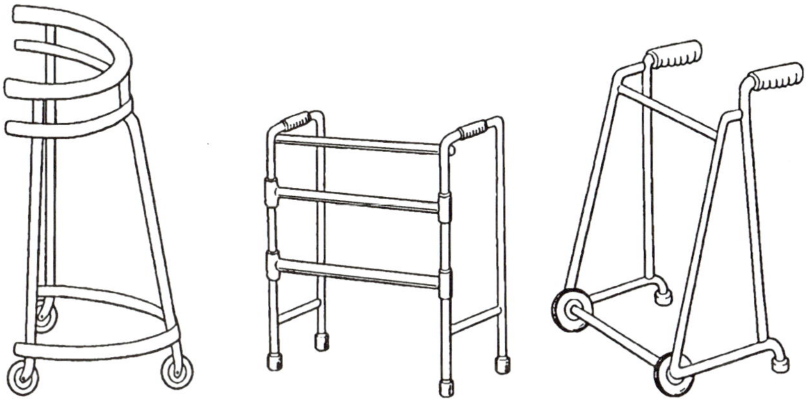

图6-35 助行器

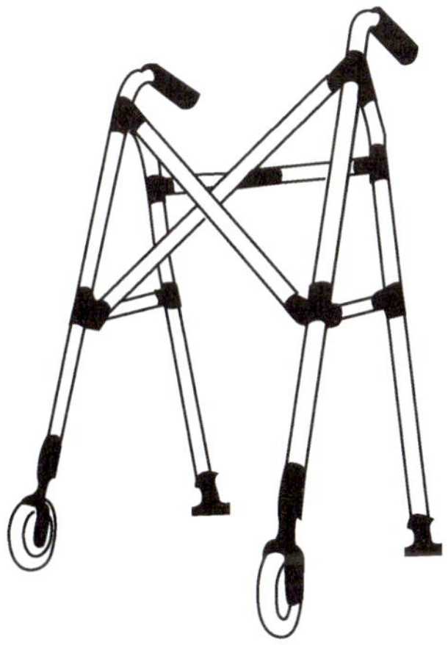

图6-36 步行式助行器

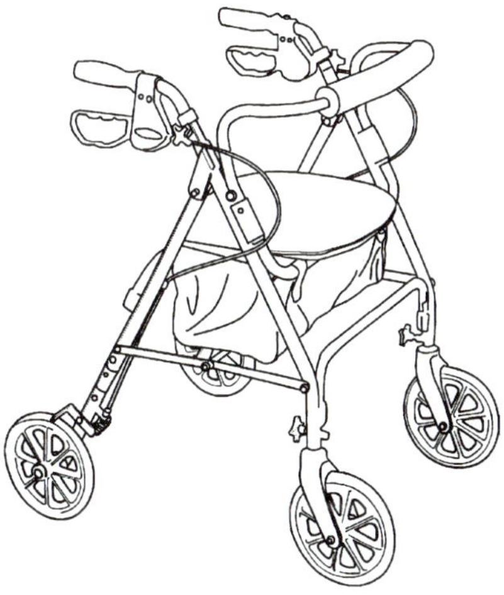

图6-37 轮式助行器

2. 注意事项

(1) 患者意识清楚,身体状态良好;手臂、肩部或背部无伤痛,活动不受限制,以免影响手臂的支撑力。

(2) 使用者穿安全、防滑、合脚的平底鞋,衣服宽松合身。

(3) 保持地面干燥,无障碍物。

(4) 调整腋杖或手杖长度,将全部的螺钉拧紧。

(5) 选择较大的练习场地,避免拥挤和分散注意力。

(6) 备一椅子,供患者练习疲劳时休息。

(7) 使用合适的腋杖,使用姿势正确,防止腋下受压造成神经损伤、腋下和手掌挫伤、跌倒及背部肌肉劳损、酸痛。

【评价】

患者行动时的稳定性增加,安全、方便,无并发症发生。

(邓清红)

扫一扫，测一测

复习思考题

1. 患者，男，53 岁，因支气管哮喘急性发作，极度呼吸困难不能平卧，焦虑不安，作为值班护士，你认为

(1) 应帮助其取何种卧位？

(2) 阐明患者卧位的性质。

(3) 简述采用此种卧位的原因及方法。

2. 患者，女，50 岁，因急性胆囊炎而住院做胆道手术，手术后置有“T”管引流，在术后第二天，你认为

(1) 应帮助患者采取什么卧位？

(2) 采取该卧位的目的是什么？

(3) 协助患者更换卧位时应注意什么？

3. 患者，男，50 岁，确诊为肝低分化腺癌住院。患者自述“静卧时痛，翻身咳嗽时加剧，不能忍受，睡眠受干扰并要求用镇痛药”。请思考：

(1) 按 WHO 的疼痛分级标准进行评估，该患者的疼痛为哪一级？

(2) 该患者须采用哪一阶梯镇痛疗法？该阶梯的主要镇痛药物有哪些？

(3) 对该患者的疼痛控制可采用哪些护理措施？

第七章 清洁护理

PPT课件

学习目标

掌握特殊口腔护理的方法、压力性损伤的预防和护理；熟悉晨、晚间护理；了解口腔卫生指导、头发护理及皮肤护理。

知识导览

清洁是人的基本生理需要之一，是获得和维持健康的重要保证。日常生活中，每个人都能满足自己清洁方面的需要。当机体遭受疾病侵袭时自理能力降低，无法满足自身清洁需要。护理人员应及时评估患者的清洁状况，协助其进行卫生护理，确保患者的清洁和舒适，预防感染和并发症的发生。

第一节 口腔护理

任务引入

【临床情景】

李先生，65岁，因糖尿病入院。体检发现患者口腔黏膜左侧有一溃疡，牙龈红肿、疼痛。

思考：

1. 李先生口腔存在哪些问题？
2. 应如何为李先生处理其口腔问题？
3. 如何为李先生做口腔护理指导？

口腔是病原微生物侵入人体的重要途径之一。正常情况下，口腔内有大量的致病菌和非致病菌寄居，当人体抵抗力降低，饮水、进食量少，咀嚼及舌的活动减少，唾液分泌不足，口腔自净作用将受影响，自净能力下降，加之口腔温湿度适宜细菌繁殖，细菌可趁机在口腔中迅速繁殖，引起口臭、口腔炎症、溃疡、腮腺炎、中耳炎等，甚至可通过血液、淋巴，导致其他脏器感染，长期使用广谱抗生素的患者，还可诱发口腔内真菌感染。口腔护理是保持口腔清洁、预防疾病的重要措施之一，所以，护理人员应正确地评估和判断患者的口腔卫生状况，及时给予相应的护理措施和必要的卫生指导。

一、口腔卫生指导

口腔疾病与口腔卫生状况密不可分，影响口腔卫生状况的因素很多，为了及时有效地清除不利因素，预防口腔疾病，护理人员应向患者及家属宣传口腔卫生的重要性，介绍口腔护理的有关知识，并指导患者使用正确的口腔清洁方法，鼓励患者保持良好的口腔卫生习惯，每日2～3次常规进行口腔清洁。

（一）口腔清洁用具

1. 牙刷的选择 宜选用大小合适、刷毛软硬适中、有适当弹性、表面光滑的牙刷，现普遍使用中软毛牙刷。由于牙刷刷毛软化、散开、弯曲时清洁效果不佳，且易致牙龈损伤，故应及时更换牙刷，最好每2～3个月更换一次。

2. 牙膏的选择 作为刷牙的辅助用品，牙膏不应具有腐蚀性。牙膏分为普通牙膏、药物牙膏、含氟牙膏三类。牙膏不宜常用一种，应定期更换。

3. 牙线 多由丝线、尼龙线、涤纶线制成，用于清洁牙齿邻面、牙龈深处的牙缝。使用牙线时，将线头两端缠于两手的示指或中指上，以拉锯式方法将牙线嵌入牙间隙，贴紧牙齿邻接牙面使其略成C形，前后移动牙线，清洁牙齿的侧面及牙龈深处的牙缝，用力弹出，再换另一侧，反复数次直至牙面清洁或将嵌塞食物清除（图7-1）。操作中用力适当，以免损伤牙龈。每日可使用牙线1～2次，餐后立即剔牙更好。

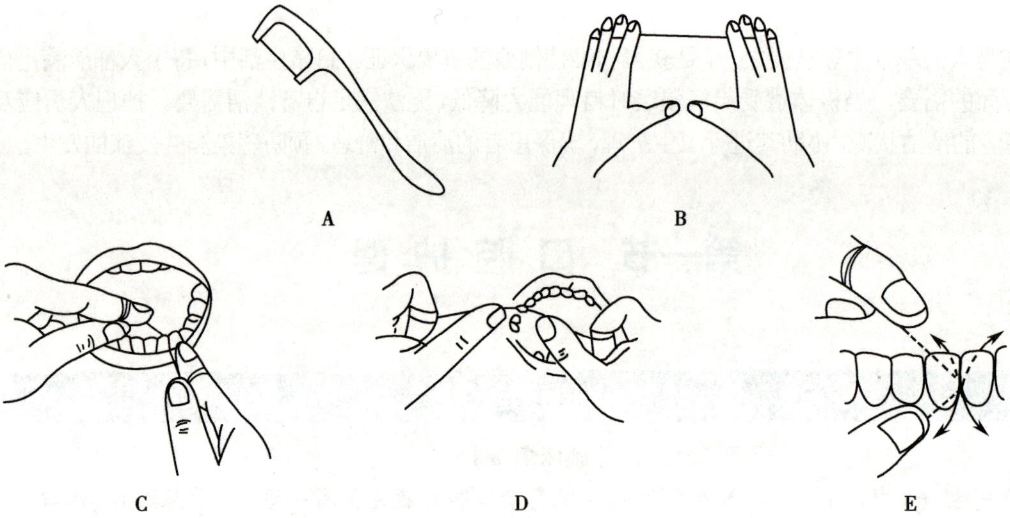

图7-1 牙线剔牙法

A. 牙签线；B. 手置牙线法；C. 拉锯式使用牙线清洁下牙法；D. 拉锯式使用牙线清洁上牙法；E. 将牙线用力弹出，每个牙缝反复数次

（二）刷牙

1. 水平颤动拂刷法 又称为改良巴斯刷牙法，是一种有效清除龈沟内和牙面菌斑的刷牙方法。水平颤动主要是为去除牙颈部及龈沟内的菌斑，拂刷主要是清除唇（颊）舌（腭）面的菌斑。将牙刷毛面轻放于牙齿及牙龈沟上，刷毛与牙齿成45°角，轻微加压，使刷毛部分进入牙龈沟，部分置于牙龈边缘。以2～3颗牙为一组，短距离（约2mm）水平颤动牙刷4～6次。然后将牙刷向牙冠方向转动，拂刷唇舌（腭）面。刷上下前牙舌（腭）面时将刷头竖放于牙面上，自牙颈部向切缘拂刷。刷咬合面时，刷毛指向咬合面，稍用力前后来回刷（图7-2）。每次刷牙时间不少于3分钟。

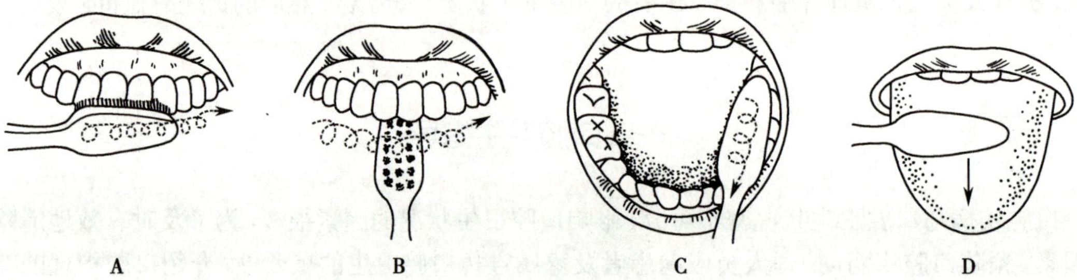

图7-2 水平颤动拂刷法

A. 牙齿外表面刷洗法 B. 牙齿内侧面刷洗法 C. 牙齿咬合面刷洗法 D. 舌表面刷洗法

2. 圆弧刷牙法 又称为Fones刷牙法，简单易学，适用于2～6岁儿童。操作要领是将刷毛放置在牙面上，轻压使刷毛略弯曲，在牙面上画圈，每部位反复画圈5次以上，前牙舌侧须将牙刷竖放，牙齿的各个面(包括唇颊侧、舌侧及咀嚼面)均应刷到。每次刷牙时间不少于3分钟。

(三) 义齿的清洁与护理

进食后取下义齿，用牙刷、牙膏彻底清洁义齿各面，用冷水冲净，漱口后重新装入口腔。晚上取下义齿使牙床得到充分休息，为防止义齿丢失或损坏，应泡于有标记的冷水杯中，每日换水1次。不可将义齿放入热水或乙醇溶液等消毒液中，以防变色、变形、老化。

二、特殊口腔护理

特殊口腔护理适用于禁食、昏迷、危重、高热、鼻饲、大手术后及口腔疾病等生活不能自理的患者。一般每日遵医嘱进行特殊口腔护理2～3次。

【目的】

1. 保持口腔清洁、湿润，预防口腔感染等并发症。

2. 去除口臭，增进食欲，促进患者舒适，保持口腔正常功能。

3. 观察口腔黏膜、舌苔的变化及特殊的口腔气味，提供患者病情变化的动态信息，以协助诊断。

【评估】

1. 评估患者有无接触性传播疾病，患者口腔情况(口唇色泽，湿润度，有无干裂、出血；口腔黏膜颜色、有无溃疡；牙齿是否齐全，有无活动性义齿、龋齿；牙龈颜色，有无肿胀、出血、溃疡、萎缩；扁桃体、舌、腭部的颜色及有无肿胀；口腔有无异常气味等)，口腔卫生习惯，口腔卫生常识及患者对于预防口腔疾病知识的了解程度。

2. 评估患者的病情、意识、自理能力、心理反应、合作程度。

【计划】

1. 患者准备 向患者做好解释，使其了解口腔护理的目的、方法及注意事项，并愿意配合操作。意识不清的患者，向家属做好解释。

2. 用物准备

(1) 口腔护理盘：内有治疗碗1个，含漱口液的无菌棉球约16个，弯血管钳1把，镊子1把，压舌板1个，弯盘1个，治疗巾1块，纱布数块，棉签1包，漱口杯(内盛漱口液)1个，吸水管1个，手电筒1个。必要时备开口器、手套(如为传染病患者进行口腔护理)等。

附一次性口腔护理包：内含一次性换药碗1个，压舌板1个，治疗巾1块，纱布数块，镊子1把，血管钳1把，无菌棉球约16个，弯盘1个，薄膜手套1副(图7-3)。

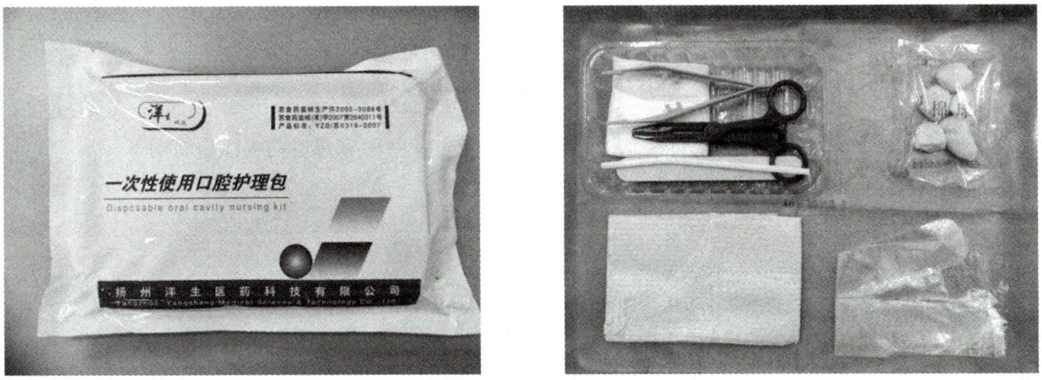

图7-3 一次性口腔护理包

（2）常用漱口液（表7-1）。

表7-1 口腔护理常用漱口液

名称	作用
0.9% 氯化钠溶液	清洁口腔，预防感染
0.02% 呋喃西林溶液	清洁口腔，广谱抗菌
1%～3% 过氧化氢溶液	抗菌除臭，用于口腔有溃烂、出血者
1%～4% 碳酸氢钠溶液	碱性溶液，用于真菌感染
0.1% 醋酸溶液	用于铜绿假单胞菌感染
0.08% 甲硝唑溶液	用于厌氧菌感染
2%～3% 硼酸溶液	防腐、抑菌
复方硼砂溶液	除臭、抑菌

（3）口腔外用药：按需准备，如液状石蜡、冰硼散、锡类散、西瓜霜、新霉素、金霉素甘油、制霉菌素甘油、维生素 B_2 等。

【实施】

详见表7-2。

表7-2 特殊口腔护理操作步骤

操作流程	详细步骤	要点及说明
1. 认真核对	洗手，戴口罩，携用物至床旁，核对患者床号、姓名和腕带	严格查对，确认无误
2. 环境准备	整洁、安静、舒适、安全，必要时进行遮挡	
3. 合适体位	协助患者取侧卧位、仰卧位或半坐位，头偏向护士	体位视情况而定
4. 铺巾置盘	铺治疗巾于患者颌下，置弯盘于口角处；倒漱口液，湿润并清点棉球数量	防止床单、枕头及患者衣服被浸湿
5. 湿润口唇	用棉签蘸温水湿润患者口唇	防张口时干裂处出血、疼痛
6. 评估口腔	嘱患者张口（昏迷及牙关紧闭、无法自行开口的患者，可用开口器协助张口），护士一手用压舌板轻轻撑开颊部，另一手拿手电筒观察口腔黏膜有无溃疡、出血、炎症、特殊气味等现象，对长期使用抗生素、激素的患者，应注意观察有无真菌感染	如有活动义齿应取下，用凉开水冲洗，放入凉开水中备用；开口器从臼齿处放入，不可使用暴力使患者张口，避免造成损伤
7. 协助漱口	协助清醒患者用吸水管吸水漱口，无吸吮能力者用注射器接软管帮助其漱口，昏迷患者禁忌漱口	嘱患者勿将漱口水咽下
8. 擦洗口腔		
（1）牙外侧面	嘱患者咬合上下牙，压舌板撑开左侧颊部，弯血管钳夹含有漱口液的棉球，由臼齿向门牙纵向擦洗；同法擦洗对侧	每次只夹一个棉球，用血管钳夹紧，防止棉球遗留在口腔内

续表

操作流程	详细步骤	要点及说明
(2) 牙内侧咬合面	嘱患者张口，依次擦洗左侧牙齿的上内侧面、上咬合面、下内侧面、下咬合面，再弧形擦洗颊部(图 7-4)；同法擦洗另一侧	每个部位用 1～2 个棉球，棉球拧至不滴水；棉球不可过湿，防止水分过多造成误吸
(3) 上腭舌面舌下	由内向外横向擦洗上腭、舌面及舌下，勿触及咽部，以免引起恶心；擦洗完毕，清点棉球数量	擦洗应轻柔，特别是对凝血功能障碍患者，防止碰伤黏膜及牙龈；擦洗过程密切观察患者有无不适
9. 协助漱口	协助清醒患者漱口，擦净口角处水渍	昏迷患者禁忌漱口
10. 观察涂药	再次检查口腔，酌情涂药于患处	口唇干裂者涂液状石蜡或润唇膏
11. 整理记录	撤去弯盘、治疗巾，协助患者取舒适卧位，整理床单位。清理用物，洗手，记录执行时间和患者反应	询问患者感受；必要时协助佩戴义齿；传染病患者用过的物品应按隔离消毒原则处理记录

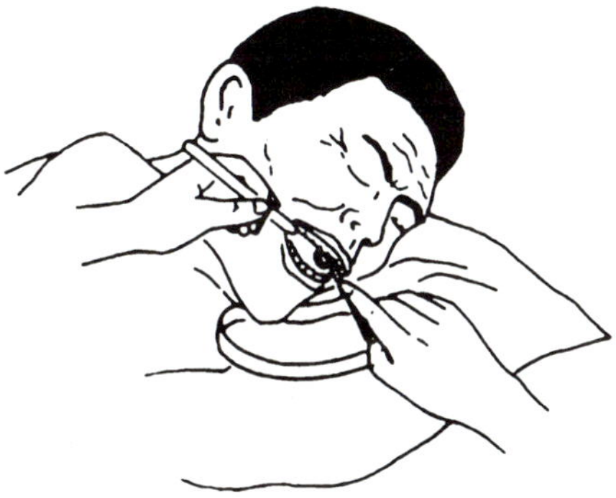

图 7-4 口腔护理

【评价】

1. 患者口腔无异味，口腔感染减轻或痊愈，感觉舒适，未损伤口腔黏膜及牙龈，能及时获得病情变化的动态信息。

2. 护士操作轻稳、规范，护患沟通有效，患者及家属了解口腔卫生和口腔护理的相关知识，主动配合操作。

知识链接

口腔护理其他方法

1. 含漱法 含漱法适用于无意识障碍的患者，尤其是牙齿较少或没有牙齿的患者口腔清洁。频繁漱口能使口腔湿润，清除大块残渣和分泌物，减少牙菌斑。含漱的动作还有利于口腔周围肌肉的运动，能促进口腔的自洁作用。含漱时，一般药液保留在口腔内 3～5 分钟，尤其在晨起、饭后半小时和睡前含漱更为重要。

2. 冲洗法 口腔冲洗法是目前临床上应用较多的方法之一，适用于口腔内有病变、伤口或钢丝、夹板等固定物，或其他原因导致张口受限，尤其是口腔损伤严重的患者，口腔失去自洁能力导致口臭甚至并发感染的情况。一般采用注射式负压吸引法，左手用注射器缓慢推注口腔护理溶液，同时右手持负压吸引管进行抽吸，边注射边抽吸，直至口腔全部冲洗干净。

第二节 头发护理

任务引入

【临床情景】

王女士，56岁，长发，车祸入院。右上肢骨折，腰椎骨折，意识丧失，住院治疗15天，生命体征基本稳定，仍须卧床休息。其自理能力丧失，且无家人陪伴，一切日常生活都由护士照料。

思考：

1. 护士每天如何为王女士梳发？为其进行梳发时应注意什么？
2. 如何为患者进行床上洗发？为其进行洗发时应注意什么？
3. 若发现有头虱、虮应怎样处理？

保持头发的清洁、整齐是人们日常清洁卫生的一项重要内容。头发不洁，除散发难闻的气味外，还可导致脱发和其他头皮疾患。干净、整齐的头发不但可以预防感染的发生，还可以使人感到舒适、增强自信。对于病情较重、生活自理能力下降的患者，护士应协助其进行头发护理。

一、床上梳发

【目的】

1. 去除脱落的头发、头皮屑及污垢，促进血液循环，使患者整洁、舒适。
2. 维持良好的形象，维护患者的自尊和自信，建立良好的护患关系。

【评估】

1. 评估患者头发情况，有无头虱、虮，头皮有无瘙痒、破损、皮疹及其他病变。
2. 评估患者及家属对头发清洁护理重要性和相关知识的了解程度。
3. 评估患者的病情、治疗情况、自理能力。

【计划】

1. 患者准备 向患者做好解释，使其了解梳发目的、方法及配合要点，愿意合作。

2. 用物准备 梳子1把，治疗巾1块，30%乙醇溶液适量，纸袋1个，发夹或橡皮筋各1个，必要时备吹风机。

【实施】

详见表7-3。

表7-3 床上梳发操作步骤

操作流程	详细步骤	要点及说明
1. 认真核对	洗手，戴口罩，携用物至床旁，核对患者床号、姓名和腕带	以取得合作
2. 环境准备	环境整洁、安静、舒适、安全、温湿度适宜	征询患者的意见
3. 合适体位	协助患者取仰卧位或半坐卧位	
4. 铺治疗巾	铺治疗巾于枕上或患者的肩上	避免头发或头皮屑掉落枕头或床上

续表

操作流程	详细步骤	要点及说明
5. 正确梳发	将头发从中间梳向两边，一手握一股头发，一手持梳由发梢梳至发根（图 7-5）；同法梳理另一边，将头发梳成患者喜好的发型，发辫或发束不宜太紧，以免影响头皮血液循环或者使患者感觉不舒适	尽量使用圆钝齿的梳子，头发较多或卷发者应选用齿间较宽的梳子，以防损伤头皮
6. 成团处理	遇头发纠结成团，可用 30% 乙醇溶液或发油湿润后梳理，避免强行梳拉，以免造成不适或疼痛	
7. 留心观察	观察头皮及头发情况，发现头皮感染、头皮屑过多、有寄生虫时，应报告医生并给予处理	
8. 整理记录	将脱落头发放入袋中，撤下治疗巾；协助患者取舒适卧位，整理床单位；清理用物，洗手，记录	传染病患者按隔离消毒原则进行；记录执行时间和患者反应

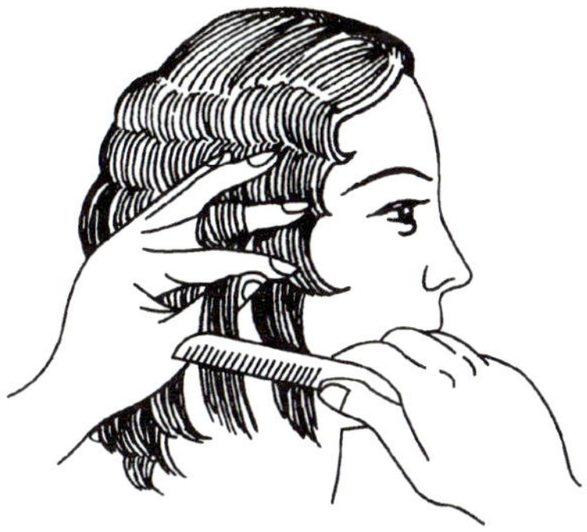

图 7-5　床上梳发

【评价】

1. 患者头发整洁、美观，感觉舒适，心情愉悦。
2. 护士操作规范、轻稳。

二、床上洗发

【目的】

1. 保持头发清洁整齐，维持患者良好的外观，患者感觉舒适。
2. 按摩头皮，促进头部血液循环，促进头发的生长和代谢。
3. 维护患者的自尊和自信，建立良好的护患关系。

【评估】

1. 评估患者头发及卫生情况，有无头虱、虮，头皮有无瘙痒、破损、皮疹及其他病变。
2. 评估患者及家属对头发清洁护理重要性和相关知识的了解程度。
3. 评估患者的病情、治疗情况、自理程度。

【计划】

1. 患者准备　排空大小便，协助患者取舒适的体位，向患者做好解释，使其理解床上洗发的目的、方法及注意事项，能主动配合操作。

2. 用物准备　橡胶单或垫巾 1 块；大毛巾 1 条；小毛巾 1 条；洗发液适量；眼罩或纱布 2 个；不吸水棉球或耳塞 2 个；梳子 1 把；橡胶圈或发夹 1 个；30% 乙醇溶液适量；纸巾 1 包、护肤霜适量、别针 1 个；弯盘 1 个；脸盆 1 个；纸袋 1 个；水壶（内盛热水，水温略高于皮肤，以不超过 40℃为宜）1 个；盛水桶 1 个；电吹风 1 个。另备新型洗头车（或马蹄形卷、脸盆及搪瓷杯）1 台。

【实施】

详见表 7-4。

表 7-4 床上洗发操作步骤

操作流程	详细步骤	要点及说明
1. 认真核对	洗手，戴口罩，携用物至床旁，核对患者床号、姓名和腕带	病情危重和极度虚弱的患者，不宜洗发
2. 环境准备	调节室温为 22～26℃，酌情关闭门窗，拉上隔帘，按需给予便盆，放平床头，移开床旁桌椅	防着凉
3. 铺巾松领	垫橡胶单及大毛巾于枕上，松开患者衣领向内反折，小毛巾围于颈部，别针固定	保护床单位、衣领不被打湿
4. 合适体位	协助患者斜角仰卧，移枕于肩下，屈双膝，膝下垫膝枕	方便操作，使患者安全舒适
5. 放洗头器	▲洗头车洗发法 患者头部枕于洗头车头托上或将接水盘放在患者头下（图 7-6） ▲马蹄形卷洗发法 患者头部枕于马蹄形卷槽中，马蹄形卷突起处放毛巾置于患者后颈部，槽口下部接污水桶（图 7-7） ▲扣杯式洗发法 患者头部枕于脸盆中量杯杯底毛巾上（脸盆底放一块毛巾，倒扣一只量杯或大茶杯，杯上垫一块毛巾），脸盆内置一橡胶管（图 7-8）	利用虹吸原理，将污水引入下面污水桶
6. 保护眼耳	棉球塞两耳，眼罩或纱布遮盖双眼或嘱患者闭眼	防水流入耳内和眼睛
7. 试温洗发	试水温后用温水充分湿润头发，倒适量洗发液于掌心均匀涂遍头发，由发际向头顶再至枕后揉搓所有头发并按摩头皮，用温水冲洗头发，至洗净为止	揉搓力度应适中，用指腹按摩，不要用指甲搔抓，以免损伤头皮；密切观察患者病情变化，如有异常应立即停止操作
8. 撤巾擦干	取下眼罩和耳内的棉球，解下颈部小毛巾，初步擦干，用毛巾包好头发	擦干面部，酌情使用面霜
9. 撤洗头器	一手托住患者头部，另一手撤去洗头设备，移枕头至床头，撤去橡胶单及大毛巾，协助患者平卧于床中央	
10. 吹干梳发	用大毛巾擦干或电吹风吹干，用梳子梳理头发成型，脱落的头发置于纸袋	防止患者着凉；尊重患者习惯
11. 整理记录	撤去用物，协助患者取舒适卧位，整理床单位；清理用物，洗手，记录	询问患者感受；记录执行时间和效果

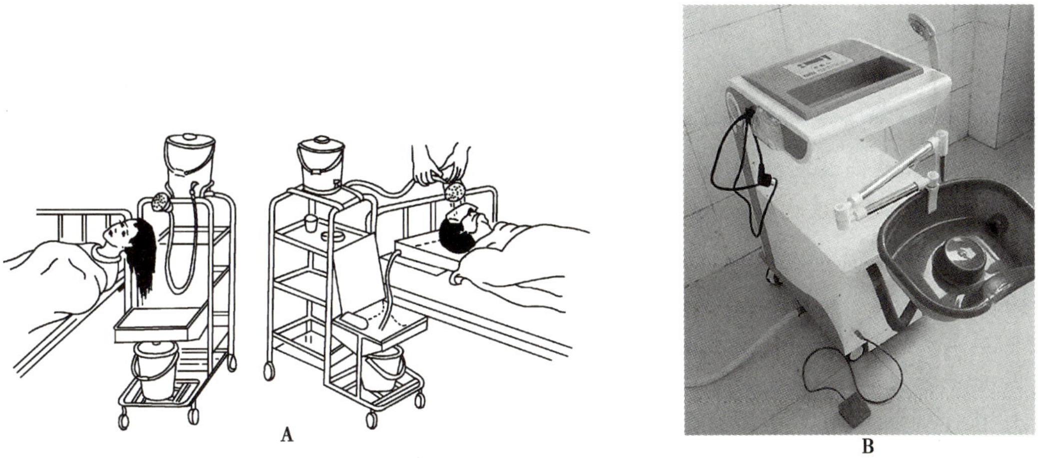

图 7-6 洗头车洗发

A. 洗头车洗发图；B. 新型洗头车

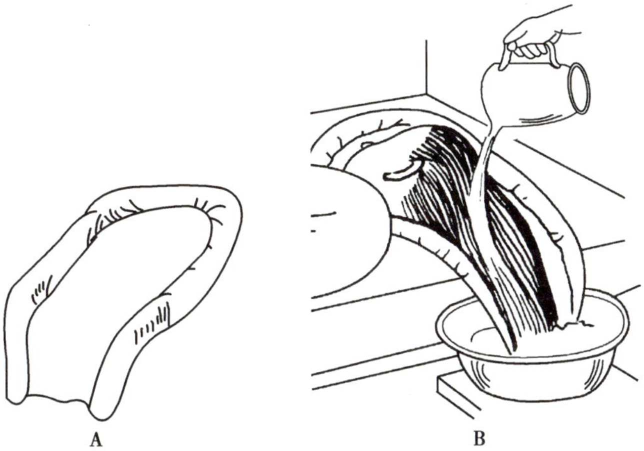

图 7-7 马蹄形卷洗发

A. 马蹄形卷；B. 马蹄形垫

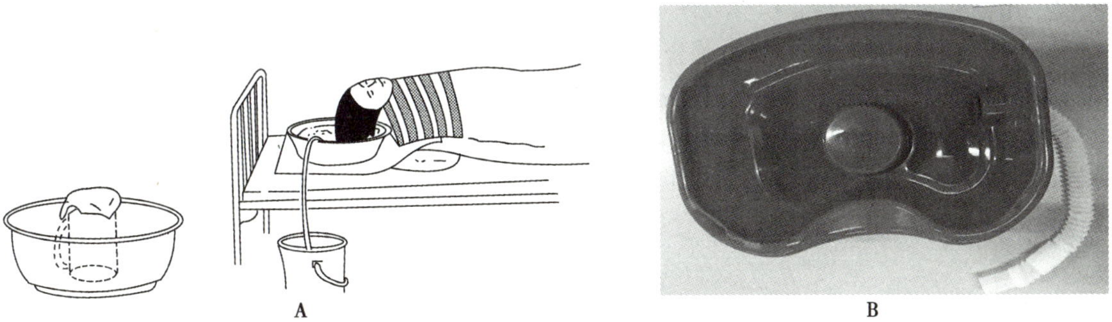

图 7-8 扣杯式洗发

A. 扣杯式洗发图；B. 简易扣杯式洗头盆

知识链接

新型洗发车

新型洗发车用微电脑程序控制系统，可预设加热温度，面板数字显示各种工作状态，有防空烧、缺水报警、漏电保护、防电墙保护等功能，具有净水箱电动上排水、手动下排水及污水箱手阀下排水功能，洗头盆可离机放在病床上使用也可在升降支架上旋转使用，患者无须挪动身体，可直接躺在床上洗头。支架升降幅度在0～350mm之间可调节，可满足住院部所有病床高度。洗发盆可290°随意旋转，可隐藏收放，喷淋、排污水管可以伸缩，有上水时水满自动停止装置，最高设定水温达60℃，方便热水的取用，水箱容量≥32L。可采用侧卧洗、仰卧洗、坐洗等，便于病房内护理人员给患者洗发，使用安全可靠。

【评价】

1. 护患沟通良好，患者获得头发护理的相关知识，主动配合操作。
2. 患者感觉清洁舒适，无受凉、不适或其他异常情况。
3. 操作规范，动作轻柔，污水未流入眼睛和耳内，衣服、床单位未被沾湿。

三、灭头虱、虮法

虱由接触传染，可传播疾病如流行性斑疹伤寒、回归热等。虱寄生于人体可致局部皮肤瘙痒，抓伤皮肤可致感染。如发现患者有虱，应立即灭虱，使患者舒适，预防患者之间相互传染和预防疾病传播。

【目的】

1. 去除头虱、虮，使患者舒适，维护患者自尊。
2. 预防疾病传播，如流行性斑疹伤寒、回归热。

【评估】

1. 评估患者头发上有无头虱、虮分布，有无破损、皮疹及其他病变。
2. 评估患者及家属对虱、虮相关知识的了解程度。
3. 评估患者的病情、治疗情况、自理程度、心理状态。

【计划】

1. 患者准备 向患者做好解释，使其了解灭头虱法的目的、方法及注意事项，能主动配合操作。

2. 用物准备

(1) 灭头虱常用药液有①30%含酸百部酊剂：取百部30g放入瓶中，加50%乙醇100ml（或65°白酒100ml），再加入纯乙酸1ml，盖严，48小时后即制得此药。②30%百部含酸煎剂：取百部30g，加水500ml煮30分钟，双层纱布过滤，将药液挤出。将药渣再加水500ml煮30分钟，并以双层纱布过滤挤出药液。将两次煎得的药液合并浓缩至100ml，冷却后加入纯乙酸1ml或食醋30ml，即制得30%百部含酸煎剂。③灭虱香波：成分是1%二氯苯醚菊酯，可用于灭虱。

(2) 同床上洗头用物；另备治疗巾2～3块；治疗碗（内盛灭虱药液）1个；纱布数块；隔离衣1件；塑料帽子1个；篦子1个；纸袋1个；布口袋1个；清洁衣裤及被服各1套。

【实施】

详见表7-5。

表7-5 灭头虱、虮操作步骤

操作流程	详细步骤	要点及说明
1. 认真核对	洗手，戴口罩，戴手套，穿好隔离衣，携用物至床旁，核对患者床号、姓名和腕带	尊重患者，取得合作

续表

操作流程	详细步骤	要点及说明
2. 环境准备	隔帘遮挡或在治疗室进行	严格执行消毒隔离制度，以防虱、虮传播；注意自我保护，免受感染；若病情允许，可在治疗室进行，维护患者自尊
3. 剃头剪发	动员女患者剪短头发、男患者或患儿剃去头发	剪下的头发用纸包裹焚烧
4. 蘸药涂擦	用纱布蘸灭头虱药液，按顺序擦遍头发，反复用手揉搓10 分钟，使头发全部浸透，戴帽子包住头发 24 小时。用药后观察患者局部及全身反应	防药液污染面部、眼睛及耳朵
5. 篦虱洗发	24 小时后取下帽子，用篦子篦去死虱和虮，洗净头发	如发现仍有活虱，须重复灭虱步骤
6. 更换衣被	灭虱后，为患者更换清洁衣服、被服，将污衣服、污被服放入布口袋内，扎紧袋口，梳子、篦子消毒后刷洗干净	按隔离原则处理，彻底杀灭虱、虮，避免传播
7. 整理记录	协助患者取舒适卧位，整理床单位；清理用物，脱手套，洗手，记录	记录执行时间和效果

【评价】

1. 护患沟通有效，患者配合，患者及家属了解灭虱、虮的方法。
2. 护士灭虱、虮彻底，无虱、虮传播，患者感觉舒适。

第三节 皮 肤 护 理

任务引入

【临床情景】

周先生，76 岁，因患“败血症，感染性休克”入院。入院时高热昏迷，皮肤潮红，大汗，意识模糊，住院 1 周后，病情稍缓解。

思考：

1. 护士应采用哪种方式为周先生进行皮肤护理？
2. 如何为周先生实施此种皮肤护理？
3. 皮肤护理实施过程中注意事项有哪些？

皮肤具有吸收、分泌、排泄、感觉、调节体温、保护机体等功能。完整的皮肤具有天然屏障作用，可避免微生物入侵。皮肤新陈代谢迅速，其排泄废物有皮脂、汗液、脱落的表皮碎屑等，可与外界尘埃及微生物结合形成污垢，黏附于皮肤表面，如不能及时清除，可刺激皮肤致皮肤瘙痒，降低皮肤抵抗力，破坏其屏障作用，引起感染。定期进行皮肤护理，可促进皮肤血液循环，增强皮肤排泄功能，维持皮肤完整性，满足患者清洁舒适的需要，预防感染和压力性损伤等并发症的发生。因此，对于一般情况良好、有自理能力的患者，可进行淋浴、盆浴，对于病情较重、长期卧床、活动受限、生活不能自理的患者，可进行床上擦浴。

一、淋浴和盆浴

淋浴与盆浴适用于病情较轻、一般情况良好的患者，根据患者需要与病情，选择洗浴的方式、次数、时间，给予适当帮助。

【目的】

1. 保持皮肤清洁，使患者感觉舒适。
2. 促进皮肤的血液循环，增强皮肤的排泄功能，预防皮肤感染和压力性损伤等并发症的发生。
3. 促进患者身体放松，增加活动，观察皮肤状况，满足其身心需要，建立良好护患关系。

【评估】

1. 评估患者病情、治疗情况、自理能力、皮肤清洁度、皮肤有无破损感染等异常情况。
2. 评估患者的卫生习惯，对清洁卫生相关知识的了解程度。

【计划】

1. 患者准备 向患者做好解释，使其了解操作目的、方法及配合要点，愿意合作。

2. 用物准备 沐浴液或浴皂适量，毛巾2条，大毛巾1条，清洁衣裤1套，拖鞋（防滑的）1双。

【实施】

详见表7-6。

表7-6 淋浴和盆浴操作步骤

操作流程	详细步骤	要点及说明
1. 准备交代	洗手，戴口罩，携用物至床旁，核对患者床号、姓名和腕带；根据患者病情，确定沐浴方式和时间；指导患者使用冷热水开关、浴室呼叫器等浴室设施；代为保管贵重物；嘱咐患者进出浴室应扶把手，以免滑倒，不可用湿手接触电源开关	确认患者，取得配合；创伤、衰弱、患心脏病须卧床休息的患者，均不宜淋浴或盆浴；妊娠7个月以上的孕妇禁用盆浴；传染病患者淋浴，须根据病种、病情，按隔离原则处理；饭后须过1小时才能沐浴，以免影响消化
2. 检查备物	检查浴盆或浴室是否清洁，是否放置防滑设施，协助患者准备好沐浴用物	防止患者出现意外跌倒
3. 指导洗浴	携带用物，送患者入浴室（盆浴时须辅助患者进出浴盆）；调节室温22℃以上，水温以皮肤温度为准，夏季可略低于体温，冬季可略高于；告知患者浴室不可关门，在门外挂“正在使用”标记；嘱咐患者盆浴时水位不可超过心脏水平，避免引起胸闷，浸泡时间不宜超过10分钟，浸泡太久容易导致疲惫；注意患者入浴时间，每5分钟与患者联络一次，入浴时间过久应注意询问，防止发生意外；当患者使用呼叫器时，护士应敲门后进入浴室	防止患者受凉或烫伤；加强指导，防止患者发生受凉、烫伤、晕厥、滑倒等意外情况；若患者发生晕厥，应立即从浴室抬出患者，平卧、保暖，紧急通知医生并配合处理
4. 观察浴后	根据情况协助患者擦干皮肤，协助患者穿好清洁的衣裤；观察患者沐浴后情况，协助患者回病室，使其取舒适体位；浴室门外挂“未用”标记	保暖，防止患者受凉
5. 整理记录	清理用物，洗手，记录	记录患者浴后反应

【评价】

1. 护患沟通良好，患者未发生意外。
2. 患者感觉清洁、舒适，维护良好自我形象。

二、床上擦浴

【目的】

1. 保持皮肤清洁，促进皮肤血液循环，增强皮肤的排泄功能，预防皮肤感染和压力性损伤等并发症的发生。

2. 促进肢体活动，防止肌肉挛缩、关节僵硬等并发症。观察患者皮肤情况和身体状况，提供病情信息。

【评估】

1. 评估患者病情、治疗情况、意识状态、肢体活动能力及自理能力、皮肤清洁度、有无感染、破损等异常改变。

2. 评估患者的卫生习惯，患者及家属对清洁卫生相关知识的了解程度。

【计划】

1. 患者准备 向患者做好解释，使其了解沐浴的目的，愿意配合操作，排空大小便。

2. 用物准备 脸盆 2 个；水温计 1 个、水壶（内盛热水，按患者年龄、个人习惯和季节调节水温）1 个；污水桶 1 个；清洁衣裤及清洁被服各 1 套；治疗巾及橡胶单各 1 条、大浴巾 1 条；小毛巾 3 条（患者自备）；洁面液适量；浴皂或沐浴液适量；指甲剪 1 把；梳子 1 把；护肤用品适量；按摩油或膏适量。必要时备便器及便器巾。

【实施】

详见表 7-7。

表 7-7 床上擦浴操作步骤

操作流程	详细步骤	要点及说明
1. 认真核对	洗手，戴口罩，携用物至床旁，核对患者床号、姓名和腕带；依据病情，确定擦浴时间	确认患者，取得配合
2. 浴前准备	询问患者有无特殊用物需求；关闭门窗，调节室温至 22～26℃，隔帘遮挡；酌情放平床头或床尾，放下床档，松开床尾盖被；脸盆内倒入热水约 2/3 满，测试水温	防受凉，保护患者隐私；确保患者舒适，方便操作
3. 擦洗面颈	将浴巾铺于患者枕上，用微湿小毛巾如手套式包在右手上（图 7-9），先擦洗眼部（由内眦向外眦），再依次擦洗一侧额部、颊部、鼻翼、人中、下颌、耳后及耳郭、颈部，同法擦另一侧；用较干毛巾再同法擦洗一遍；根据患者情况和习惯选择是否用洁面液及护肤用品	避免弄湿床单位；除眼部外其他部位，可采用清水、洁面液、清水、擦干等顺序擦洗；操作中减少暴露，遮挡患者
4. 擦洗上肢	为患者脱上衣，先脱近侧，后脱远侧，如有外伤或活动障碍者，先脱健肢，后脱患肢；脱衣时询问患者感受，指导鼓励患者配合；擦洗部位下铺浴巾的一侧，以免弄湿床单位，浴巾另一侧覆盖于擦洗部位上面，避免患者着凉，同时保护患者隐私，按顺序擦洗两上肢（图 7-10）；用涂沐浴液的湿毛巾擦洗一遍，再用湿毛巾擦去沐浴液，清洗毛巾后再擦洗至沐浴液干净，最后用大毛巾边按摩边擦干；擦洗力量适度，以能促进皮肤血液循环、刺激肌肉组织为宜；协助患者将手浸入脸盆中，洗净擦干，同法擦另一侧；酌情擦拭护肤用品	上肢由远心端向近心端擦洗，促进静脉血回流；皮肤有伤口的患者，擦浴时应避免弄湿敷料，必要时沐浴后予以适当处理；擦洗过程中询问患者感受，观察患者病情变化，如患者出现寒战、面色苍白等情况，应立即停止擦洗，给予适当处理
5. 擦洗胸腹	将浴巾铺于胸腹部，先擦胸部，再擦腹部，擦洗方法同上肢；腹部以脐部为中心，顺结肠走向擦洗；擦洗乳房应环形用力，注意女性乳房下部的清洁；酌情擦拭护肤用品	临近分娩孕妇应避免过度摩擦诱发刺激宫缩
6. 擦洗背部	拉起对侧床档，协助患者翻身侧卧，背向护士；浴巾一半铺于患者身下，一半盖于患者上半身，依次擦后颈、背部、臀部；观察背部皮肤情况，根据皮肤情况，擦洗后用按摩油或膏按摩背部；酌情擦拭护肤用品	确保患者安全；擦洗过程中根据情况及时更换热水、脸盆及毛巾，以免患者受凉

续表

操作流程	详细步骤	要点及说明
7. 更衣平卧	为患者穿上清洁衣服，先穿对侧后穿近侧，有患肢者先穿患肢后穿健肢，助患者平卧	
8. 擦洗下肢	协助患者脱裤，在擦洗部位下铺一侧浴巾，浴巾另一侧覆盖于擦洗部位上面，擦洗下肢；将盆移于足下，盆下垫浴巾，或将盆放于床旁椅上，洗净双足，擦干（图7-11）；酌情擦拭护肤用品	注意擦净腹股沟、脚趾间；护士戴手套擦洗足部，预防交叉感染
9. 清洗会阴	更换水、盆和毛巾，盖好上下肢，只暴露会阴部，协助患者清洗会阴部；不能自行清洗者，由护士完成	保护患者隐私；护士戴手套擦洗会阴部，预防交叉感染
10. 穿裤梳发	换上清洁裤子，根据需要修剪指（趾）甲，协助患者取舒适卧位，为患者梳发，维护患者个人形象	整个操作应节力省时，动作要轻柔敏捷，尽量减少翻动，擦浴应15～30分钟内完成
11. 整理记录	整理床单位，清理用物，洗手，记录	记录执行时间、患者皮肤卫生情况、操作效果及患者反应

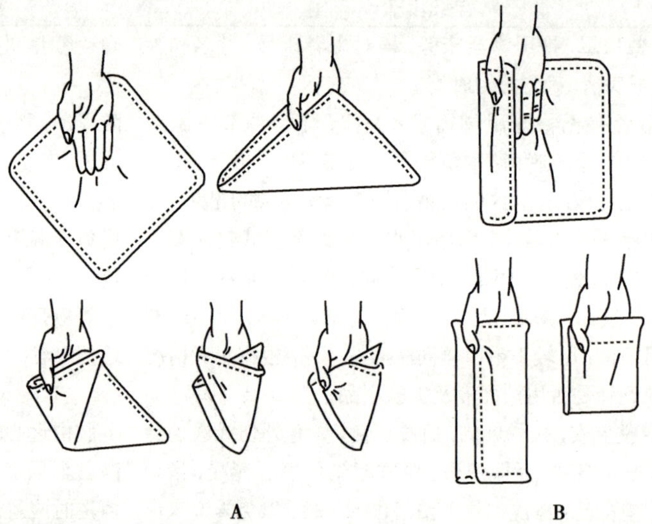

图7-9　包小毛巾法

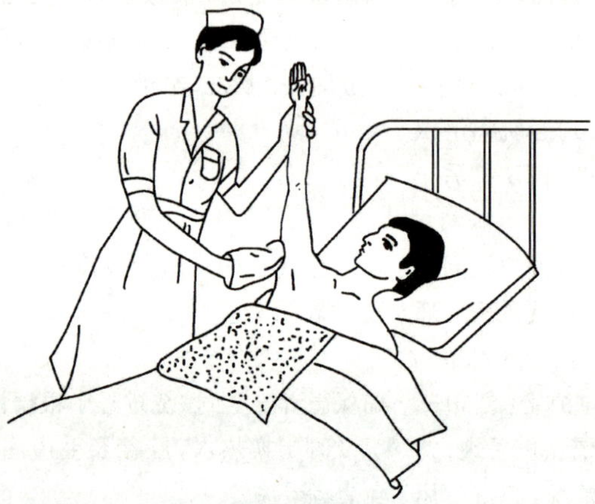

图7-10　腋窝擦洗法

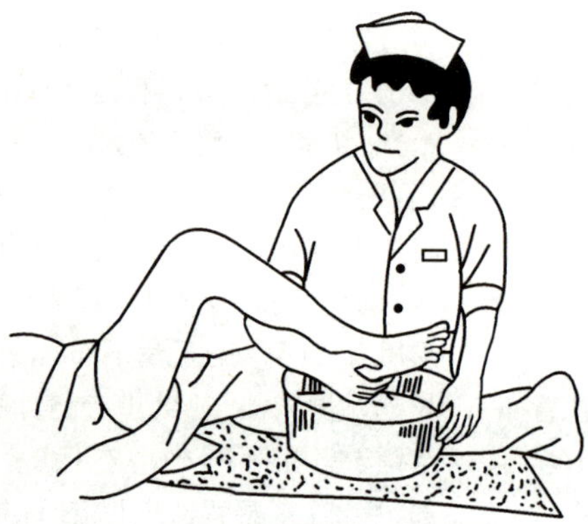

图7-11　足浴

【评价】

1. 患者皮肤清洁、舒适，无感染、损伤及并发症发生。
2. 护士动作轻柔，关心患者，护患沟通有效。

三、背部护理

对于长期卧床、病情较重、活动受限、生活不能自理患者，为防止其皮肤长期受压出现并发症，应对患者背部进行皮肤按摩，刺激皮肤血液循环，改善局部营养状况，增强皮肤抵抗力。常用方法有手法按摩和电动按摩器按摩。

【目的】

1. 促进背部血液循环，预防压力性损伤等并发症。
2. 观察患者的一般情况，满足其身心需要，促进患者舒适，减轻体位性疲劳。

【评估】

1. 评估患者病情、意识状况、肢体活动能力、自理能力。
2. 评估卧床时间、卧位，皮肤情况（有无受压、破损等）、对预防压力性损伤相关知识的了解。

【计划】

1. 患者准备 向患者做好解释，使其了解操作目的、方法及配合要点，愿意合作。

2. 用物准备 毛巾 1 条；大浴巾 1 条；脸盆（内盛温水）、按摩油或膏适量。需要时可备按摩器。

【实施】

详见表 7-8。

表 7-8 背部护理操作步骤

操作流程	详细步骤	要点及说明
1. 认真核对	洗手，戴口罩，携用物至床旁，核对患者床号、姓名和腕带	确认患者，保证安全，取得配合
2. 环境准备	关闭门窗，调节室温至 22～26℃，隔帘遮挡	保护患者隐私
3. 安置体位	酌情放平床头及床尾支架，松开床尾盖被，拉起对侧床档，协助患者侧卧或俯卧，使背部靠近并朝向护士，浴巾一半铺于患者身下，一半盖于患者上半身	确保患者安全；防止患者着凉
4. 清洁背部	暴露背部及臀部，用温水依次擦洗患者颈部、肩部、背部及臀部	防止操作者指甲戳伤患者
5. 全背按摩	两手掌蘸少许按摩油或膏从患者骶尾部开始，用手掌的大、小鱼际沿脊柱两侧边缘向上按摩，至肩部以环形动作向下按摩，再轻轻滑到臀部及尾骨部位，有节奏按摩至少 3 分钟（图 7-12）	按摩力量应足够刺激肌肉组织；操作者姿势正确，力度合适，符合人体力学原则，注意节力；若局部出现压力性损伤的早期症状，则受损部位禁止按摩，可在受损部位外周用大拇指指腹以环状动作向外按摩
6. 脊柱按摩	用拇指指腹蘸少许按摩油或按摩膏沿脊柱由骶尾部按摩到第 7 颈椎处，再继续向下按摩至骶尾部	
7. 局部按摩	两手掌蘸少许按摩油或膏，以大、小鱼际紧贴皮肤，压力均匀、向心方向按摩，按摩力度由轻到重，每次 3～5 分钟	

续表

操作流程	详细步骤	要点及说明
8. 电动按摩	持电动按摩器，根据不同部位，选择合适的按摩头，紧贴皮肤进行按摩	根据患者情况酌情进行电动按摩
9. 更换衣服	按摩完毕，拭去过多的按摩油或膏，撤去浴巾，协助患者穿衣并取舒适卧位	
10. 整理记录	整理床单位及用物，洗手，记录	记录执行时间及护理效果

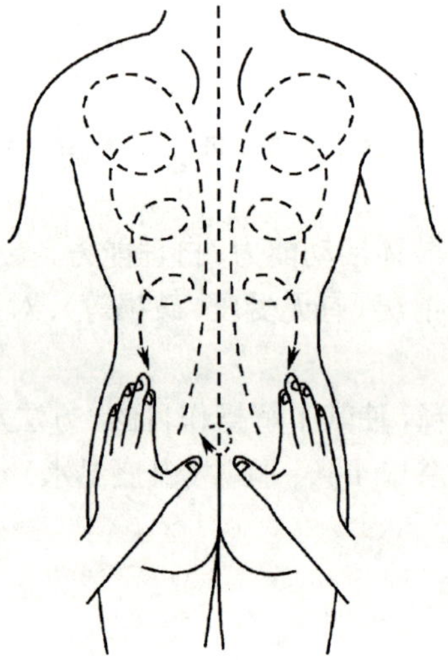

图 7-12　背部按摩

【评价】

1. 护患沟通良好，患者感觉舒适。
2. 护士操作规范，患者无压力性损伤出现，或原有皮肤异常处减轻。

四、会阴部护理

由于会阴部的解剖结构特点，易发生交叉感染，对于留置导尿管、泌尿生殖系统感染、产后以及各种会阴部手术后、会阴部皮肤破损、会阴部分泌物过多、大小便失禁的患者，护士应每日对患者进行会阴部清洁护理。

【目的】

1. 祛除会阴部异味，增进舒适，预防和减少感染。
2. 防止皮肤破损，促进伤口愈合。

【评估】

1. 评估患者病情及会阴部卫生状况、分泌物情况、皮肤有无破损、感染等。
2. 评估患者自理程度、心理反应、合作程度、对会阴部护理相关知识的了解程度。

【计划】

1. 患者准备　向患者做好解释，使其了解会阴部护理的目的、方法及配合要点，愿意配合。

2. 用物准备　治疗盘内备小毛巾 1 条；浴巾 1 条；清洁棉球数个；无菌溶液适量；大量杯 1 个；镊子 1 把；一次性手套 1 副；卫生纸 1 包；治疗盘外备橡胶单及治疗巾（或防水垫巾 1 块）各 1 块；水壶（内盛温水或专用会阴冲洗液）1 个；盆 1 个。必要时备便器及便器巾。

【实施】

详见表 7-9。

表 7-9 会阴部护理操作步骤

操作流程	详细步骤	要点及说明
1. 认真核对	洗手，戴口罩，携用物至床旁，核对患者床号、姓名和腕带	确认患者，保证安全，取得配合
2. 环境准备	关闭门窗，调节室温至 22～26℃，床帘或屏风遮挡，酌情放平床头及床尾支架，松开床尾盖被	保护患者隐私，防止患者着凉
3. 安置体位	协助患者取仰卧位（女患者取仰卧屈膝位，两腿分开），将盖被折于会阴部以下，大毛巾盖于患者胸部；将橡胶单及治疗巾垫于患者臀部下	便于暴露会阴部；防止受凉；保护床单位免受污染
4. 暴露会阴	准备温水，戴好一次性手套，协助患者脱裤，暴露会阴部	预防交叉感染
5. 擦洗会阴	根据男、女会阴部特点进行会阴部护理	每擦洗一处均须变换毛巾的部位；如用棉球擦洗，每擦洗一处应更换棉球
	▲男性患者会阴部护理	
（1）大腿上部	清洗并擦干两侧大腿上部	
（2）阴茎头部	提起阴茎，由尿道口向外环形擦洗阴茎头部，更换毛巾，反复擦洗，直至擦净阴茎头部（图 7-13）	包皮和冠状沟易留有污垢，应注意擦拭干净
（3）阴茎体部	沿阴茎体由上向下擦洗，注意擦净阴茎下面皮肤	力度柔和、适度，避免过度刺激
（4）阴囊部位	小心托起阴囊，擦洗阴囊下面皮肤褶皱处	轻柔擦拭，防止阴囊部位受压引起患者疼痛
	▲女性患者会阴部护理	
（1）大腿上部	暴露会阴部，清洗并擦干两侧大腿上部	
（2）阴唇部位	合上阴唇，擦洗阴唇外黏膜部分，从会阴部向肛门方向擦洗（从前向后）	减少粪便中致病菌向尿道口传播的机会
（3）尿道口、阴道口	擦洗尿道口和阴道口部位：分开阴唇，暴露尿道口、阴道口，从会阴部向肛门方向擦洗各个部位（从前向后）	女性月经期或留置导尿时，可用棉球清洁
（4）会阴冲洗	铺橡胶单及治疗巾（或防水垫巾）于患者臀下，放便器于患者臀下，护士持装有温水的大量杯，用大镊子夹棉球按相同顺序边冲水边擦洗会阴部（图 7-14），从会阴部冲洗至肛门部，冲洗过程中注意观察病情及会阴部皮肤状况，冲洗后擦干；撤去便器、橡胶单及治疗巾（或防水垫巾），协助患者放平腿部，取舒适卧位	操作应符合人体力学原则，保持良好的身体姿势，节时省力；如患者会阴部、直肠手术，使用的棉球应达到无菌要求
6. 肛门护理	将大毛巾放回原位盖于会阴部，协助患者侧卧位，擦洗肛门；如患者大小便失禁，可在肛门、会阴部位涂凡士林、氧化锌软膏保护皮肤；清洗后观察会阴部及其周围部位皮肤状况	保护皮肤
7. 安置患者	协助患者穿好衣裤，取舒适卧位	
8. 整理记录	整理床单位，清理用物，洗手，记录	记录执行时间及护理效果

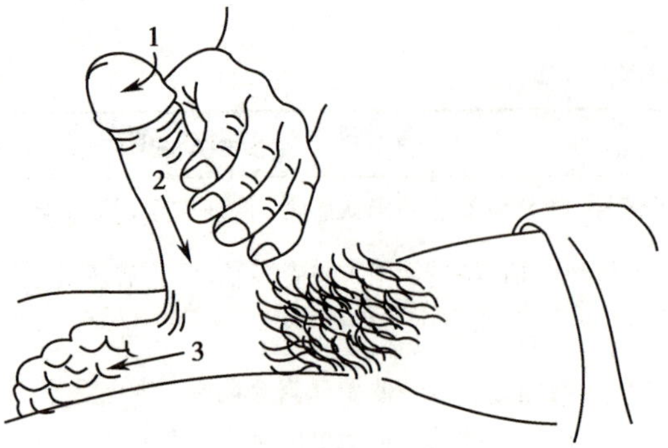

图7-13 男性患者会阴部护理

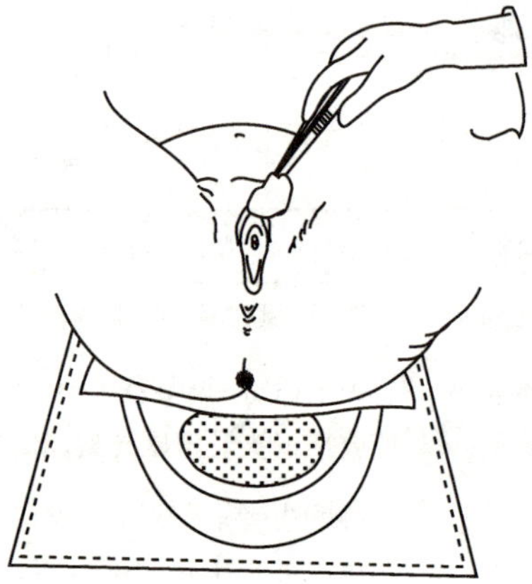

图7-14 女性患者会阴部护理

【评价】

1. 患者了解操作的目的、意义，主动配合操作。
2. 患者会阴部清洁，无并发症发生。

五、压力性损伤的预防和护理

（一）压力性损伤的概念

压力性损伤，原称为压疮、压力性溃疡。2016年美国国家压疮咨询委员会（National Pressure Ulcer Advisory Panel，NPUAP）对压疮概念进行了重新界定，将压疮更名为压力性损伤，是指发生在皮肤和/或潜在皮下软组织的局限性损伤，通常发生在骨隆突处。在压力或剪切力和/或摩擦力综合作用下，机体血液循环障碍，发生局部持续缺血、缺氧、营养不良，导致软组织溃烂和坏死。

NPUAP新发布的压力性损伤定义中增加了与医疗器械相关的压力性损伤。

医疗器械相关压力性损伤：医疗器械相关压力性损伤指由于使用用于诊断或治疗的医疗器械而导致的压力性损伤，损伤部位的形状通常与所使用的设备一致。这类损伤可以根据压力性损伤分期系统进行分期。

黏膜压力性损伤：黏膜压力性损伤指由于使用医疗设备而导致相应部位黏膜出现的压力性损伤。由于损伤组织的解剖特点，这一类损伤无法进行分期。

（二）压力性损伤发生的机制

压力性损伤是由多种因素共同作用引起的一系列复杂的病理生理变化过程，其病理过程是一种损伤性级联反应。造成压力性损伤的直接因素是压力、剪切力、摩擦力等力学因素（图7-15），其他如患者机体营养不良、抵抗力下降、矫形不当等因素是通过影响软组织对压力和剪切力的耐受性，而增加压力性损伤的风险。

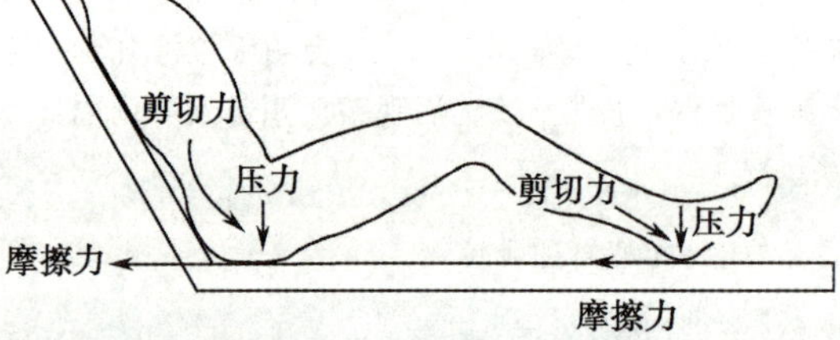

图7-15 压力性损伤发生的力学因素

1. 压力 对局部组织的持续性垂直压力是引起压力性损伤的最重要原因。组织单位面积承受的压力越大，持续时间越长，发生压力性损伤所需时间越短。若外界施与局部的压强超过终末毛细血管压的 2 倍，且持续 1～2 小时，即可阻断毛细血管对组织的灌流，引起组织缺氧；若持续受压 2 小时以上，就可引起组织不可逆的损害，从而发生压力性损伤。此外，压力性损伤的发生与组织耐受性有关，肌肉和脂肪组织因代谢活跃，比皮肤对压力更为敏感，因此最先受累且较早出现变性和坏死。垂直压力常见于长时间采用某种体位，如卧位、坐位。

2. 摩擦力 摩擦力由两层相互接触的表面发生相对移动时产生，可引起皮肤擦伤和皮肤表层血管损伤，增加患者对压力性损伤的易感性。床褥和坐垫皱褶不平、有渣屑、挪动时拖拉拽患者，均会产生较大的摩擦力。当患者长期卧床或坐轮椅时，皮肤可受床单、轮椅垫表面的阻力摩擦而受损，皮肤擦伤后，受潮湿或污染更易发生压力性损伤。

3. 剪切力 由于相邻两层组织表面间的滑行产生进行性相对移位而引起，是由压力和摩擦力综合而成，与体位有密切关系。如患者半坐卧位时，骨骼及相邻组织由于重力的作用向下滑行，但皮肤和皮下组织由于摩擦力的缘故仍停留在原位，这样两层组织产生相对性移位，导致剪切力的发生，使血管拉长、扭曲、撕裂，出现局部皮肤血液循环障碍而发生组织坏死。

（三）压力性损伤的评估

及时（入院 8 小时内）、动态、客观、综合、有效地进行结构化风险评估，判断危险因素、识别压力性损伤发生的高危人群及确定好发部位，从而对压力性损伤高危人群制订并采取个性化预防措施是有效预防压力性损伤的关键。

1. 危险因素 评估患者发生压力性损伤的危险性，应主要考虑下列影响因素。

（1）活动受限：活动受限是发生压力性损伤的一个重要因素，许多研究表明活动障碍是发生压力性损伤的独立危险因素。正常人皮肤经受一定的压力时，机体产生不适的感觉，会采取措施缓解或避免压力，但有麻痹、极度无力、活动障碍者，即使能感觉到压力也无法独立改变体位来缓解压力。被约束患者，无法自行翻身，某些疼痛患者为避免疼痛而采取强迫性体位，也可能造成局部长期受压。

（2）意识状态改变或感觉障碍：意识迷糊、神志不清的患者意识不到改变体位的需要，皮肤损伤的危险性增加。皮肤感觉功能障碍可使机体对痛觉、不舒适的症状不敏感，不会及时移动身体缓解压力。糖尿病、脊髓损伤等患者可发生感觉神经病变，因而容易发生压力性损伤。

（3）营养不良或水代谢紊乱：营养状况是影响压力性损伤形成的一个重要因素。若长期营养不良、肌肉萎缩、皮下脂肪变薄、皮肤与骨骼间的充填组织减少，则压力性损伤发生的危险性会增加。机体脱水时皮肤弹性变差，在压力或摩擦力的作用下容易变形，而水肿的皮肤由于弹性、顺应性下降，更容易损伤，同时组织水肿使毛细血管与细胞间距离增加，氧和代谢产物在组织细胞的溶解和运送速度减慢，皮肤出现营养不良而容易发生压力性损伤。

（4）局部潮湿或排泄物的刺激：大小便失禁、伤口分泌物增多、出汗等使皮肤浸渍、松软，皮肤保护能力下降，细菌繁殖，皮肤容易发生破损和感染。

（5）体温升高：体温升高时，机体新陈代谢率增高，细胞对氧的需要增加。加之局部组织受压，使已有组织缺氧更加严重。此外，高热常引起大量出汗。因此，伴有高热的严重感染患者有组织受压的情况时，发生压力性损伤的概率升高。

（6）应用矫形器械：石膏固定和牵引限制了患者身体或肢体的运动，特别是石膏固定后对肢体产生压力，粗糙的表面摩擦皮肤，使患者容易发生压力性损伤。如果矫形器械固定过紧或肢体有水肿，容易使肢体血液循环受阻，从而发生压力性损伤。

（7）药物影响：有些药物也可促成压力性损伤的形成。镇静、催眠药使患者嗜睡，机体活动性减少。镇痛药物的应用使患者对压力刺激不敏感；血管收缩药可使周围血管收缩，组织缺氧；类固醇类抗炎药物干扰了组织对压力性损伤的炎症反应。

（8）全身缺氧：慢性阻塞性肺疾病、CO 中毒等患者由于机体全身处于缺血、缺氧状态，局部组织受压后容易发生压力性损伤。

2. 压力性损伤危险评估量表 压力性损伤危险评估量表是用于评价个体发生压力性损伤危险、预测、筛选高危人群的一种工具，为护士准确判断患者发生压力性损伤的危险提供参考依据。目前临床最常用的压力性损伤危险评估量表有 Braden 评估量表、Norton 评估量表。

（1）Braden 评估量表（表 7-10）：包括 6 个部分，每项 1～4 分，总分为 23 分，得分越低，发生压力性损伤的危险性越高。评分 15～18 分为轻度危险，12～14 分为中度危险，<12 分为重度危险。

表 7-10 Braden 评估量表

项目 / 分值	1	2	3	4
感觉	完全受限	非常受限	轻度受限	未受损害
潮湿度	持续潮湿	非常潮湿	偶尔潮湿	很少潮湿
活动度	限制卧床	限制于椅	偶尔行走	经常行走
移动能力	完全不能	严重受限	轻度受限	未受限
营养摄入	非常差	可能缺乏	充足	丰富
摩擦力和剪切力	有问题	有潜在问题	无明显问题	—

（2）Norton 评估量表（表 7-11）：包括 5 个部分，每项 1～4 分，总分为 20 分，得分越低，发生压力性损伤的危险性越高。评分≤14 分，提示患者有发生压力性损伤的危险，建议采取预防措施。由于此评估量表缺乏营养状态的评估，故临床使用时须补充相关内容。

表 7-11 Norton 评估量表

项目 / 分值	4	3	2	1
身体状况	良好	一般	不好	极差
精神状态	思维敏捷	无动于衷	不合逻辑	昏迷
活动能力	可以走动	须协助	依赖轮椅	卧床
灵活程度	行动自如	轻微受限	非常受限	不能活动
失禁情况	无失禁	偶有失禁	经常失禁	完全失禁

3. 高危人群

（1）神经系统疾病患者：昏迷、瘫痪者须长期卧床，自主活动丧失，身体局部组织长时间受压。

（2）老年人：机体活动减少，皮肤松弛、干燥、缺乏弹性，皮下脂肪萎缩、变薄，皮肤易损性增加。

（3）身体肥胖者和瘦弱者：肥胖者机体过重，承受的压力过大；瘦弱者营养不良，受压处缺乏肌肉组织和脂肪组织保护。

（4）水肿者：水肿时皮肤抵抗力降低，同时也增加了承重部位的压力。

（5）疼痛者：为避免疼痛而处于强迫体位，机体活动减少，局部组织受压过久。

（6）使用医疗器械者：如石膏固定、牵引及应用夹板患者，翻身和活动受限，固定不恰当致受压部血液循环不良。

（7）大小便失禁者：皮肤经常潮湿，易受摩擦的刺激。

（8）发热患者：体温升高可致排汗增多，皮肤经常受潮湿的刺激。

（9）使用镇静剂者：自身活动减少，局部组织受压过久。

（10）患者持续手术时间>2 小时。

4. 易发部位 易发于长期受压、无肌肉包裹或肌层较薄，缺乏脂肪组织保护的骨隆突处，压力性损伤的发生与卧位有着密切的关系。卧位不同，受压点不同，易发部位也不同（图7-16）。

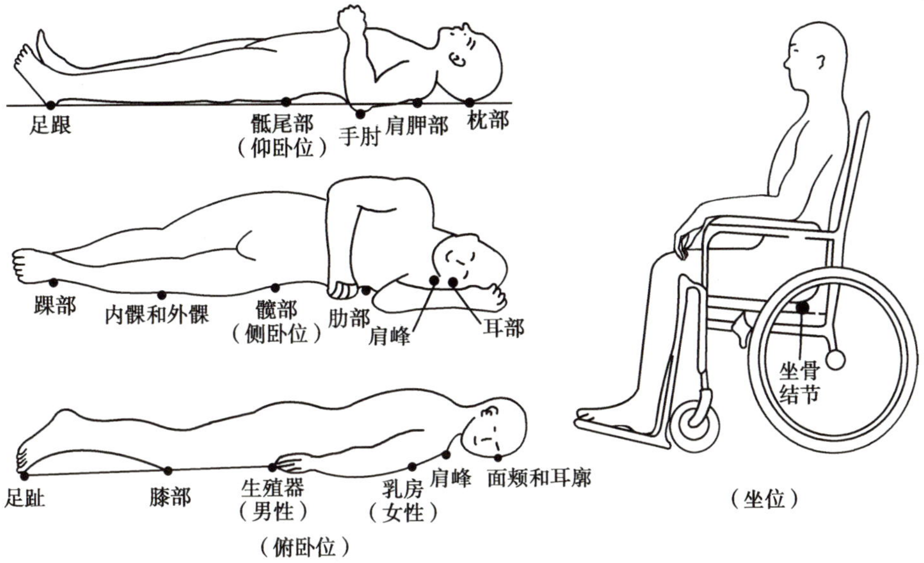

图7-16　压力性损伤的易发部位

（1）仰卧位：易发于枕外隆凸、肩胛部、肘部、脊椎体隆凸处、骶尾部、足跟部，尤其易发于骶尾部。

（2）侧卧位：易发于耳郭、肩峰、肘部、髋部、膝关节的内外侧、内外踝。

（3）俯卧位：易发于耳郭、面颊、肩峰、女性乳房、肋缘突出部、男性生殖器、髂前上棘、膝部、足趾部。

（4）坐位：易发于坐骨结节、肩胛骨、足跟，尤其好发于坐骨结节。

（四）压力性损伤的预防

预防压力性损伤发生的关键在于及早发现和消除危险因素。因此，要求护士在工作中做到七勤：勤观察、勤翻身、勤按摩、勤擦洗、勤整理、勤更换、勤交班。

1. 全面系统评估皮肤情况　皮肤的评估对于压力性损伤的预防、分类、诊断及治疗至关重要。对新入院患者应尽早进行压力性损伤危险性评估，并根据患者病情、评估结果等制订相应的护理计划，根据患者病情变化做到定期评估与随时评估相结合。

2. 保护皮肤，避免局部组织长期受压

（1）经常更换卧位：鼓励、协助患者经常更换卧位，使骨隆突部位交替受压。翻身间隔时间视病情、受压处皮肤情况而定，一般每2小时翻身1次，必要时1小时翻身1次，建立床头翻身记录卡（表7-12），也可使用电动翻身床帮助患者变换卧位。

表7-12　翻身记录卡

姓名：　　床号：			
日期/时间	卧位	皮肤情况	执行者

（2）保护骨隆突处和支持身体空隙处：对易发人群，在骨隆突部或易受压处可垫海绵垫褥、气垫褥、水褥、羊皮垫等，或在身体空隙处垫软枕、海绵垫，使支撑身体体重的面积加大，降低骨隆突部皮肤所受压强；羊皮垫具有抵抗剪切力、高度吸收水蒸气的性能，适用于长期卧床患者。

知识链接

气浪护理床垫

气浪护理床垫是预防及减缓压力性损伤、起辅助作用的医疗护理床垫，用于昏迷、瘫痪、重大手术后、骨折牵引、严重烧伤（或冻伤）、重症、终末期患者，适合医院、家庭病床、敬老院使用。气浪护理床垫可全自动、全天候工作，一般为自动程控装置（即电动装置），通过两根导气管与18组气袋相接，使气袋分为两组交替充、放气而产生波浪。随着波浪起伏，人体受压迫部位每隔6分钟变换1次，相当于为患者每小时翻身10次，每日翻身240次。高频率的翻动起到周身按摩，促进血液循环、松弛肌肉的作用。

（3）正确使用石膏、夹板、绷带、牵引或其他矫正器械：衬垫应平整、松紧适度、位置合适（尤其是骨隆突处衬垫），观察局部和肢端皮肤的颜色、温度变化情况，认真听取患者反映，如发现石膏绷带过紧或凹凸不平，应立即通知医生，及时调整。

（4）避免或减少摩擦力和剪切力的作用：为避免摩擦力，协助患者翻身、更换衣服和床单及移动患者时应将患者身体抬离床面，避免拖、拉、推、拽等动作，以免擦破皮肤；使用便盆时应协助患者抬高臀部，避免硬塞、硬拉等动作。为减少剪切力，患者取半坐卧位时床头抬高≤30°、足底部放木垫、屈髋30°、腘窝下垫软枕，以防止身体下滑。

3. 保持皮肤清洁，避免局部刺激

（1）保持皮肤清洁干燥，对大小便失禁、分泌物多、出汗的患者，应及时洗净擦干，避免使用肥皂、含乙醇的用品清洁皮肤，可使用润肤品保持皮肤湿润，但不能太湿。

（2）保持床单和被褥清洁、干燥、平整、无碎屑，不可使患者直接卧于橡胶单或塑料单上。

（3）不可使用掉瓷、裂损的破损便器，使用便盆时不可硬塞、硬拉，必要时便盆边缘垫软纸或布垫，以防擦伤皮肤。

4. 促进血液循环

（1）对长期卧床的患者，经常检查受压部位皮肤情况，每日进行主动或被动全范围关节运动，维持关节活动性和肌肉张力，促进肢体血液循环。

（2）定期为患者温水擦浴、背部按摩。经常温水擦浴，可清洁皮肤，刺激皮肤血液循环，改善局部营养状况，增强皮肤抵抗力。同时可手法按摩局部和背部，已经发红的皮肤软组织和骨隆突处禁忌按摩；也可使用电动按摩器按摩，是依靠电磁作用，使治疗器头端振动来代替手法按摩，根据不同部位来选择合适的按摩头，手持按摩器紧贴患者皮肤进行按摩。

5. 改善机体营养状况 营养不良既可以导致压力性损伤的形成，又影响压力性损伤的愈合。蛋白质是机体组织修补恢复所必需的物质，维生素A、维生素C和矿物质锌对压力性损伤的愈合有促进作用。长期卧床患者在病情许可的情况下，应给予患者高蛋白、高热量、高维生素饮食，以增强机体抵抗力和组织修复能力。适当补充硫酸锌，可促进溃疡的愈合。对不能进食的患者，可以使用鼻饲或静脉营养。

6. 健康教育 使患者及家属了解患者的皮肤状况及压力性损伤的危害，指导患者及家属掌握预防压力性损伤的知识与技能（皮肤清洁方法、翻身方法、减压装置的选择等），鼓励患者及家属积极参与或独立采取预防压力性损伤的有效措施。

但是，并非所有压力性损伤均可预防。某些患者由于特殊的自身条件，即使采取了措施仍然发生的压力性损伤，称为难免性压力性损伤。如严重负氮平衡的恶病质患者，软组织过度消耗失去了保护作用，损伤后自身修复困难，难以预防压力性损伤的发生。某些疾病限制翻身，也难以预防压力性损伤的发生。

（五）压力性损伤的分期

压力性损伤的发生与发展是一个渐进性过程（由浅到深、由轻到重），根据病理状况、发展过程和严重程度，压力性损伤可分为四期。

1 期压力性损伤：淤血红润期，局部皮肤完好，出现压之不变白的红斑。指压变白、红斑或者感觉、皮温、硬度变化可能比观察到的皮肤改变更先出现。此期的皮肤颜色改变不包括紫色或褐红色变化，否则提示可能存在深部组织损伤。

2 期压力性损伤：炎性浸润期，部分皮层缺失伴随真皮层暴露，表现为表浅、开放性、呈粉色或红色、湿润的伤口床，也可表现为完整的或破损的浆液性水疱，但脂肪及深部组织未暴露。此期无肉芽组织、腐肉、焦痂。该期应与潮湿相关性皮肤损伤，比如失禁性皮炎、皱褶处皮炎，以及医疗黏胶相关性皮肤损伤或者创伤伤口（皮肤撕脱伤、烧伤、擦伤）鉴别。

3 期压力性损伤：浅度溃疡期，全层皮肤缺损，常常可见脂肪、肉芽组织和伤口边缘内卷。可见腐肉和 / 或焦痂。不同解剖位置的组织损伤的深度存在差异，鼻梁、耳部、枕部和踝部没有皮下组织，可能较浅；而脂肪丰富的区域会发展成深部伤口，可能会出现潜行或窦道，但无筋膜、肌肉、肌腱、韧带、软骨和 / 或骨暴露。如果腐肉或焦痂掩盖组织缺损的深度，则为不可分期压力性损伤。

4 期压力性损伤：坏死溃疡期，全层皮肤和组织缺失，伴有溃疡面暴露，可见或可直接触及筋膜、肌肉、肌腱、韧带、软骨或骨骼，可见腐肉和 / 或焦痂。此期常常会出现创口边缘内卷，窦道和 / 或潜行。不同解剖位置的组织损伤的深度存在差异，鼻梁、耳部、枕部和踝部的损伤深度较浅，脂肪丰富的区域损伤可延伸到肌肉、筋膜、肌腱、韧带、软骨或骨骼，并可能导致骨髓炎。如果腐肉或焦痂掩盖组织缺损的深度，则为不可分期压力性损伤。

不可分期压力性损伤：全层皮肤组织缺失，溃疡的创面床完全被坏死组织和 / 或焦痂（黄色、灰色、黑色、灰绿色或棕褐色）所覆盖。只有彻底清除坏死组织和焦痂，暴露出创面基底部，才能确定压力性损伤的深度和分期。若足跟部焦痂是稳定的，可以作为身体的自然屏障，不应去除。

深部组织压力性损伤：完整或破损的局部皮肤出现持续的指压不变白的深红色、栗色或紫色，或表皮分离呈现黑色的伤口床或充血水疱。疼痛和皮肤温度变化通常先于皮肤颜色改变出现。该期伤口可迅速发展暴露组织缺失的实际程度，也可能溶解而不出现组织缺失。如果可见坏死组织、皮下组织、肉芽组织、筋膜、肌肉或其他深层结构，说明这是全皮层的压力性损伤（不可分期、3 期或 4 期）。

发现压力性损伤时，护士应详细评估并记录压力性损伤发生的部位及其与骨隆突处的关系、压力性损伤的大小（包括长度、宽度和深度）、是否存在窦道及其方向、压力性损伤的分期、伤口底部的颜色以及是否有坏死组织、是否有感染的征象，以及压力性损伤周边皮肤的完整性等，从而为压力性损伤的后续治疗和护理提供依据。

（六）压力性损伤的治疗和护理

发生压力性损伤后应积极治疗，采取以局部治疗为主、全身治疗为辅的综合性治疗措施，防止压力性损伤进一步发展和继发感染。

1. 全身治疗与护理 积极治疗原发病、增加营养、全身抗感染治疗等，同时加强心理护理。良好的营养是创面愈合的必要条件，应给予平衡饮食，增加蛋白质、维生素、微量元素的摄入；对长期不愈的压力性损伤，可静脉滴注复方氨基酸溶液；低蛋白血症患者可静脉输入血浆或人血清蛋白；不能进食者可采用全胃肠外营养治疗。遵医嘱给予抗感染治疗，预防败血症。

2. 各期压力性损伤的局部治疗和护理 评估、测量及记录压力性损伤的部位、大小（长、宽、深）、创面组织的形态、渗出液、有无窦道、伤口边缘及周围皮肤情况等，动态监测压力性损伤发展，根据压力性损伤分期不同及创面情况采取针对性的治疗及护理措施。

（1）1 期压力性损伤：此期护理重点为及时去除病因，加强预防措施，避免压力性损伤进一步发展。增加翻身次数，防止局部继续受压；避免摩擦、潮湿等刺激；由于此期皮肤已受损，故局部不宜按摩，防止造成进一步伤害，可使用半透膜敷料或水胶体敷料加以保护。同时应加强营养，增加皮肤抵抗力。

（2）2 期压力性损伤：此期护理重点为保护皮肤，避免感染。应继续加强预防措施，并对水疱进行针对性处理。对未破的小水疱应减少摩擦，防止破裂，可用无菌纱布包扎，让其自行吸收；大水疱应消毒局部皮肤，用无菌注射器抽出水疱内液体（不可剪去表皮），局部消毒后用无菌敷料包扎；如水疱已破溃，应消毒创面及其周围皮肤，根据创面类型选择合适的伤口敷料。

（3）3 期压力性损伤：此期护理重点为清洁创面，清除坏死组织，处理伤口渗出液，促进肉芽组织生长，预防和控制感染。①根据伤口类型选择伤口清洗液。创面无感染时可用生理盐水冲洗；创面有感染时可根据创面细菌培养及药物敏感试验结果选用合适抗菌液，如可选 0.02% 呋喃西林溶液清洗创面；对于溃疡较深、引流不畅者，可选 3% 过氧化氢溶液冲洗，抑制厌氧菌生长。②局部清创处理时须根据患者病情、患者耐受性、局部伤口坏死组织情况、血液循环情况选择清创方式，如外科清创、机械性清创、自溶性清创、化学性清创、生物性清创，动态观察伤口渗液量、组织类型及面积的变化。③根据渗出液特点和渗出情况，选择适合的湿性敷料及换药次数。④为控制感染和增加局部营养供给，局部创面可采用药物治疗，如碘伏、胰岛素、碱性成纤维因子等，或采用清热解毒、活血化瘀、去腐生肌的中草药治疗。

（4）4 期压力性损伤：此期护理重点为除继续加强浅度溃疡期的治疗护理措施外，应采取清创术清除焦痂和腐肉、处理伤口潜行及窦道以减少无效腔、保护暴露的骨骼、肌腱、肌肉。对深达骨质、久治不愈的压力性损伤可采用外科手术治疗，如手术修刮引流、皮瓣移植术、植皮修补缺损等，加强围手术期护理，如密切观察皮瓣的血液供应情况、引流物的性状、术后体位减压等，减少局部刺激，加强皮肤护理等。

（5）不可分期压力性损伤：清创是基本的治疗原则。只有彻底清除坏死组织，暴露伤口，明确损伤的深度和分期后，才可再采取相应的治疗和护理。

（6）深部组织压力性损伤：应密切观察，不为表面现象所迷惑，及时让患者及家属了解病情及预后。采取必要的清创措施，根据组织损伤程度选择相应的护理方法。

此外，压力性损伤会产生痛感，因而，须做好压力性损伤相关性疼痛的评估、预防和管理，减少因治疗和护理所致的疼痛，如选择敷料时选择更换频率低、容易去除的敷料，避免对皮肤产生机械性损伤。

附　敷贴的种类及使用方法

常用的湿性敷料包括①半透膜敷料；②水胶体类敷料；③水凝胶类敷料；④藻酸盐类敷料；⑤泡沫类敷料；⑥银离子敷料；⑦脂质水胶体敷料。另外，也存在其他类型的敷料，每种类型敷料具有各自的优缺点和临床适应证（表 7-13）。

表 7-13　敷贴的种类及使用方法

种类	优点	缺点	用途
薄膜类敷料	1）对气体和水蒸气有较大的通透性，顺应性好 2）对病原体有隔离作用 3）透明，便于观察 4）维持湿润的伤口环境 5）能促使坏死组织脱落 6）顺应性好	1）无吸收性 2）黏性强，周围皮肤脆弱或感染伤口不能使用，敷料更换时可能导致伤口周围皮肤撕伤及新生上皮组织损伤和疼痛	1）固定留置针、导管，保护创面，预防感染 2）用于浅表伤口及少量渗液或无渗液的创面 3）常用于水胶体敷料的边缘，防止卷曲

续表

种类	优点	缺点	用途
泡沫类敷料	1）吸水性强，透气性好 2）保持湿润环境，加速愈合 3）吸收渗液后快速膨胀，保证敷料与伤口底部良好的接触 4）泡沫结构能够防止敷料与肉芽粘连，可促进肉芽组织的生长	1）无黏性，需要外层敷料来固定 2）不透明，不利于观察伤口情况 3）不能用于干焦痂伤口	1）下肢静脉性溃疡 2）擦伤 3）各类高渗出性伤口
水凝胶类敷料	1）吸水性强，创面湿润但没有积液 2）保持湿润环境，加速愈合 3）与创面贴合较好，避免更换敷料的二次损伤 4）半透明利于伤口的观察 5）降温、减轻炎症及疼痛	1）无黏性，需要外层敷料固定 2）对于细菌的隔离作用不强	1）用于未感染伤口或已清洁伤口的肉芽期和上皮形成期 2）轻度烧伤创面、皮肤擦伤、化学损伤、激光治疗、供皮区创面
藻酸盐类敷料	1）与伤口渗液、渗血接触后形成凝胶，防水，提供湿润环境，保护创面，促进伤口愈合 2）有止血功能，吸收性好，可缓解疼痛 3）可用于洞穿（腔）性创面，减少无效腔	1）凝胶易被误认为脓液或创面腐肉 2）干燥或有硬痂的创面不宜应用	1）各类急慢性伤口，出血性伤口，感染性伤口 2）填充条用于有腔隙、窦道的伤口，如肛肠伤口
水胶体类敷料	1）双重黏性，即对干燥和潮湿伤口均可粘贴 2）可控制性吸收，其亲水性颗粒，可吸收水分直至饱和状态才停止，这种功能称为可控制性吸收 3）可帮助形成湿润的愈合环境，能加速伤口愈合 4）可发挥清创功能，隔绝细菌侵犯，抑制细菌繁殖	1）高度闭合的特性有时会导致过度湿润及周围皮肤的浸渍 2）应用于大量渗出液的伤口时，须经常更换敷料，否则渗出液外漏，胶面吸收大量渗出物后对创面会产生污染	1）小面积浅度烧伤，手术后伤口 2）各类浅表性外伤和整形伤口
银离子敷料	1）提供湿性愈合环境 2）溶解坏死组织	1）价格昂贵 2）不能用于正行磁共振成像患者 3）有伤口着色现象	预防伤口感染
脂质水胶体敷料	1）使伤口保持湿润 2）引流好，隔热、抗菌，局部气体流通	不能涂抹在正常皮肤上	1）用于急性或慢性伤口、慢性渗出性伤口 2）糖尿病溃疡

思政元素

护理的是伤口，温暖的是人心

工匠精神、仁心仁术、崇德敬业

工匠精神不仅局限于制造业领域。首批88名“上海工匠”中就有一名从事临床护理工作近30年的护士，她叫蔡蕴敏，来自复旦大学附属金山医院，是一名国际造口治疗师。

蔡蕴敏扎根远郊，以崇高的职业道德和敬业精神，在伤口医疗护理这个平凡的岗位上取得了显著的成就。她带领团队跟踪国际伤口护理前沿知识和技术，结合临床实践摸索出“问、闻、评、判、断”五步工作法，在处理严重压力性损伤、老烂脚、糖尿病足等久治不愈的疑难伤口方面取得了突出成绩。

她是上海的南丁格尔，是患者心中的玫瑰天使。她每天面对的大多是疑难伤口患者，伤口创面难以愈合且多伴有难闻的异味，她却无悔这份事业，在临床护理的第一线，一干就是30多年。她11个月里为绝症女孩上门换药84次，给绝望、厌世的姑娘在人生最后时光重新点燃起对生的渴望，带着这份人间可贵的挚爱，走进天堂，继续在天堂里微笑。她不惧恶臭，有一次竟从一名压力性损伤患者伤口中清理出66条蛆虫。

蔡蕴敏在平凡的岗位上，为患者解除身体和心理的伤痛，护理的是伤口，温暖的是人心。希望大家以蔡蕴敏护士为榜样，学习她身上的工匠精神、仁心仁术和崇德敬业的精神。

第四节 晨晚间护理

任务引入

【临床情景】

刘女士，78岁。因“脑栓塞”入院，意识模糊，右侧肢体运动障碍。住院1周后，病情稍缓解。

思考：

1. 护士应如何实施床上卧有患者的床整理法？
2. 根据刘女士情况，应如何实施床上卧有患者的床更换床单法？
3. 为刘女士实施晨晚间护理包括哪些内容？

晨、晚间护理是满足患者日常清洁需要的护理措施，对于危重、昏迷、瘫痪、大手术、高热、年老体弱等自理能力减弱或不能自理患者，可根据患者病情需要、生活习惯，提供晨间、晚间的生活护理，满足患者日常清洁卫生需要，促进舒适等。轻症患者可在护理人员指导、协助下进行晨晚间护理。

一、卧有患者床的整理及更换床单法

（一）卧有患者床整理法

【目的】

1. 保持病床平整、舒适，预防压力性损伤。
2. 保持病室整洁、美观，满足患者身心需要。

【评估】

1. 评估患者病情、意识状态、自理能力、肢体活动能力、配合程度、心理反应。
2. 评估床单位清洁程度，患者是否正在治疗或进餐，病室环境是否安全、保暖。

【计划】

1. 患者准备 向患者做好解释，使其了解整理床单位的目的、方法、注意事项及配合要点。

2. 用物准备 准备床刷及床刷套各 1 个（略湿）。

【实施】

详见表 7-14。

表 7-14 卧有患者床整理操作步骤

操作流程	详细步骤	要点及说明
1. 认真核对	洗手，戴口罩，携用物至床旁，核对患者床号、姓名和腕带	确认患者，保证安全，取得配合
2. 环境准备	酌情关闭门窗，必要时用隔帘遮挡患者，调节室温至 22～26℃	病室内有患者进餐或做治疗时应暂停整理
3. 移开桌椅	移开床旁桌离床约 20cm，移床旁椅至床尾，如病情许可，放平床头及床尾支架，在对侧设床档，防止患者坠床	便于操作；确保安全
4. 松被翻身	松开床尾盖被，协助患者翻身至对侧，背向护士，观察背部皮肤	注意患者身上的导管
5. 松单扫床	从床头至床尾松开近侧各层床单，用带套床刷扫净一次性中单后搭在患者身上，然后从床头至床尾扫净大单，将大单、一次性中单逐层拉平铺好；协助患者翻身侧卧于已整理侧，必要时在已整理侧设床档，转到对侧以同样的方法扫净一次性中单、大单，逐层拉平铺好	一床一消毒巾湿扫，护士每整理一张床后均须消毒双手，防止交叉感染；操作中注意节力原则，两人配合时动作应协调一致，动作轻稳，避免尘埃飞扬
6. 整理盖被	协助患者平卧，将棉胎上缘与被套封口端平齐，拉平棉胎及被套，两侧边缘向内折与床沿平齐，尾端向内折叠与床尾平齐	操作中应观察患者情况，发现病情变化时，应立即停止操作，采取相应措施
7. 整理枕头	取下枕头，拍松后放回患者头下	
8. 摇高床头	根据病情摇起床头、膝下支架，协助患者取舒适卧位	
9. 整理用物	整理床单位，移回床旁桌椅，清理用物，洗手	

【评价】

1. 患者感觉舒适、安全，床单位整洁美观。
2. 操作规范、轻稳、协调、节力省时。
3. 护患沟通良好，患者主动配合，满足患者身心需要。

（二）卧有患者床更换床单法

【目的】

同卧有患者床整理法。

【评估】

同卧有患者床整理法。

【计划】

1. 患者准备 向患者做好解释，使其了解更换床单的目的、方法、注意事项及配合要点。

2. 用物准备 准备清洁大单及一次性中单各 1 条；被套及枕套各 1 个；床刷及床刷套各 1 个（略湿）；需要时准备清洁衣裤 1 套。

【实施】

详见表 7-15。

表 7-15 卧有患者床更换床单操作步骤

操作流程	详细步骤	要点及说明
1. 认真核对	洗手，戴口罩，携用物至床旁，核对患者床号、姓名和腕带	确认患者，保证安全
2. 环境准备	酌情关闭门窗，必要时用隔帘遮挡患者，调节室温至 22～26℃	病室内有患者进餐或做治疗时应暂停操作
3. 移开桌椅	移开床旁桌离床约 20cm，移床旁椅至床尾，如病情许可，放平床头及床尾支架，在对侧设床档，防止患者坠床	先放平床尾支架，再放平床头支架，以免引起患者不适；注意患者身上的导管
4. 更换床单	▲侧卧位更换床单法（图 7-17）	
（1）翻身对侧	松开床尾盖被，将枕头移向对侧，协助患者翻身侧卧于对侧，背向护士，盖好被子	不宜过多翻动和暴露患者，以免疲劳、受凉
（2）卷单身下	从床头至床尾松开近侧各层床单，将一次性中单污染面向内卷塞于患者身下，再将大单污染面向内卷塞于患者身下，用带套床刷扫净床褥	注意扫净枕下及患者身下的渣屑；使污染面向内
（3）铺近侧单	将清洁大单的中线与床中线对齐，正面向上铺在床褥上，展开近侧大单，对侧部分正面向内卷塞入患者身下，同铺床法铺好近侧大单；将一次性中单的中线对齐铺于近侧大单上，对侧部分正面向内卷塞至患者身下，近侧部分拉紧铺平塞于床垫下	观察、询问患者有无不适；注意省力、节力；各层床单要展平
（4）翻身近侧	协助患者平卧，将枕头移向近侧，并协助患者移向近侧，侧卧于已铺好床单的一侧，拉起近侧床档	
（5）撤下污单	护士转至对侧，放下床档，松开各层床单，将一次性中单污面向内卷撤出放于医疗垃圾桶内，将污大单污面向内卷从床头至床尾撤出放入护理车污物袋内	
（6）铺对侧单	用带套床刷从床头至床尾扫净床褥，取下床刷套放于护理车下层（或污衣袋内）；按顺序依次将清洁大单、一次性中单拉平、铺好	
	▲仰卧位更换床单法（图 7-18）	两人操作，分站在床的两侧
（1）松开两单	松开大单、一次性污中单	
（2）卷单肩下	将污大单、中单污面向内卷成筒状塞在患者的肩下	
（3）铺床头单	将正面向内卷成筒状的清洁大单放在床头，对齐床中线，铺好床头大单	先将清洁大单横折成比较小的形状
（4）卷单臀下	抬起患者上半身，将污大单、一次性污中单污面向内卷一起从患者肩下卷至臀下	骨科患者可利用牵引架上拉手抬起身躯
（5）拉单至臀	将清洁大单拉至臀下	
（6）撤下污单	放下患者上半身，抬起患者臀部迅速撤下污大单、一次性污中单，污大单放于护理车污衣袋内，一次性污中单置于医疗垃圾桶内	操作时动作轻稳，注意节力，两人配合应动作协调轻稳，避免尘埃飞扬
（7）铺平两单	将清洁大单拉至床尾，展平铺好；将大单中部边缘拉紧，塞入床垫下；铺好一次性中单近侧，另一半正面向内卷塞入患者身下，转至对侧，将一次性中单展平铺好	操作中应观察患者情况，发现病情变化时，应立即停止操作，采取相应措施
5. 更换被套	协助患者平卧，将清洁被套平铺于盖被上，打开被套尾端开口，从污被套里取出棉胎（在污被套内竖叠三折后再按 S 形折叠）放于清洁被套内，套好被套，棉胎上缘与被套封口端平齐，拉平棉胎和被套，取出污被套放于护理车的下层（或污衣袋内）；拉平棉胎和被套系带，两侧边缘向内折叠与床沿平齐，尾端内折与床尾平齐	
6. 更换枕套	一手托起患者头部，另一手取出枕头，取下污枕套，更换清洁枕套，放于患者头下	
7. 整理用物	移回床旁桌椅，根据病情摇起床头、膝下支架，协助患者取舒适卧位，整理床单位，酌情打开门窗，清理用物，洗手	

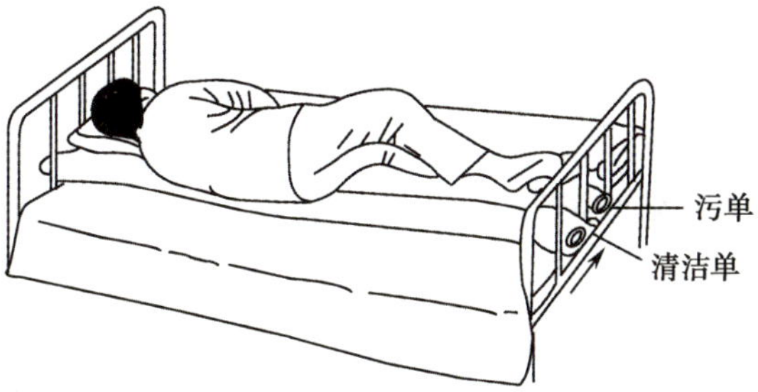

图 7-17 侧卧位更换床单法

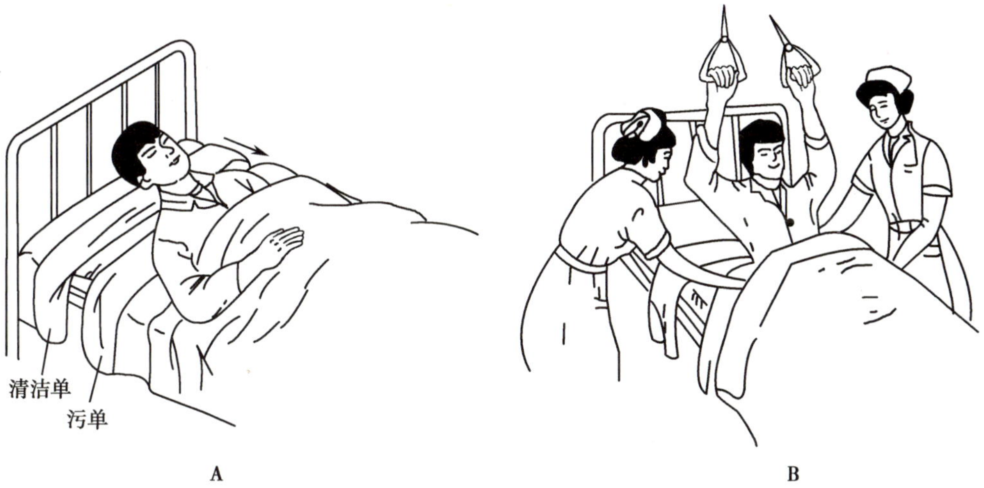

图 7-18 仰卧位更换床单法

【评价】

同卧有患者床整理法。

二、晨 间 护 理

晨间护理一般在清晨诊疗工作开始前完成。

(一)目的

1. 使患者清洁舒适,预防压力性损伤、肺炎等并发症的发生。
2. 观察和了解病情,为制订诊断、治疗和护理计划提供依据。
3. 进行心理护理及卫生宣教,满足患者的身心需要。
4. 保持病室整洁、美观。

(二)内容

1. 根据患者病情和自理能力,协助患者排便、漱口(口腔护理)、洗脸、洗手、梳发、翻身。检查皮肤受压情况,安置舒适体位。
2. 采用湿式扫床法清洁并整理床单位,必要时更换衣服、被单、被套和枕套。
3. 根据需要给予叩背、协助排痰,必要时给予吸痰,指导有效咳嗽。
4. 检查各种管道的引流、固定及治疗完成情况,维护管道安全和通畅。
5. 观察患者病情,了解患者夜间睡眠情况,进行心理护理,开展健康教育。
6. 整理病室,酌情开窗通风,保持病室空气新鲜。

三、晚间护理

晚间护理应于每晚患者睡觉前完成。

（一）目的

1. 保持病室安静、整洁，使患者清洁、舒适，易于入睡。
2. 观察和了解病情，做好身心护理，预防并发症的发生。

（二）内容

1. 根据患者病情和自理能力，协助患者刷牙或口腔护理、洗脸、洗手、擦洗背部和臀部、用热水泡脚，为女患者清洗会阴部。

2. 协助患者取舒适卧位，检查身体受压部位皮肤。

3. 整理床单位，必要时给患者增加毛毯或盖被，睡前协助患者排尿。

4. 检查管道有无打折、扭曲或受压，妥善固定并保持管道通畅。

5. 创造良好的睡眠环境

（1）为患者创造安静、舒适的环境：如保持病室安静、无异味，注意床铺平整，棉被厚薄适宜，枕头高低适中；注意调节室内温度和光线，在通风换气后酌情关门窗，放下窗帘，关大灯，开地灯等；查房时应做到“四轻”。

（2）减少疾病带给患者的痛苦与不适：如疼痛时酌情给予镇痛剂；因绷带和各种导管造成睡眠障碍时，应予重新调整；解除由于咳嗽、气喘、腹胀、尿潴留等带来的不适；因姿势不当影响睡眠时，可帮助改变卧位。

（3）指导患者养成良好的睡眠习惯：如临睡前不能吃得过饱、饮水不能过多、不喝浓茶与咖啡、不要过度兴奋；入睡前热水泡脚、喝一杯热牛奶可帮助入睡。

（4）解除患者的心理压力：若患者是因为担忧、焦虑、顾虑等心理因素影响睡眠时，应给予疏导、安慰。

附 床上使用便器法

臀下铺橡胶单和治疗巾（或一次性中单），根据需要协助患者使用便器。协助患者取仰卧位，托起患者腰骶部，同时嘱患者抬高臀部，将便盆置于患者臀下，便盆阔边一头向着患者头部（图 7-19A）；协助患者侧卧位，放置便盆后，扶住便盆，协助患者恢复仰卧位（图 7-19B）。使用便盆时不可硬塞、硬拉，必要时可在便盆边缘垫软纸、布垫，保护患者骶尾部皮肤。排便后擦净肛门，盖上便器巾取走便盆。

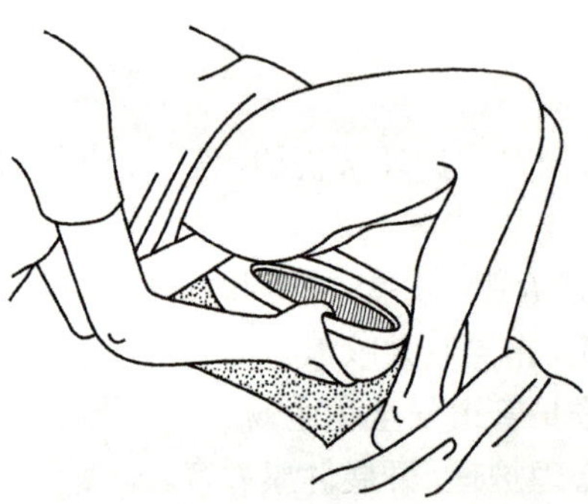
A

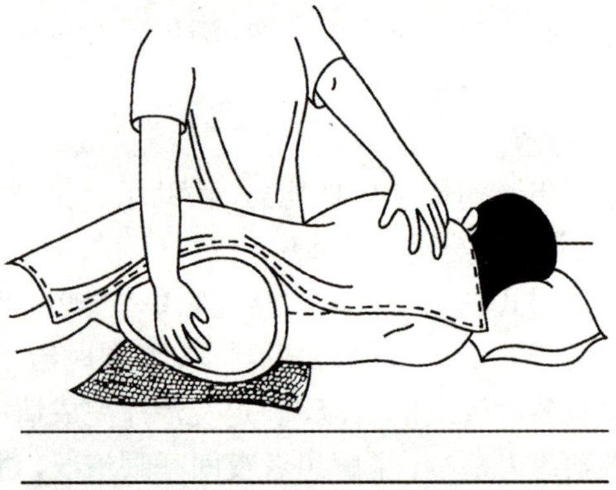
B

图 7-19 便盆使用法

（卢玉珍）

复习思考题

1. 患者，男，46岁。车祸致脑出血、昏迷1周，给予大量抗生素治疗，今日发现患者口腔颊部黏膜附着一层白色膜状物，用棉签拭去后见创面轻微出血。请问：

（1）患者发生了什么情况？

（2）为该患者选择哪种漱口溶液？

（3）如何对该患者进行口腔护理？操作过程中应注意些什么？

2. 患者，女，58岁，脑栓塞，右侧肢体瘫痪。患者长期卧床，骶尾部皮肤出现1cm×1cm红色的、湿润的伤口床，无腐肉。请问：

（1）此患者发生了什么皮肤问题？其发生原因是什么？

（2）此类皮肤问题分为哪几期？患者此情况属于哪一期？

（3）目前应对该患者采取哪些治疗及护理措施？

（4）痊愈后应对该患者做哪些预防此类皮肤问题发生的措施？

0703

扫一扫，测一测

PPT 课件

知识导览

第八章　生命体征的评估及护理

学习目标

掌握体温、脉搏、呼吸、血压的正常值及测量，体温单绘制；熟悉异常体温、脉搏、呼吸、血压的评估及护理；了解体温、脉搏、呼吸、血压的生理性变化。

生命体征(vital sign)是体温、脉搏、呼吸、血压的总称。生命体征受大脑皮质的控制，是机体内在活动的一种客观反映，是衡量机体身心状况的有效指标。正常情况下，人的生命体征在一定的范围内相对稳定，且相互之间有一定的关系和影响。而在病理情况下，生命体征可发生不同程度的变化。护士通过对患者生命体征的观察与测量，可以了解疾病的发生、发展和转归，为预防、诊断、治疗疾病和护理计划的制订提供可靠依据。因此，生命体征的观察与测量具有极其重要的临床意义。

第一节　体　　温

任务引入

【临床情景】

张女士，28 岁，公司职员。因最近工作繁忙，经常加班到深夜，3 天前下班路上淋雨，回到家后感到发冷、寒战，持续发热，体温维持在 39～40℃之间，自行服药后未见好转。其于上午 9:00 入院，查体：神志清楚，面色潮红，口唇干裂，体质消瘦，食欲差，体温 39.8℃。9:20 给予退热药后，体温降至 38.5℃，大量出汗，14:00 体温又升至 39.6℃。

思考：

1. 张女士发热呈何种热型？
2. 请判断张女士入院时的发热程度。
3. 护士应为张女士提供怎样的护理？

机体体温可分为体核温度和体表温度。医学上所说的体温(body temperature)是指身体内部(胸腔、腹腔和中枢神经)的温度，又称为体核温度，具有相对稳定且较体表温度高的特点。体表温度是指皮肤表面的温度。由于受环境温度的影响，体表温度低于体核温度。体温的相对恒定是机体新陈代谢和生命活动正常进行的重要条件。

一、正常体温及生理性变化

(一) 体温的产生及调节

1. 体温的产生　体温是由三大营养物质——糖、脂肪、蛋白质氧化分解而产生。机体的主要产热器官是肝脏和骨骼肌。

2. 体温的调节　体温的相对稳定有赖于自主性体温调节和行为性体温调节。这两种体温调节机制相互补充，使人体能更好地适应自然环境的变化。

（1）自主性体温调节：自主性体温调节是指在下丘脑的体温调节中枢控制下，通过增减皮肤血流量、发汗、寒战和改变代谢水平等生理反应，维持产热和散热的平衡，从而使体温保持相对稳定。

（2）行为性体温调节：行为性体温调节是指机体通过有意识的行为来维持体温的相对恒定，如气温下降时增加衣着、蜷缩身体和跺脚御寒，气温升高时减少衣着和风扇吹风都属于行为性体温调节。

3. 散热方式　人体的散热方式主要有四种：辐射、传导、对流、蒸发。

（1）辐射：指热量由一个物体表面通过红外线的形式传到另一个与它不接触的物体表面的散热方式。在安静状态下处于气温较低环境中，辐射是主要的散热方式。辐射散热量同皮肤与外界环境的温差及机体有效辐射面积等有关。

（2）传导：指热量直接传给与它接触的温度较低的物体的一种散热方式。传导散热量与物体接触面积、温差大小及导热性有关。由于水的导热性能好，临床上常采用冰袋、冰帽、冷湿敷为高热患者物理降温。

（3）对流：指通过气体或液体的流动来交换热量的散热方式。对流散热量受气体或液体的流动速度、温差、有效热面积等影响。

（4）蒸发：指由液态变为气态，同时带走大量热量的一种散热方式。人体会持续从呼吸道、口腔黏膜及皮肤通过蒸发散热。当环境温度等于或高于皮肤温度时，蒸发是主要的散热方式。临床上为高热患者进行温水或乙醇溶液拭浴，就是通过水分或乙醇的蒸发，起到降温作用。

（二）正常体温及生理性变化

1. 正常体温　正常体温并不是一个固定不变的数值，而是在一定范围内不停地波动。体温以摄氏温度（℃）表示。

由于体核温度不易测试，临床上测量体温常以口腔、腋下和直肠的温度为标准。在三种测量方法中，直肠温度最接近人体深部温度。但在日常护理工作中，采用口腔和腋下温度测量更为方便。正常成人体温的范围及平均值见表 8-1。

表 8-1　成人体温正常范围及平均值　　单位：℃

部位	正常范围	平均值
腋窝	36.0～37.0	36.5
口腔	36.3～37.2	37.0
直肠	36.5～37.7	37.5

2. 生理性变化　体温并不是固定不变的，会受许多因素的影响而出现生理性变化，一般改变不超过 0.5℃。影响体温的生理因素有以下诸多方面。

（1）昼夜：正常人的体温在 24 小时内呈周期性变化，与机体的昼夜活动规律有关。一般清晨 2～6 时体温较低，白昼开始活动后逐渐升高，下午 1～6 时体温最高。

（2）年龄：不同年龄由于基础代谢水平不同，其体温也不同。儿童新陈代谢旺盛，体温略高于成人；老年人代谢率低，体温略低于成年人。新生儿尤其是早产儿，因体温调节中枢尚未发育完善，调节体温的能力差，其体温容易受环境温度的影响而变化，因此对新生儿应加强防寒保暖护理。

（3）性别：女性比男性的皮下脂肪厚，散热相对减少，所以女性体温比同龄且体型差不多的男性约高 0.3℃。成年女性的基础体温随月经周期而出现规律性变化，与血中孕激素水平周期性变化有关，即排卵前体温较低，至排卵日最低，在排卵后由于孕激素水平上升，体温会升高0.3～0.6℃。

（4）活动：剧烈的肌肉活动可使骨骼肌紧张并强烈收缩，产热增加，导致体温升高。临床上测量体温应在患者安静状态下测量。

（5）饮食：进食后，由于食物的特殊动力作用，可以使体温暂时性升高0.3℃左右，而饥饿、禁食时体温会降低。进食冷或热的食物可以暂时影响口腔的温度。

（6）情绪：情绪激动、精神紧张等因素都可使交感神经兴奋，促使肾上腺素和甲状腺素释放增加，加快代谢，产热增加，可致体温升高。

（7）药物：镇静和麻醉药物可抑制体温调节中枢，使体温调节发生障碍，并能扩张血管，增加散热，降低机体对寒冷环境的适应能力。因此，对手术患者应注意加强术中、术后的保暖。

二、异常体温的评估及护理

（一）体温过高

1. 体温过高的分类 根据引起体温过高的原因不同，可以分为两类。

（1）发热（fever）：机体在致热原的作用下，体温调节中枢的调定点上移而引起调节性体温升高，当腋下温度超过37℃或口腔温度超过37.3℃，一昼夜体温波动在1.0℃以上时，称为发热。

根据致热原的性质和来源的不同，发热可分为感染性发热和非感染性发热两类。感染性发热较为多见，主要由各种病原体感染引起，如细菌、病毒、真菌、螺旋体、寄生虫、支原体等；非感染性发热由病原体以外的各种因素引起，主要包括无菌性坏死物质的吸收所引起的吸收热、变态反应性发热、体温调节中枢功能紊乱引起的中枢性发热等。

（2）体温过高（hyperthermia）：体温调节系统失去调控或发生调节障碍所引起的被动性体温升高，称为体温过高。体温过高的情况有颅脑外伤所致中枢神经系统损伤引起的体温调节功能障碍、大面积烧伤后形成瘢痕造成皮肤散热障碍而引起的体温过高，环境温度过高引起的中暑等。体温过高一般没有典型的发热过程三阶段的表现。

2. 临床分级 以口腔温度为例，发热程度可划分为以下四种。

（1）低热范围为37.3～38.0℃。

（2）中等热范围为38.1～39.0℃。

（3）高热范围为39.1～41.0℃。

（4）超高热范围在41℃以上。

3. 发热过程及表现 发热的临床过程一般分为以下三个阶段。

（1）体温上升期：其特点为产热大于散热。患者主要表现为畏寒、皮肤苍白、干燥无汗、疲乏无力，有时伴寒战。体温上升的方式有骤升和渐升。骤升是指体温在数小时内升至高峰，如肺炎球菌性肺炎、疟疾等；渐升是指体温在数小时内逐渐上升，数日内达到高峰，如伤寒等。

（2）高热持续期：其特点为产热和散热在较高水平上趋于平衡，体温维持在较高状态。患者表现为颜面潮红、皮肤灼热、口唇干燥、呼吸加深加快、心率增快、头痛头晕、食欲减退、全身乏力等。此期可持续数小时、数天甚至数周，因疾病和治疗效果而异。

（3）退热期：其特点为散热增加，产热趋于正常，体温恢复至正常。患者表现为大量出汗和皮肤温度降低。退热方式有骤退和渐退。骤退是指体温在数小时内降至正常，如肺炎球菌性肺炎、疟疾等；渐退是指体温在数日内降至正常，如伤寒、风湿热等。高热骤退时，由于大量出汗，造成循环血量不足，患者可发生虚脱或休克，尤其是年老体弱、婴幼儿及心血管疾病患者容易发生，应严密观察并及时给予处理。

4. 常见热型 将测得的体温连续绘制在体温单上所构成的体温曲线形态称为热型（fever type）。某些发热性疾病具有独特的热型，认真观察有助于疾病的诊断。常见的热型如下。

（1）稽留热（continued fever）：体温持续在 39～40℃，达数日或数周，24 小时波动不超过 1℃。稽留热常见于伤寒、肺炎球菌性肺炎等（图 8-1）。

（2）弛张热（remittent fever）：体温持续高于正常，24 小时波动在 1℃以上，但最低温度仍高于正常水平。弛张热常见于败血症、风湿热等（图 8-2）。

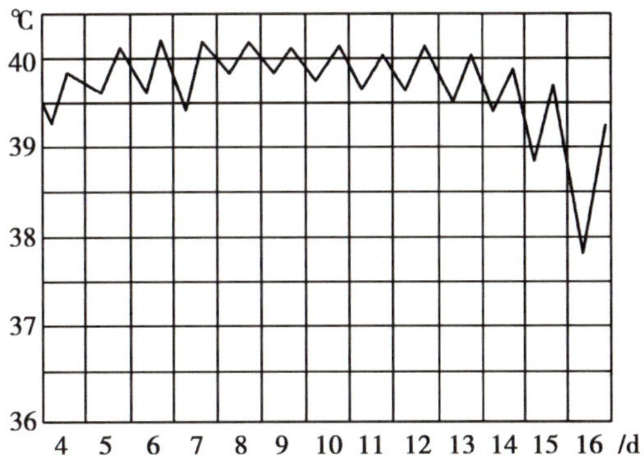

图 8-1　稽留热

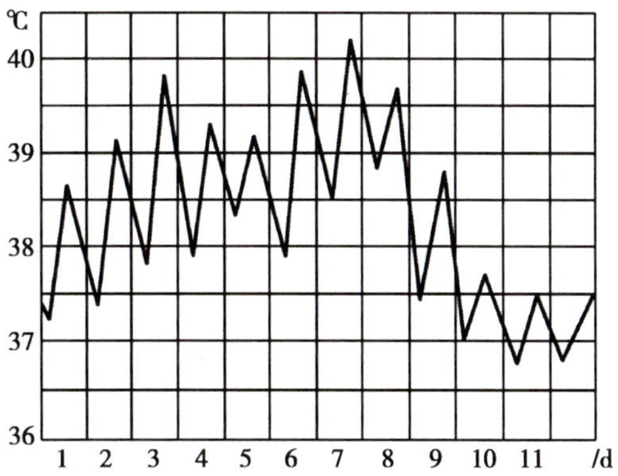

图 8-2　弛张热

（3）间歇热（intermittent fever）：体温骤然升高至 39℃或以上，持续数小时或更长，然后迅速降至正常或正常以下，经过一个间歇，又突然升高，如此有规律地反复发作。间歇热常见于疟疾等（图 8-3）。

（4）回归热（relapsing fever）：体温急骤上升达 39℃以上，持续数天后骤降至正常水平，数天后又出现高热，如此规律地交替出现。回归热常见于回归热、霍奇金病等（图 8-4）。

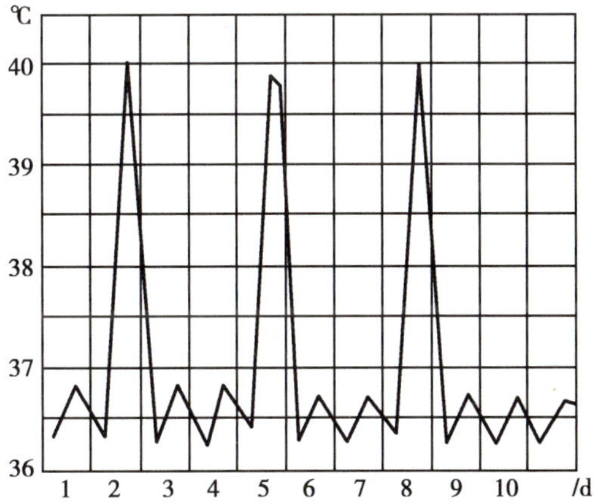

图 8-3　间歇热

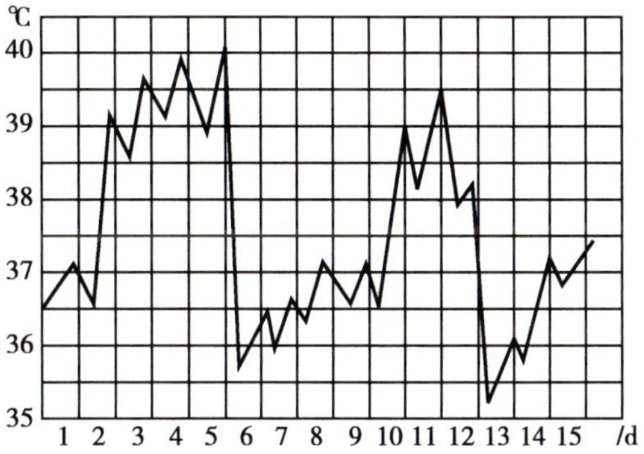

图 8-4　回归热

（5）波状热（undulant fever）：体温逐渐上升达 39℃以上，持续数天后逐渐降至正常水平，数天后又逐渐上升，如此反复多次。波状热常见于布鲁氏菌病（图 8-5）。

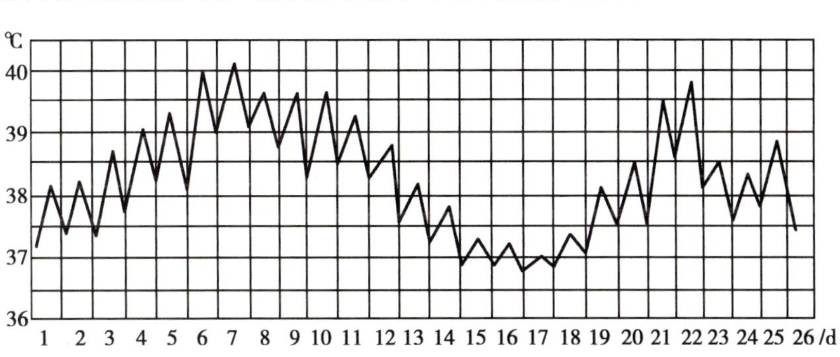

图 8-5　波状热

(6) 不规则热(irregular fever):发热无一定规律,持续时间不定。不规则热常见于流行性感冒、癌性发热等(图 8-6)。

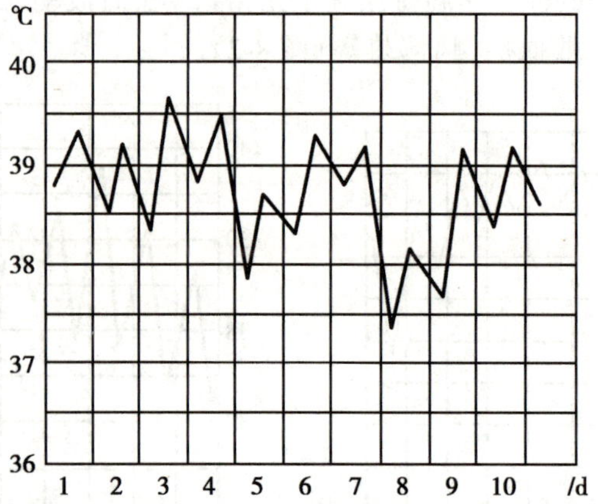

图 8-6 不规则热

5. 高热患者的护理措施

(1) 降低体温:可选用物理降温和药物降温的方法。物理降温有局部和全身疗法两种。体温超过 39℃时可采用局部冷疗,如用冷毛巾、冰袋、化学制冷袋放在患者头部、腹股沟等处,通过传导方式散热;体温超过 39.5℃可采用温水拭浴、乙醇溶液拭浴的全身冷疗技术(具体方法见第九章"冷热疗技术")。药物降温常用退热药,通过体温调节中枢,减少产热,加速散热达到降温的目的。另外,也可按医嘱使用药物降温,通过机体的蒸发散热进行降温,注意防止退热时因大量出汗引起虚脱。物理降温或药物降温 30 分钟后应复测体温,并做好记录和交班。

(2) 病情观察

1) 定时测量体温:一般每日测量 4 次,高热患者应每 4 小时测量一次,待体温恢复至正常 3 日后,改为每日 2 次。

2) 密切观察病情:观察患者的意识、面色、脉搏、呼吸、血压的变化、发热类型、发热程度;同时观察发热的伴随症状,观察是否出现寒战、淋巴结肿大、出血、肝脾肿大、结膜充血、单纯疱疹、关节肿痛等。

(3) 补充营养和水分:给予低脂肪、高热量、高蛋白、高维生素、清淡易消化的流质或半流质饮食。注意食物的色、香、味,鼓励患者少量多餐,补充机体的消耗,提高其抵抗力。病情允许情况下,鼓励患者多饮水,每日 2 500~3 000ml,补充高热时消耗的大量水分,并促进毒素和代谢产物的排出。对不能进食者,按医嘱给予静脉输液或鼻饲,以补充水分、电解质和营养物质。

(4) 促进舒适

1) 休息:高热患者应绝对卧床休息,以减少患者能量的消耗,利于机体的康复。低热患者可酌情减少活动,适当休息。为患者提供温湿度适宜、安静、空气流通的休息环境。

2) 皮肤护理:高热患者在退热时往往大量出汗,注意及时擦干汗液,更换衣服和床上用品,防止患者受凉,保持皮肤的清洁、干燥;对长期高热卧床者,保持床铺清洁、干燥、平整、无皱褶,定时协助翻身,防止压疮、坠积性肺炎等并发症的发生。

3) 口腔护理:发热患者由于唾液分泌减少,口腔黏膜干燥,同时机体抵抗力下降,为细菌在口腔内迅速繁殖创造了条件,常易引起口腔炎和黏膜溃疡。为预防口腔内感染,应在清晨、餐后及睡前协助患者漱口,或用生理盐水棉球清洁口腔;为口唇干裂患者涂润滑油保护,使其舒适。必要时为患者进行特殊口腔护理。

(5) 心理护理:高热时患者易发生焦虑和恐惧心理,护士应观察发热各阶段患者的心理变化，经常询问患者，耐心解答患者提出的问题，如对体温变化及伴随症状给予合理的解释。通过身体上的照顾及心理上的安慰，缓解其焦虑、紧张的情绪，使患者达到接受治疗与护理的最佳心理状态。

（6）安全护理：高热患者有可能出现躁动、谵妄、惊厥等，应注意防止坠床、舌咬伤，必要时用床档、约束带等保护具保护患者安全。

（7）健康教育：与患者及其家属共同探讨发热原因及护理措施，讲解物理或药物降温的方法及其注意事项，教会患者及家属一般发热患者的家庭护理法。

知识链接

体温过高对人体的影响

体温过高对人体的危害较大，尤其是持续的高热，使人体代谢增强增快，导致人体各个器官组织的调节功能失常，尤其会使生物酶的活性受到了抑制，同时高热使大脑皮质处于过度兴奋或者高度抑制的状态，常导致高热惊厥的出现，尤其是年龄较小的儿童，更容易发生高热惊厥的现象。

人体能耐受的体温为40.6～41.1℃，直肠温度持续超过41.0℃，可引起永久性脑损伤；高热持续42.0℃以上2～4小时，可引起休克及严重并发症；体温高达43.0℃，会导致蛋白质变性，人体则很少能够存活。

（二）体温过低

体温过低（hypothermia）指机体温度持续低于正常，体温在35℃以下者。体温过低常提示疾病的严重程度和不良预后。

1. 常见原因

（1）散热过多：长时间暴露在低温环境中，导致机体散热过多过快；在寒冷环境中大量饮酒，使血管过度扩张而致机体热量散失。

（2）产热减少：严重的营养不良导致机体产热不足；甲状腺功能减退、各种疾病导致的全身衰竭，使机体代谢率降低，产热减少。

（3）体温调节中枢受损：颅脑外伤、脊髓受损以及某些药物中毒如麻醉剂、镇静剂过量，导致体温调节障碍。

2. 临床分级（以口腔温度为例）

（1）轻度范围为32.1～35.0℃。

（2）中度范围为30.0～32.0℃。

（3）重度<30.0℃，瞳孔散大，对光反射消失。

（4）致死温度范围为23.0～25.0℃。

3. 临床表现 皮肤苍白、四肢冰冷，心跳及呼吸减慢、血压下降，尿量减少，感觉和反应迟钝，意识障碍甚至昏迷等。

4. 护理措施

（1）保暖措施：提供合适的环境温度，保持室温在22～24℃。还可以增加盖被、衣物，放置热水袋或电热毯等予以保暖，注意操作中避免烫伤患者。给予热饮，提高机体温度。

（2）病情观察：持续监测体温的变化，至少每小时测体温一次，直至体温恢复正常并稳定。同时要注意呼吸、脉搏、血压的变化。随时做好抢救准备工作。

（3）心理护理：经常与患者交谈，了解患者的情绪变化，做好心理疏导工作。

（4）健康教育：教会患者去除引起体温过低的因素，如增强营养、维持室温、提供保暖措施等。

三、体温的测量

（一）体温计的种类

1. 水银体温计 又称为玻璃汞柱式体温计，是临床上最常用的体温计，分口表、肛表、腋表三种（图 8-7）。水银体温计是一种外标刻度的真空毛细玻璃管，一端贮存水银，当水银受热膨胀后沿毛细管上升，其高度与受热的程度成正比。体温计的毛细管下端和水银槽之间有一凹陷处，使水银柱遇冷不致下降，以便检视温度。水银体温计外标有摄氏温度值，刻度为 35～42℃，每1℃分成 10 小格，在 0.5℃和 1℃处用较粗且长的线标示，在 37℃处则以红线标记。

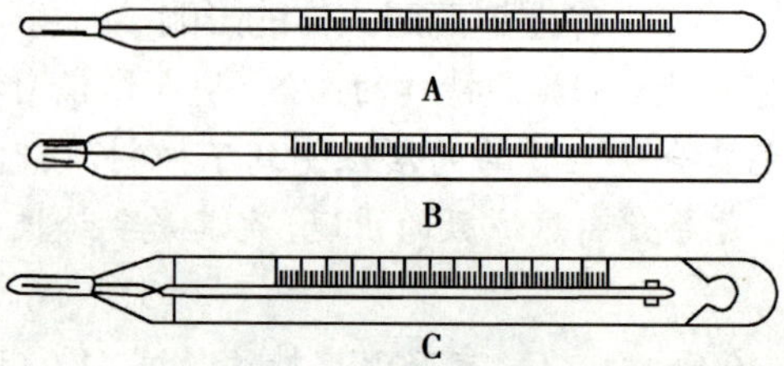

图 8-7 水银体温计

A. 口表；B. 肛表；C. 腋表

2. 电子体温计 采用电子感温探头测量体温，测得的温度直接用数字显示，直观、准确、灵敏度高。电子体温计有笔式和奶嘴式等类型（图 8-8）。使用时，将探头插入塑胶护套中置于测量部位，当体温计发出蜂鸣声，再持续 3s 后，即可读取所显示的体温值。塑料护套为一次性用物，用毕可丢弃。

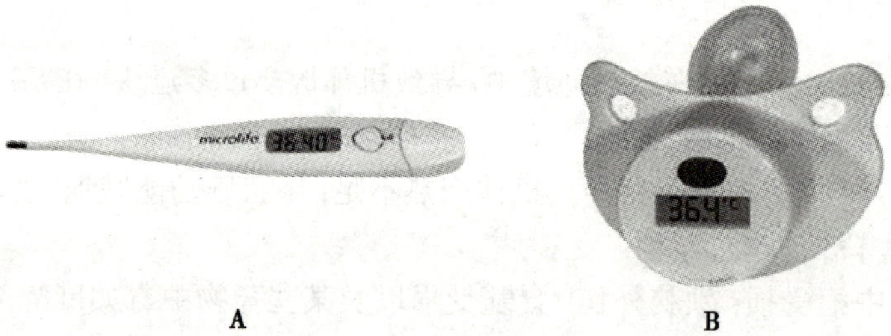

图 8-8 电子体温计

A. 笔式电子体温计；B. 奶嘴式电子体温计

3. 红外线测温仪 该仪器通过红外传感器接收人体的辐射红外线进行体温测量。其优点是快速测温、非接触式、可减少感染机会等，但受外界环境影响较大。目前临床应用的种类很多，可测量额头、耳、掌心等部位，因耳道深部的温度接近人体深部温度且受影响因素少，故耳道红外线测温仪较体表测温仪准确率高（图 8-9、图 8-10）。

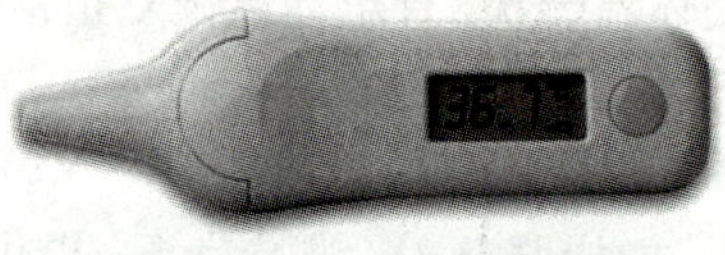

图 8-9 耳式红外线测温仪

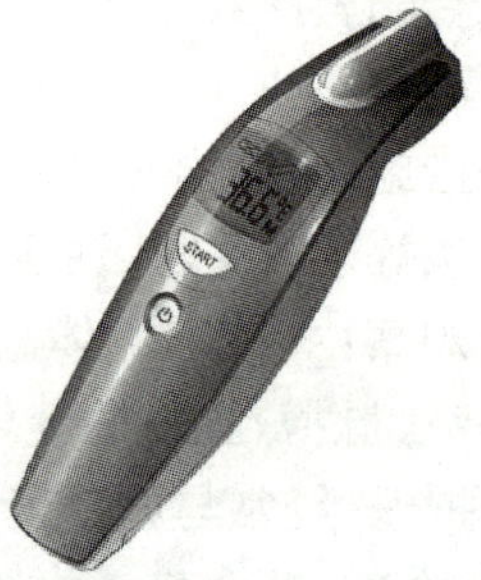

图 8-10 额式红外线测温仪

4. 其他　临床应用的体温计种类还有化学点式体温计、感温胶片、报警体温计等。化学点式体温计含有对热敏感的化学指示点状薄片，测温时点状薄片随机体温度的变化而变色，显示所测得的温度。化学点式体温计适用于测口腔温度。感温胶片是一种对温度敏感的胶片，可贴在前额和腹部，根据胶片颜色的改变来了解体温的变化，它不能显示具体的温度数值，只用于判断体温是否在正常范围。感温胶片适用于新生儿及婴幼儿测量体温。报警体温计可将体温计探头与报警器相连，当患者的体温超过一定限度，它就会自动报警，适用于危重患者。

（二）体温计的消毒及检查法

1. 体温计的消毒　为防止交叉感染，使用过的体温计应进行消毒处理，方法如下。

（1）水银体温计消毒法：体温计使用后立即浸泡于盛消毒液容器中（常用的消毒液有1%过氧乙酸溶液、75%乙醇溶液、0.5%碘伏等），清水冲洗擦干后放入清洁容器内备用。口表、腋表、肛表应分别消毒和存放。

（2）电子体温计消毒法：仅消毒电子感温探头部分，消毒方法应根据制作材料的性质选用不同的消毒方法，如擦拭、熏蒸等。

2. 体温计的检查　为保证测量准确，要定期检查体温计。检查时，将需检视的全部体温计水银柱甩至35℃以下，同时放入已测好的40℃的水中，3分钟后取出检视。凡误差在0.2℃以上或玻璃管有裂痕、水银柱自动下降者，皆不能使用。

（三）体温的测量技术（以水银体温计为例）

【目的】

1. 判断体温有无异常。
2. 动态监测体温变化，分析热型和伴随症状。
3. 协助诊断，为预防、治疗、康复和护理提供依据。

【评估】

1. 评估患者的一般情况（如年龄、性别）、病情、意识状态、治疗情况等。
2. 评估30分钟内患者有无进食、活动、坐浴、冷热敷、情绪波动等影响体温的生理因素存在。
3. 评估患者的心理状态、合作程度。

【计划】

1. 患者准备

（1）了解测量体温的目的、方法、配合要点和注意事项。

（2）体位舒适，情绪稳定。

（3）测量体温前30分钟内无运动、进食、冷热敷、沐浴、坐浴等活动。

2. 用物准备　准备清洁干燥的容器（盛放已消毒的体温计）1个；盛消毒液的容器（盛放已使用过的体温计）1个；消毒液纱布适量；纱布数块；弯盘1个；记录本1本；秒表1个。若测肛温，另备润滑油适量；棉签1包；卫生纸若干。

【实施】

详见表8-2。

表8-2　体温的测量操作步骤

操作流程	详细步骤	要点及说明
1. 认真核对	洗手，戴口罩，携用物至床旁，核对患者床号、姓名、腕带	严格查对，取得配合；检查体温计（无破损、水银柱在35℃以下）
2. 环境准备	若测肛温应隔帘遮挡，开灯	保持室内光线充足

续表

操作流程	详细步骤	要点及说明
3. 安置体位	安置患者于舒适体位；测肛温取侧卧、屈膝仰卧或俯卧位，暴露臀部	避免影响体温测量的因素，测量前如有进食、冷热饮、冷热敷、剧烈运动、沐浴、坐浴、灌肠等，应休息30分钟后测量
4. 测量体温	根据患者病情及年龄的不同，选择不同部位测量体温	
	▲口温测量法	婴幼儿、精神异常、昏迷、口腔或鼻腔疾患、呼吸困难及不能合作者不宜测量口温
(1) 放表测温	嘱患者张口，将口表水银端斜放于舌下热窝处（图8-11），指导患者闭口用鼻呼吸，勿用牙咬体温计，以免破碎；若不慎咬破体温计，首先应及时清除玻璃碎屑，以免损伤口腔及消化道黏膜；再口服蛋清水或牛奶，以保护消化道黏膜，延缓汞的吸收；若病情允许，可进食粗纤维食物，加速汞的排出	
(2) 测3分钟	测量3分钟	
	▲腋温测量法	腋下有创伤、手术、炎症或出汗较多、肩关节受伤或消瘦夹不紧体温计者不宜测腋温
(1) 表放腋窝	擦干腋下汗液，将体温计水银端放于腋窝深处紧贴皮肤，嘱患者屈臂过胸夹紧体温计（图8-12）	
(2) 测10分钟	测量10分钟	
	▲肛温测量法	直肠或肛门疾患及手术、腹泻、心肌梗死的患者不宜测肛温
(1) 表插肛门	将肛表水银端涂润滑油，轻轻插入肛门3～4cm（图8-13）；婴儿插入1.25cm，幼儿插入2.5cm	
(2) 测3分钟	测量3分钟	
5. 读数记录	取出体温计用消毒液纱布擦拭，横拿体温计，与视线平齐，检视读数，然后将体温计汞柱甩至35℃以下（也可采用离心机操作）放置在弯盘内，并记录	如所测体温与病情不符，应重新测量，并在患者旁守护监测
6. 消毒整理	严格按体温计消毒法进行消毒；协助患者取舒适卧位，整理床单位	避免引起交叉感染
7. 绘制录入	洗手，将测得的体温绘制于体温单或录入电子病历	

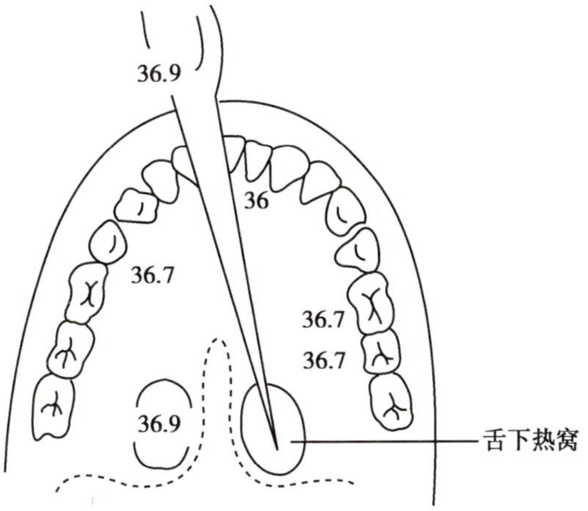

图 8-11　舌下热窝

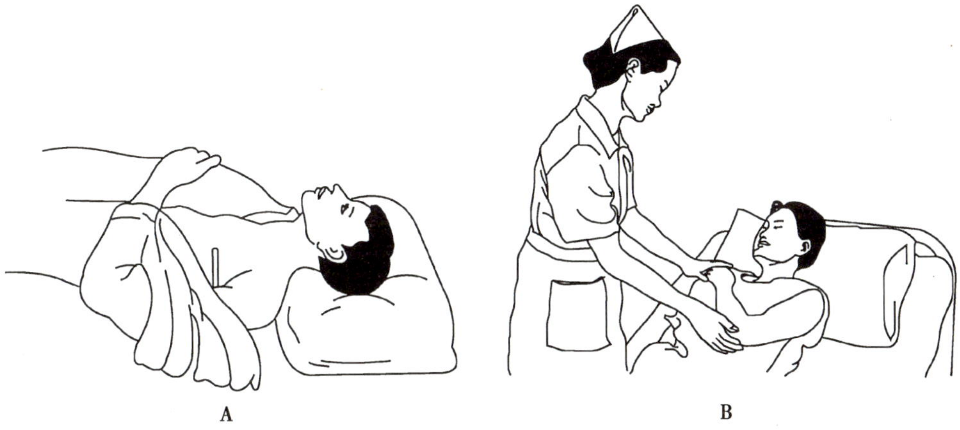

图 8-12　腋温测量法

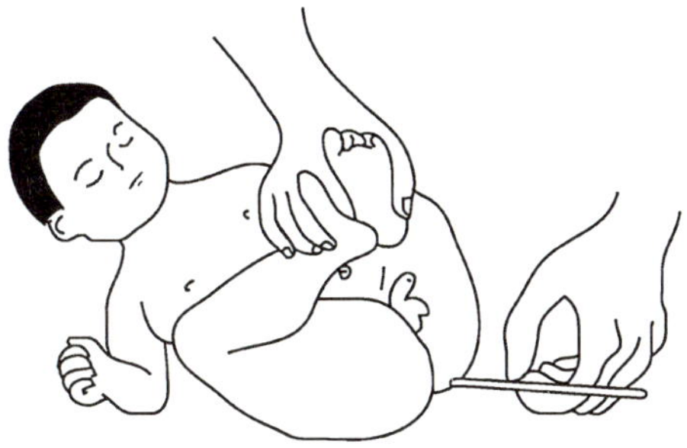

图 8-13　肛温测量法

【评价】

1. 患者理解测量体温的目的，能够主动配合。
2. 患者了解测量体温的相关知识及注意事项。
3. 测量结果准确。
4. 未发生体温计折断、碎裂等意外，患者安全。

第二节 脉 搏

任务引入

【临床情景】

王奶奶，68 岁，退休工人。风湿性心脏病病史 10 年，因“阵发性胸闷、心慌 2 个月，加重 3 天”收治入院，诊断为“风湿性心脏病、二尖瓣关闭不全”。查体：HR 180 次 /min，PR 120 次 /min，且心律完全不规则，心率快慢不一，心音强弱不等，双下肢水肿等。

思考：

1. 王奶奶的脉搏是哪种异常脉搏？
2. 护士应如何正确测量王奶奶的脉搏？
3. 测量后如何记录？

在每个心动周期中，随着心脏的收缩和舒张，动脉内的压力和容积也发生周期性的变化，导致动脉管壁产生有节律的搏动，称为动脉脉搏，简称为脉搏（pulse，P）。

一、正常脉搏及生理性变化

（一）脉搏的产生

心脏窦房结自律细胞发出兴奋冲动，传至心脏各部，致使心脏收缩。心脏收缩时，左心室将血液射入主动脉，主动脉内的压力骤然升高，动脉管壁随之扩张；心脏舒张时，动脉管壁弹性回缩。这种动脉管壁随着心脏的舒缩而出现的周期性起伏波动，即形成动脉脉搏。

（二）正常脉搏及生理性变化

1. 脉率 指每分钟脉搏搏动的次数。正常情况下，脉率和心率是一致的。正常成人在安静状态下，脉率为 60～100 次 /min。脉率会受诸多因素影响而发生变化。

（1）年龄：脉率随着年龄的增长而逐渐减慢，到老年时轻度增加（表 8-3）。

表 8-3 脉率的正常范围与平均脉率 单位：次 /min

年龄	正常范围		平均脉率	
出生～1 个月	70～170		120	
1～12 个月	80～160		120	
1～3 岁	80～120		100	
3～6 岁	75～115		100	
6～12 岁	70～110		90	
	男	女	男	女
12～14 岁	65～105	70～110	85	90
14～16 岁	60～100	65～105	80	85
16～18 岁	55～95	60～100	75	80
18～65 岁	60～100		72	
65 岁以上	70～100		75	

（2）性别：女性脉率比同龄男性稍快，通常相差 5 次 /min。

（3）体型：身材细高者比矮壮者的脉率慢，因体表面积越大，脉率越慢。

（4）活动、情绪：运动后脉率会加快，休息、睡眠时脉率减慢。情绪波动可影响脉率，兴奋、恐惧、愤怒、焦虑时脉率增快。

（5）饮食、药物：进食、使用兴奋剂、浓茶、咖啡可使脉率增快；禁食、使用镇静剂或洋地黄药物后可减慢。

（6）其他：气温骤升或骤降可使脉率加快。某些特殊的生理状况如怀孕期也可使脉率加快。

2. 脉律 脉律是指脉搏的节律性，反映左心室的收缩状况。正常脉搏搏动规则均匀，间隔时间相等，但正常小儿、青年和部分成年人可发生吸气时脉搏增快，呼气时脉搏减慢现象，称为窦性心律不齐，一般无临床意义。

3. 脉搏的强度 是血流冲击血管壁的力量强度的大小，正常情况下心脏每次搏动的强弱相等。脉搏的强弱取决于心搏出量、脉压、外周阻力的大小，也与动脉壁的弹性有关。

4. 动脉壁的情况 是触诊时主观感觉到的动脉壁情况。正常的动脉壁光滑、柔软，有一定弹性。

二、异常脉搏的评估及护理

（一）异常脉搏的评估

1. 脉率异常

（1）心动过速（tachycardia）：心动过速指成人在安静状态下脉率超过 100 次 /min，又称为心动过速。心动过速常见于发热、甲状腺功能亢进、心力衰竭、休克、疼痛等患者。一般体温每升高 1℃，成人脉率约增加 10 次 /min，儿童则增加 15 次 /min。

（2）心动过缓（bradycardia）：心动过缓指成人在安静状态下脉率少于 60 次 /min，又称为心动过缓。心动过缓常见于颅内压增高、房室传导阻滞、甲状腺功能减退等患者。

2. 脉律异常 脉搏的搏动不规则，间隔时间长短不一，称为脉律异常。

（1）间歇脉（intermittent pulse）：间歇脉是在一系列均匀正常的脉搏中出现 1 次提前而较弱的脉搏，其后有一较正常延长的间歇（即代偿性间歇），也称为早搏。如每隔一个或两个正常搏动后出现 1 次早搏，前者称为二联律，后者称为三联律。间歇脉常见于各种器质性心脏病或洋地黄中毒的患者，正常人在过度疲劳、精神兴奋时也偶尔出现间歇脉。

（2）脉搏短绌（pulse deficit）：同一单位时间内脉率少于心率，称为脉搏短绌或绌脉。其特点是脉搏细弱，极不规则；听诊时心律完全不规则，心率快慢不一，心音强弱不等。其发生机制是心脏收缩力强弱不等，有些心排出量少的搏动可发生心音，但不能引起周围血管的搏动，造成脉率少于心率。脉搏短绌常见于心房颤动的患者。

3. 脉搏强度异常

（1）洪脉（bounding pulse）：当心排血量增加，脉搏充盈度和脉压较大时，脉搏搏动强大有力，称为洪脉。洪脉常见于高热、甲状腺功能亢进、主动脉瓣关闭不全等患者。但正常人运动后或情绪激动时也可触到洪脉。

（2）细脉（thready pulse）：当心排血量减少，动脉充盈度降低时，脉搏搏动细弱无力，扪之如细丝，称为细脉。细脉常见于大出血、休克、主动脉瓣狭窄和全身衰竭等患者。

（3）水冲脉（water-hammer pulse）：由于周围血管扩张或存在分流、反流所致脉搏骤起骤降，急促有力，故称为水冲脉。水冲脉常见于主动脉瓣关闭不全、动静脉瘘、先天性动脉导管未闭、甲状腺功能亢进患者。触诊时，将患者手臂抬高过头并紧握其腕部掌面，可感到急促有力的冲击。

（4）交替脉（alternating pulse）：交替脉指节律正常而强弱交替出现的脉搏。主要由于心室收缩强弱交替而引起，是左心衰的重要体征，为心肌损害的一种表现。交替脉常见于高血压心脏病、冠心病、主动脉瓣关闭不全等患者。

（5）奇脉（paradoxical pulse）：当平静吸气时，脉搏明显减弱甚至消失的现象称为奇脉。其产生原因与吸气时左心室的排血量减少有关。奇脉常见于心包积液、缩窄性心包炎等患者，是心脏压塞的重要体征之一。

（6）脉搏消失：主要见于①严重休克时，血压测不到，脉搏也测不到。②多发性大动脉炎时，由于某一部位大动脉闭塞，相应部位的脉搏测不到，临床上称为无脉病。护士若在某一部位测不到脉搏时，须再测其他部位，以鉴别无脉病和因休克而出现的脉搏消失。对确定为因休克而出现的脉搏消失者，必须立即进行心肺复苏。

4. 动脉壁的异常 正常动脉用手指压迫时，其远端动脉管不能触及，若仍可以触及提示动脉硬化，动脉硬化的动脉管壁失去弹性，呈迂曲状，诊脉时有紧张条索感，如按在琴弦上，常见于动脉硬化的患者。

（二）异常脉搏的护理

1. 休息与活动 嘱患者适当活动，如活动后出现不适感应立即卧床休息，减少心肌耗氧，并根据病情给予吸氧。

2. 病情观察 密切监测脉搏变化及其他生命体征，并指导患者按时服药，观察药物疗效和不良反应；对安置起搏器的患者应做好相应的处理。

3. 急救准备 危重患者须备好急救设备和药品。

4. 心理护理 提供针对性的心理安慰，以缓解紧张、焦虑、恐惧心理。

5. 健康教育 指导患者控制情绪，戒烟限酒，清淡饮食易消化，勿用力排便，自我观察药物的不良反应，掌握简单的急救技巧等。

三、脉搏的测量

（一）测量脉搏的部位

凡是靠近骨骼的表浅大动脉均可作为测量脉搏的部位。桡动脉是最常用和最方便的诊脉部位，其次为颞动脉、颈动脉、肱动脉、腘动脉、足背动脉、胫后动脉和股动脉等（图 8-14）。

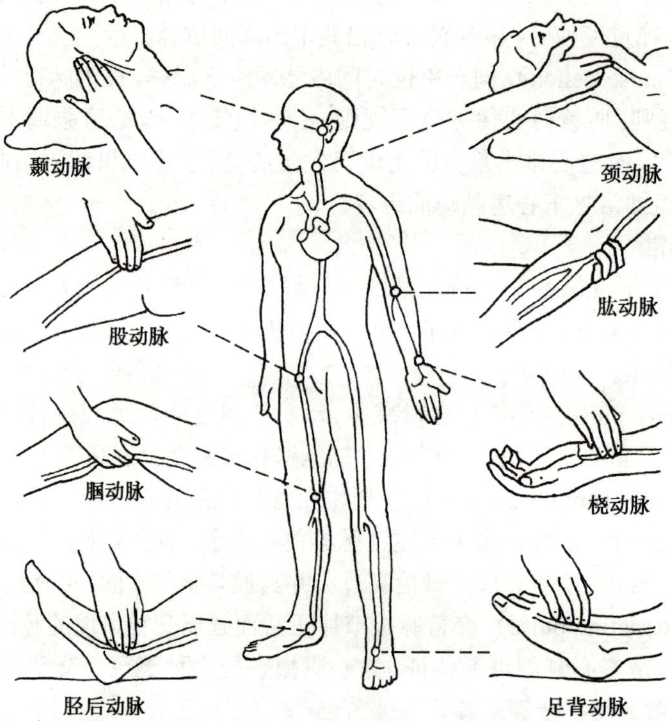

图 8-14 常用诊脉部位

（二）脉搏的测量技术

【目的】

1. 判断患者的脉搏有无异常。
2. 动态监测脉搏变化，间接了解心脏状况。
3. 协助诊断，为预防、治疗、康复和护理提供依据。

【评估】

1. 评估患者的一般情况，如年龄、性别、目前的病情、意识和治疗情况。
2. 评估患者30分钟内有无剧烈运动、情绪激动等影响因素存在。
3. 评估患者的心理状况与合作程度。
4. 评估测量脉搏部位的肢体活动度和皮肤完整性。

【计划】

1. 患者准备

（1）体位舒适，情绪稳定。

（2）测脉搏前30分钟内无剧烈运动、紧张、恐惧、哭闹等。

2. 用物准备　记录本1本；秒表1块；必要时备听诊器1副。

【实施】

详见表8-4。

表8-4　脉搏的测量操作步骤

操作流程	详细步骤	要点及说明
1. 认真核对	洗手，戴口罩，携用物至床旁，核对患者床号、姓名、腕带，做好解释	严格查对，取得配合
2. 环境准备	光线充足、环境安静、室温适宜	
3. 安置体位	取坐位或仰卧位，手臂放于舒适位置，手腕放松（以桡动脉为例）	若测量前患者有剧烈活动、紧张、恐惧、哭闹等，应休息15～30分钟后测量
4. 测量脉搏		
（1）选定部位	测量者用示指、中指、无名指的指端按在患者桡动脉上，按压力量以能清楚触及脉搏搏动为宜	不可用拇指诊脉，因拇指小动脉搏动较强，易与患者脉搏相混淆；为偏瘫患者测量脉搏，应选择健侧肢体
（2）测量30s	一般情况下测脉搏30秒，结果乘以2即可	异常脉搏、危重患者应测1分钟；脉搏细弱难以触诊时，可用听诊器测心率1分钟
（3）绌脉测量	脉搏短绌者，应由两人同时测量，一人听心率，另一人测脉率，由听心率者发出“起”“停”口令，计数1分钟（图8-15）	测量心率将听诊器放在患者左锁骨中线第五肋间处
5. 准确记录	将测得数值记录在记录单上	
6. 安置患者	协助患者取舒适卧位，整理床单位	
7. 绘制录入	洗手，将测得的脉搏绘制于体温单或录入电子病历	绌脉的记录方式以分数式表示：心率/脉率（min）

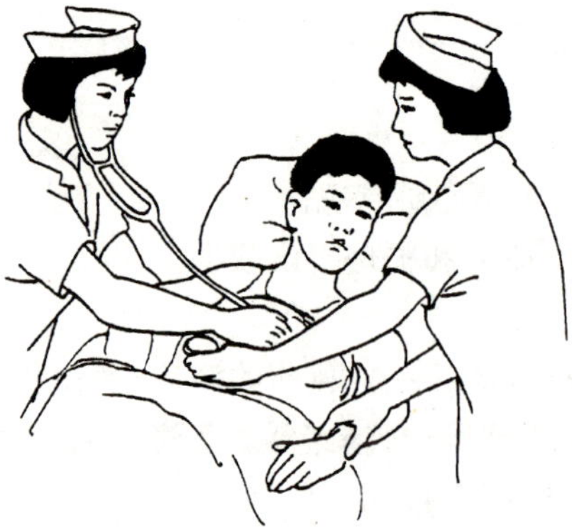

图 8-15 脉搏短绌测量法

【评价】

1. 患者理解测量脉搏的意义。
2. 患者了解测量脉搏过程中的注意事项。
3. 患者配合良好，测量结果准确。

第三节 呼 吸

任务引入

【临床情景】

王女士，26 岁，公司职员。因“车祸致头部外伤”急诊入院。入院时 T 37℃，P 74 次 /min，BP 110/78mmHg，意识模糊不清，呼吸由浅慢逐渐变为深快，然后再由深快转为浅慢，经过一段呼吸暂停后，又开始上述变化。

思考：

1. 王女士属于哪种异常呼吸？
2. 如何正确测量王女士的呼吸？

机体在新陈代谢过程中，须不断地从外界环境中摄取氧气，并排出二氧化碳，这种机体与环境之间的气体交换过程称为呼吸（respiration）。呼吸的生理意义主要是维持机体内环境氧和二氧化碳含量的相对稳定，保证组织细胞代谢的正常进行。呼吸一旦停止，生命活动也将终结。

一、正常呼吸及生理性变化

（一）呼吸的过程及调节

1. 呼吸的过程 呼吸的全过程由三个环节组成：①外呼吸，即肺呼吸，指肺毛细血管血液与外界环境之间的气体交换过程，包括肺通气和肺换气两个过程；②气体运输，指通过血液循环将氧由肺运送到组织细胞，同时将二氧化碳由组织细胞运送到肺；③内呼吸，即组织换气，指血液与组织、细胞之间的气体交换。

2. 呼吸的调节 呼吸运动是一种节律性的活动，受呼吸中枢的调节，由呼吸器官和辅助呼吸肌共同完成，具有随意性和自主性。①呼吸中枢主要分布于脊髓、延髓、脑桥、间脑、大脑皮质等部位，其中延髓和脑桥是产生基本呼吸节律的部位，大脑皮质可随意控制呼吸运动；②呼吸的反射性调节包括肺牵张反射、本体感受器反射及防御性反射；③呼吸的化学性调节即动脉血氧分压（PaO_2）、二氧化碳分压（$PaCO_2$）以及氢离子浓度（[H^+]）的改变对呼吸运动的影响。

（二）正常呼吸及生理性变化

1. 正常呼吸　成人安静状态下呼吸频率为16～20次/min，节律规则，呼吸运动均匀且不费力。呼吸与脉搏的比例约为1∶4。女性以胸式呼吸为主，男性及儿童以腹式呼吸为主。

2. 生理性变化　呼吸受许多因素的影响而在一定范围内波动。

（1）年龄：年龄越小，呼吸频率越快，如新生儿呼吸可达44次/min。

（2）性别：同年龄的女性呼吸频率比男性稍快。

（3）活动：剧烈运动可使呼吸加深加快。休息和睡眠时呼吸减慢。

（4）情绪：强烈的情绪变化，如紧张、恐惧、愤怒、悲伤、害怕等会刺激呼吸中枢，导致屏气或呼吸加快。

（5）血压：血压大幅度变动时，可以反射性影响呼吸，血压升高，呼吸减慢减弱，血压降低，呼吸加快加强。

（6）其他：环境温度升高或海拔增加，均会使呼吸加快加深。

二、异常呼吸的评估及护理

（一）异常呼吸的评估

1. 频率异常

（1）呼吸过速：成人在安静状态下呼吸频率超过24次/min为呼吸过速，也称为气促（表8-5），常见于发热、疼痛、缺氧、甲状腺功能亢进等患者。一般体温每升高1℃，呼吸频率增加3～4次/min。

表8-5　正常和异常呼吸

呼吸名称	呼吸形态	特点
正常呼吸	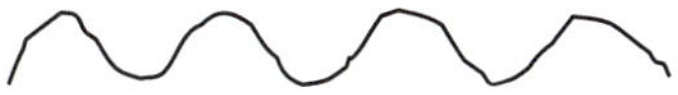	规则、平稳
呼吸过速	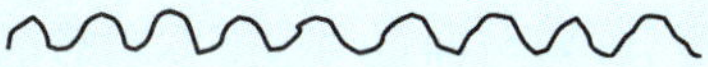	规则、快速
呼吸过缓	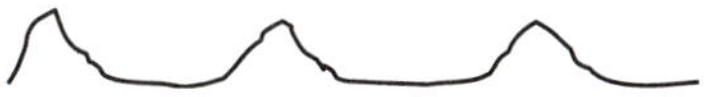	规则、缓慢
深度呼吸	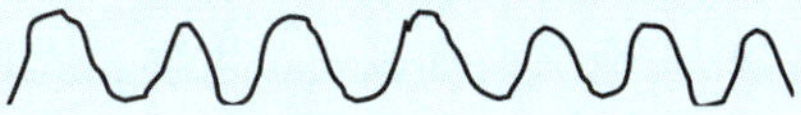	深而大
潮式呼吸	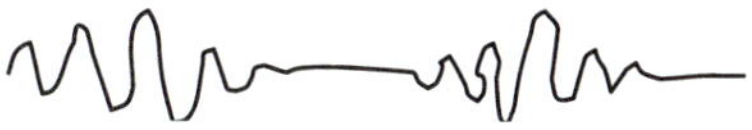	潮水般起伏
间断呼吸		呼吸和呼吸暂停交替出现

（2）呼吸过缓：成人在安静状态下呼吸频率低于12次/min，称为呼吸过缓，常见于颅内压增高、巴比妥类药物中毒等患者。

2. 节律异常

（1）潮式呼吸：潮式呼吸又称为陈-施呼吸（Cheyne-Stokes respiration）（表8-5），是一种周期性呼吸异常，表现为呼吸由浅慢逐渐转为深快，再由深快变为浅慢，经一段时间的呼吸暂停（5～20秒）后，再出现上述状态的呼吸，如此周而复始，如潮水起伏，故称为潮式呼吸。产生的机制是呼吸中枢的兴奋性降低，只有当缺氧严重，二氧化碳积聚到一定程度，才能刺激呼吸中枢，使呼吸恢复或加快，当积聚的二氧化碳呼出后，呼吸中枢又失去有效的兴奋，呼吸又再次减弱或暂停，从而形成周期性变化。潮式呼吸是呼吸中枢兴奋性减弱或高度缺氧的表现。潮式呼吸多见于中枢神经系统疾病，如脑炎、脑膜炎、巴比妥类药物中毒等患者。

（2）间断呼吸：间断呼吸又称为比奥呼吸（Biot respiration）（表 8-5），为呼吸与呼吸暂停交替出现。表现为有规律地呼吸几次后，突然停止呼吸，间隔短时间后，又开始呼吸，如此反复交替。其产生机制同潮式呼吸，但比潮式呼吸更为严重，预后更为不良，多见于颅内病变或呼吸中枢衰竭的患者，常在临终前发生。

（3）叹气样呼吸：叹气样呼吸表现为在一段正常呼吸节律中出现一次深大呼吸，并伴有叹息声。偶尔一次叹息属于正常情况，可扩张小肺泡。叹气样呼吸多见于神经衰弱、精神紧张的患者，如反复发作则是临终前表现。

3. 深浅度异常

（1）深度呼吸：深度呼吸又称为库斯莫尔呼吸（Kussmaul respiration），是一种深大而规则的呼吸（表 8-5）。深度呼吸多见于尿毒症、糖尿病等引起的代谢性酸中毒患者。

（2）浅快呼吸：浅快呼吸是一种浅表而不规则的呼吸，有时呈叹息样。浅快呼吸多见于呼吸肌麻痹、胸肺有疾患、肋骨骨折患者，也可见于濒死的患者。

4. 声音异常

（1）蝉鸣样呼吸：多因声带附近有异物，使空气通过时发生困难，导致吸气时有一种高音调似蝉鸣样的声响。蝉鸣样呼吸多见于喉头水肿、痉挛、喉头异物等患者。

（2）鼾声呼吸：由于气管或支气管内有较多的分泌物蓄积，导致呼气时发出粗大的鼾声。鼾声呼吸多见于昏迷等患者。

5. 形态异常

（1）胸式呼吸增强，腹式呼吸减弱：当腹腔内压力增高，阻碍膈肌下降，造成腹式呼吸减弱，胸式呼吸增强。这种情况常见于腹膜炎、腹水、妊娠后期、腹腔巨大肿瘤等。

（2）腹式呼吸增强，胸式呼吸减弱：当胸部或肺部发生病变时，会致使胸式呼吸减弱，腹式呼吸增强。这种情况常见于肺炎、胸膜炎等。

6. 呼吸困难（dyspnea） 是由于气体交换不足、机体缺氧所致的呼吸频率、节律和深浅度的异常。患者自感空气不足、胸闷、呼吸费力、不能平卧，客观上表现为烦躁、张口耸肩、口唇及指（趾）甲发绀、鼻翼扇动等体征。根据临床表现可分为如下几种。

（1）吸气性呼吸困难：其特点是吸气费力，吸气时间延长，有明显的三凹征（吸气时胸骨上窝、锁骨上窝、肋间隙出现凹陷）。主要原因是上呼吸道部分阻塞，气流不能顺利进入肺，吸气时呼吸肌收缩，肺内负压增高所致。吸气性呼吸困难常见于喉头水肿或气管、喉头异物等患者。

（2）呼气性呼吸困难：其特点是呼气费力，呼气时间延长。主要原因是下呼吸道部分梗阻，气流呼出不畅所致。呼气性呼吸困难常见于支气管哮喘、阻塞性肺气肿等患者。

（3）混合性呼吸困难：其特点是吸气、呼气均感费力，呼吸频率快而表浅。主要原因是广泛性肺部病变，致使呼吸面积减少，影响换气功能所致。混合性呼吸困难常见于肺部感染、广泛性肺纤维化、大面积肺不张、大量胸腔积液、气胸等患者。

（二）异常呼吸的护理

1. 休息与活动 保持病室安静，空气清新，温湿度适宜，禁止吸烟，为患者营造良好的休息环境。根据病情适当活动，必要时卧床休息，取舒适体位，减少耗氧量。活动时注意患者的耐受度，以能耐受而不感疲劳为度。

2. 病情观察 密切观察病情变化，观察呼吸的节律、频率、声音等有无异常，有无咳嗽、咳痰、咯血和呼吸困难等症状和体征，发现异常，及时报告医生处理。

3. 保持呼吸道通畅 及时清除呼吸道分泌物，必要时给予吸痰。根据病情选用促进呼吸功能的有效措施。

（1）有效咳嗽：咳嗽是一种防御性反射，可排出呼吸道内的异物和分泌物，具有清洁、保护和维持呼吸道通畅的作用。有效咳嗽适用于神志清醒且能咳嗽的患者。护士指导患者取坐位或半卧位，屈膝，上身前倾，双手抱膝或在胸部和膝关节上置一枕头用两肋夹紧，深吸气后屏气 3 秒（有伤口者，护士应将双手压在切口的两侧），然后协助患者腹肌用力及两手抓紧支持物（脚和枕），用力做爆破性咳嗽，将痰咳出。痰液黏稠不易咳出时，可给予雾化吸入、祛痰药等。护士须评估患者咳嗽的频率和程度，以及痰液的量、颜色、气味和黏稠度、是否有脓血或血液，必要时留取痰标本。

（2）叩击：叩击胸背部，借助振动，使分泌物松脱而排出体外。叩击适用于长期卧床、排痰无力的患者。方法：患者取坐位或侧卧位，操作者将手固定成背隆掌空状态，即手背隆起，手掌中空，手指弯曲，拇指紧靠示指，有节奏地自下而上，由外向内轻轻叩打，边叩击边鼓励患者咳嗽（图 8-16）。注意不可在裸露的皮肤、肋骨以下、脊柱、乳房等部位叩击。叩击力度适中，以患者不感到疼痛为宜，叩打时可听见空洞声。

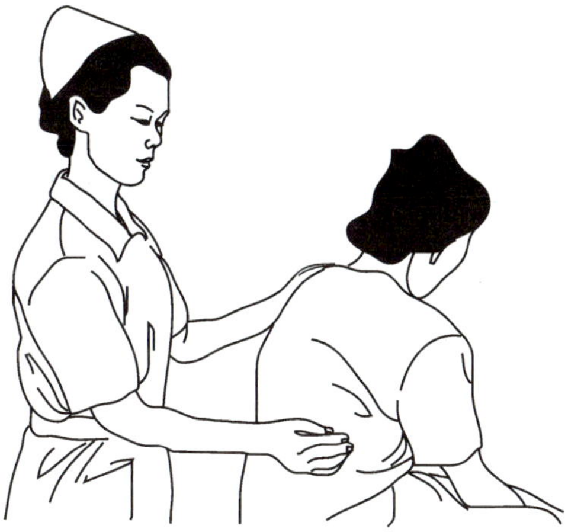
图 8-16　背部叩击

（3）体位引流：将患者置于特殊体位，借助重力使肺部及深部支气管的痰液引流至较大的支气管而咳出的方法称为体位引流。主要适用于支气管扩张、肺脓肿等有大量脓痰的患者；而严重高血压、心力衰竭、极度衰弱以及意识模糊等患者禁用。具体实施：①协助患者根据病变部位不同采取不同的体位（图 8-17），引流时患肺处于高处，引流的支气管开口向下，便于分泌物顺体位引流出来；②嘱患者深呼吸并尽量咳嗽，同时辅以叩击等，促进痰液排出；③痰液黏稠不易咳出时，给予雾化吸入、祛痰药等；④宜在空腹时进行，早晨清醒后进行效果最好，每次 20～30 分钟；⑤引流过程中注意观察患者反应，若出现头晕、面色苍白、出冷汗等，应立即停止引流。

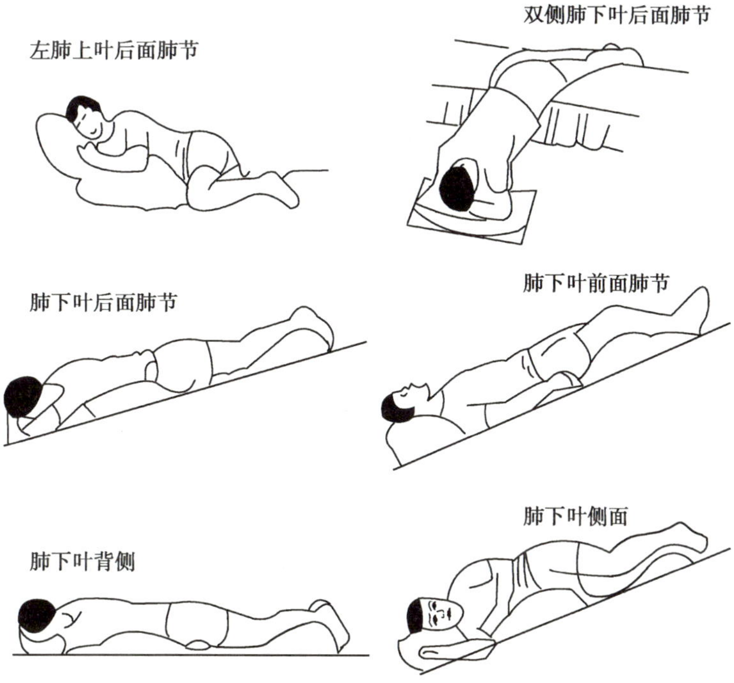

图 8-17　体位引流

（4）震颤：常在胸部叩击后或与叩击交替使用。具体方法：①操作者将手放于患者须引流的部位，手掌朝下，另一手重叠放置（手指交叉、伸直）或并排放置。②嘱患者深吸气，用鼻或噘嘴缓慢呼气。③患者呼气时，操作者收缩手和手臂肌肉，用手掌做手部震颤，患者吸气时，停止震颤。每个部位震颤5次，所有部位完成后，嘱患者咳嗽以排出痰液。

4. 心理护理 采取有效的针对性的心理护理，消除患者的紧张、恐惧心理，主动配合治疗和护理。

5. 健康教育

（1）教育患者养成良好的生活习惯，如戒烟限酒、饮食清淡、适量运动等。

（2）指导患者学会呼吸训练的方法。

思政元素

孙思邈的腹式深呼吸

传承中医学精髓，弘扬中华传统文化

唐代名医孙思邈特别推崇腹式深呼吸，《备急千金要方》记载："引气从鼻入腹，足则停止，有力更取，久住气闷从口中细细吐出尽。"这种腹式深呼吸，吐故纳新，使人神清气爽，不仅弥补了胸式呼吸的缺陷，使中下肺叶的肺泡在换气中得到锻炼，保持良好的弹性，延缓了肺部老化，而且提高了肺活量，使机体获得充足的氧供，从而精力充沛；同时，极好地调节胃肠道，促进胃肠道蠕动，有利于消化和加快粪便的排出，预防老年人习惯性便秘等疾病。

我国中医源远流长，博大精深，凝集着中华民族的博大智慧，是中华传统文化的重要组成部分，是中华民族的瑰宝。作为一名新时代的护理工作者，我们应该努力学习专业知识，传承中医学精髓，弘扬中华传统文化，用自己的实际行动将中医文化发扬光大。

三、呼吸的测量

【目的】

1. 判断呼吸是否异常。
2. 动态监测呼吸变化，了解患者呼吸功能情况。
3. 协助诊断，为预防、治疗、康复、护理提供依据。

【评估】

1. 评估患者的一般情况，如年龄、性别、意识状态、病情、治疗和合作程度。
2. 评估有无影响呼吸的因素，如30分钟内有无剧烈活动、情绪激动等。
3. 评估患者的呼吸状况（如频率、节律、形态、呼吸困难症状等）。

【计划】

1. 患者准备

（1）了解测量呼吸的目的、方法、配合要点和注意事项。

（2）体位舒适，情绪稳定，保持自然呼吸状态。

2. 用物准备 准备秒表1块、记录本1本，必要时备棉花若干。

【实施】

详见表8-6。

表 8-6　呼吸的测量操作步骤

操作流程	详细步骤	要点及说明
1. 认真核对	洗手，戴口罩，携用物至床旁，核对患者床号、姓名、腕带	严格查对，确认患者
2. 环境准备	室温适宜、光线充足、环境安静	
3. 安置体位	取舒适体位	若有剧烈运动、情绪激动等，应休息 30 分钟后再测
4. 测量呼吸		
(1) 观察呼吸	测量脉搏后仍保持诊脉手势（图 8-18），观察患者的胸部或腹部的起伏（一次起伏为一次呼吸）	呼吸受意识控制，要避免被患者察觉
(2) 测 30 秒	一般情况下测 30 秒，测得数值乘以 2 即可	
(3) 危重患者	危重患者呼吸微弱不易观察时，可用少许棉花置于患者鼻孔前，观察棉花纤维被吹动的次数，计数 1 分钟（图 8-19）	呼吸异常者或婴幼儿在观察呼吸频率的同时，要注意观察呼吸的节律、深浅度、声音及有无呼吸困难等症状
5. 准确记录	将测得数值记录在记录本上	记录方式：次 /min
6. 安置患者	协助患者取舒适卧位，整理床单位	
7. 绘制录入	洗手，将测得的呼吸绘制于体温单或录入电子病历	

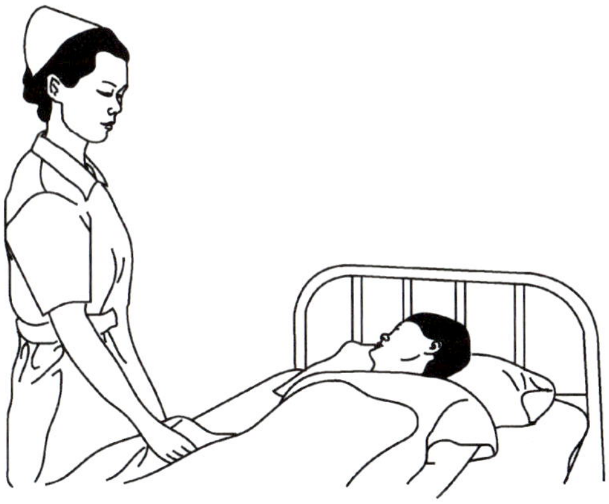

图 8-18　测量呼吸

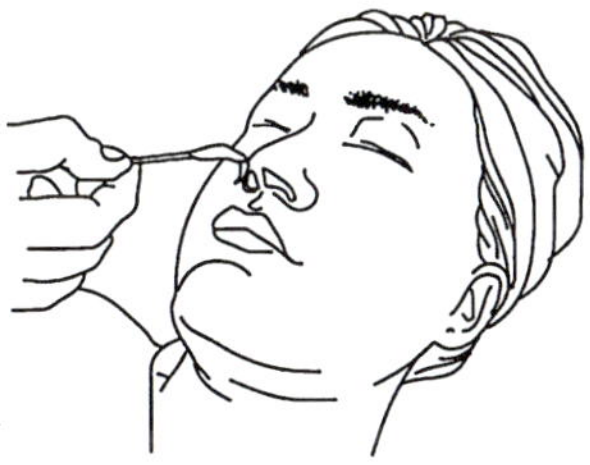

图 8-19　危重患者呼吸测量

【评价】

1. 患者及家属能理解监测呼吸的重要性，愿意配合。
2. 护士测量方法正确，测量结果准确。

第四节　血　　压

任务引入

【临床情景】

王先生，45 岁，公司经理。近期单位组织体检时，BP 185/110mmHg，连续 3 次测量的结果都显示血压升高。王先生身高 176cm，体重 90kg，工作繁忙，长期饮酒、高盐高脂饮食，缺乏规律的日常活动和运动。近日出现头痛、头晕，休息后无明显好转，自感乏力，于门诊就诊。

思考：

1. 王先生的血压是否正常？属于哪种程度的高血压？
2. 护士应如何为王先生正确测量血压？

血压（blood pressure，BP）是指血管内流动的血液对血管壁的侧压力。一般所说的血压是指体循环的动脉血压。在一个心动周期中，动脉血压随着心室的收缩和舒张而发生规律性的波动。当心室收缩时，动脉血压上升达最高值称为收缩压（systolic pressure）；当心室舒张末期，动脉血压下降达最低值称为舒张压（diastolic pressure）；收缩压与舒张压之差为脉压（pulse pressure），脉压主要反映动脉血压波动的幅度及动脉管壁的弹性。

一、正常血压及生理性变化

（一）血压的形成

循环系统中有足够的血液充盈是形成血压的前提条件，心脏收缩射血和外周阻力是形成血压的两个重要因素，此外大动脉的弹性对血压的形成也起到重要的作用。在心动周期中，由于外周阻力的存在，心室收缩所释放的能量约1/3以动能形式推动血液在血管内流动，其余的2/3以势能形式贮存在主动脉和大动脉内，对血管壁产生侧压力，使动脉管壁扩张，形成较高的收缩压。心室舒张，主动脉和大动脉管壁弹性回缩，将贮存的势能转化为动能，推动血液继续流动，维持一定的舒张压。

（二）正常血压及生理性变化

1. 正常血压 临床上一般以肱动脉血压为准。正常成人在安静状态下血压比较稳定，其正常范围为收缩压90～139mmHg，舒张压60～89mmHg，脉压30～40mmHg。

血压也可以kPa来表示，其换算公式：

1kPa=7.5mmHg　　　1mmHg=0.133kPa

2. 生理性变化 正常人的血压可在一定范围内波动，保持相对恒定。但各种因素都会影响血压的变化，其中多以收缩压改变为主。

（1）年龄：随着年龄的增长，血压会增高，以收缩压增高显著（表8-7）。

表8-7　各年龄组的平均血压值

年龄	血压/mmHg
1个月	84/54
1岁	95/65
6岁	105/65
10～13岁	110/65
14～17岁	120/70
成年人	120/80
老年人	（140～160）/（80～90）

（2）性别：女性在更年期前，血压低于男性；更年期后，与男性差别较小。

（3）昼夜和睡眠：血压呈明显昼夜波动，一般夜间血压降低，清晨起床活动后血压升高。大多数人凌晨2～3时血压最低，上午6～8时及下午4～8时各有一个高峰，晚上8时后血压缓慢下降，表现为“双峰双谷”，这一现象称为动脉血压的日节律。老年人这种血压的日高夜低现象更为显著，有明显的低谷与高峰。睡眠不佳时，血压稍有升高。

（4）环境：在寒冷环境中，末梢血管收缩，血压可略有升高；在高温环境下，皮肤血管扩张，血压可略下降。

（5）体位：通常情况下卧位血压小于坐位血压，坐位血压小于立位血压，这与重力代偿机制有关。对于长期卧床或应用某些降压药物后，由卧位改变为立位时，可能会出现体位性低血压，表现为头晕、心慌、血压下降等。

（6）测量部位：一般情况下双上肢血压并不完全相等，右上肢高于左上侧 10～20mmHg，其原因是右侧肱动脉来自主动脉弓第一大分支无名动脉，而左侧肱动脉来自主动脉的第三大分支左锁骨下动脉，由于能量消耗，右上肢血压比左上肢高。下肢血压比上肢高 20～40mmHg，原因是股动脉的管径大于肱动脉，血流量也较多。若双上肢血压相差 20mmHg 以上时，见于多发性动脉炎、先天性动脉畸形和血栓闭塞性脉管炎等。若上肢血压等于或高于下肢血压，应考虑主动脉缩窄等。

（7）运动：运动时血压的变化与肌肉运动的方式有关，以等长收缩为主的运动，如持续握拳，血压升高；以等张收缩为主的运动，如步行、骑车，在运动开始时血压有所上升，继而由于血流量重新分配和有效循环血量的改变，血压会逐渐恢复正常。

（8）疼痛：疼痛可以使血压升高，但剧烈疼痛可使机体大量出汗，可致血压下降。

此外，情绪激动、紧张、恐惧、兴奋、吸烟、饮酒、体位对血压也有一定影响。

二、异常血压的评估及护理

（一）异常血压的评估

异常血压是指超过正常范围以外的血压，可分为高血压、低血压和脉压异常 3 种类型。

1. 高血压（hypertension） 指在未服用降压药物的情况下，3 次非同日测量的血压，成人收缩压≥140mmHg 和 / 或舒张压≥90mmHg。根据引起高血压的原因不同，将高血压分为原发性高血压和继发性高血压两大类。其中 95% 患者的高血压因病因不明称为原发性高血压，约 5% 的患者血压升高是继发于某种疾病的临床表现称为继发性高血压。目前临床高血压分类标准参考《中国高血压防治指南（2022 年修订版）》（表 8-8）。

表 8-8　中国高血压分类标准（2022 版）　　单位：mmHg

分级	收缩压	逻辑关系	舒张压
正常血压	<120	和	<80
正常高值	120～139	和 / 或	80～89
高血压	≥140	和 / 或	≥90
1 级高血压（轻度）	140～159	和 / 或	90～99
2 级高血压（中度）	160～179	和 / 或	100～109
3 级高血压（重度）	≥180	和 / 或	≥110
单纯收缩性高血压	≥140	和	<90

注：若收缩压、舒张压分属不同的等级，则以较高的分级为准。

2. 低血压（hypotension） 指血压低于 90/60mmHg。当血压低于正常范围时有明显血容量不足的表现，如脉搏细数、心悸、头晕等，常见于大量失血、休克、急性心力衰竭等患者。但低血压并不完全具有病理意义，有些人虽有低血压，但无异常感觉和病理改变。

3. 脉压异常

（1）脉压增大：脉压超过 40mmHg，常见于主动脉瓣关闭不全、主动脉硬化、甲状腺功能亢进等。

（2）脉压减小：脉压低于 30mmHg，常见于主动脉瓣狭窄、心包积液、缩窄性心包炎等。

（二）异常血压的护理

1. 密切监测血压 测得患者血压异常时，护士应保持神态镇静，与患者的基础血压值对照后，给予合理的解释和劝慰。测量血压时应做到“四定”：定时间、定部位、定体位和定血压计。

2. 病情观察 密切观察患者的病情变化，如患者血压较高应让其卧床休息，按医嘱给予降压药物，并观察药物的不良反应，注意有无潜在并发症。如患者血压过低，应迅速安置患者平卧位，及时与医生联系，并协助处理。

3. 合理饮食 高血压患者应进易消化、低盐、低脂肪、低胆固醇、高维生素、富含纤维素的食物，避免辛辣等刺激性食物。

4. 规律生活 良好的生活习惯是保持健康，维持正常血压的重要条件。生活作息规律，注意休息，保证充足的睡眠时间。

5. 心理护理 稳定患者情绪，消除引起患者紧张、焦虑、恐惧等不良因素，保持心情舒畅。

6. 健康教育 指导高血压患者采取合理的生活方式，科学饮食，积极治疗，教会患者测量血压和紧急情况的处理方法等。帮助患者消除影响血压变化的不良生活行为，如戒烟酒，保持大便通畅，养成良好的生活方式等。

三、血压的测量

（一）血压计的种类及构造

1. 血压计的种类 主要有汞柱式血压计（分立式和台式两种）、表式血压计、电子血压计三种。

2. 血压计的构造

（1）袖带：袖带为长方形扁平的橡胶囊，长24cm，宽12cm（下肢袖带长35cm，宽14cm；小儿袖带宽度是其上臂周径的1/3～1/2），外层布套长50cm。橡胶囊上有两根橡胶管，一根接输气球，另一根接测压计。袖带的宽度和长度一定要符合要求，宽度比被测肢体的直径宽1/5，长度应能全部包绕肢体。

（2）输气球和压力阀门：输气球可向袖带气囊内充气，压力阀门可调节压力的大小。

（3）血压计

1）汞柱式血压计（图8-20）：由玻璃管、标尺、水银槽三部分组成。玻璃管上标有双刻度（标尺）为0～300mmHg和0～40kPa，最小分度值分别为2mmHg和0.5kPa。玻璃管上端和大气相通，其下端和水银槽相通。水银槽内装有60g水银，并有控制开关。当输气球送入空气后，水银由玻璃管底部上升，水银顶端的中央凸起指示出压力的刻度。水银血压计优点是测得的数值准确，但它体积较大，玻璃管易破裂。

2）表式血压计（图8-21）：又称为弹簧表式或无液血压计。外形似表，呈圆盘状，正面盘上标有刻度，盘中央有一指针提示血压数值。其优点是携带方便，但欠准确。

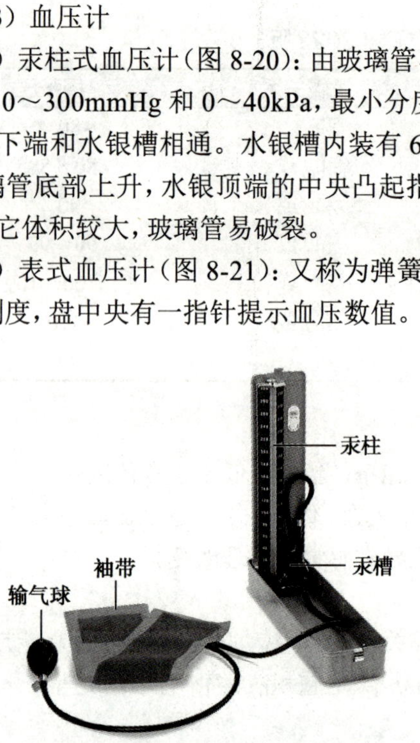

图8-20 汞柱式血压计

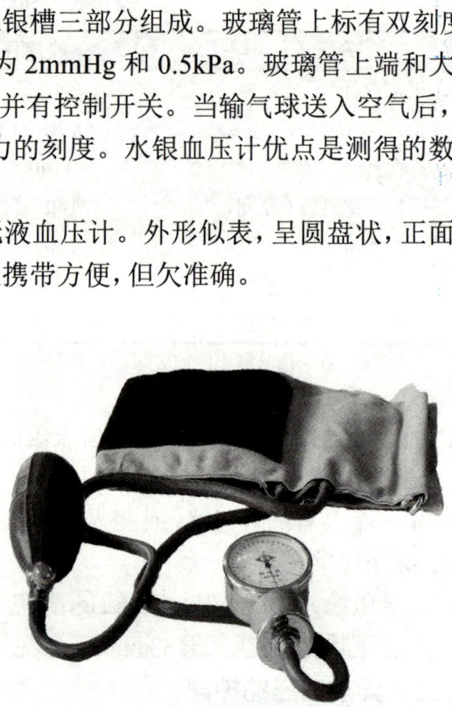
图8-21 表式血压计

3）电子血压计（图 8-22）：袖带内有一换能器，可自动采样，微电脑控制数字运算，自动放气减压，数秒钟内可测得收缩压、舒张压、脉搏数值，类型较多。其优点是操作方便，不用听诊器，省略放气减压系统，无听觉不灵敏和噪声干扰等造成的误差，但准确性较差。

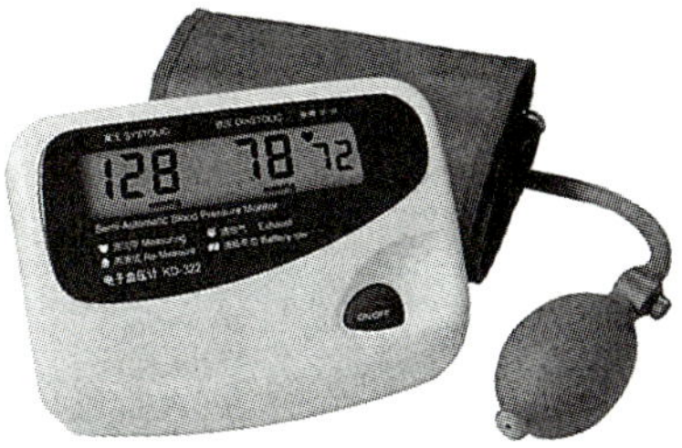

图 8-22　电子血压计

（二）血压的测量技术（以汞柱式血压计为例）

【目的】

1. 判断血压有无异常。
2. 监测血压的动态变化，间接了解患者循环系统的功能状态。
3. 协助诊断，为预防、治疗、康复、护理提供依据。

【评估】

1. 评估患者的一般情况、目前的病情及治疗情况。
2. 测量血压肢体功能和测量部位皮肤状况。
3. 评估患者的心理状态及合作程度。
4. 测量前 30 分钟内评估患者有无吸烟、活动、情绪波动、憋尿等影响血压的生理因素存在。

【计划】

1. 患者准备

（1）患者理解测量血压的目的、方法、配合要点和注意事项；体位舒适，情绪稳定。

（2）测量血压前 30 分钟内无吸烟、运动、情绪激动等影响血压波动的因素。

2. 用物准备　准备血压计 1 台（检查血压计的袖带宽窄是否合适、水银是否充足、玻璃管有无裂缝、输气球有无漏气）；听诊器 1 副（检查听诊器是否完好）；记录本 1 本。

【实施】

详见表 8-9。

表 8-9　血压的测量操作步骤

操作流程	详细步骤	要点及说明
1. 认真核对	洗手，戴口罩，携用物至床旁，核对患者床号、姓名、腕带，做好解释	严格查对，确认患者；测量前要求患者安静休息 5～10 分钟，若运动、洗澡、进食、情绪激动、紧张等，须休息 30 分钟后行血压测量，避免测得的血压值偏高；为保证血压测量的准确性，应做到四定：定时间、定部位、定体位、定血压计
2. 环境准备	室温适宜、光线充足、环境安静	
3. 测量血压	▲上肢血压测量（肱动脉）	
（1）安置体位	取坐位或仰卧位，被测肢体与心脏处于同一水平；坐位时，肱动脉平第四肋软骨；仰卧位时，平腋中线	若肱动脉高于心脏水平，测得血压值偏低；肱动脉低于心脏水平，测得血压值偏高

续表

操作流程	详细步骤	要点及说明
(2) 露出上臂	嘱患者露出上臂，伸肘，掌心向上	袖口不宜过紧，必要时脱袖，以免衣袖过紧，影响血压测量值的准确性；偏瘫、肢体外伤、手术的患者应选择健侧肢体，避免因血液循环障碍影响血压测量
(3) 开血压计	放平血压计，打开水银槽开关	
(4) 缠好袖带	驱尽袖带内空气，将袖带平整地缠在上臂中部，袖带下缘距肘窝 2～3cm；松紧度以放入 1 指为宜	袖带缠得过紧，使血管在未充气前已受压，导致测得的血压值偏低；袖带缠得过松，使橡胶袋呈球状，有效的测量面积变窄，导致测得的血压值偏高 袖带过宽使大段血流受阻，导致血压值偏低；袖带太窄使有效的测量面积变窄，导致血压值偏高
(5) 置听诊器	戴听诊器，先触及肱动脉搏动，再将听诊器胸件置于搏动最明显处（图 8-23），用一手稍加固定，另一手握输气球，关闭气门	听诊器胸件勿塞入袖带内，以免局部受压较大和听诊时出现干扰声
(6) 输气加压	充气至肱动脉搏动音消失后继续充气至水银柱升高 20～30mmHg	充气不可过猛，以免水银溢出或患者不适
(7) 放气测压	以每秒钟 4mmHg 的速度放气，使水银柱缓慢下降，观察水银柱所指刻度，当闻及第一声搏动音时，水银柱所指刻度为收缩压；继续放气，当搏动音突然变弱或消失时，水银柱所指刻度为舒张压	放气过快，可导致来不及听诊到正确血压数值；放气过慢，使静脉充盈，舒张压偏高；读数时，双眼应平视汞柱弯月面，如视线低于汞柱弯月面，可使血压读数偏高；视线高于汞柱弯月面，血压读数偏低
(8) 异常重测	当发现血压听不清或异常时，应重复测量，测量时先将袖带内气体驱尽，使汞柱降至“0”点，稍等片刻再行第二次测量，必要时行双侧对照	重测血压时，应相隔 1～2 分钟再测量，取 2 次读数的平均值记录；如果收缩压或舒张压的 2 次读数相差 5mmHg 以上，应再次测量，取 3 次读数的平均值记录
	▲下肢血压测量（腘动脉）	
(1) 安置体位	取仰卧、俯卧或侧卧位，露出大腿部	
(2) 缠好袖带	将袖带缠于大腿下部，其下缘距腘窝 3～5cm，将听诊器胸件置于腘动脉搏动处（图 8-24）	
(3) 其余操作	同肱动脉测量	
4. 做好整理	驱尽袖带内余气，关闭气门，整理袖带放入盒内，将血压计向右倾斜 45°，关闭水银槽开关，盖好盒盖	使水银完全流回槽内，以免水银溢出
5. 安置患者	协助患者穿衣袖，取舒适体位，整理床单位	
6. 洗手记录	洗手，先将测得的血压数值按收缩压 / 舒张压（mmHg）记录在记录本上，如 120/80mmHg；再将测得的血压记录在体温单上或录入电子病历	当变音和消失音之间有差异时，两读数都应记录，方式为收缩压 / 变音 / 消失音（mmHg），如 120/80/60mmHg

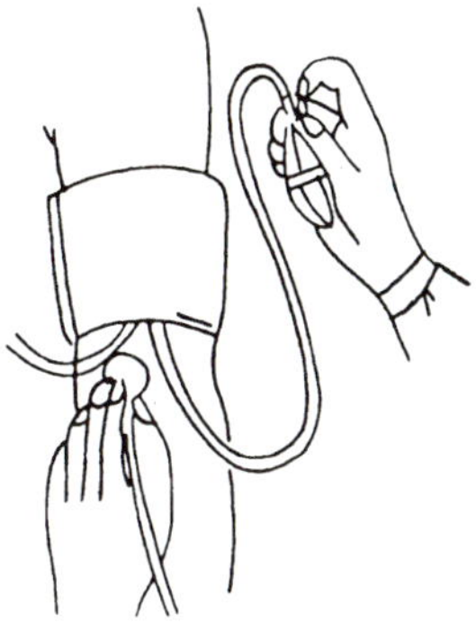

图 8-23　听诊器胸件放置位置

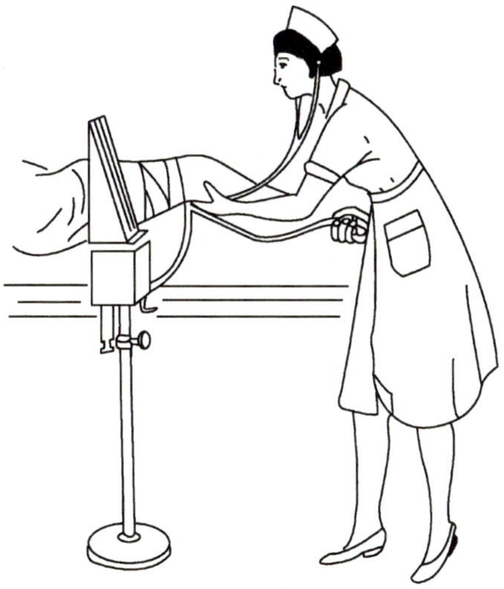

图 8-24　下肢血压测量法

【评价】

1. 患者理解测量血压的目的，愿意配合。
2. 患者了解血压的正常值及测量过程中的注意事项。
3. 操作方法正确，测量结果准确。

第五节　体温单绘制

体温单用于记录患者的体温、脉搏、呼吸曲线及其他情况，如出入院、手术、分娩、转科或死亡时间，大小便、出入量、血压、体重等（附录 1）。由于从体温单上可以反映出患者的病情概况，所以在患者住院期间体温单排列在病历的首页，以便于查看。

一、眉栏的填写规则

1. 用蓝（黑）墨水笔填写姓名、科别、病室、床号、住院号及入院日期、住院天数、手术日数等项目。

2. “日期”栏　用蓝（黑）墨水笔填写。每页第一日应填写“年 - 月 - 日”（例如：2022-03-09），其余六天只填日。如在六天中遇到新的月份或年度开始，则应填写“月 - 日”或“年 - 月 - 日”。

3. “住院日数”栏　用蓝（黑）墨水笔填写。从住院当日为第一日开始填写，直至出院。

4. “手术日数”　用红墨水笔填写。以手术次日为第一天，依次填写至第十四天为止。若在十四天内进行第二次手术，则将第一次手术日数作为分母，第二次手术日数作为分子进行填写。

二、40～42℃横线之间的填写规则

用红墨水笔在 40～42℃横线之间相应日期和相近的时间栏内纵向填写入院、出院、手术、分娩、转入、死亡等时间。除手术不写具体时间外，其余时间应用 24 小时制，精确到分钟。如“入院——九时四十分”。转入时间由转入病区填写，手术不写具体手术名称和具体手术时间。当时间与体温单上的整点时间不相等时，填写在靠近侧的时间栏内，如“十一时入院”，则填写在“10”栏内，下午“十五时”入院，则填写在“14”栏内。

三、体温、脉搏曲线的绘制及呼吸的记录

（一）体温曲线的绘制

1. 将所测量的体温值用蓝（黑）墨水笔绘制在体温单上。符号：口温以蓝点“●”、腋温以蓝叉“×”、肛温以蓝圈“○”表示，相邻温度用蓝线相连。

2. 每一小格为0.2℃，将实际测得的度数绘制在体温单35～42℃的相应时间间隔内。

3. 物理或药物降温30分钟后，应重测体温，将测得的体温以红圈“○”表示，绘制在降温前温度的同一纵格内，并用红虚线与降温前的温度相连，下次测得的温度用蓝线仍与降温前的温度相连。

4. 如体温不升，在35℃线相应时间格内用蓝笔画一蓝点“●”，并于蓝点处向下划箭头“↓”，长度不超过两小格，再与相邻温度相连，或用红墨水笔将“不升”二字写在35℃线以下。

5. 当体温与上次温度差异较大或与病情不符时，应重测，无误者在原体温符号上方用蓝（黑）墨水笔写上一英文小写字母“v”（verified，核实）。

6. 如患者因拒测、外出行诊疗活动或请假等原因未测体温，则在体温单40～42℃横线之间相应时间格内用红墨水笔纵行填写“拒测”“外出”或“请假”，并且前后两次体温断开不连接。

7. 须每2小时测一次体温时，属于体温单上规定时间的，填写在体温单上，其余时间测得的体温记录在护理记录单上，或记录在q2h体温专用记录单上。

（二）脉搏曲线的绘制

1. 脉搏符号为红点“●”，心率符号为红色“○”。

2. 脉搏从20～180次/min，每一小格为4次/min，将实际测量的脉率或心率，用红墨水笔绘制于体温单相应时间格内，相邻脉率或心率以红线相连，相同两次脉率或心率间可不连线。

3. 当脉搏与体温重叠时，先绘制体温符号，再用红墨水笔在外画“○”。如系肛温，则以蓝色“○”表示体温，其内以红点“●”表示脉搏。

4. 脉搏短绌时相邻脉率或心率用红线相连，在脉率与心率之间用红墨水笔画线填满。

（三）呼吸的记录

1. 将实际测得的呼吸次数，用阿拉伯数字表示，免写计量单位，用蓝（黑）墨水笔填写在相应的呼吸栏内，相邻的两次呼吸上下错开记录，每页首次呼吸从上开始写。

2. 使用呼吸机患者的呼吸以®表示，在体温单呼吸栏相应时间内上下错开用黑笔画®。

四、底栏的填写规则

底栏的内容包括血压、体重、尿量、大便次数、出入液量等。用蓝（黑）墨水笔填写，以阿拉伯数字记录于相应栏内，免写计量单位。

1. 血压 以毫米汞柱（mmHg）为单位记录于体温单的血压栏内。一日内连续测量血压时，则上午写在前半格内，下午写在后半格内；术前血压写在前面，术后血压写在后面。如为下肢血压应当标注“下”。

2. 入量 以毫升（ml）为单位，将前一日24小时总摄入量记录于体温单入量栏内。

3. 出量 以毫升（ml）为单位，将前一日24小时总排出量记录于体温单出量栏内。其中尿量为主要的出量，记录前一日的总量，每天记录一次。导尿用“C”表示，尿失禁用“※”表示。

4. 大便次数 每24小时记录一次前一日的大便次数。如无大便以“0”表示；大便失禁以“※”表示；人工肛门用“☆”表示；灌肠以“E”表示，“1/E”表示灌肠后大便1次，“0/E”表示灌肠后无大便，“1^1/E”表示自行排便1次，灌肠后又排便1次。

5. 体重 以千克(kg)为单位，一般新入院患者记录体重，住院患者每周记录体重一次。如因病情不能测量体重，可记为“卧床”。

6. 其他 根据病情需要记录相关内容，如特别用药、药物过敏试验等。

(潘彦彦)

复习思考题

1. 患者，女，47 岁，肺炎，体温在 39.1～40.0℃波动，持续 3 日，日差不超过 1℃。P 106 次 /min，R 28 次 /min。患者神志清楚，面色潮红，口唇干裂，精神不振，食欲差。请问：

(1) 患者属于何种热型？

(2) 患者发热的程度？

(3) 应采取哪些护理措施？

2. 患者，女，65 岁，以“风湿性心脏病、心房颤动”入院。请问：

(1) 患者有可能出现哪种异常脉搏？

(2) 该异常脉搏的特点是什么？

(3) 若出现此种异常脉搏，应如何正确测量？

3. 患者，男，75 岁，“脑栓塞，左侧肢体偏瘫”入院。入院时，BP 150/90mmHg，自述在家经常自行测血压，测得的值时有波动，长期焦虑，担心预后。请问：

(1) 该患者血压是否正常？

(2) 为保证监测血压的准确性，应该注意哪些问题？

0803

扫一扫，测一测

PPT 课件

知识导览

第九章　冷热疗技术

学习目标

掌握冷、热疗技术的作用及禁忌，冷、热疗的方法；熟悉冷、热疗的效应；了解影响冷热疗效果的因素。

冷、热疗技术是通过用冷或热对人体局部或全身温度刺激，达到止血、降温、消炎、止痛和促进舒适的目的。作为临床常用的物理治疗技术，护理人员应及时、有效地评估患者状况，正确应用冷、热疗技术，及时评价效果，确保患者安全。

第一节　概　　述

任务引入

【临床情景】

杨女士，21 岁。今日 11 时因爬山导致踝关节扭伤而入院诊疗。经检查：局部肿胀、疼痛明显，X 线检查无骨折。

思考：

1. 杨女士局部何时用冷疗？何时可用热疗？为什么？
2. 影响冷、热疗效果的因素有哪些？

一、概　　念

冷热疗技术是指利用低于或高于人体温度的物质作用于体表皮肤，通过神经传导引起皮肤、内脏器官血管的收缩或舒张，从而改变机体各系统体液循环和新陈代谢，达到治疗目的的物理治疗技术。

二、冷热疗的效应

1. 生理效应　冷、热疗法作用于皮肤表面，引起局部或全身的生理反应（表 9-1）。

表 9-1　冷、热刺激的生理效应

生理指标	用热	用冷	生理指标	用热	用冷
细胞代谢	增加	减少	血液流动	增快	减慢
需氧量	增加	减少	淋巴流动	增快	减慢
血管	扩张	收缩	结缔组织伸展性	增强	减弱

续表

生理指标	用热	用冷	生理指标	用热	用冷
毛细血管通透性	增加	降低	神经传导速度	增快	减慢
血液黏滞度	降低	增加	体温	上升	下降

2. 继发效应（secondary effect） 当用冷或用热超过一定时间，产生与生理效应相反的作用，称为继发效应。如持续用热 1 小时后，扩张的小血管会收缩，同样持续用冷 30 分钟至 1 小时后，局部会发生小动脉扩张 10～15 分钟。因为小动脉长时间扩张会造成组织水肿，而小动脉长时间收缩则会造成组织缺血缺氧。继发效应是机体为了避免长时间用热或用冷引起局部组织损伤而产生的防御反应。因此，为患者持续用热或用冷以 20～30 分钟为宜，若反复使用，中间给予 1 小时的复原时间。

三、影响冷热疗效果的因素

1. 方法 热疗和冷疗均有湿法和干法两种方法。在相同温度条件下，湿法效果优于干法。如湿热效应比干热强，湿冷效应比干冷强，这是由于水的传导与渗透力均比空气强。临床上用热、用冷要根据病变部位与治疗要求选择。

2. 温度 用冷、用热的温度与体表的温度相差越大，机体对冷、热刺激的反应就越强，反之则越小。此外，环境温度也会影响冷、热效应，如室温过低，则散热过快，热效应降低。

3. 面积 冷、热应用所产生的效应与应用面积的大小成正比。应用面积越大，产生的效应越强，应用面积越小，效应就越弱。但要注意，使用面积越大，患者的耐受性越低，易出现全身不良反应，如热疗引起广泛血管扩张，血压急剧下降容易发生晕厥，冷疗引起血管收缩致患者血压上升。

4. 时间 在一定的时间内，冷热疗效会随着时间的延长而增强。但应用时间过长，会发生继发效应，甚至引起不良反应，如烫伤、冻伤、疼痛等。降温使用冰袋时间不超过 30 分钟，使用后 30 分钟测体温。

5. 部位 皮肤冷感受器比热感受器多 8～10 倍，故浅层皮肤对冷较敏感。人的身体皮肤有厚有薄，手和脚的皮肤较厚，对冷、热刺激的耐受力强；而躯体的皮肤较薄，如前臂内侧、颈部，对冷、热的刺激较为敏感。其次，血液循环情况也能影响疗效，血液循环良好的部位，用冷、用热效应增强，如为高热患者降温时，可将冰袋或冰囊放在患者腋下、腹股沟等大血管经过的地方，以增强散热效果。

6. 个体差异 不同个体对冷、热的耐受力有所差异。如年龄、性别、机体状况、精神状态，以及神经系统对冷、热刺激的调节等差异会产生不同的效应。老年人感觉功能减退，对冷、热刺激的反应较迟钝；婴幼儿体温调节中枢发育不完善，对冷、热刺激较敏感。身体虚弱、昏迷、感觉迟钝、麻痹及血液循环障碍等患者对冷、热反应的敏感性降低。

第二节　冷 疗 技 术

任务引入

【临床情景】

王先生，70 岁，3 日前行“经腹腔直肠癌切除术”。今日突发寒战，继之出现面色潮红，皮肤灼热。查体：T 39.5℃，P 116 次 / 分，R 22 次 / 分，BP 140/90mmHg。

思考：

1. 该患者应实施何种冷疗技术？

2. 在实施过程中有哪些注意事项？

冷疗是用低于人体温度的物质，作用于机体的局部或全身，以达到止血、止痛、消炎、降温的治疗技术。

一、冷疗的作用

1. 减轻局部出血或充血 用冷使局部血管收缩，血流速度减慢，血流量减少，血液黏稠度增加，有利于血液凝固而控制出血；还可降低毛细血管通透性，减轻局部组织充血。如鼻出血、扁桃体摘除术后、软组织损伤早期等可通过冷疗减轻局部出血或充血。

2. 控制炎症扩散 用冷使局部血管收缩，血流量减少，降低细胞的新陈代谢和细菌的活力，限制炎症扩散，用于炎症早期。

3. 减轻肿胀和疼痛 用冷可抑制细胞的活动，降低神经末梢的敏感性，减轻疼痛；同时可收缩血管，降低毛细血管通透性，减少渗出，减轻因局部组织肿胀压迫神经末梢而引起的疼痛。牙痛、烫伤、软组织损伤早期等可通过冷疗减轻肿胀和疼痛。

4. 降温 冷疗直接作用于皮肤，通过传导与蒸发方式散热起到降低体温的作用。如头部冷疗，可降低脑细胞的代谢，提高脑组织对缺氧的耐受性，减少脑细胞损害，防止脑水肿。对于高热、中暑、颅脑外伤、脑缺氧的患者可通过冷疗降温。

二、冷疗的禁忌

1. 冷疗的禁忌部位

（1）枕后、耳郭、阴囊等处禁忌，以防冻伤。

（2）心前区：禁忌冷疗以防引起反射性心率减慢、心律不齐、心房颤动或心室颤动。

（3）腹部：禁忌冷疗以防引起腹痛、腹泻。

（4）足底：禁忌冷疗以防反射性末梢血管收缩而影响散热或反射性地引起一过性冠状动脉收缩。

2. 血液循环障碍 用冷会加重血液循环障碍，而导致组织变性坏死。如大面积组织损伤、微循环障碍、休克、水肿、周围血管病变等患者不宜用冷。

3. 慢性炎症或深部有化脓性病灶 用冷可使局部血管收缩、血流量减少，不利于炎症的吸收。

4. 对冷过敏、心脏病、昏迷、感觉异常、神经病变及体质虚弱者均应慎用冷疗。

三、冷疗的方法

根据冷疗的面积和方式，分局部用冷技术与全身用冷技术两大类。局部用冷技术包括冰袋、冰囊、冰帽、冰槽、冷湿敷、化学制冷袋等，全身用冷技术包括乙醇拭浴、温水拭浴。

（一）局部用冷技术

▲冰袋（冰囊）的使用

【目的】

目的是降温、镇痛、局部消肿、止血、消炎。

【评估】

1. 评估患者年龄、病情、体温及治疗情况；意识状态、活动能力及合作程度等。

2. 评估局部皮肤情况，如颜色，温度，有无硬结、瘀血、炎症等，有无感觉障碍及对冷是否过敏等。

【计划】

1. 患者准备 了解冰袋使用的目的、方法，能够积极配合治疗。

2. 用物准备 准备冰袋（冰囊）（图 9-1）1 个；布套 1 个；冰块适量；帆布袋 1 个；木槌 1 把；脸盆（内盛冷水）1 个；勺 1 个；毛巾 1 条。

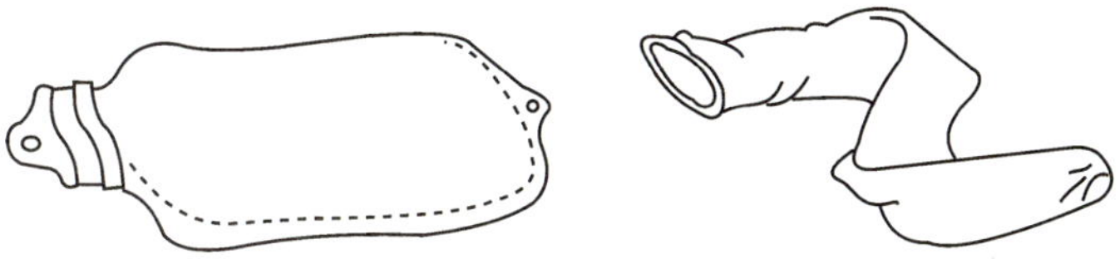

图 9-1 冰袋、冰囊

【实施】

详见表 9-2。

表 9-2 冰袋（冰囊）的使用操作步骤

操作流程	详细步骤	要点及说明
1. 准备用物	备齐用物，检查冰袋是否完好	确保冰袋可正常使用，以防冰袋融化后漏水
2. 砸冰装袋		
（1）备好冰块	将冰块放入帆布袋内，用木槌敲成小块，放入盆中，用冷水冲去冰块的棱角	避免棱角损坏冰袋发生漏水或引起患者不适
（2）冰块装袋	用勺将冰块装入冰袋至 1/2～2/3 满	
（3）排出空气	排出冰袋内空气后夹紧袋口，擦干	便于冰袋与皮肤接触；空气会使冰袋无法与皮肤完全接触，影响治疗效果
（4）检查加套	倒提冰袋，检查有无漏水；无漏水后装入布套内备用	检查冰袋有无破损、漏水；避免冰袋直接与患者皮肤接触
3. 认真核对	洗手，戴口罩，携用物至床旁，核对患者床号、姓名和腕带	确认患者
4. 放置冰袋	放置冰袋于所需的部位：高热降温时，一般将冰袋置于前额、头顶部，冰囊置于体表大血管分布处，如颈部、腋窝、腹股沟等处；扁桃体摘除术后的止血须将冰囊置于颈前颌下（图 9-2）	放置前额时，应将冰袋悬吊在支架上，以减轻局部压力，同时也要保证冰袋与前额皮肤接触
5. 动态观察	动态观察效果与反应，用冷不超过 30 分钟	注意防止发生继发效应，若局部出现发紫、麻木感，则停止使用
6. 整理归位	撤掉治疗用物后，协助患者取舒适卧位，整理床单位，对用物进行处理	倒空冰袋内的水，倒挂、晾于通风阴凉处，晾干后向袋内吹入少量空气备用（防冰袋的两层橡胶粘连）；布套清洁晾干后备用
7. 洗手记录	记录用冷部位、时间、效果及反应	降温后 30 分钟测体温，并记录在体温单上

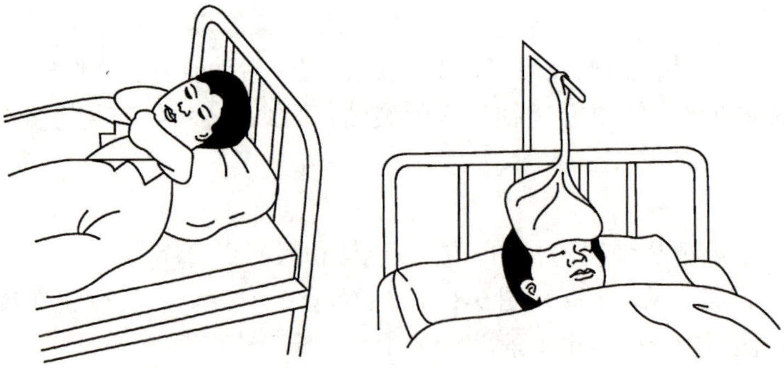

图 9-2 头部、颈部冷敷

【评价】

1. 冰袋完整、无漏水，布套干燥。

2. 患者感觉舒适，无损伤，达到冷疗目的。

知识链接

化学制冷袋的使用

化学制冷袋可代替冰袋，是一种无毒、无味，内装凝胶或其他化学冰冻介质的冰袋。化学制冷袋分两种。

一种是可以反复使用的化学制冷袋，又称为超级冰袋。它是内装凝胶或其他化学冰冻介质的冰袋，使用前须将其放置于冰箱内吸冷4分钟，使其由凝胶状态变成固体状态，使用时取出，吸热后，又由固体状态变成凝胶状态，每次使用约维持2小时。使用过程中，应每10～15分钟更换一次冷敷部位，以免引起冻伤。检查化学制冷袋的塑料袋有无漏液，一旦嗅到氨味，应立即更换。如药液外渗，皮肤受到刺激，可给予食醋外敷。使用后，冰袋外壁用消毒液擦拭，置冰箱内，可再次使用。

另一种是一次性化学制冷袋，为特制密封的聚乙烯塑料袋，用隔离夹分为两个独立的部分，分别装有两种不同的化学物质：碳酸钠和硝酸铵。使用时取下袋中间的隔离夹，挤压塑料袋，使两种化学物质充分混匀，当两种化学物质混合时即发生化学反应，约3分钟后化学袋温度降至0℃左右，可持续使用30～60分钟。由于经过化学反应后制剂的消耗，不可重复使用。使用过程中应观察有无破损、漏液现象，如有异常，立即更换。

▲冰帽（冰槽）的使用

【目的】

冰帽（冰槽）使用的目的是用于头部降温，降低脑组织耗氧量，减轻脑细胞损害，预防脑水肿。

【评估】

1. 评估患者年龄、病情、意识状态、体温、治疗情况及合作程度等。

2. 评估患者头部状况，局部皮肤情况，如颜色、温度，有无硬结、瘀血、炎症等，有无感觉障碍及对冷是否过敏等。

【计划】

1. 患者准备 了解用冷的意义，能够积极配合治疗。

2. 用物准备 准备冰帽（冰槽）1个；冰块适量；帆布袋1个；小枕1个；木槌1把；脸盆（内盛冷水）1个；勺1个；海绵垫3块；水桶1个；肛表1支；一次性中单1块；治疗巾1块；冰槽降温时备不脱脂棉球2个及凡士林纱布2块。

【实施】

详见表 9-3。

表 9-3　冰帽(冰槽)的使用操作步骤

操作流程	详细步骤	要点及说明
1. 备好冰帽	按冰袋法步骤 1～2 装好冰帽	
2. 认真核对	洗手，戴口罩，携用物至床旁，核对患者床号、姓名和腕带	确认患者
3. 安置卧位	去枕，铺一次性中单于患者头下，铺治疗巾于冰帽内	防止床单受潮
4. 放置冰帽	将患者头部置于冰帽内，海绵垫垫于患者的后颈部及双耳郭；使用冰槽的患者双耳道塞不脱脂棉球，防止冰水流入耳内；双眼用凡士林纱布遮盖，保护角膜；将冰帽(冰槽)的排水管置于水桶中，注意水流情况(图 9-3)	防止枕后、外耳冻伤
5. 动态观察	动态观察效果与反应，注意患者生命体征、局部皮肤情况、感觉等，用冷不超过 30 分钟	每 30 分钟测量一次体温，维持肛温在 33℃左右，不宜低于 30℃；注意心率变化，以免发生心房、心室颤动或房室传导阻滞
6. 整理归位	撤掉治疗用物后，协助患者取舒适卧位，整理床单位，对用物进行处理	处理方法同冰袋，冰槽将水倒空后消毒备用
7. 洗手记录	洗手，记录用冷部位、时间、效果及反应	

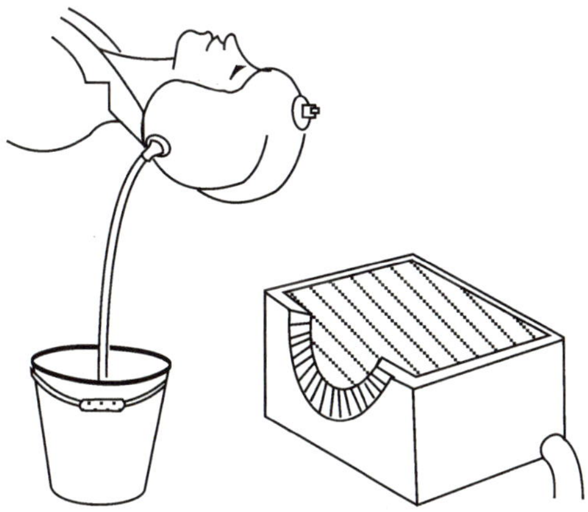

图 9-3　冰帽、冰槽

【评价】

1. 操作方法正确，患者未发生不良反应。
2. 患者感觉舒适、安全。

▲冷湿敷技术

【目的】

冷湿敷技术用于止血、降温、扭伤早期消肿、止痛。

【评估】

1. 评估患者局部有无开放性伤口。
2. 其余同冰袋使用。

【计划】

1. 患者准备 了解冷湿敷的目的、方法，确保患者愿意配合。

2. 用物准备 脸盆（内盛冰水）1个；弯盘1个、凡士林1支；纱布数块；敷布2块；敷钳2把；棉签1包；一次性治疗巾1块；干毛巾数块；如有伤口备换药盘。

【实施】

详见表9-4。

表9-4 冷湿敷操作步骤

操作流程	详细步骤	要点及说明
1. 认真核对	洗手，戴口罩，携用物至床旁，核对患者床号、姓名和腕带	确认患者
2. 环境准备	必要时隔帘遮挡患者	保护患者隐私
3. 暴露患处	患者取合适体位，暴露患处，垫一次性治疗巾于冷湿敷部位下方，用棉签在受敷部分涂凡士林后盖一层纱布	保护皮肤及床单位；凡士林能减缓冷传导，以防冻伤，保持冷疗效果
4. 实施冷敷	将敷布浸入冰水中，用敷钳将敷布拧至不滴水（图9-4）；抖开敷布，敷于患处；每3～5分钟更换一次敷布，持续冷敷15～20分钟	若冷敷部位为开放性伤口，须遵守无菌技术操作原则，冷敷后按外科换药法处理伤口
5. 动态观察	动态观察效果与反应，注意患者局部皮肤变化、全身反应等	以免发生冻伤
6. 整理归位	冷敷完毕，撤掉敷布和纱布，擦去凡士林，协助患者取舒适卧位，整理床单位，对用物进行处理	用物清洁、消毒后放于原处备用
7. 洗手记录	记录用冷部位、时间、效果及反应	

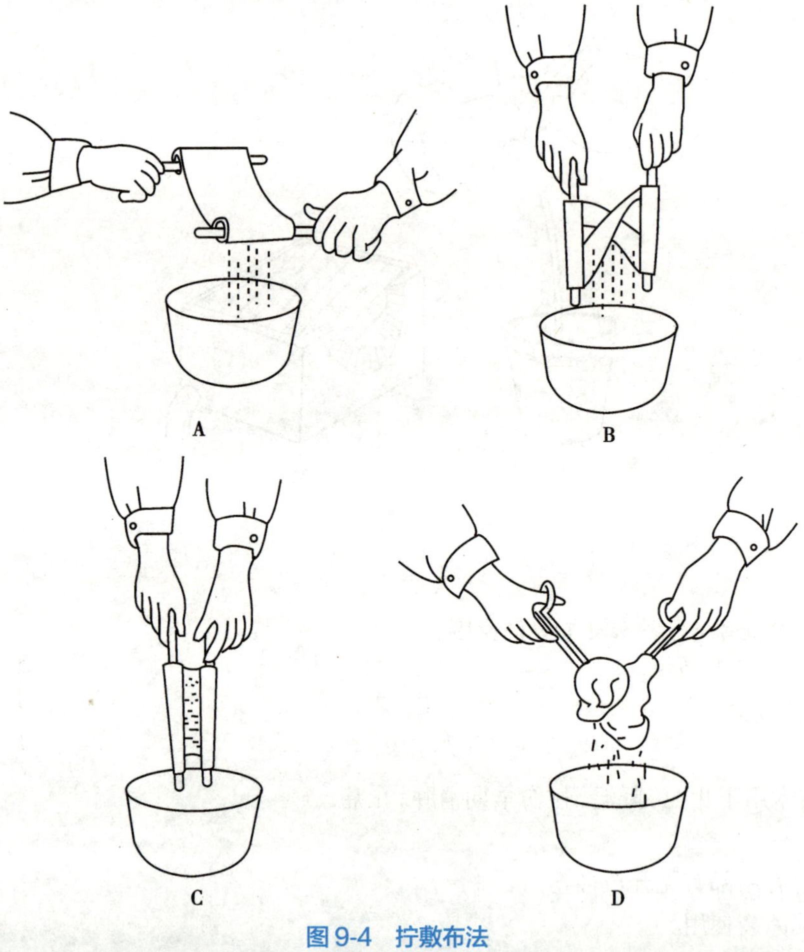

图9-4 拧敷布法

【评价】

安全、有效，患者无不适反应。

（二）全身用冷技术

▲温水拭浴或乙醇溶液拭浴

用乙醇溶液或温水进行全身拭浴，通过蒸发和传导作用来增加机体的散热，达到全身降温的目的。乙醇属挥发性液体，拭浴时在皮肤上迅速蒸发，吸收和带走大量的热，另一方面乙醇可刺激皮肤使血管扩张，增加散热作用。温水无刺激，不过敏，患者感觉舒服，尤其对新生儿、婴幼儿的降温更适宜。

【目的】

全身用冷技术的目的是为高热患者降温。

【评估】

1. 评估患者年龄、病情、体温及治疗情况；了解温水（乙醇溶液）拭浴的目的，愿意配合。
2. 评估患者局部皮肤情况，有无感觉障碍及对乙醇溶液是否过敏。

【计划】

1. 患者准备 了解温水（乙醇）拭浴的作用及方法，愿意合作，排空大小便。

2. 用物准备

（1）常用溶液：脸盆内盛32～34℃温水2/3满，乙醇拭浴须准备30℃、25%～35%的乙醇200～300ml。

（2）其他用物：准备小毛巾2块；浴巾1条；热水袋及布套各1个；冰袋及布套各1个；衣裤1套。酌情备大单1个；被套1套；便器及便器巾1套。

【实施】

详见表9-5。

表9-5 温水（乙醇）拭浴操作步骤

操作流程	详细步骤	要点及说明
1. 认真核对	洗手，戴口罩，携用物至床旁，核对患者床号、姓名和腕带	确认患者；血液病患者和新生儿禁用乙醇溶液拭浴
2. 环境准备	关闭门窗，隔帘遮挡患者	保护患者隐私
3. 松被脱衣	松开床尾盖被，协助患者脱去衣裤	方便擦拭
4. 放置两袋	置冰袋于患者头部，置热水袋于患者足底	冰袋有助于降温并防止头部充血，热水袋促进下肢血管扩张，利于散热、减轻头部充血，使患者感觉舒适
5. 实施拭浴		
（1）拭浴方法	暴露擦拭部位并垫浴巾，以浸湿的小毛巾拧至半干，包裹于手掌成手套状，以离心方向轻拍方式擦拭，最后用浴巾拭干皮肤	保护床单位不受潮，也可增加患者舒适感
（2）拭浴顺序	1）双上肢：患者取仰卧位，按顺序擦拭：①颈外侧—肩部—上臂外侧—前臂外侧—手背；②侧胸—腋窝—上臂内侧—肘窝—前臂内侧—手心；擦拭完毕，用浴巾擦干皮肤，同法擦拭对侧 2）背部：患者取侧卧位，露出背部，下垫浴巾；分上、中、下三部分擦拭：颈下—背部—臀部；擦拭完毕，擦干，协助患者穿好上衣 3）双下肢：患者取仰卧位，脱去近侧裤腿，露出一侧下肢，下垫浴巾，按顺序擦拭，分别为①外侧：髋部—下肢外侧—足背；②内侧：腹股沟—下肢内侧—足内踝；③后侧：臀下—大腿后侧—腘窝—足跟；擦拭完毕，用浴巾擦干皮肤，同法擦拭对侧下肢；协助患者穿好裤子	擦至腋窝、肘窝、手心、腹股沟、腘窝处稍用力并延长停留时间，以促进散热；胸前区、腹部、后颈部、足底等部位禁忌擦拭，以免引起不良反应 及时协助患者穿好衣裤，以防感冒

续表

操作流程	详细步骤	要点及说明
(3) 拭浴时间	每侧(四肢、背部)3分钟,全过程<20分钟	以防发生继发效应
6. 动态观察	观察患者反应和局部皮肤情况,询问患者感觉	如出现面色苍白、寒战、脉搏和呼吸异常,应立即停止拭浴并通知医生,给予相应处理
7. 整理归位	拭浴毕,撤热水袋,协助患者取舒适卧位,整理床单位,开窗,拉开隔帘,对用物进行处理	用物清洁、消毒后放原处
8. 洗手记录	洗手,记录擦浴时间、效果及反应	拭浴后30分钟,测体温并将体温绘制于体温单上;如体温降至39℃以下,应取下头部冰袋

【评价】

操作方法正确,达到治疗目的,患者无不适反应。

▲冰毯机的使用

冰毯机是利用半导体制冷原理,将水箱内蒸馏水冷却后通过主机与冰毯内的水进行循环交换,促进与毯面接触皮肤进行散热,以达到降温的目的。其使用可分为单纯降温法和亚低温治疗法两种,前者用于高热患者的降温,后者用于重型颅脑损伤患者。使用时,在毯面上覆盖中单,协助患者脱去上衣,将整个背部贴于冰毯上。冰毯机上连有肛温传感器,可设置肛温上、下限,根据肛温变化自动切换“制冷”开关,将肛温控制在设定范围。

在使用时有以下几点注意事项。

1. 使用前将冰毯机平稳放置,保证通风良好,检查水箱及冰毯是否漏水。
2. 使用时冰毯铺于患者肩部及以下,不要触及颈部,以免因副交感神经兴奋而引起心动过缓。
3. 冰毯上不铺任何隔热用物,以免影响降温效果;床单一旦浸湿,要及时更换,以免引起患者不适。
4. 及时正确处理各种报警,密切观察患者体温、心率、呼吸、血压变化,如发生寒战、面色苍白等应立即停止使用。
5. 每小时翻身一次为宜,翻身时防止探头滑脱,避免低温下皮肤受压,血液循环速度减慢,局部循环不良,产生压疮。
6. 无须降温时,应及时撤去冰毯,防止冻伤。

第三节 热疗技术

任务引入

【临床情景】

陈先生,30岁。因打篮球不慎摔倒,踝关节扭伤4天后来院就诊。检查:关节肿胀,活动受限,X线检查无骨折。

思考:

1. 陈先生局部应该用冷疗还是热疗?为什么?
2. 如何正确实施该技术?

热疗是利用高于人体温度的物质，作用于机体的局部和全身，以达到促进血液循环、消炎、解痉和保暖目的的治疗技术。

一、热疗的作用

1. 促进炎症消散和局限　热疗使局部血管扩张，加快血液循环，促进炎性渗出物的吸收和消散；同时使血流加快，局部血量增多，白细胞数量增多，增强吞噬功能，加速炎症过程，促使炎症局限。炎症后期，如发生乳腺炎时使用热疗可促进炎症消散和局限。

2. 减轻深部组织充血　热疗使皮肤血管扩张，血流量增加，由于全身血液循环血量重新分布从而减轻深部组织充血。

3. 减轻疼痛　热疗可使肌肉、肌腱和韧带松弛，增加关节的活动范围，减轻肌肉痉挛和关节强直引起的疼痛。同时降低痛觉神经兴奋性；改善局部血液循环，加速组胺等致痛物质的排出和炎性渗出物的吸收，解除局部神经末梢的压迫和刺激，消除肿胀并缓解疼痛。

4. 保暖　热疗可扩张局部血管，加快血液循环，适度升高体温使患者感到温暖舒适。热疗适用于年老体弱、早产儿、末梢循环不良、危重患者的保暖。

二、热疗的禁忌

1. 急腹症未明确诊断前　热疗可减轻疼痛而掩盖病情真相，易延误诊断和治疗。

2. 面部危险三角区感染　面部血管丰富，静脉无静脉瓣且与颅内海绵窦相通，热疗可使血管扩张，血流量增多，导致细菌及毒素进入血液循环，造成颅内感染或败血症。

3. 软组织损伤早期　损伤 48 小时内热疗可使血管扩张，通透性增高，加重皮下出血、肿胀、疼痛。

4. 各种脏器内出血和出血性疾病　热疗可使局部血管扩张，促进血液循环，增加脏器的血流量和血管的通透性，从而加重出血，如出血性疾病患者禁用热疗。

5. 急性炎症　热疗可使局部温度升高，有利于细菌繁殖及分泌物增多，加重病情。如患有牙龈炎、细菌性结膜炎时，热疗可加重病情。

6. 治疗部位有金属移植物　金属是热的良好导体，用热易造成烫伤。

7. 意识不清、感觉功能障碍的患者慎用。

三、热疗的方法

热疗的方法分为干热疗和湿热疗两类。干热疗技术有热水袋、烤灯、化学加热袋等，湿热疗技术有湿热敷、热水坐浴、温水浸泡等。

（一）干热疗技术

▲热水袋的使用

【目的】

热水袋使用的目的为保暖、舒适、解痉、镇痛。

【评估】

1. 评估患者年龄病情、体温及治疗情况；意识状态、活动能力及合作程度等。
2. 评估局部皮肤情况，如颜色，温度，有无硬结、瘀血、炎症等，有无感觉障碍等。
3. 评估热水袋有无破损。

【计划】

1. 患者准备 了解使用热水袋的目的和注意事项，并愿意配合。

2. 用物准备 准备热水袋1个；布套1个；水温计1支；水壶（内盛热水，水温60～70℃）1个；毛巾1条。

【实施】

详见表9-6。

表9-6 热水袋的使用操作步骤

操作流程	详细步骤	要点及说明
1. 准备用物	检查热水袋是否完好	确保热水袋可正常使用
2. 备热水袋		
（1）调节水温	用水温计测量水温，成人调至60～70℃	婴幼儿、老年人、意识不清、麻醉未清醒、末梢循环不良、感觉障碍等患者应慎用热疗，若使用热水袋，水温应调节在50℃以内，热水袋布套外再包一块大毛巾，并定时检查局部皮肤情况，防止烫伤
（2）灌热水袋	放平热水袋，取下塞子，一手持袋口边缘，另一手提水壶灌入热水1/2～2/3满	检查热水袋有无破损、漏水
（3）驱尽空气	逐渐放平热水袋，驱尽袋内空气，旋紧塞子，擦干	
（4）检查加套	倒提热水袋轻轻抖动，检查有无漏水；无漏水后装入布套内备用	避免热水袋直接与患者皮肤接触，防止烫伤患者
3. 认真核对	洗手，戴口罩，携用物至床旁，核对患者床号、姓名和腕带	确认患者
4. 放热水袋	放置热水袋于所需的部位；袋口朝身体外侧	谨慎小心，避免烫伤
5. 动态观察	动态观察效果与反应、热水温度	如局部皮肤出现潮红、疼痛等反应，应立即停止使用，并在局部涂凡士林，以保护皮肤；如持续使用，应及时更换热水，并做好交接班
6. 撤热水袋	用热不超过30分钟，30分钟内撤除热水袋	防止继发效应
7. 整理归位	撤掉治疗用物后，协助患者取舒适卧位，整理床单位，对用物进行处理	倒空热水袋，倒挂晾干后，向袋内吹气旋紧塞子（防热水袋的两层橡胶粘连），存放于阴凉处备用，热水袋布套清洁、晾干后备用
8. 洗手记录	洗手，记录用热部位、时间、效果及反应	

【评价】

达到热疗的目的，患者感觉舒适，无过热、心悸、头晕、疼痛等不良反应。

思政元素

暖婴转运包，呵护新生儿

敢为人先、勇于担当、与时俱进，不断革新

孩子在出生后的第一个小时，我们俗称为“黄金一小时”。在这个过程当中，我们的保暖工作显得尤为重要，如果出现低体温，孩子会表现出哭声弱、皮肤花纹，有的会影响到呼吸，以及整个身体的代谢，甚至会出现死亡。为了解决这一问题，湖北武汉同济医院的护士们研发设计出“暖婴转运包”，它能够模拟子宫的环境温度，还内置了支撑板支撑婴儿的身体，保证了早产儿在出生后从产房到新生儿病房途中的温暖、安全和舒适。

习近平总书记说："谁牵住了科技创新这个牛鼻子，谁走好了科技创新这步先手棋，谁就能占领先机、赢得优势。"护士是建设健康中国的重要的、不可或缺的力量，也是医疗技术进步的变革力量。护士小发明，患者大福利，作为未来的护理工作者，希望大家以满足患者需求、减轻患者痛苦为目的，学习同济护士敢为人先、勇于担当、与时俱进、不断革新的精神。

▲烤灯的使用

烤灯是利用红外线、可见光线、电磁波等的辐射产生热效应而起到治疗作用。烤灯适用于感染的伤口、压疮、神经炎、关节炎、植皮供皮区等部位的治疗。

【目的】

使用烤灯目的是消炎、解痉、镇痛，促进创面干燥、结痂和肉芽组织生长。

【评估】

1. 评估患者年龄、病情、治疗情况；患者的意识状况、活动能力及合作程度等。
2. 评估局部皮肤情况、有无开放伤口及感觉障碍等。
3. 评估烤灯性能是否正常。

【计划】

1. 患者准备　了解烤灯的热疗作用，同意并愿意配合。

2. 用物准备　烤灯1台；凡士林1支、纱布数块，必要时备有色眼镜1副。

【实施】

详见表9-7。

表9-7　烤灯的使用操作步骤

操作流程	详细步骤	要点及说明
1. 认真核对	洗手，戴口罩，携用物至床旁，核对患者床号、姓名和腕带	确认患者
2. 环境准备	必要时隔帘遮挡患者	保护患者隐私
3. 安置体位	患者取合适体位，暴露患处，清洁局部治疗部位	
4. 调节灯距	根据治疗部位，选择不同功率的灯泡：胸腹部和腰背部选择500～1 000W，手足部250W（鹅颈灯40～60W）；对准治疗部位，调节灯距为30～50cm，接通电源，打开烤灯，用手试温，温度以患者感觉温热为宜	对于意识不清、感觉障碍、血液循环障碍者应适当加大灯距，防止烫伤
5. 实施照射	每次照射20～30分钟，注意保护局部	若为前胸、面颈部照射应戴有色眼镜或纱布遮盖，防止损伤眼睛
6. 动态观察	动态观察效果与反应，注意患者局部皮肤变化、全身反应等	若皮肤出现桃红色为合适剂量；如出现紫红色则立即停止照射，局部涂凡士林保护皮肤
7. 撤除烤灯	照射完毕，关闭开关，撤除烤灯	
8. 整理归位	协助患者取舒适卧位，整理床单位，对用物进行处理	照射完毕，嘱患者休息15分钟后方可外出，防止感冒；用物清洁、消毒后放于原处备用
9. 洗手记录	洗手，记录照射部位、时间、效果及反应	

【评价】

1. 患者感觉舒适，无过热、心悸、头晕等不良反应。

2. 经治疗局部皮肤症状减轻，无烫伤。

（二）湿热疗技术

▲热湿敷技术

【目的】

目的为消炎、消肿、解痉、镇痛。

【评估】

1. 评估患者年龄、病情、治疗情况，患者的意识状况、活动能力及合作程度等。

2. 评估局部皮肤情况，尤其注意评估热湿敷局部有无开放伤口及感觉障碍等。

【计划】

1. 患者准备 患者了解热湿敷的作用，能配合热湿敷治疗。

2. 用物准备 准备敷布 2 块；敷钳 2 把；棉签 1 包；弯盘 1 个、纱布数块；凡士林 1 支；棉签 1 包、一次性治疗巾 1 块；小盆 1 个（内盛热水，水温为 50～60℃）；水温计 1 支；必要时备棉垫 1 块；热水袋 1 个；大毛巾 1 块。

【实施】

详见表 9-8。

表 9-8 热湿敷操作步骤

操作流程	详细步骤	要点及说明
1. 认真核对	洗手，戴口罩，携用物至床旁，核对患者床号、姓名和腕带	确认患者
2. 环境准备	必要时隔帘遮挡患者	保护患者隐私，使其放松
3. 安置体位	患者取舒适体卧位，暴露患处，垫一次性治疗巾于热湿敷部位下，受敷部位涂凡士林后盖一层纱布	保护皮肤及床单位
4. 实施热敷	将敷布浸入热水中，用敷钳将敷布拧至不滴水；抖开敷布，用手腕掌侧试温，不烫手为宜，敷于患处；每 3～5 分钟更换一次敷布，持续热敷 15～20 分钟	热敷部位若有伤口，严格按照无菌技术操作，热敷后按外科换药法处理；可将热水袋放置于棉垫上，再加盖大毛巾以保温；注意保持水温在 50～60℃，以保证治疗效果
5. 动态观察	动态观察效果与反应，注意患者局部皮肤变化、全身反应等	若患者感到过热，可揭开敷布一角散热；面部热敷患者，须嘱其热敷后 30 分钟方可外出，以防感冒
6. 整理归位	热敷完毕，撤除敷布和纱布，擦去凡士林，协助患者取舒适卧位，整理床单位，对用物进行处理	用物清洁、消毒后放于原处备用
7. 洗手记录	洗手，记录热敷部位、时间、效果及反应	

【评价】

1. 患者配合良好，感觉舒适。

2. 无烫伤发生，无不良反应。

▲温水浸泡

【目的】

温水浸泡目的为消炎、镇痛、清洁和消毒伤口，用于手、足、前臂、小腿部位的感染。

【评估】

1. 评估患者年龄、病情、治疗情况；患者的意识状况、活动能力及合作程度等。

2. 评估局部皮肤情况、有无开放伤口及感觉障碍等。

【计划】

1. 患者准备　患者须了解温水浸泡的作用及方法，清洗浸泡部位的皮肤，排空膀胱。

2. 用物准备　浸泡盆内盛43～46℃热水（根据医嘱添加药物）1/2满；准备纱布数块；长镊子1把；毛巾1块；水温计1支。

【实施】

详见表9-9。

表9-9　温水浸泡操作步骤

操作流程	详细步骤	要点及说明
1. 认真核对	洗手，戴口罩，携用物至床旁，核对患者床号、姓名和腕带	确认患者
2. 配药调温	配制药液置于浸泡盆内1/2满，调节水温	浸泡部位如有伤口，浸泡盆、药液及用物均需无菌；水温43～46℃便于操作，舒适
3. 安置体位	患者取舒适体卧位，暴露患处	
4. 实施浸泡	嘱患者将肢体慢慢浸泡水中，用镊子夹取纱布反复清洗创面（镊子尖端勿触及创面），使之清洁	使患者逐渐适应；防止发生烫伤
5. 动态观察	浸泡30分钟，动态观察患者对用热的反应，检查水温及患者皮肤颜色，及时调节水温	
6. 整理归位	浸泡完毕，用毛巾擦干肢体，协助患者取舒适卧位，整理床单位，对用物进行处理	如有伤口浸泡后按外科换药法处理伤口；用物清洁、消毒后放于原处备用
7. 洗手记录	洗手，记录浸泡部位、时间、效果及反应	

【评价】

患者感觉舒适，无烫伤发生。

▲热水坐浴技术

【目的】

热水坐浴的目的是消炎、镇痛、消肿，用于会阴部、肛门疾病及手术后。

【评估】

1. 评估患者年龄、病情、治疗情况，患者的意识状况、活动能力及合作程度等。

2. 评估局部皮肤情况、有无开放伤口及感觉障碍等。

【计划】

1. 患者准备　患者须清楚正确的坐浴方法，排空大小便及清洗坐浴部位，洗手。

2. 用物准备　坐浴椅上置坐浴盆1套；准备热水（水温40～45℃）及药液（遵医嘱配制，常用1∶5 000的高锰酸钾溶液）适量；无菌纱布数块；毛巾1块；水温计1支。

【实施】

详见表9-10。

表9-10　热水坐浴操作步骤

操作流程	详细步骤	要点及说明
1. 认真核对	洗手，戴口罩，携用物至床旁，核对患者床号、姓名和腕带	女性患者月经期、妊娠后期、产后2周内、阴道流血和盆腔急性炎症均不宜坐浴，以免引起或加重感染

续表

操作流程	详细步骤	要点及说明
2. 患者准备	隔帘遮挡患者，协助患者排尿、排便	保护患者隐私
3. 配药调温	配制药液置于坐浴盆内1/2满，调节水温为40～45℃，坐浴盆置于坐浴椅上	坐浴部位若有伤口，须备无菌坐浴盆、药液及用物
4. 实施坐浴	协助患者脱裤至膝部后取坐姿；嘱患者用无菌纱布蘸药液清洗外阴部皮肤试温；待适应水温后，将臀部完全浸入盆中	使患者逐渐适应
5. 动态观察	坐浴15～20分钟，动态观察患者面色、呼吸和脉搏等反应	如患者主诉有乏力、头晕、心悸等不适症状，应立即停止坐浴，扶患者上床休息，防止跌倒
6. 整理归位	坐浴完毕，用纱布擦干坐浴部位，协助患者穿好衣裤；取舒适卧位，整理床单位，对用物进行处理	如有伤口坐浴后按外科换药法处理伤口；用物清洁、消毒后放于原处备用
7. 洗手记录	洗手，记录坐浴时间、药液、效果及反应	

【评价】

1. 患者感觉舒适，无烫伤发生。
2. 沟通良好。

知识链接

深部热疗

深部热疗是采用一组电容场热疗源所产生的物理能量作用于人体，在人体组织中发生离子运动和偶极子的旋转运动，在振荡过程中产热，以达到治疗急性与亚急性炎症以及杀伤肿瘤细胞的目的，以及对受损的面神经进行修复。如治疗甲状腺疾病、关节炎、恶性肿瘤等。

附　蜡疗

蜡疗是一种利用加热的蜡敷在患部，或将患部浸入蜡液中的理疗方法。适应证：损伤及劳损、腱鞘炎、骨膜炎、关节障碍、关节纤维性强直、瘢痕挛缩、循环障碍、外伤或术后浸润粘连、关节炎、风湿病、肩周炎、网球肘、肌性斜颈、坐骨神经痛、慢性盆腔炎、脑血管障碍时的指端感觉异常及疼痛等。禁忌证：高热、急性化脓性炎症、结核、妊娠、肿瘤、出血倾向、感觉障碍。在使用时有以下几点注意事项。

（1）切不可直接加热溶蜡，以免引起石蜡变质或燃烧。

（2）注意防止水进入蜡液，以免因水导热性强而引起烫伤。

（3）蜡饼使用后要擦去蜡饼表面的汗水、毛发等杂质，以免混入蜡液内。蜡疗时要保持治疗部位静止不动，防止蜡块、蜡膜破裂而致热蜡液接触皮肤，引起烫伤。

附　微波热疗在肿瘤治疗中的应用

微波热疗利用微波将组织加热至能够杀灭癌细胞的温度以治疗肿瘤的一种方法。常用的微波有2 450MHz、915MHz、433MHz。适应证：浅表肿瘤、腔道肿瘤如食管癌、宫颈癌、直肠癌、前列腺癌、鼻咽癌等。禁忌证：肿瘤太大，超出微波应用范围；加温区有金属异物；恶病质；有继发感染；食管癌有大溃疡，管腔扭曲成角、管壁有形成瘘倾向者。在使用时有以下几点注意事项。

1. 检查治疗部位有无金属物品，如假牙、心脏起搏器等。
2. 严密观察，有异常立即中断。
3. 出汗较多的患者要注意保暖，补充水分，以免虚脱。
4. 热疗后，嘱患者休息 5～10 分钟，无不良反应，方可离开。

（韩双双）

复习思考题

1. 患者李某，男性，70 岁。手术后麻醉未清醒，手脚冰冷，浑身寒战，护士计划用热水袋为其取暖。请问：

（1）热水袋的温度应控制在多少？为什么？

（2）使用热水袋的注意事项有哪些？

2. 患者，女，40 岁，中暑高热入院。T 41℃，P 124 次 /min，R 24 次 /min，护士为其做乙醇拭浴。请问：

（1）乙醇拭浴浓度和温度是多少？

（2）乙醇拭浴的注意事项有哪些？

0903

扫一扫，测一测

PPT 课件

知识导览

第十章　饮食与营养

学习目标

掌握医院饮食、特殊饮食护理；熟悉人体对营养物质的需求、营养指导和营养状况的评估；了解一般饮食的护理，饮食、营养与健康、疾病痊愈的关系。

饮食与营养和健康状态有非常重要的关系。合理的饮食与营养可以保证机体正常生长发育，维持机体各种生理功能，促进组织修复，提高机体免疫力。而不良的饮食与营养可以引起人体营养失衡，甚至易导致疾病发生。此外，当机体患病时，通过适当的途径给予患者均衡的饮食以及充足的营养也是促进患者康复的有效手段。因此，护士应掌握饮食与营养的相关知识，正确评估患者的饮食、营养状况等，制订科学合理的饮食治疗计划，并采取适宜的供给途径实施饮食治疗计划，以促进患者早日康复。

第一节　营养与健康

任务引入

【临床情景】

患儿，男，5 岁，近日因“不愿进食伴消瘦 3 个月余，加重 1 个月”入院。患儿平时挑食，不喜肉类。血常规示血红蛋白 90g/L，血清铁 4.6μmol/L。诊断为缺铁性贫血。

思考：

1. 如何对该患儿进行饮食指导？
2. 请为该患儿制订一份详细的饮食护理计划。

为了维持生命与健康、预防疾病及促进疾病康复，人体必须从食物中获取一定量的热量及营养素。护士必须掌握人体对营养的需要，饮食、营养与健康的关系及与疾病痊愈的关系，才能够采取有效的措施，满足患者在疾病康复过程中的营养需求，从而达到恢复健康和促进健康的目的。

一、人体对营养物质的需求

（一）热能

热能（energy）是一切生物维持生命和生长发育及从事各种活动所必需的能量，由食物内的化学潜能转化而来。人体的主要热能来源是碳水化合物，其次是脂肪、蛋白质，因此，这些物质又称为“热能营养素”。它们的产热量分别为碳水化合物 4kcal/g，脂肪 9kcal/g，蛋白质 4kcal/g（1kcal=4.186kJ）。人体对热能的需要量受年龄、性别、生理特点及劳动强度等因素的影响。根据中国营养学会的推荐标准，我国成年男子的热能供给量为 9.41～12.55MJ/d，成年女子为 7.53～10.04MJ/d。

（二）营养素

营养素（nutrient）是能够在生物体内被利用，具有供给能量、构成机体及调节和维持生理功能的物质。人体所需的营养素有六大类：蛋白质、脂肪、碳水化合物、矿物质、维生素和水。各种营养素的生理功能、主要来源及每日供给量见表10-1。

表10-1　各种营养素的功能、来源及供给

营养素	生理功能	主要来源	每日供给量
1. 蛋白质	构成、更新及修复人体组织；构成人体内的酶、激素、抗体、血红蛋白、尿纤维蛋白等，以调节生理功能；维持血浆渗透压；提供热能	肉、蛋、乳及豆类	男性：65g 女性：55g 占总热能的10%～15%
2. 脂肪	提供及储存热能；构成身体组织；供给必需脂肪酸；促进脂溶性维生素的吸收；维持体温，保护脏器；增加饱腹感	动物性食品、食用油、坚果类等	占总热能的20%～30%
3. 碳水化合物	提供热能；参与构成机体组织；保肝解毒；抗生酮作用	谷类和根茎类食品（如粮食和薯类），各种食糖（蔗糖、麦芽糖等）	占总热能的50%～65%
4. 矿物质			
钙	构成骨骼与牙齿的主要成分；调节心脏和神经的正常活动；维持肌肉紧张度；参与凝血过程；激活多种酶；降低毛细血管和细胞膜的通透性	奶及奶制品、海带、小虾米皮、芝麻酱、豆类、绿色蔬菜、骨粉、蛋壳粉	800mg
磷	构成骨骼、牙齿、软组织的重要成分；促进物质活化；参与多种酶、辅酶的合成；调节能量释放；调节酸碱平衡	广泛存在于动、植物食品中	720mg
镁	多种酶的激活剂；维持骨骼生长和神经肌肉的兴奋性；影响胃肠道功能；影响甲状旁腺分泌等	大黄米、大麦、黑米、麦皮、黄豆等	330mg
铁	组成血红蛋白与肌红蛋白，参与氧的运输；构成某些呼吸酶的重要成分，促进生物氧化还原反应	动物肝脏、动物全血、肉蛋类、豆类、绿色蔬菜	男性：12mg 女性：20mg
锌	促进机体发育和组织再生；参与构成多种酶；促进食欲；促进维生素A的正常代谢和生理功能；促进性器官与性功能的正常发育；参与免疫过程	动物食品、海产品、奶、蛋、坚果类等	男性：12.5mg 女性：7.5mg
碘	参与甲状腺素的合成	海产品、海盐	120μg
5. 维生素			
脂溶性维生素			
维生素A	维持正常夜视功能；保持皮肤与黏膜的健康；增强机体免疫力；促进生长发育	动物肝脏、鱼肝油、奶制品、禽蛋类、有色蔬菜及水果等	男性：800μg RAE 女性：700μg RAE （视黄醇当量）
维生素D	调节钙磷代谢，促进钙磷吸收	海鱼及动物肝脏、蛋黄、奶油；日光照晒等	10μg
维生素E	抗氧化作用，保持红细胞完整性，改善微循环；参与DNA、辅酶Q的合成	植物油、谷类、坚果类、绿叶蔬菜等	14mg α-TE （α-生育酚当量）
维生素K	合成凝血因子，促进血液凝固	肠内细菌合成；绿色蔬菜、肝脏	80μg

续表

营养素	生理功能	主要来源	每日供给量
水溶性维生素			
维生素 B_1	构成辅酶硫胺素焦磷酸（TPP）；参与糖代谢过程；影响某些氨基酸与脂肪的代谢；调节神经系统功能	动物内脏、肉类、豆类、花生、未过分精细加工的谷类	男性：1.4mg 女性：1.2mg
维生素 B_2	构成体内多种辅酶，参加人体内多种生物氧化过程；促进生长、维持健康；保持皮肤和黏膜完整性	动物内脏、禽蛋类、奶类、豆类、花生、新鲜绿叶蔬菜等	男性：1.4mg 女性：1.2mg
维生素 B_6	构成多种辅酶，参加物质代谢	畜禽肉及其内脏、鱼类等	1.4mg
维生素 B_{12}	形成辅酶，提高叶酸利用率，促进红细胞发育与成熟	动物内脏、肉类、蛋类等	2.4μg
叶酸	参与各种代谢，促进红细胞生成及 RNA、DNA、蛋白质的合成	新鲜绿叶蔬菜等	400μg DFE（膳食叶酸当量）
维生素 C	保护细胞膜，防治坏血病；促进铁的吸收和利用；促进胶原、神经递质、抗体合成；参与胆固醇代谢	新鲜蔬菜和水果	100mg
6. 水	构成人体组织；调节体温；溶解并运送营养素和代谢产物；维持消化、吸收功能；润滑作用；直接参加体内氧化还原反应	饮用水、食物中水、体内代谢水	2～3L

注：表中营养素供给量采用中国营养学会 2022 版《中国居民膳食营养素参考摄入量》中推荐的 18～49 岁成年居民参考摄入量。

二、饮食、营养与健康的关系

食物是人类赖以生存的物质基础，合理的饮食及平衡的营养是维持健康的基本条件之一，不合理的饮食不利于健康。

（一）合理饮食与健康

合理的饮食对于维持及促进机体健康有非常重要的作用。

1. 促进生长发育 营养素是维持生命活动的重要物质基础，对人体的发育起着决定性作用。某些营养素的缺乏可影响患者的身心生长发育。

2. 构成机体组织 蛋白质是构成机体的重要成分；糖类参与构成神经组织；脂类参与构成细胞膜；维生素参与合成酶和辅酶；钙、磷是构成骨骼的主要成分。

3. 提供能量 碳水化合物、蛋白质、脂肪在体内氧化可提供能量，供给机体进行各种生命活动。

4. 调节机体功能 神经系统、内分泌系统及各种酶类共同调节人体的活动，这些调节系统也是由各种营养素构成的。另外，适量的蛋白质及矿物质中的各种离子对维持机体内环境的稳定也具有重要的调节作用。

（二）不合理饮食与健康

某些营养素的过多、过少或饮食不当都可能损害健康，并影响某些疾病的发生与发展。

1. 营养不足 食物单调或短缺可造成营养缺乏性疾病，如缺铁性贫血、佝偻病等。

2. 营养过剩 营养过剩可造成某些营养失调性疾病，如肥胖、心脑血管疾病、恶性肿瘤等。

3. 饮食不当　多种因素，如食品处理不当、食品搁置过久、生熟食品交叉污染、暴饮暴食等均可引起一些食源性疾病，如胃肠炎。不卫生的饮食或食入有毒食物时可引起食物中毒。某些人对特定食物还可发生过敏反应。

（三）合理日常膳食

人们可通过平衡膳食、合理摄入营养物质来减少与膳食有关的疾病。在日常生活中应做到：食物要多样，饥饱要适当，油脂要适量，粗细要搭配，食盐要限量，甜食要少吃，饮酒要节制，三餐要合理，活动与饮食要平衡。为了帮助人们合理搭配日常膳食，美国最早于 1992 年设计了一个“食物指导金字塔”，我国也根据中国居民膳食的特点提出了中国居民的“平衡膳食宝塔”（图 10-1）。

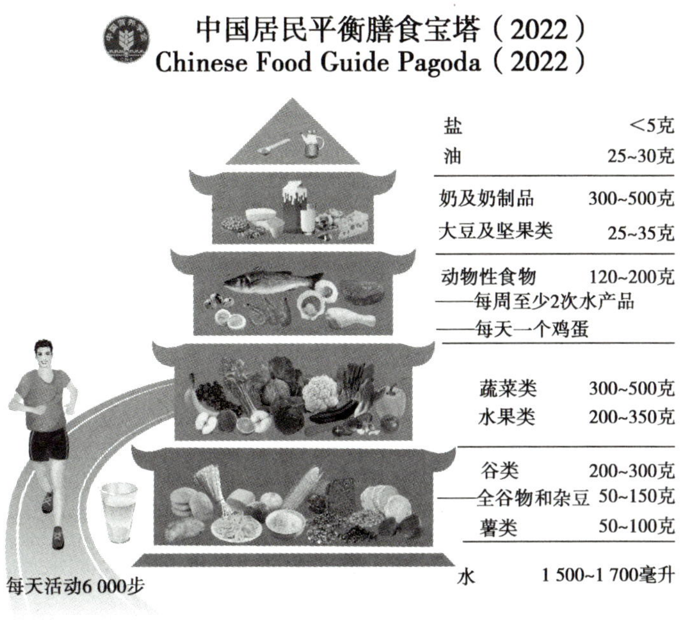

图 10-1　中国居民平衡膳食宝塔

三、饮食、营养与疾病痊愈的关系

人体患病时常伴有不同程度的代谢变化，需要特定的饮食及营养来辅助治疗疾病，促进健康。

（一）补充额外损失及消耗的营养素

疾病和创伤可引起代谢的改变、热能的过度消耗以及某些特定营养素的损失。若能及时、合理地调整营养素的摄入，补充足够的营养，则可使机体内糖原分解、蛋白质消耗减少，从而提高患者的抵抗力、促进创伤组织的修复及疾病的痊愈。

（二）辅助诊断及治疗疾病

特定的饮食能够辅助诊断或治疗某些疾病，促进疾病的痊愈。隐血试验饮食可辅助诊断怀疑有消化道出血的疾病。控制热能可使肥胖患者体重减轻。增加营养可以纠正营养不良。调整食物组成，减少某种营养素的摄入量可以减轻特定脏器的负荷，如肾衰时控制钠盐的摄入可减轻肾脏的负担。控制某些营养成分的摄取可以控制疾病的发展，如 1 型糖尿病、高血压等。某些情况下需要特殊的饮食营养支持，如胃肠内营养、胃肠外营养。根据疾病的病理生理特点，采取相应的饮食治疗方案和特定的饮食配方，可以增强机体抵抗力，促进组织修复和恢复代谢功能。

知识链接

第七营养素：膳食纤维

膳食纤维（dietary fiber，DF）是指能抵抗人体小肠消化、吸收，并在大肠内全部或部分发酵的可食用的植物性成分以及以多糖类为主的大分子物质的总称，包括纤维素、木质素、半纤维素、果胶及果胶类食物等。膳食纤维虽然不能被人体消化吸收，但膳食纤维在体内具有重要的生理作用，是维持人体健康必不可少的一类营养素。

膳食纤维的吸水溶胀性能有利于刺激胃肠道的蠕动，并软化粪便，防止便秘；能够降低血胆固醇及血糖水平，预防心脑血管疾病及糖尿病；能够抗氧化、清除自由基；能够阻碍重金属等有害物质的吸收。同时，还可以改善肠道菌群，维持体内的微生态平衡，有利于某些营养素的合成。由于膳食纤维在预防人体胃肠道疾病和维护胃肠道健康方面的功能突出，因而有“肠道清洁夫”之称；由于其与人体健康密切相关，因此又有“第七营养素”的美誉。

四、营养指导

随着经济的繁荣及社会的发展，人们的物质生活日益丰富，对健康饮食的重视程度也越来越高。护士应掌握有关饮食和营养方面的知识，并指导患者及家属正确摄取营养，满足机体的需求，达到促进健康、维持健康、恢复健康的目的。一般来说护士进行营养指导的内容如下。

1. 食物的种类及功能 包括各类食物的营养特点及适宜的摄入量、食物的保存及加工方法等。

2. 患者的饮食宜忌 可根据患者的病情提供疾病膳食原则和参考食谱。

3. 患者当前营养状况的评价 是患者掌握评价自己营养状况的基本技能，如了解体重的变化，观察营养相关疾病的症状，了解化验单中与营养相关的指标等。

4. 营养支持在临床综合治疗中的重要性 营养支持是在不能正常进食的情况下，通过消化道或静脉将特殊制备的营养物质输送入患者体内的营养治疗方法。它是现代临床综合治疗方法的一个重要组成部分，有提高免疫力、纠正异常代谢状态、缩短病程、促进患者康复的作用。

处在人生不同阶段的个体对营养的需求有所不同，如婴幼儿、青少年、妊娠或哺乳期营养需求增加。应在满足基本营养需要的基础上，结合个体的特殊阶段给予支持。

5. 进食时间应有规律性，一般可采用早、中、晚三餐制，做到早餐吃好，中餐吃饱和晚餐吃少的良好进食习惯。

6. 注意口腔卫生，以防止龋齿的发生，保持良好的味觉，促进营养素的摄入。

7. 烹调食物或储存食物须达到良好的清洁标准，防止食物被污染变质。

第二节 营养状况的评估

任务引入

王爷爷，70 岁。患糖尿病 8 年，近日病情加重入院，查体：空腹血糖 9.6mmol/L，体重 50kg，身高 170cm。

思考：
1. 针对王爷爷的情况，与标准体重相比，其体型属于哪种类型？
2. 如何评估王爷爷的营养状况？

一、影响因素的评估

（一）身体因素

1. 生理因素

（1）年龄：人在生长发育过程中的不同阶段对热能及营养素的需要量有所不同。婴幼儿生长速度快，需要高蛋白、高维生素、高矿物质及高热量饮食；母乳喂养的婴儿还须补充维生素D、维生素K、铁等营养素。幼儿及学龄前期儿童应确保摄入充足的脂肪酸，以满足大脑及神经系统的发育。青少年须摄入足够的蛋白质、维生素和微量元素如钙、铁、碘等。老年人新陈代谢慢，每日所需的热量减少，但对钙的需求增加。不同年龄的患者对食物质地的选择也有差异，如婴幼儿咀嚼及消化功能尚未完善、老年人咀嚼及消化功能减退，应给予软质易消化食物。另外，不同年龄的患者可有不同的饮食喜好。

（2）活动量：各种活动是能量代谢的主要因素，活动强度、工作性质、工作条件不同，热能消耗也不同。活动量大的个体对热能及营养素的需求大于活动量小的个体。

（3）特殊生理状况：处于妊娠期、哺乳期的女性对营养的需求显著增加，同时会有饮食习惯的改变。妊娠期女性摄入营养素的比例应均衡，同时需要增加蛋白质、铁、碘、叶酸的摄入量，在孕期的后三个月尤其要增加钙的摄入量。哺乳期女性在每日饮食的基础上须再加500kcal热量，对蛋白质等物质的需要量增加到65g/d，同时应注意维生素B及维生素C的摄入。

2. 病理因素

（1）疾病及药物影响：许多疾病可影响患者对食物及营养的摄取、消化、吸收及代谢。口腔、胃肠道疾患可直接影响食物的摄取、消化和吸收。当患有高代谢性疾患如发热、烧伤、甲状腺功能亢进或慢性消耗性疾病时，机体对热量的需求量较正常增加。伤口愈合与感染期时，患者对蛋白质的需求较大。若从尿液或引流液中流失大量的蛋白质、体液和电解质，患者则须增加相应营养素的摄入。若某种原因引起患者味觉、嗅觉异常，可能影响其食欲，导致营养摄入不足。若身体不适引起焦虑、悲哀等不良情绪，也可影响患者食欲。

患病后的用药也会影响患者的饮食及营养。有的药物可增进食欲，如盐酸赛庚啶、胰岛素、类固醇类药物等；有的药物可降低食欲，如非肠溶性红霉素、氯贝丁酯等；有的药物可影响营养素的吸收，如长期服用苯妥英钠可干扰叶酸和维生素C的吸收、考来烯胺可阻止胆固醇的吸收、利尿剂及抗酸剂容易造成矿物质缺乏；有的药物可影响营养素的排泄，如异烟肼使维生素B_6排泄增加；有的药物可杀灭肠内正常菌群，使一些维生素的来源减少，如磺胺类药物可使维生素B及维生素K在肠内的合成发生障碍。

（2）食物过敏：某些人对特定的食物，如牛奶、海产品等过敏，出现腹泻、哮喘、荨麻疹等过敏反应，影响营养的摄入和吸收。

（二）心理因素

一般情况下，焦虑、忧郁、恐惧、悲哀等不良情绪可引起交感神经兴奋，抑制胃肠道蠕动及消化液的分泌，使人食欲减退，引起进食过少、偏食、厌食等。愉快、轻松的心理状态则会促进食欲。有些患者在不正常心理状态时，如孤独、焦虑时就想吃食物。

（三）社会因素

1. 经济状况 经济情况直接影响人们的购买力，影响人们对食物的选择，从而影响其营养状况。经济状况良好者应注意有无营养过剩，而经济状况较差者应防止营养不良。

2. 饮食习惯 每个人都会有自己的饮食习惯，包括食品的选择、烹调方法、饮食方式、饮食嗜好、进食时间等。饮食习惯受民族、宗教信仰、社会背景、文化习俗、地理位置、生活方式等的影响。不同民族及宗教的人可能有不同的饮食禁忌，如很少摄入动物性食物，可能会引起特定营养素的缺乏。饮食习惯不佳，如偏食、吃零食等，可造成某些营养素的摄取量过多或过少，导致不平衡。嗜好饮酒者，长期大量饮酒可使食欲减退，导致营养不良。

3. 饮食环境 进食时周围的环境、食具的洁净、食物的色、香、味等都可影响人们对食物的选择及摄入。

4. 生活方式 现代高效率、快节奏的生活方式使食用快餐、速食食品的人越来越多。

5. 营养知识 正确地理解和掌握营养知识有助于人们摄入均衡的饮食和营养。如果患者不了解营养素的每日需要量和食物的营养成分等基本知识，生活中存在关于饮食营养知识方面的误区，就可能出现不同程度的营养失调。

二、饮食营养的评估

（一）饮食状况评估

对患者饮食状况的评估可明确患者是否存在影响营养状况的饮食问题。

1. 用餐情况 注意评估患者用餐的时间、频次、方式、规律等。

2. 摄食种类及摄入量 食物种类繁多，不同食物中营养素的含量不同。应注意评估患者摄入食物的种类、数量及相互比例是否适宜，是否易被人体消化吸收。

3. 食欲 注意评估患者食欲有无改变，若有改变，注意分析原因。

4. 其他 应注意评估患者是否服用药物、补品并注意其种类、剂量、服入时间，有无食物过敏史、特殊喜好，有无咀嚼不便、口腔疾患等可影响其饮食状况的因素。

（二）体格检查

通过对患者的外貌、皮肤、毛发、指甲、骨骼和肌肉等方面的评估可初步确定患者的营养状况（表10-2）。

表10-2　不同营养状况的身体征象

项目	营养良好	营养不良
1. 外貌	发育良好、精神、有活力	消瘦、发育不良、缺乏兴趣、倦怠、疲劳
2. 皮肤	皮肤有光泽、弹性良好	无光泽、干燥、弹性差、肤色过淡或过深
3. 毛发	浓密、有光泽	缺乏自然光泽，干燥稀疏
4. 指甲	粉色、坚实	粗糙、无光泽、易断裂
5. 口唇	柔润、无裂口	肿胀、口角裂、口角炎症
6. 肌肉和骨骼	肌肉结实、皮下脂肪丰满、有弹性、骨骼无畸形	肌肉松弛无力、皮下脂肪菲薄、肋间隙、锁骨上窝凹陷，肩胛骨和髂骨突出

（三）人体测量

人体测量通过对人体有关部位的长度、宽度、厚度及围度的测量，以达到根据个体的生长发育情况了解其营养状况的目的。临床最常用的是身高、体重、皮褶厚度和上臂围。

1. 身高、体重 身高和体重是综合反映生长发育及营养状况的最重要的指标。由于身高、体重除受营养因素的影响外，还受遗传、种族等多方面因素影响，因此，在评价营养状况时须测量身高、体重并用测得的数值与人体正常值进行比较。测量出患者的身高、体重，然后按公式计算出标准体重，并计算实测体重占标准体重的百分数。百分数在 ±10% 之内为正常范围，超过 20% 为肥胖，增加 10%～20% 为超重，减少 10%～20% 为消瘦，低于 20% 为明显消瘦。

标准体重的计算公式：

我国常用的标准体重的计算公式为 Broca 公式的改良公式：

男性：标准体重（kg）= 身高（cm）−105

女性：标准体重（kg）= 身高（cm）−105−2.5

实测体重占标准体重的百分数计算公式：

$$\frac{\text{实测体重}-\text{标准体重}}{\text{标准体重}}\times 100\%$$

近年来还采用体重和身高的比例来衡量体重是否正常，称为体重指数（body mass index，BMI），即体重（kg）/[身高（m）]^2 的比值。按照中国营养学会的标准，BMI≥28 为肥胖，24≤BMI<28 为超重，BMI<18.5 为消瘦。

2. 皮褶厚度　又称为皮下脂肪厚度，反映身体脂肪含量，对判断消瘦或肥胖有重要意义。常用测量部位有①肱三头肌部：即右上臂肩峰与尺骨鹰嘴连线中点处。②肩胛下部：即右肩胛下角处。③腹部：即距脐左侧 1cm 处。测量时选用准确的皮褶厚度计，测定 3 次取平均值。肱三头肌皮褶厚度最常用，其正常参考值为男性 12.5mm，女性 16.5mm。所测数据可与同年龄的正常值相比较，较正常值少 35%～40% 为重度消耗，少 25%～34% 为中度消耗，少 24% 及以下为轻度消耗。

3. 上臂围　上臂围是测量上臂中点位置的周长。它可反映肌蛋白贮存和消耗程度，是快速而简便的评价指标，也可反映热能代谢的情况。我国男性上臂围平均为 27.5cm。测量值>标准值 90% 为营养正常，90%～80% 为轻度营养不良，80%～60% 为中度营养不良，<60% 为严重营养不良。

（四）生化指标及免疫功能的评估

生化检验可以测定人体内各种营养素水平，是评价人体营养状况的较客观指标，可以早期发现亚临床营养不足。免疫功能的测定可了解人体的免疫功能状况，间接反映机体营养状况。生化指标检测常用方法有测量血、尿中某些营养素或排泄物中代谢产物的含量，如血、尿、粪常规检验，血清蛋白、血清转铁蛋白、血脂、血清钙的测定，电解质、pH 等的测定，亦可进行营养素耐量试验或负荷试验，或根据体内其他生化物质的检查间接推测营养素水平等。目前常用的检查包括血清蛋白质水平、氮平衡试验及免疫功能测定。

第三节　医院饮食

任务引入

【临床情景】

刘奶奶，75 岁。患高血压 25 年，近日病情加重入院，查体：血压 185/110mmHg，全身水肿。

思考：

1. 针对刘奶奶，应该给予什么饮食？
2. 在制订饮食计划时应注意什么？

医院饮食可分为三大类：基本饮食、治疗饮食和试验饮食，分别适应不同病情的需要。

一、基本饮食

基本饮食包括普通饮食、软质饮食、半流质饮食和流质饮食四种（表10-3）。

表10-3 医院基本饮食

类别	适用范围	饮食原则	用法	可选食物
1. 普通饮食	消化功能正常，无饮食限制，体温正常，病情较轻或恢复期的患者	营养平衡；美观可口；易消化，无刺激的一般食物；与健康人饮食相似	每日总热量应达2 200～2 600kcal，蛋白质70～90g，脂肪60～70g，碳水化合物450g左右，水分2 500ml左右；每日3餐，各餐按比例分配	一般食物都可采用
2. 软质饮食	消化吸收功能差，咀嚼不便，低热，消化道术后恢复期的患者	营养平衡；易消化、易咀嚼；食物碎、烂、软；少油炸、少油腻、少粗纤维及强烈刺激性调料	每日总热量为2 200～2 400kcal，蛋白质60～80g；每日3～4餐	软饭、面条、切碎煮熟的菜、肉等
3. 半流质饮食	口腔及消化道疾病，中等发热，体弱，手术后患者	食物呈半流质；无刺激性；易咀嚼、吞咽和消化；纤维少，营养丰富；少食多餐	每日总热量为1 500～2 000kcal，蛋白质50～70g；每日5～6餐	泥、末、粥、面条、羹等
4. 流质饮食	口腔疾患、各种大手术后，急性消化道疾患，高热，病情危重、全身衰竭患者	食物呈液状，易吞咽、易消化，无刺激性；所含热量与营养素不足，只能短期使用；通常辅以肠外营养以补充热能和营养	每日总热量为836～1 195kcal，蛋白质40～50g；每日6～7餐，每2～3小时一次，每次200～300ml	乳类、豆浆、米汤、稀藕粉、菜汁、果汁等

二、治疗饮食

治疗饮食是指在基本饮食的基础上，适当调节热量和营养素，以达到治疗或辅助治疗的目的，从而促进患者的康复（表10-4）。

表10-4 医院治疗饮食

类别	适用范围	饮食原则
1. 高热量饮食	高热量饮食用于热能消耗较高的患者，如甲状腺功能亢进、结核、大面积烧伤、肝炎、胆道疾患、体重不足患者及产妇等	基本饮食基础上加餐2次，可进食牛奶、豆浆、鸡蛋、藕粉、蛋糕、巧克力及甜食等；总热量约为3 000kcal/d
2. 高蛋白饮食	高蛋白饮食用于高代谢性疾病，如烧伤、结核、恶性肿瘤、贫血、甲状腺功能亢进、大手术后等患者；低蛋白血症患者；孕妇、乳母等	基本饮食基础上增加富含蛋白质的食物，尤其是优质蛋白；供给量为1.5～2.0g/(kg·d)，总量不超过120g/d。总热量为2 500～3 000kcal/d
3. 低蛋白饮食	低蛋白饮食用于限制蛋白摄入的患者，如急性肾炎、尿毒症、肝性脑病等患者	应多补充蔬菜和含糖高的食物，以维持正常热量；成人饮食中每日蛋白质含量不超过0.8g/kg；肾功能不全者应摄入优质动物性蛋白，忌用豆制品；若肾功能严重衰竭，甚至须摄入无蛋白饮食，并静脉补充氨基酸；肝性脑病者应以植物性蛋白为主

续表

类别	适用范围	饮食原则
4. 低脂肪饮食	低脂肪饮食用于肝胆胰疾患、高脂血症、动脉硬化、冠心病、肥胖症及腹泻等患者	饮食清淡、少油，禁用肥肉、蛋黄、动物脑等；高脂血症及动脉硬化患者不必限制植物油（椰子油除外）；脂肪含量少于 50g/d，肝胆胰病患者少于 40g/d，尤其应限制动物脂肪的摄入
5. 低胆固醇饮食	低胆固醇饮食用于高胆固醇血症、高脂血症、动脉硬化、高血压、冠心病等患者	胆固醇摄入量少于 300mg/d，禁用或少用含胆固醇高的食物，如动物内脏、脑、鱼子、蛋黄、肥肉、动物油等
6. 低盐饮食	低盐饮食用于心脏病、急慢性肾炎、肝硬化腹水、重度高血压但水肿较轻的患者	每日食盐量<2g，不包括食物内自然存在的氯化钠。禁用腌制食品，如咸菜、皮蛋、火腿、香肠、咸肉、虾米等
7. 无盐低钠饮食	同低盐饮食，但一般用于水肿较重患者	无盐饮食除食物内自然含钠量外，不放食盐烹调，饮食中含钠量<0.7g/d；低钠饮食须控制摄入食品中自然存在的含钠量，一般应<0.5g/d；两者均禁食腌制食品、含钠食物和药物，如油条、挂面、汽水、碳酸氢钠药物等
8. 高纤维素饮食	用于便秘、肥胖症、高脂血症、糖尿病等患者	饮食中应多含食物纤维，如韭菜、芹菜、卷心菜、粗粮、豆类、竹笋等
9. 少渣饮食	少渣饮食用于伤寒、痢疾、腹泻、肠炎、食管 - 胃底静脉曲张、咽喉部及消化道手术的患者	饮食中应少含食物纤维，不用强刺激调味品及坚硬、带碎骨的食物；肠道疾患少用油脂

三、试验饮食

试验饮食是指在特定时间内，通过对饮食内容的调整来协助诊断疾病和确保实验室检查结果正确性的一种饮食（表 10-5）。

表 10-5　医院试验饮食

类别	适用范围	饮食原则
1. 肌酐试验饮食	用于协助检查、测定肾小球的滤过功能	试验期为 3 天，试验期间禁食肉类、禽类、鱼类，禁止喝茶与咖啡，限制蛋白质的摄入，蛋白质的供给量<40g/d，以排除外源性肌酐影响；全天主食不超过 300g，蔬菜、水果、植物油不限，能量不足可添加藕粉及含糖的点心等；第 3 天测尿肌酐清除率及血浆肌酐含量
2. 尿浓缩试验饮食（干饮食）	用于检查肾小管的浓缩功能	试验期 1 天，控制全天饮食中的水分，总量在 500～600ml；可进食含水分少的食物，如米饭、馒头、面包、炒鸡蛋、土豆、豆腐干等，烹调时尽量不加水或少加水；避免食用过甜、过咸或含水量高的食物；蛋白质供给量为 1g/(kg·d)
3. 甲状腺 ^{131}I 试验饮食	用于协助测定甲状腺功能	试验期为 2 周，试验期间禁用含碘食物，如海带、海蜇、紫菜、海参、虾、鱼、加碘食盐等；禁用碘做局部消毒；2 周后做 ^{131}I 功能测定

续表

类别	适用范围	饮食原则
4. 胆囊B超检查饮食	用于须行B超检查有无胆囊、胆管、肝胆管疾病患者	检查前3天最好禁食牛奶、豆制品、糖类等易于发酵产气的食物，检查前1天晚应进食无脂肪、低蛋白、高碳水化合物的清淡饮食；检查当日早晨禁食，若胆囊显影良好，还须了解胆囊收缩功能，则在行第一次B超检查后，进食高脂肪餐（如油煎荷包蛋2只或高脂肪的方便餐，脂肪含量25～50g）；30～45分钟后第二次B超检查，若效果不明显，可再等待30～45分钟后再次检查
5. 葡萄糖耐量试验饮食	用于糖尿病的诊断	试验前，每日食用碳水化合物量≥300g的饮食，共3天。同时停用一切能升降血糖的药物。试验前一天晚餐后禁食（禁食10～12小时）直至翌晨试验。试验日晨采血后将葡萄糖75g溶于300ml水中顿服。餐后0.5小时、1小时、2小时和3小时分别采血测定血糖
6. 隐血试验饮食	用于大便隐血试验准备，以协助诊断消化道有无出血	试验期为3天，试验期间禁食肉类、肝脏、动物血、绿色蔬菜等含铁丰富的食物或药物，以免造成假阳性结果；可进食牛奶、豆制品、白菜、冬瓜、土豆、白萝卜、菜花、山药等，第4天留取粪便做隐血试验

第四节　一般饮食护理

任务引入

【临床情景】

王奶奶，65岁，回族，因尿毒症入院。入院时精神差，食欲减退，对食物很挑剔。

思考：

1. 如何协助王奶奶愉快进餐？
2. 在护理过程中，护士应如何既尊重王奶奶的饮食习惯又遵守饮食管理原则？

根据对患者营养状况的评估，结合疾病的特点，护士可以为患者制订有针对性的营养计划，并根据计划对患者进行相应的饮食护理，可帮助患者摄入足量、合理的营养素，促进患者康复。

一、病区的饮食管理

患者入院后，由病区医生根据患者病情开出饮食医嘱，确定患者的饮食种类，护士填写饮食通知单，送交营养室，并填写病区饮食单，同时在患者的床尾卡做相应标记，作为分发食物的依据。

因病情需要更改饮食时，如流质饮食改为半流质饮食，手术前须禁食或病愈出院须停止饮食等，由医生开出医嘱，护士按医嘱填写饮食更改通知单或饮食停止通知单，送交营养室，由营养室做出相应的处理。

二、患者的饮食管理

（一）患者进食前的护理

1. 饮食教育　由于饮食习惯不同、缺乏营养知识，患者可能对于医院的某些饮食不理解，难以接受。护士应根据患者所需的饮食种类对患者进行解释和指导，说明意义，明确可选用和不宜选用的食物及进餐次数等，取得患者的配合。饮食指导时应尽量符合患者的饮食习惯，根据具体情况指导和帮助患者摄取合理的饮食，尽量用一些患者容易接受的食物代替限制的食物，使用替代的调味品或佐料，以使患者适应饮食习惯的改变。良好的饮食教育能使患者理解并愿意遵循饮食计划。

2. 进食环境 准备舒适的进食环境可使患者心情愉快，促进食欲。患者进食的环境应以清洁、整齐、空气新鲜、气氛轻松愉快为原则。

(1) 进食前暂停非紧急的治疗及护理工作。

(2) 病室内如有危重或呻吟的患者，应以隔帘遮挡。

(3) 整理床单位，收拾床旁桌椅及床上不需要的物品，去除不良气味，避免不良视觉印象，如饭前半小时开窗通风、移去便器等。对于病室内不能如厕的患者，饭前半小时给予便器排尿或排便，使用后应及时撤除，开窗通风，防止病室内残留不良气味影响食欲。

(4) 多人共同进餐可促进患者食欲。

3. 患者准备 进食前患者感觉舒适会有利于患者进食。因此，在进食前，护士应协助患者做好相应的准备工作。

(1) 减轻或去除各种不舒适因素：疼痛患者给予适当的镇痛措施；高热者给予降温；敷料包扎固定过紧、过松者给予适当调节；因固定的特定姿势引起疲劳时，应帮助患者更换卧位或给予相应部位按摩。

(2) 减少患者的不良心理状态：对于焦虑、忧郁者给予心理指导；条件许可时，可允许家人陪伴患者进餐。

(3) 协助患者洗手及清洁口腔：对病情严重的患者给予口腔护理，以促进食欲。

(4) 协助患者采取舒适的进餐姿势：如病情许可，可协助患者下床进食；不便下床者，可安排坐位或半坐位，并于床上摆放小桌进餐；卧床患者可安排侧卧位或仰卧位（头转向一侧）并给予适当支托。

(5) 征得患者同意后将治疗巾或餐巾围于患者胸前，以保持衣服和被单的清洁，并使患者做好进食准备。

（二）患者进食中的护理

1. 及时分发食物 护士洗净双手，衣帽整洁。根据饮食单上的饮食要求协助配餐员及时将热饭、热菜准确无误地分发给每位患者。

2. 鼓励并协助患者进食 患者进食期间应巡视患者，同时鼓励或协助患者进食。

(1) 检查治疗饮食、试验饮食的实施情况，并适时给予督促，随时征求患者对饮食制作的意见，并及时向营养室反映。对访客带来的食物，须经护士检查，符合治疗护理原则的方可食用，必要时协助加热。

(2) 进食期间，护士可及时地、有针对性地解答患者在饮食方面的问题，逐渐纠正其不良饮食习惯。

(3) 鼓励卧床患者自行进食，并将食物、餐具等放在患者易于取到的位置，必要时护士应给予帮助。

(4) 对不能自行进食者，应根据患者的进食习惯如进食的次序与方法等耐心喂食，每次喂食的量及速度可按患者的情况和要求而定，不要催促患者，以便于其咀嚼和吞咽。进食的温度要适宜，防止烫伤。应轮流喂食饭和菜、固体和液体食物。进食流质饮食者，可用吸管吸吮。

(5) 对双目失明或眼睛被遮盖的患者，除遵守上述喂食要求外，还应告诉患者喂食的内容以增加其进食的兴趣。若患者要求自己进食，可按时钟平面图放置食物，并告知方向、食品名称，利于患者按顺序摄取，如6点钟放饭，12点钟放汤，3点钟及9点钟放菜等（图10-2）。

（6）对禁食或限量饮食者，应告知患者原因，以取得配合，同时在床尾挂上标记，做好交接班。

（7）对于须增加饮水量者，应向患者解释大量饮水的目的及重要性。督促患者在白天饮入一天总饮水量的3/4，以免夜间饮水多，增加排尿次数而影响睡眠。患者无法一次大量饮水时，可少量多次饮水，并注意改变液体种类，以保证液体的摄入。

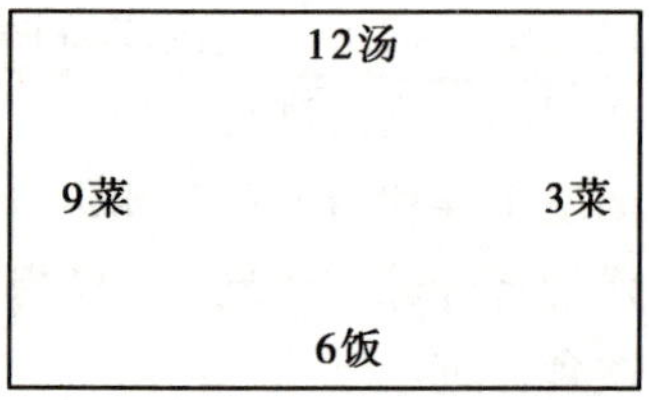

图10-2　食物放置平面图

（8）对限制饮水量者，护士应向患者及家属说明限水的目的及饮水量，以取得合作。患者床边应有限水标记。若患者口干，可用湿棉球湿润口唇或滴水湿润口腔黏膜。口渴严重时若病情允许可采用含冰块、酸梅等方法刺激唾液分泌而止渴。

（三）患者进食后的护理

1. 及时撤去餐具，清理食物残渣，整理床单位，督促和协助患者洗手、漱口或为患者做口腔护理，以保持清洁和舒适。

2. 根据需要做好记录，如进食的种类、数量、患者进食时和进食后的反应等，以评价患者的进食是否达到营养需求。

3. 对暂须禁食或延迟进食的患者应做好交接班。

第五节　特殊饮食护理

任务引入

【临床情景】

王大爷，68岁。因脑外伤入院，神志不清，查体：T 39℃，P 108次/min，R 24次/min，BP 160/100mmHg，现须通过鼻饲维持营养。

思考：

1. 为王大爷插胃管时如何做才能顺利插入胃管？
2. 如何确认胃管在胃内？
3. 鼻饲2天后，王大爷出现腹泻，可能的原因是什么？如何处理？

对于病情危重、消化吸收功能障碍、不能或不愿经口进食的患者，为保证患者对营养素的摄入、消化、吸收，以满足机体生命活动的需要，常采取特殊的方式进行营养支持。临床上根据患者的不同情况将特殊饮食分为两类，即胃肠内营养和胃肠外营养。此外，胃肠内营养根据饮食供给方式的不同，又分为口服营养和管饲营养；根据所提供营养食品的不同，可分为要素饮食、非要素饮食等。与胃肠外营养相比，胃肠内营养除了吸收营养外，还有助于维持完整的肠黏膜结构和屏障功能，防止肠道菌群易位，故在选择营养支持方面应首选胃肠内营养。

一、管饲饮食

管饲（tube feeding）是将导管插入胃肠道，为患者提供营养丰富的流质饮食或营养液、水分和药物的方法。根据导管远端放置的位置，分为胃内管饲和肠内管饲，其中鼻胃管（鼻饲）是实施管饲饮食最常用的方法。本节主要以鼻胃管为例，介绍管饲饮食的操作方法。

（一）鼻饲

鼻饲（nasogastric gavage）是将胃管经鼻腔插入胃内，从管内灌注流质食物、药物和水分的技术。

【目的】

通过鼻胃管供给食物和药物，满足患者营养和治疗的需要，促进康复。鼻饲适用于下列患者：

1. 不能经口进食者，如昏迷、口腔疾患或口腔手术后、消化道疾病（肿瘤、食管狭窄）、有吞咽或咀嚼困难的患者；牙关紧闭、不能张口（破伤风）的患者。

2. 拒绝进食（精神异常）的患者。

3. 早产儿、虚弱、病情危重等患者。

【评估】

1. 评估患者的病情、意识状况、治疗情况及营养状况。

2. 评估患者鼻腔情况，有无鼻中隔偏曲、鼻腔黏膜肿胀、炎症、息肉、阻塞等。

3. 评估患者对插管的心理反应，了解有无插管的经历及合作程度。

【计划】

1. 患者准备

（1）了解插管的目的、操作过程及配合的相关知识，解除其紧张、恐惧的情绪，以取得合作。

（2）患者如有眼镜或义齿者应取下，妥善放置。

2. 用物准备

（1）插管盘：内有无菌鼻饲包（含普通胃管或硅胶胃管 1 根；压舌板 1 个；镊子或止血钳 1 把；50ml 注射器 1 支；纱布 2 块；治疗碗 2 个）、鼻饲液（温度 38～40℃）250～400ml；温开水适量；弯盘 1 个；治疗巾 1 块；液状石蜡 1 瓶；听诊器 1 个；棉签 1 包；胶布 1 卷；别针 1 个；夹子或橡胶圈 1 个；纸巾 1 包；手电筒 1 支。必要时备漱口液或口腔护理用物。

（2）拔管盘：内有治疗盘内置治疗碗 1 个；纱布数块；治疗巾 1 块；弯盘 1 个；无菌手套 1 副；棉签 1 包；纸巾 1 包；按需备松节油或 75% 乙醇溶液等。

【实施】

详见表 10-6。

表 10-6 鼻饲操作步骤

操作流程	详细步骤	要点及说明
1. 认真核对	洗手，戴口罩。携用物至床旁，核对患者床号，姓名和腕带，做好解释	确认患者，取得合作；消除患者疑虑和不安全感，缓解其紧张情绪
2. 环境准备	环境清洁，无异味，隔帘遮挡患者，请无关人员回避	
3. 安置体位	确认活动义齿已取下，根据病情协助患者采取半坐卧位或坐位，病情较重者采取右侧卧位；昏迷患者去枕仰卧，头向后仰	防止义齿脱落、误咽；半坐卧位可减轻插管时的不适，利于胃管插入；右侧卧位可借解剖位置使胃管易于插入；头向后仰有利于昏迷患者胃管插入
4. 铺巾置盘	将治疗巾铺在患者颌下，弯盘放在便于取用处	
5. 清洁鼻腔	观察鼻腔情况，选择通畅一侧，用湿棉签清洁鼻腔，准备好胶布，戴无菌手套	鼻腔通畅，利于插管；戴无菌手套为防止手污染胃管
6. 测量长度	检查胃管是否通畅，测量插管长度，并做标记；测量方法：成人前额发际至剑突的距离或由鼻尖经耳垂再至剑突的距离，一般插入长度为 45～55cm；小儿眉间至剑突与脐中点的距离	注入少量空气检查胃管是否通畅；若须经胃管注入刺激性药物，可将胃管再向深部插入 10cm
7. 润滑胃管	将石蜡油倒少许在纱布上，润滑胃管前端	减少插管时的阻力

续表

操作流程	详细步骤	要点及说明
8. 规范插管		
(1) 插入鼻腔	左手持纱布托住胃管，右手持镊子夹持胃管前端，轻轻插入清洁后的鼻孔	插入动作应轻稳，避免镊子与患者黏膜接触，以免损伤鼻腔黏膜，尤其是通过食管3个狭窄部位时
(2) 清醒患者	插至10～15cm（咽喉部）时，嘱清醒患者做吞咽动作，顺势将胃管向前推进，插至预定长度	吞咽动作便于胃管迅速插入食管，护士发出“咽”的口令，随患者边咽边插，必要时，可让患者饮少量温开水
(3) 昏迷患者	如为昏迷患者，当胃管插入10～15cm时，左手将患者头部托起，使下颌靠近胸骨柄（图10-3），缓缓插至预定的长度	下颌靠近胸骨柄，可增加咽后壁的弧度，提高插管成功率
(4) 处理异常	若插管中出现恶心、呕吐时，可暂停插管，并嘱患者做深呼吸；深呼吸可分散患者注意力，缓解紧张；如胃管误入气管，应立即拔出胃管，休息片刻后重新插管	插入不畅时应检查口腔，了解胃管是否盘在口咽部，或将胃管抽出少许，再小心插入
9. 确认入胃	确认胃管是否已经入胃内，方法有以下三种：	
	(1) 注射器连接胃管末端回抽	有胃液抽出
	(2) 将听诊器置于胃部，用注射器经胃管向胃内快速注入10ml空气	能听到气过水声
	(3) 将胃管末端放在水中	无气泡逸出
10. 固定胃管	确认胃管已在胃内后，用胶布固定胃管于鼻翼及同侧面颊部，脱去手套	防止胃管滑出或移动
11. 灌注溶液	连接注射器于胃管末端，缓慢注入少量温开水以润滑胃管，防止鼻饲液附着于管壁；缓慢灌注鼻饲液或药物，药片应研碎溶解后灌入；鼻饲完毕，再注入少量温开水，以冲净胃管，避免鼻饲液存积管腔中变质引起胃肠炎或堵塞管腔	每次灌注食物前应抽吸胃液确定胃管在胃内及确保胃管通畅；每次鼻饲量250～400ml，每日4～6次；每次注入前应先用水温计测试温度，以38～40℃为宜，避免过冷或过热；新鲜果汁与奶液应分别注入，防止产生凝块；每次抽吸鼻饲液后应反折胃管末端，避免注入空气导致腹胀
12. 封管固定	将胃管塞封住末端开口处并反折末端，用纱布包好，再用橡皮圈系紧，贴胃管标识，用安全别针固定于上衣一侧肩部或枕旁	防止液体反流；防止胃管脱落
13. 整理记录	清洁患者面部，撤去治疗巾，整理床单位，嘱患者维持原卧位20～30分钟；冲洗注射器，放于治疗盘内，用纱布盖好备用；洗手，记录	维持原卧位可防止呕吐；鼻饲用物应每次更换、消毒；记录鼻饲时间、患者的反应、鼻饲液的种类和量等
14. 规范拔管		
(1) 核对解释	携用物至床旁，辨识患者并做好解释，铺治疗巾于患者颌下，将弯盘置于患者口角边，揭去胶布，反折胃管末端	取得患者合作，使患者精神放松；长期鼻饲者应每天进行2次口腔护理，并定期更换胃管，普通胃管每周更换一次，硅胶胃管每月更换一次，于晚间末次灌食后拔管，次晨再从另一侧鼻孔插入；反折胃管末端以免拔管时液体反流

续表

操作流程	详细步骤	要点及说明
(2) 拔出胃管	戴无菌手套，用纱布包裹近鼻孔处胃管，嘱患者深呼吸，在患者呼气时拔管，边拔边用纱布擦胃管，至咽喉处快速拔出胃管，擦净口鼻，置胃管于弯盘内，撤去弯盘	至咽喉处时快速拔出，以免管内残留的液体滴入气管
(3) 清洁整理	清洁口腔、面部，擦去胶布痕迹，协助患者漱口，脱去手套，安置舒适体位，整理床单位，清理用物	可用松节油擦净胶布痕迹，再用乙醇溶液擦除松节油
(4) 洗手记录	洗手，记录拔管时间和患者反应	
15. 用物处理	将用过的物品送到处置室，放到各规定的地方	食管静脉曲张、食管梗阻的患者禁忌使用鼻饲法

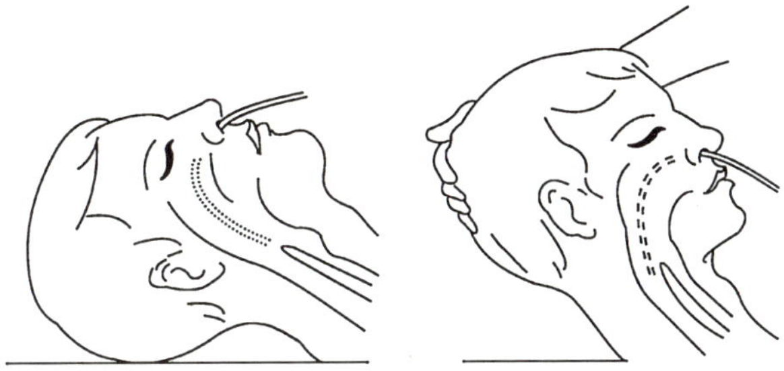

图 10-3　为昏迷患者插胃管示意图

【评价】

1. 操作方法正确，动作轻柔，无黏膜损伤及其他并发症。
2. 护患沟通有效，患者理解插管意义并主动配合。
3. 患者获得基本的营养、药物及水分。

知识链接

检查胃管在胃内的其他方法

研究报道成人胃管的置管位置错误率为 1.3%～50%。若胃管置入太浅、太深或误入气道均可影响治疗，甚至导致并发症发生。因此在进行管饲喂食前，护士均应检查胃管是否在胃内。除传统方法外，还有以下方法。

1. X 线检查法　通过 X 线摄片，清晰显示胃管走行及是否在胃内。是判断胃管在胃内的金标准。

2. 抽吸物检测　对抽吸物进行 pH 检测，或进行胆红素和 pH 相结合的方法检测。用此方法判断的干扰因素较多。

3. CO_2 测定法　用 CO_2 比色计在鼻胃管头端测定 CO_2 浓度来排除胃管误入呼吸道。

4. 电磁探查　通过电磁探查，“实时”确认胃管位置。

5. 内镜检查　通过内镜观察，准确率高，但检查具有侵入性，费用高，因此临床运用有限。

（二）肠内营养泵

肠内营养泵是一种肠内营养输注系统，是通过鼻胃管或鼻肠管连接泵管及其附件，以微电脑精确控制输注的速度、剂量、温度、输注总量等指标的一套完整、封闭、安全、方便的系统。肠内营养泵应用于处于昏迷状态或须准确控制营养输入的管饲饮食患者。该系统可以按照需要，定时、定量对患者进行肠道营养液输入，达到维持患者生命、促进术后康复的目的。

肠内营养泵的功能：①可以根据要求设定输入营养液的总量、流速、温度等参数，并且在运行过程中可以任意修改；②根据指令，自动检测和控制营养液的流量和流速；根据设定营养液的温度，自动检测和控制营养液的温度；③在营养液的温度、流量和流速出现异常时，发出报警信号；④动态显示已经输入营养液的数量、温度、流量和流速，便于随时查看。

肠内营养泵可能出现的问题：①管道堵塞。管道堵塞多因营养液黏附管壁所致，应在持续滴注时，每2～4小时用37℃左右的生理盐水或温开水冲洗管道。②营养泵报警。其原因除管道堵塞外，还可能是滴管内液面过高或过低、液体清空、电源不足等，应及时排除引起营养泵报警的原因，以使输注畅通。③鼻胃（肠）管因质地硬，造成消化道穿孔或营养管插入深度不够，误置入气管。应严格遵守操作规程，同时可选用较柔软的鼻胃（肠）营养管。

二、要素饮食

要素饮食（elemental diet）是一种化学组成明确的精制食品，含有人体所必需的易于消化吸收的营养成分，与水混合后可以形成溶液或较为稳定的悬浮液。它的主要特点是无须经过消化过程即可直接被肠道吸收和利用，为人体提供热量及营养。要素饮食适用于严重烧伤及创伤等超高代谢、消化道瘘、手术前后需营养支持、非感染性严重腹泻、消化吸收不良、营养不良等患者。

（一）目的

要素饮食在临床营养治疗中可保证危重患者的能量及氨基酸等营养素的摄入，促进伤口愈合，改善患者营养状况，以达到治疗及辅助治疗的目的。

（二）分类

要素饮食根据治疗用途可分为营养治疗用和特殊治疗用两大类。营养治疗用要素饮食主要包含游离氨基酸、单糖、重要脂肪酸、维生素、无机盐类和微量元素等。特殊治疗用要素饮食是针对不同疾病患者，增减相应营养素以达到治疗目的的一些特殊种类要素饮食，主要有适用于肝功能损害的高支链氨基酸低芳香族氨基酸要素饮食、适用于肾功能衰竭的以必需氨基酸为主的要素饮食、适用于苯丙酮尿症的低苯丙氨酸要素饮食等。这里主要介绍营养治疗用要素饮食。

（三）用法

根据患者的病情需要，将粉状要素饮食按比例添加水，配制成适宜浓度和剂量的要素饮食后，可通过口服、鼻饲、经胃或空肠造瘘口滴注的方法（图10-4）供给患者。因一般要素饮食口味欠佳，口服时患者不易耐受，故临床较少应用。也有一些要素饮食添加适量调味料以改善口感，用于口服。管喂滴注要素饮食时一般有以下三种方式。

1. 分次注入 将配制好的要素饮食或现成制品用注射器通过鼻胃管注入胃内，每日4～6次，每次250～400ml。分次注入的方法主要用于非危重、经鼻胃管或造瘘管行胃内喂养患者。优点是操作方便，费用低廉。缺点是较易引起恶心、呕吐、腹胀、腹泻等胃肠道症状。

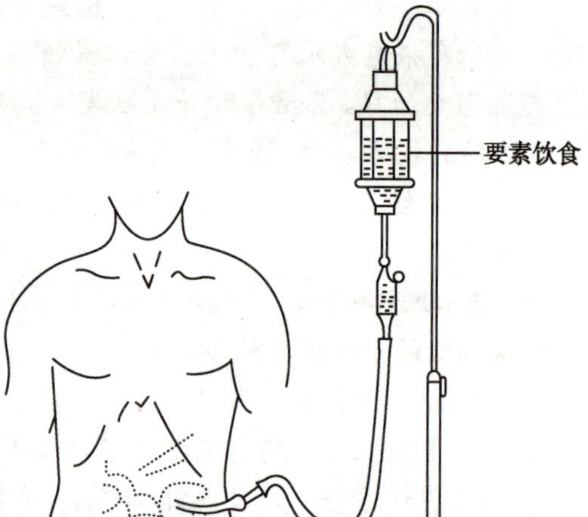

图10-4 空肠造瘘滴注饮食

2. 间歇滴注 将配制好的要素饮食或现成制品放入有盖吊瓶内，经输注管缓慢注入，每日4～6次，每次400～500ml，每次输注持续时间30～

60分钟，多数患者可耐受。

3. 连续滴注 装置与间歇滴注同，在12～24小时内持续滴入要素饮食，或用肠内营养泵保持恒定滴速，多用于经空肠喂养的危重患者。

（四）并发症

在患者应用过程中，可因营养制剂选择不当、配制不合理、营养液污染或护理不当等因素引起各种并发症。

1. 机械性并发症 与营养管的硬度、插入位置等有关，主要有鼻咽部和食管黏膜损伤、管道阻塞。

2. 感染性并发症 若营养液误吸可导致吸入性肺炎，若肠道造瘘患者的营养管滑入腹腔可导致急性腹膜炎。

3. 代谢性并发症 有的患者可出现高血糖或水、电解质代谢紊乱。

4. 其他并发症 患者还可发生恶心、呕吐、腹胀、腹痛、便秘、腹泻等其他并发症。

（五）注意事项

1. 每一种要素饮食的具体营养成分、浓度、用量、滴入速度，应根据患者的具体病情，由临床医师、责任护士和营养师共同商议而定。

2. 应用原则一般是由低、少、慢开始，逐渐增加，待患者耐受后，再稳定配餐标准、用量和速度。

3. 配制要素饮食时，应严格执行无菌操作原则，所有配制用具均须消毒灭菌后使用。

4. 已配制好的溶液应放在4℃以下的冰箱内保存，防止被细菌污染。配制好的要素饮食应保证于24小时内用完，防止放置时间过长而变质。

5. 要素饮食不能用高温蒸煮，但可适当加温，其口服温度一般为37℃左右，鼻饲及经造瘘口注入时的温度宜为38～40℃。可置一热水袋于输液管远端，保持温度，防止发生腹泻、腹痛、腹胀。

6. 要素饮食滴注前后都须用温开水或生理盐水冲净管腔，以防食物积滞管腔而腐败变质。

7. 滴注过程中须经常巡视患者，如出现恶心、呕吐、腹胀、腹泻等症状，应及时查明原因，按需要调整速度、温度；反应严重者可暂停滴入。

8. 应用要素饮食期间须定期记录体重，并观察尿量、大便次数及性状，检查血糖、尿糖、血尿素氮、电解质、肝功能等指标，做好营养评估。

9. 停用要素饮食时须逐渐减量，骤停要素饮食易引起低血糖反应。

10. 临床护士要加强与医师和营养师的联系，及时调整饮食，处理不良反应或并发症。

11. 要素饮食不能用于幼小婴儿和消化道出血者；消化道瘘和短肠综合征患者宜先采用几天全胃肠外营养，后逐渐过渡到要素饮食；糖尿病和胰腺疾病患者应慎用。

三、胃肠外营养

胃肠外营养（parenteral nutrition，PN）是按照患者的需要，通过周围静脉或中心静脉输入患者所需的全部能量及营养素，包括氨基酸、脂肪、各种维生素、电解质和微量元素的一种营养支持方法。

（一）目的

胃肠外营养用于各种原因引起的不能从胃肠道摄入营养、胃肠道需要充分休息、消化吸收障碍以及存在超高代谢的患者等。PN可保证热量及营养素的摄入，从而维持机体新陈代谢，促进患者康复。

（二）分类

根据补充营养的量，胃肠外营养可分为部分胃肠外营养（partial parenteral nutrition，PPN）和全胃肠外营养(total parenteral nutrition，TPN)两种。根据应用途径不同，胃肠外营养可分为周围静脉营养及中心静脉营养。短期、部分营养支持或中心静脉置管困难时，可采用周围静脉营养；长期、全量补充营养时宜采取中心静脉营养。

（三）用法

胃肠外营养的输注方法主要有全营养混合液输注及单瓶输注两种。

1. 全营养混合液 即将每天所需的营养物质在无菌条件下按次序混合输入由聚合材料制成的输液袋或玻璃容器后再输注的方法。这种方法热氮比例平衡、多种营养素同时进入体内而增加节氮效果；同时简化输液过程，节省时间；另外可减少污染并降低代谢性并发症的发生。

2. 单瓶输注 在无条件进行全营养混合液输注时，可单瓶输注。此方法由于各营养素非同步进入机体而造成营养素的浪费，另外易发生代谢性并发症。

（四）禁忌证

1. 胃肠道功能正常，能获得足够的营养。

2. 估计应用时间不超过5天。

3. 患者伴有严重水和电解质代谢紊乱、酸碱平衡失调、出凝血功能紊乱或休克时应暂缓使用，待内环境稳定后再考虑胃肠外营养。

4. 已进入临终期、不可逆昏迷等患者不宜应用胃肠外营养。

（五）并发症

在患者应用胃肠外营养的过程中，可能发生的并发症如下。

1. 机械性并发症 在中心静脉置管时，可因患者体位不当、穿刺方向不正确等引起气胸、皮下气肿、血肿甚至神经损伤。若穿破静脉及胸膜，可发生血胸或液胸。输注过程中，若大量空气进入输注管道可发生空气栓塞，甚至死亡。

2. 感染性并发症 若置管时无菌操作不严格、营养液污染以及导管长期留置可引起穿刺部位感染、导管性脓毒症等感染性并发症。长期肠外营养也可发生肠源性感染。

3. 肝功能损害 长期肠外营养也可引起肠黏膜萎缩、胆汁淤积等并发症。

（六）注意事项

1. 加强配制营养液及静脉穿刺过程中的无菌操作。

2. 配制好的营养液储存于4℃冰箱内备用，若存放超过24小时，则不宜使用。

3. 输液导管及输液袋每12～24小时更换一次；导管进入静脉处的敷料每24小时应更换一次。更换时严格无菌操作，注意观察局部皮肤有无异常征象。

4. 输液过程中加强巡视，注意输液是否通畅，开始时缓慢，逐渐增加滴速，保持输液速度均匀。一般成人首日输液速度60ml/h，次日80ml/h，第三日100ml/h。输液浓度也应由较低浓度开始，逐渐增加。输液速度及浓度可根据患者年龄及耐受情况加以调节。

5. 输液过程中应防止液体中断或导管拔出，防止发生空气栓塞。

6. 静脉营养导管严禁输入其他液体、药物及血液，也不可在此处采集血标本或测中心静脉压。

7. 使用前及使用过程中要对患者进行严密的实验室监测，每日记录出入液量，观察血常规、电解质、血糖、氧分压、血浆蛋白、尿糖、酮体及尿生化等情况，根据患者体内代谢的动态变化及时调整营养液配方。

8. 密切观察患者的临床表现，注意有无并发症的发生。若发现异常情况应及时与医师联系，配合处理。

9. 停用胃肠外营养时应在2～3天内逐渐减量。

（樊子双）

复习思考题

1. 患者，男，结肠癌术后 3 天。根据基本饮食的分类，该患者采用哪类饮食？该类饮食的适用范围及饮食原则是什么？

2. 患者，女，42 岁，主诉"消瘦、烦躁 3 个月"入院，入院诊断为"甲状腺功能亢进"。

请问：

（1）患者入院后应给予何种饮食？

（2）患者须进一步做 ^{131}I 试验，试验前应如何对患者进行饮食指导？

3. 患者，女，45 岁，因脑外伤昏迷入院。为供给营养需要须予患者鼻饲饮食。

请问：

（1）为该患者插胃管时，如何确定胃管插入的长度？

（2）插管的过程中容易出现哪些问题？如何处理？

（3）给患者鼻饲时应注意哪些问题？

扫一扫，测一测

1101

PPT课件

1102

知识导览

第十一章　排 泄 护 理

学习目标

掌握异常排便、排尿的护理，与排便、排尿有关的护理技术；熟悉排便、排尿的评估；了解与排便、排尿有关的解剖与生理。

排泄是指机体把新陈代谢所产生的终产物排出体外的生理过程，是维持生命的必要条件之一，亦是人体的基本生理需要之一。人体排泄废物的主要途径是消化道和泌尿道，很多因素可以直接或间接地影响人体的排泄活动和形态，而且每个个体的排泄形态及影响因素也不尽相同。因此，护理人员应掌握与排泄有关的知识和护理技术，及时、准确地评估患者的排泄功能，选择适宜的护理措施帮助患者维持正常的排泄功能，使之获得最佳的健康和舒适状态，以满足患者的基本生理需要。

第一节　排便的护理

任务引入

【临床情景】

张女士，50岁，某单位办公室主任。因近2个月反复出现便秘，4～5天排便一次，大便干硬，排便困难，且感腹胀而来就诊。张女士自诉近2天腹胀加剧、食欲减退、失眠。口服导泻药和使用开塞露等均无效果。体检：生命体征平稳，腹部饱满，肠鸣音弱，触诊腹部较硬实，偶可触及包块，肛诊可触及粪块。

思考：

1. 张女士目前最主要的护理问题是什么？
2. 护士可采取哪项措施解决张女士目前存在的问题？
3. 在执行该项操作时的注意事项有哪些？

食物经口进入胃和小肠消化吸收后，食物残渣贮存于大肠内，其中一部分水分会被大肠吸收，其余均经细菌发酵和腐败作用后形成粪便。一般情况下，粪便的性质和形状可以反映机体整个消化系统的功能状况。因此，护士通过对患者排便活动和粪便的观察，能及早发现和鉴别消化道疾病，有助于诊断和选择合适的治疗、护理措施。

一、与排便有关的解剖与生理

（一）大肠的解剖

大肠是人体参与排便活动的主要器官，长1.5～1.8m，起始回肠末端，终止于肛门，分盲肠、结肠、直肠和肛管四个部分。盲肠是大肠与小肠的衔接部分；结肠分升结肠、横结肠、降结肠和乙状结肠四个部分，围绕于小肠周围；直肠长 12～15cm；肛管长约 4cm，上续接于直肠，下止于肛门，被肛门括约肌包绕，平时处于收缩状态，肛门内括约肌是平滑肌，有协助排便的作用，肛门外括约肌是横纹肌，是控制排便的重要肌束。

（二）大肠的主要生理功能

1. 能够吸收肠道内水分、电解质和维生素。

2. 可利用肠内细菌制造维生素。

3. 在大肠中形成粪便并排出体外。

（三）大肠的运动方式

大肠的运动少而慢，对刺激的反应比较迟缓。

1. 袋状往返运动是空腹时最常见的一种运动形式。

2. 分节或多袋推进运动是进食后较多见的一种运动形式。

3. 蠕动是一种对肠道排泄起重要推进作用的运动。

4. 集团蠕动每天发生 3～4 次，常发生于早餐后 60 分钟内。集团蠕动是一种由胃 - 结肠反射和十二指肠 - 结肠反射引起的行进很快、收缩力很强、向前推进距离很长的强烈蠕动。胃 - 结肠反射通常在进食后或进食时立即发生，十二指肠 - 结肠反射通常在进食后 30～60 分钟，食物进入十二指肠后发生。集团蠕动可将一部分大肠内容物从横结肠推至乙状结肠和直肠，从而刺激排便反射，对于肠道排泄有重要意义。

（四）排便反射

肠蠕动将粪便推进直肠致使直肠内压升高，当直肠内压力升高达到一定的阈值就可刺激直肠壁的感受器，其兴奋冲动经盆内脏神经和腹下神经传至脊髓腰骶段的初级排便中枢，同时上传到大脑皮质，引起便意和排便反射。排便活动受大脑皮质的控制，如若环境条件许可，大脑皮质发放下行冲动至脊髓初级排便中枢，通过盆内脏神经传出冲动，使降结肠、乙状结肠、直肠收缩，肛门内括约肌舒张，同时阴部神经冲动减少，肛提肌收缩，肛门外括约肌舒张。此外，因支配腹肌、膈肌的神经兴奋，腹肌和膈肌收缩，腹内压增加，共同促进粪便排出体外。

二、排便评估

（一）影响排便因素的评估

1. 生理因素

（1）年龄：年龄会影响人对排便的控制。3 岁以下婴幼儿的神经肌肉系统发育不全，未建立正常的排便反射而不能控制排便；老年人随着年龄增加，腹壁肌肉张力下降，胃肠蠕动减慢，肛门括约肌松弛等，致使肠道控制能力下降而出现排便功能的异常。

（2）个人习惯：在日常生活中，每个人都有自己的排便习惯，如固定的排便时间、使用固定的便器等。不规律的作息时间，可使生物钟紊乱而影响正常排便。

2. 心理因素 为影响排便的重要因素。人抑郁时，身体活动减少，肠蠕动减少而导致便秘；而当情绪紧张、焦虑时，则会兴奋迷走神经，致使肠蠕动增加，从而引起吸收不良、腹泻。

3. 社会文化因素 一个人的排便观念和习惯是受社会文化教育影响的，在当今社会，排便属于个人隐私。当个体自理能力不足需要他人协助排便，或住院时因排便环境改变而造成个人隐私丧失和自尊受损时，就可能压抑排便的需要而造成排便功能的异常。

4. 生活方式

（1）饮食和液体：一方面，均衡饮食与足量的液体是维持正常排便活动的重要条件。适宜的进食量、丰富的膳食纤维在肠道内可提供必要的粪便容积，促进肠道蠕动，减少大肠对水分的再吸收，使大便柔软而易于排出；摄入足量液体可以液化肠内容物，使食物顺利通过肠道。如果进食量过少、膳食纤维摄入过少或水分摄入不足时，可导致粪便变硬、排便减少，甚至出现便秘。另一方面，饮食的结构和摄入量会改变粪便的量与质，进食蛋白质多者粪便味重，偏食精细食物者粪便量少，食绿色蔬菜多者粪便色深。

（2）活动：活动可以维持肌肉的张力，刺激肠道蠕动，有利于维持正常的排便功能。而长期卧床、习惯久坐、缺乏活动者，可因肌肉张力减退、肠蠕动减少而致使排便困难。

5. 与疾病相关的因素

（1）疾病：肠道疾病可影响排便，如肠道肿块、息肉、炎症、溃疡、寄生虫等；身体其他系统的病变也可导致排便异常，如脊髓损伤、脑卒中、肝胆疾病、胰腺疾病等。

（2）药物：药物能影响排便形态和粪便质量，如缓泻剂刺激肠蠕动，减少肠道水分吸收，从而促使排便；长时间服用抗生素，肠道菌群失调而致腹泻；麻醉剂或止痛药可使肠运动能力减弱而致便秘。

（3）治疗和检查：一些特殊治疗或检查也会影响排便，如胃肠道 X 线检查或镜检前，常因禁食、灌肠而影响排便；腹部、肛门部位手术后，因肠壁肌肉的暂时麻痹或伤口疼痛而造成排便困难。

（二）粪便的评估

一般情况下，粪便的性质与性状可以反映整个消化系统的功能状况，护士应观察和记录有关患者粪便的评估资料，及时报告任何异常情况（表 11-1）。

表 11-1 粪便的评估

评估内容	正常情况	异常情况	原因
1. 次数	成人：1～3 次 /d 婴幼儿：3～5 次 /d	成人：>3 次 /d 或<3 次 / 周 婴幼儿：>6 次 /d 或<1 次 /1～2d	肠道活动性增强或减弱
2. 量	成人：100～300g/d 注：排便量与膳食的种类、数量和液体的摄入量、大便次数及消化器官等的功能均有关		
3. 形状	成形，与直肠的形状相似	扁条形或带状	直肠、肛门狭窄
4. 硬度	软便	粪便呈糊状或水样 粪便干结、坚硬，呈栗子样	腹泻、消化不良或急性肠炎 便秘
5. 颜色	成人：黄褐色或棕黄色 婴儿：黄色或金黄色	白陶土色 柏油样 暗红色血便 粪便表面粘有鲜红色血液 果酱样便 白色“米泔水”样 暗绿色	胆道梗阻 上消化道出血 下消化道出血 肛裂或痔疮出血 肠套叠、阿米巴痢疾 霍乱、副霍乱 食用大量叶绿素丰富的蔬菜
6. 气味	粪便气味因膳食种类而异	酸臭味 腥臭味 腐臭味 恶臭	消化不良 上消化道出血 直肠溃疡或肠癌 严重腹泻

续表

评估内容	正常情况	异常情况	原因
7. 内容物	主要为食物残渣、脱落的上皮细胞、肠道细菌、胆色素衍生物等机体代谢后的废物及少量润滑肠道的黏液	混有血液、脓液或肉眼可见的黏液 粪便中可查见蛔虫、蛲虫、绦虫节片等	消化道有出血或感染 肠道寄生虫感染

（三）异常排便的评估

正常排便受意识控制，排便自然，无痛苦，无障碍，腹部无胀气。但有很多因素可引起排便活动异常。

1. 腹泻（diarrhea） 是指正常排便形态改变，频繁排出松散、稀薄的粪便甚至水样便。腹泻是由于肠蠕动增加，胃肠内容物迅速通过胃肠道，肠黏膜吸收水分功能发生障碍，加之肠黏膜受刺激，肠液分泌增加，所以当粪便到达直肠时仍然呈液态，排出体外。短时间的腹泻可以帮助机体排出刺激物质和有害物质，是一种保护性防御反应。但持续而严重的腹泻可使机体丧失大量水分和胃肠液，导致水、电解质代谢紊乱和酸碱平衡失调。长期腹泻者常因肠道吸收障碍而出现营养不良。

（1）原因：饮食不当、食物中毒或使用泻剂不当；消化系统的感染、肿瘤等疾患；消化系统发育不成熟；某些内分泌疾病，如甲状腺功能亢进；药物的不良反应；情绪紧张、焦虑等。

（2）症状和体征：排便次数增多，粪质稀薄松散或呈液体样，可带有黏液、脓血或未消化食物，伴有腹痛、肠痉挛、恶心、呕吐、肠鸣、疲乏等不适。有急于排便的需要和难以控制的感觉，严重者可引起皮肤干燥、眼球下陷等脱水体征。

2. 便秘（constipation） 指正常的排便形态发生改变，排便次数减少，排出过干、过硬的粪便，且排便不畅，排便困难或排便不尽感。

（1）原因：常见的原因有排便习惯不良；生活节奏改变；饮食结构不合理，如缺乏足够的纤维素；饮水量不足；中枢神经系统功能障碍；滥用缓泻药、栓剂、灌肠等使正常的排便反射消失；药物的不良反应；肠癌、巨结肠等某些肠道的器质性病变；长期卧床或缺乏活动；紧张、抑郁等强烈的情绪反应；各类直肠、肛门手术；妊娠、老年等特殊生理状态。

（2）症状和体征：粪质干硬，伴有腹胀、腹痛、食欲减退、消化不良、疲乏无力、头痛、失眠等主观不适；触诊腹部较硬实，偶可触及包块，肛诊可触及粪块。

知识链接

粪菌移植

粪菌移植是指将健康人粪便中的功能菌群，移植到患者胃肠道内，重建新的肠道菌群，实现肠道及肠道外疾病的治疗。

东晋时期，葛洪《肘后备急方》记载，用人粪清治疗食物中毒、腹泻、发热并濒临死亡的患者，述“饮粪汁一升，即活”，可见有奇效。

2012 年媒体报道了在中国开展现代标准化粪菌移植的第一位医生张发明。所谓标准化粪菌移植，是在实验室内借助现代仪器设备人为分离获得高度纯化的菌群，再经内镜或者引流管将量化的菌液输注到患者肠内。

目前粪菌移植已经引起国内外越来越多的关注，可用来治疗顽固性便秘或腹泻、克罗恩病、溃疡性结肠炎、严重菌群失调、难治性肠道过敏、急慢性艰难梭菌感染、消化道感染性疾病、肠易激综合征等。

3. 大便失禁(fecal incontinence) 是指肛门括约肌失去意识的控制，大便不自主地排出体外。

(1) 原因：神经肌肉系统的病变或损伤、胃肠道疾患、精神障碍、情绪失调等。

(2) 症状和体征：患者不自主地排出大便。

4. 粪便嵌塞(fecal impaction) 是指粪便持久滞留堆积在直肠内，坚硬不能排出。粪便嵌塞经常发生于慢性便秘的患者。

(1) 原因：因便秘未能及时解除，粪便持续滞留在直肠内，水分被过度吸收而逐渐变得坚硬；同时，由乙状结肠排下的粪便又不断加入，最终使粪块变得又大又硬不能排出。

(2) 症状和体征：患者有反复排便冲动，但即使用力排便却不能排出粪块，只有少量液化的粪水渗出。粪便嵌塞常伴有食欲差、腹部胀痛、肛门坠胀疼痛等症状，直肠指检可触及粪块。

5. 肠胀气(intestinal tympanites) 是指胃肠道内积聚有过量气体，不能排出。正常情况下，胃肠道内的气体只有150ml左右。胃内的气体可通过口腔嗝出，肠道内的气体部分在小肠被吸收，其余的可通过肛门排出，不会产生不适。

(1) 原因：食入过多产气性食物、吞入大量空气、肠蠕动减少、肠道梗阻及肠道手术后等。

(2) 症状和体征：患者出现呃逆、腹部胀满、痉挛性疼痛；腹部膨隆，叩诊呈鼓音；当肠胀气压迫膈肌和胸腔时，可出现气急和呼吸困难。

6. 排便改道(bowel diversions) 是指因为疾病治疗的需要，将肠道的一部分外置于腹部表面，在腹壁建立人工肠造口，以排泄粪便，亦称为人造肛门。排便改道分为两种，即暂时性和永久性。暂时性肠造口是指原有肛门被保存，建立暂时性的人工造口，使末端的肠道得以恢复，然后安全地施行肠道重接手术，恢复原来肌门的排便功能；永久性肠造口是指原有肛门不可能被保留或已失去功能，建立一个永久性的人工肛门来取代它，陪伴患者终生。

常见的肠造口有回肠造口和结肠造口，造口的位置决定了粪便的性质。回肠造口的粪便呈液态，并持续地从造口排泄出来，而结肠造口的粪便呈固态成形。根据不同的造口手术，有的患者能控制造口的粪便，有的则不能。

对排便改道的患者，要重点评估造口处粪便流出的频率、粪便的特性、造口处有无红肿和炎症、使用器具的类型和控制造口功能的方式等。

三、异常排便的护理

异常排便通常是肠道功能紊乱的表现，应根据不同患者的具体情况给予针对性的病因护理，同时做好相应的症状护理。

(一) 腹泻患者的护理

1. 去除病因 根据腹泻原因给予积极治疗，如肠道感染者，应遵医嘱给予抗生素治疗。

2. 卧床休息 卧床休息有利于减少肠蠕动，并可减少体力消耗，同时注意腹部保暖。对于不能自理的患者应协助及时给予便器，便器清洗干净后，置于易取处，以方便患者取用。

3. 心理护理 护士应安慰患者，减轻其对腹泻的焦虑和恐惧情绪。剧烈腹泻的患者如果不慎大便失禁，护士应及时清除秽物和异味，使患者感到舒适。

4. 膳食调理 根据病情给予清淡的流质或半流质食物，避免油腻、辛辣、高纤维食物。严重腹泻者应暂时禁食。

5. 防治水、电解质代谢紊乱 鼓励患者多饮水，遵医嘱给予止泻剂、口服补盐液或静脉补液。

6. 维持皮肤完整性 嘱患者每次便后用软纸轻拭肛门，并用温水清洗，必要时在肛门周围涂油膏保护，尤其是婴幼儿、老年人、身体衰弱者。

7. 病情观察 观察并记录排便次数、量及性状等，注意是否有脱水指征，必要时留大便标本送检。病情危重的患者，应注意生命体征变化。如疑为传染病则按肠道隔离原则护理。

8. 健康教育 向患者讲解有关腹泻的原因、防治措施及护理知识。指导患者选择合理的饮食，并注意饮食卫生，养成良好的卫生习惯。

（二）便秘患者的护理

1. 提供合适的排便环境 应提供隐蔽的排便环境及充裕的排便时间，以消除紧张情绪，有利于排便。具体措施：患者可住单间；如住多人间者，排便前应请无关人员回避，并拉上隔帘或用屏风遮挡；应避开查房、治疗护理和进餐时间。

2. 采取适宜的排便姿势 病情允许者，应尽量下床上厕所排便；须床上使用便器者，如无特殊禁忌，应尽量采用坐姿或抬高床头等接近自然的排便姿势；对术后须绝对卧床休息的择期手术者，术前应有计划地训练患者适应床上排便的姿势及床上使用便器的方法。

3. 腹部环形按摩 排便时用手沿结肠解剖位置自右向左环行按摩，以刺激肠蠕动，促使降结肠的内容物向下移动，并可增加腹内压，促进排便；用单手或双手的示指、中指、无名指在左下腹乙状结肠部深深按下，由近心端向远心端按摩；指端轻压肛门后端也可促进排便。

4. 遵医嘱用药 根据患者病情，遵医嘱选用缓泻药物口服或使用简易通便剂促进排便。缓泻药可使粪便中的水分含量增加，加快肠蠕动，加速肠内容物的运行而起到导泻的作用。对于老年人、儿童，应选择作用缓和的泻药，慢性便秘的患者可选用蓖麻油、番泻叶、酚酞（果导）、大黄等泻药或开塞露、甘油栓等简易通便剂。

5. 心理护理 酌情对患者给予解释和指导，以稳定患者情绪，消除其紧张心理。

6. 针刺疗法 常用穴位有大肠俞、足三里、天枢、关元、气海等。

7. 灌肠 以上方法均无效时，遵医嘱给予灌肠。

8. 健康教育 对于功能性便秘的患者，护理的重点应是加强健康教育，预防便秘再发；而对于器质性便秘者，通过健康教育帮助患者及家属了解有关排便的知识，认识维持正常排便习惯的意义，亦有利于减轻便秘的程度。

（1）建立良好的排便习惯：指导患者选择一个适合自身排便的时间，每天固定在此时间排便，并坚持训练，早餐后是训练排便反射的最理想时间，因为食物进入胃后通过胃 - 结肠反射刺激大肠集团蠕动而引起排便反射，在早餐后此反射最强；不随意使用缓泻药、灌肠等方法；排便时不宜看手机、看书等，以免分散注意力。

（2）合理膳食：指导患者合理安排饮食。多摄取可促进排便的高纤维食物，如蔬菜、水果、粗粮等；适当摄入润肠通便的食物，如蜂蜜、梅子汁等；适当食用油脂类的食物；少食辛辣刺激性食物；病情无禁忌者应保证足够的液体摄入量，每日不少于 2 000ml。

（3）适当运动：鼓励患者根据身体状况拟订规律的活动计划，如散步、做操、打太极拳等，并协助患者进行运动；卧床患者应勤翻身，并进行床上活动，还可指导患者进行增强腹肌和盆底部肌肉的运动，以增加肠蠕动和肌张力，促进排便。

（4）充足的休息与睡眠：通过休息减轻压力，放松心情，保持正常的消化功能。

（5）正确使用缓泻剂或通便剂：教会患者使用缓泻剂或通便剂的方法，并告知不可长期使用。因为使用缓泻剂或通便剂后，结肠内容物被彻底排空而暂时解除便秘，但随后几天因无足量的粪便刺激，直肠内压不能达到引起排便反射的压力阈值而不能正常排便，倘若此时再次使用缓泻药或通便剂，结肠内容物再次被动彻底排空。如此反复，其结果是造成结肠扩张弛缓，正常的排便反射失去作用而只对缓泻药、栓剂、灌肠等强烈刺激做出反应，产生对缓泻剂或通便剂的生理依赖，导致慢性便秘的发生。

（6）心脏病、高血压等患者应积极预防便秘：便秘时过度用力排便可造成血压急剧升高、腹压升高、心跳加快，从而使心脏负荷加大，心肌耗氧量增加，对于心脏病患者可能诱发心绞痛和心肌梗死，甚至引起猝死。一旦发生便秘，也应注意防止过度用力排便。

（三）大便失禁患者的护理

1. 心理护理 大便失禁的患者心情紧张，自尊受损，常感自卑、忧郁，期望得到理解和帮助。护理人员应尊重、理解患者，当患者发生大便失禁时应主动给予安慰与支持，避免训斥或嘲笑患者，尽量帮助患者树立信心，使其配合治疗和护理。

2. 保护皮肤 床上铺一次性尿垫或使用一次性尿布，并及时更换；每次排便后用温水洗净肛周及臀部的皮肤，使皮肤保持清洁干燥。必要时在肛门周围涂搽油性软膏以保护皮肤，以免皮肤破损感染。同时注意观察骶尾部皮肤情况，预防压力性损伤发生。

3. 帮助重建控制排便的能力

（1）定时刺激排便：了解患者的排便时间和便前表现，掌握其排便规律，并按规律定时给予便器，促使患者按时自己排便；遵医嘱定时应用导泻栓剂或灌肠，刺激其定时排便。

（2）肛门括约肌及盆底肌肉锻炼：指导患者选择适宜体位（立、坐或卧），试做排便动作，先慢慢收缩肌肉，然后再慢慢放松，每次10秒左右，连续10次，每日数遍，以患者感觉不疲乏为宜。

4. 营造舒适的病房环境 及时清理排泄物，更换污湿的衣、被，定时开窗通风以除去不良气味，保持患者、床单位、病室整洁，室内空气清新，使患者感觉舒适。

5. 如病情允许，保证患者每天饮入足量的液体。

（四）粪便嵌塞患者的护理

1. 润肠通便 早期可使用栓剂、口服缓泻剂以润肠通便。

2. 灌肠 必要时先进行油类保留灌肠，2～3小时后再做清洁灌肠。

3. 人工取便 在清洁灌肠无效后遵医嘱进行人工取便。因人工取便易刺激迷走神经，故心脏病、脊椎受损者须慎重使用。取便时如患者出现面色苍白、出冷汗、心悸、头昏等不适症状，须立即停止操作。

4. 健康教育 告知患者及家属，粪便嵌塞常由慢性便秘逐步发展而来，故重点在于防止便秘、及时解除便秘。

（五）肠胀气患者的护理

1. 去除病因 积极治疗肠道疾病，消除引起肠胀气的原因。

2. 减少产气 指导患者养成良好的饮食习惯，进食时细嚼慢咽，少食豆类、糖类、碳酸饮料等产气食物和饮料，勿高声谈笑，少食多餐。

3. 促进排气 病情允许情况下，鼓励患者适当活动，以促进肠蠕动，如床上变换体位、腹肌收缩锻炼等床上活动或下床散步等活动；轻微胀气时，可进行腹部热敷或腹部按摩、针刺疗法以促进排气；严重胀气时，遵医嘱给予药物治疗或行肛管排气。

4. 健康教育 向患者及家属讲解肠胀气的相关知识和排气的方法，正确配合治疗。指导家属为患者制订营养合理、易消化、不产气的饮食。

（六）排便改道患者的护理

1. 造口及皮肤护理 来自造口的粪便常含有消化酶，会刺激造口周围皮肤。因此，每次更换结肠袋时，应洗净排泄物，并指导患者用清水或中性肥皂清洗造口周围皮肤，保持造口处引流彻底、周围皮肤清洁和干燥。

2. 适时更换造口袋 回肠造口往往不能控制排便，会不时有液态粪便流出，造口袋必须经常排空、冲洗和更换。结肠造口粪便是成形的，通常每天排便1～2次，无须时常更换造口袋。一次性的造口袋一般可使用5～7天，以舒适、无异味和保护好周围皮肤为准，但有流出物漏至周围皮肤时，须立即更换（图11-1）。

3. 心理护理 肠造口可造成患者严重的体像改变，粪便的渗出和难以控制的排便以及难闻的气味都可使患者自尊下降。因此，护士应注重给患者情感支持和心理疏导。

4. 健康教育

（1）指导患者选择和使用型号合适的造口袋。合适有效的造口袋能保护局部皮肤、储存粪便、避免臭味，使患者感觉舒适而不显眼。

（2）教会患者肠造口的自我护理，指导患者以灌洗造口（图 11-2）来建立肠道排泄规律。

（3）给予饮食指导，帮助患者保持适当的饮食习惯和在规定的时间进食，从而控制排便的时间。

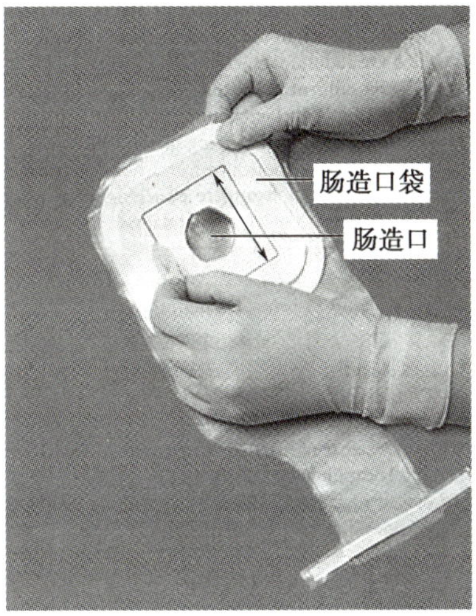

图 11-1　肠造口袋

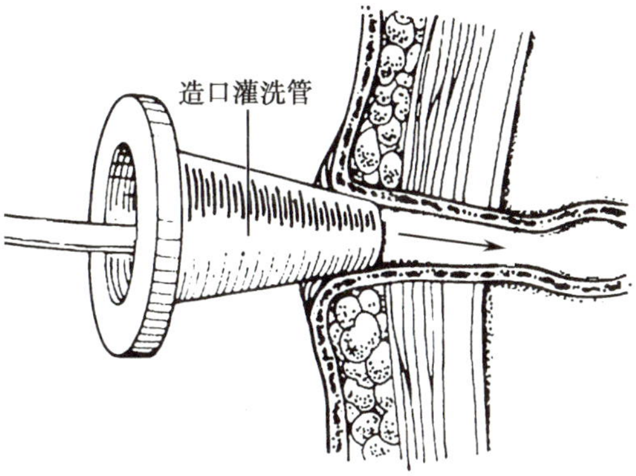

图 11-2　肠造口灌洗

四、与排便有关的护理技术

（一）灌肠

灌肠（enema）是将一定量的液体通过肛管由肛门经直肠灌入结肠的技术，以帮助患者清洁肠道、排便、排气或由肠道供给药物，达到确定诊断和治疗的目的。

根据灌肠目的不同，灌肠可分为不保留灌肠和保留灌肠。不保留灌肠是将一定量的溶液由肛门经直肠灌入结肠，刺激肠蠕动以清除肠腔内粪便和积气的技术，根据灌入的液体量，又可分为大量不保留灌肠和小量不保留灌肠；反复进行大量不保留灌肠以达到清洁肠道的目的的技术，为清洁灌肠；保留灌肠是将药液灌入并保留在直肠或结肠内，通过肠黏膜吸收而达到治疗疾病目的的技术。

▲大量不保留灌肠

【目的】

1. 排便排气　通过软化和清除粪便，以解除便秘；通过排出肠内积气，以解除肠胀气。

2. 清洁肠道　为肠道手术、检查或分娩做准备。

3. 减轻中毒　通过稀释并清除肠道内的有害物质，减少毒物吸收，以减轻中毒。

4. 降低体温　为高热或中暑患者进行物理降温。

【评估】

1. 核对医嘱和执行卡，了解灌肠目的。

2. 评估患者的年龄、诊断、病情及有无灌肠禁忌证。急腹症、消化道出血、妊娠、严重心血管疾病的患者禁忌灌肠。

3. 评估患者的意识状态、对灌肠的认知、合作程度及心理反应。

4. 评估患者肛门手术情况及肛周皮肤情况，有无痔疮、肛裂、肛瘘等。

【计划】

1. 患者准备 向患者做好解释，使其了解灌肠的目的、操作方法和注意事项，并愿意配合操作，灌肠前排空膀胱。

2. 用物准备

（1）常用灌肠溶液种类包括 0.1%～0.2% 的肥皂液、生理盐水。肝性脑病患者禁用肥皂水灌肠，以减少氨的产生和吸收；充血性心力衰竭、水钠潴留的患者禁用生理盐水灌肠。溶液量：成人 500～1 000ml/ 次，小儿 200～500ml/ 次，1 岁以下小儿 50～100ml/ 次。溶液温度：一般为 39～41℃，降温时用 28～32℃，中暑时用 4℃。

（2）一次性灌肠器包：1 个。包内有灌肠袋、引流管、肛管 1 套；孔巾 1 块；垫巾 1 块；卫生纸数张；手套 1 副；肥皂冻 1 包。

（3）其他用物：准备量杯 1 个；水温计 1 支；弯盘 1 个；棉签 1 包；输液架 1 个；便器及便器巾 1 套。

【实施】

详见表 11-2。

表 11-2 大量不保留灌肠操作步骤

操作流程	详细步骤	要点及说明
1. 认真核对	洗手，戴口罩，携用物至床旁，核对患者床号、姓名、腕带和灌肠溶液	严格查对，确认无误
2. 环境准备	关闭门窗，调节室温，隔帘遮挡患者，请无关人员回避	保护患者隐私，使其放松
3. 左侧卧位	协助患者取左侧卧位，双膝屈曲，褪裤至膝部，臀部移至床沿；不能自我控制排便的患者应取仰卧位，两腿略分开，臀下垫便器	左侧卧位使乙状结肠、降结肠处于下方，利用重力作用使灌肠液顺利流入乙状结肠和降结肠；双膝屈曲，使腹肌松弛
4. 及时盖被	操作中及时盖被，只暴露臀部，减少不必要的暴露	保暖，防止患者受凉；维护患者自尊
5. 铺巾置盘	检查并打开一次性灌肠器包，取出垫巾铺于患者臀下，孔巾铺于患者臀部，露出肛门，将弯盘置于患者臀部旁边，卫生纸置于垫巾上	保护床单位
6. 倒液挂袋	戴手套，取出灌肠袋，关闭液体调节器；将灌肠溶液倒入灌肠袋内，灌肠袋挂于输液架或输液挂钩上，调节高度，使袋内液面距肛门 40～60cm	根据病情调整高度和液量，以保持一定灌注压力和速度；伤寒患者灌肠时溶液量不得超过 500ml，袋内液面距肛门不得超过 30cm
7. 润管排气	润滑肛管前端；打开液体调节器，排尽管内气体，见液体流出后，关闭调节器	减少插管时的阻力和对黏膜的损伤；避免气体进入肠道
8. 插入肛管	左手垫卫生纸分开患者臀部，暴露肛门，嘱患者张口深呼吸；右手持肛管轻轻插入直肠 7～10cm（小儿插入 4～7cm）	深呼吸可以促使患者肛门括约肌放松，便于肛管插入
9. 缓慢灌液	一手固定肛管，另一手打开液体调节器，使液体缓缓流入（图 11-3）	液体流入速度过快，不易保留，且易造成肠道损伤

续表

操作流程	详细步骤	要点及说明
10. 密切观察	操作中密切观察：①灌肠筒内液面下降过慢或停止下降：多因肛管前端孔道被阻塞，可移动肛管或挤捏肛管，使堵塞管孔的粪便脱落而使液体顺利流入；②患者感觉腹胀或有便意：嘱患者张口深呼吸以放松腹部肌肉，并降低灌肠筒的高度以减少灌入溶液的压力，或调整调节器以减慢流速，或关闭调节器暂停片刻；③患者出现面色苍白、出冷汗、剧烈腹痛、心悸气促、脉速：可能是发生肠道剧烈痉挛或出血，应立即停止灌肠，并通知医生紧急处理	发现异常，认真分析原因，及时处理
11. 拔出肛管	待灌肠溶液即将流尽时，关闭液体调节器，左手持卫生纸抵住肛门，右手轻轻拔出肛管，取下灌肠袋，一并丢入医疗垃圾桶内；擦净患者肛门，将弯盘置治疗车下层，撤下垫巾、孔巾放入医疗垃圾桶，脱下手套	避免拔管时空气进入肠道，灌肠液和粪便随管流出
12. 穿裤取位	移去输液架，协助穿裤，帮助患者取舒适的体位，整理病床	
13. 保留溶液	嘱患者尽量保留灌肠液5～10分钟后再排便；降温灌肠患者应嘱其保留灌肠液30分钟后再排便，排便后30分钟测量体温并记录	以使灌肠液充分软化粪便，易于排出
14. 协助排便	对于不能下床的患者，给予便器，将卫生纸、呼叫器放于易取处；对于能下床的患者可扶助上卫生间排便	保证患者安全
15. 整理归位	待患者排便后取出便器，清洁肛门，协助患者穿裤，整理床单位，开窗通风；分类处理用物	去除异味，保持病房整洁
16. 观察记录	洗手，记录灌肠时间，灌肠液的种类、量及患者的反应；观察粪便性质、量、颜色等；在体温单大便栏目处记录排便次数	灌肠用“E”表示，“0/E”表示灌肠后无大便；“1/E”表示灌肠后大便1次；“1，2/E”表示灌肠前有1次大便、灌肠后又有2次大便

【评价】

1. 患者理解操作的目的和注意事项，主动配合操作。

2. 达到治疗目的，如患者便秘解除，或腹胀减轻，或中毒减轻，或体温下降；操作安全，无并发症发生。

3. 患者获得排便和灌肠的相关知识。

▲小量不保留灌肠

【目的】

1. 软化粪便 为孕妇、危重、年老体弱、小儿等患者解除便秘。

2. 排出积气 为腹部或盆腔手术后肠胀气患者排出肠道积存气体，减轻腹胀。

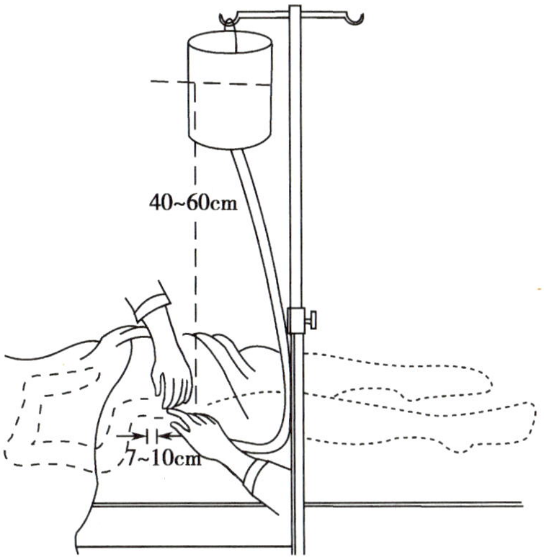

图11-3 大量不保留灌肠

【评估】

1. 核对医嘱和执行卡，了解灌肠目的。

2. 评估患者的年龄、诊断、病情及有无灌肠禁忌证。

3. 评估患者的意识状态、对灌肠的认知、合作程度及心理反应。

4. 评估肛门手术情况及肛周皮肤情况，有无痔疮、肛裂、肛瘘等。

【计划】

1. 患者准备 同大量不保留灌肠。

2. 用物准备

（1）常用的灌肠溶液有：①“1、2、3”溶液（50% 硫酸镁 30ml、甘油 60ml、温开水 90ml）；②甘油 50ml 加等量温开水；③各种植物油 120～180ml。溶液温度为 38℃。

（2）准备一次性灌肠器包 1 个（包内有灌肠袋、引流管、肛管 1 套；孔巾 1 块；垫巾 1 块；卫生纸数张；手套 1 副；肥皂冻 1 包）或消毒注洗器 1 个（图 11-4）。须另备消毒肛管 1 根；血管钳 1 把；一次性垫巾 1 块；手套 1 副；卫生纸数张；棉签 1 包；润滑剂适量。

（3）其他用物：准备量杯 1 个；水温计 1 支；温开水 5～10ml；弯盘 1 个；棉签 1 包；便器及便器巾 1 套。

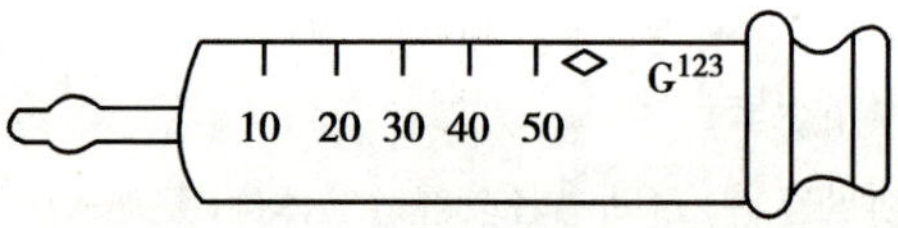

图 11-4 注洗器

【实施】

详见表 11-3。

表 11-3 小量不保留灌肠操作步骤

操作流程	详细步骤	要点及说明
1. 准备工作	同大量不保留灌肠步骤 1～5	同大量不保留灌肠
2. 连管润滑	测量灌肠液温度，戴手套，用注洗器抽吸灌肠液，连接肛管，润滑肛管前段，排尽管内气体，用血管钳夹闭肛管，一并置于弯盘内移至患者臀边	减少插管时的阻力和对肠黏膜的刺激；避免气体进入肠道
3. 插入肛管	左手垫卫生纸分开患者臀部，暴露肛门，嘱患者张口深呼吸；右手持肛管轻轻插入直肠 7～10cm	深呼吸可以使患者放松，便于肛管插入
4. 缓慢注液	固定肛管，松开血管钳，缓缓注入灌肠液，注毕用血管钳夹闭肛管，取下注洗器，再吸取灌肠液，松开血管钳后再行灌注，如此反复直至灌肠液全部注入完毕（图 11-5A）；如使用小容量灌肠筒，液面距离肛门小于 30cm（图 11-5B）	注入速度不得过快过猛，避免刺激肠黏膜引起排便反射；每次抽吸灌肠液时应反折肛管尾端，以防止空气进入肠道，引起腹胀
5. 注温开水	灌注完毕后，注入温开水 5～10ml，再抬高肛管尾端	使管内溶液全部流入
6. 拔出肛管	血管钳夹闭肛管尾端或反折肛管尾端，用卫生纸包住肛管轻轻拔出后分离肛管，放入医疗垃圾桶内；污染的弯盘和血管钳置治疗车下层，用卫生纸擦净患者肛门，脱下手套	
7. 保留溶液	协助患者取舒适的体位，协助穿裤，嘱患者尽量保留灌肠液 10～20 分钟后再排便	以充分软化粪便，利于排出
8. 协助排便	对于不能下床的患者，给予便盆，将卫生纸、呼叫器放于易取处；对于能下床的患者应扶助上卫生间排便	保证患者安全
9. 整理归位	待患者排便后取出便器，清洁肛门，协助患者穿裤，整理床单位，开窗通风；分类处理用物	去除异味，保持病房整洁
10. 观察记录	洗手，观察并记录患者的反应和灌肠效果	必要时留取标本送检

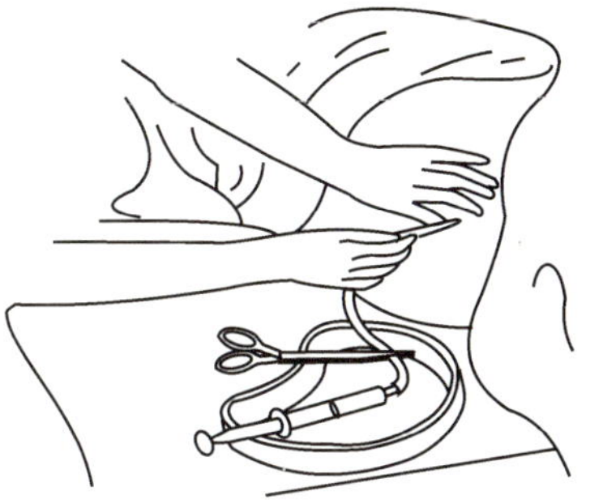

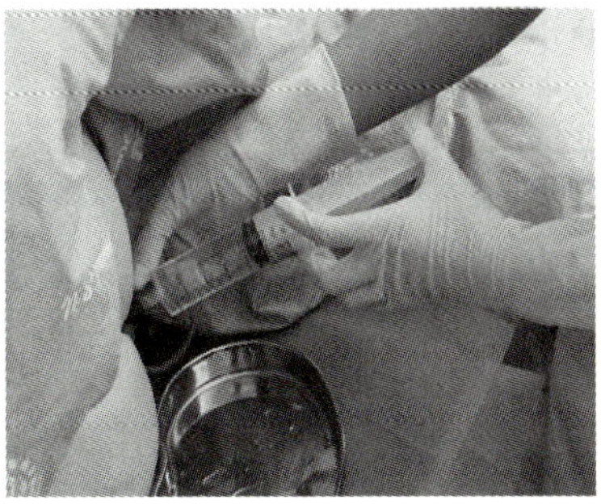

A. 注洗器法

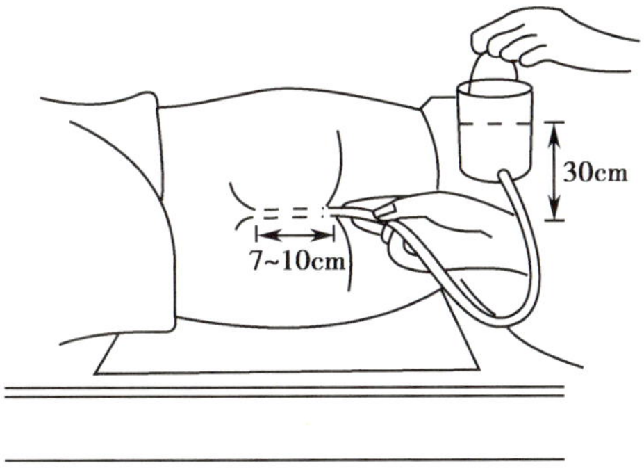

B. 小容量灌肠筒法

图 11-5 小量不保留灌肠

【评价】

1. 患者理解操作的目的和注意事项，主动配合操作；操作安全，无并发症发生。

2. 患者排出大便或积气，腹胀减轻。

3. 患者获得有关排便和灌肠的知识。

▲清洁灌肠

【目的】

1. 清除肠道内粪便，为直肠、结肠检查或手术前做肠道准备。

2. 协助排除体内毒素。

【操作要点】

1. 灌肠液 首次用 0.1% 肥皂液，以后用生理盐水，禁忌用清水反复灌洗，以防水、电解质代谢紊乱；每次灌注溶液量约 500ml。

2. 灌肠次数 以灌肠后排出液无粪块为标准，两次灌肠之间应有休息的间歇，以避免患者疲乏。

3. 灌肠压力 压力要低，液面距肛门的高度不超过 40cm。

▲保留灌肠

【目的】

清洁灌肠是将药液灌入到直肠或结肠内，通过肠黏膜吸收达到治疗目的，常用于镇静、催眠和治疗肠道感染。

【评估】

1. 核对医嘱和执行卡，了解灌肠目的。

2. 评估患者的年龄、诊断、病情及有无灌肠禁忌证。肛门、直肠、结肠手术后的患者以及大便失禁的患者不宜做保留灌肠。

3. 评估患者的意识状态、对灌肠的认知、合作程度及心理反应。

4. 评估肛门手术情况及肛周皮肤情况，有无痔疮、肛裂、肛瘘等。

【计划】

1. 患者准备 向患者做好解释，使其了解灌肠的目的、操作方法和注意事项，并愿意配合操作，灌肠前排空大小便，做好睡前准备。

2. 用物准备

（1）常用灌肠液：① 10% 水合氯醛溶液，用于镇静、催眠，剂量遵医嘱；② 2% 小檗碱溶液、0.5%～1% 新霉素或其他抗生素溶液，用于抗肠道感染，剂量遵医嘱。溶液量不超过 200ml，溶液温度 38℃。

（2）肛管：管径要细，20 号以下。

（3）其他用物同小量不保留灌肠，必要时备小垫枕。

【实施】

详见表 11-4。

表 11-4 保留灌肠操作步骤

操作流程	详细步骤	要点及说明
1. 认真核对	洗手，戴口罩，携用物至床旁，核对患者床号、姓名、腕带和灌肠溶液	严格查对，确认无误
2. 环境准备	关闭门窗，调节室温，隔帘遮挡患者，请无关人员回避	
3. 酌情选位	根据病情为患者选择不同的卧位，双膝屈曲，褪裤至膝部，臀部移至床沿	慢性细菌性痢疾的病变部位多在直肠或乙状结肠，患者宜取左侧卧位；阿米巴痢疾的病变部位多在回盲部，患者宜取右侧卧位
4. 抬高臀部	将小垫枕、一次性垫巾垫于臀下，使臀部抬高约 10cm	抬高臀部是为了防止药液溢出，以利于药物保留，提高疗效
5. 连管润滑	戴手套，用注洗器抽吸灌肠液，连接肛管，润滑肛管前段，排气夹管	
6. 插管注液	轻轻插入肛管 15～20cm，缓慢注入药液	为保留药液，减少刺激，选择的肛管要细，插入要深，液量要少，速度要慢
7. 注温开水	灌注完毕后，注入温开水 5～10ml，再抬高肛管尾端	使管内溶液全部注完
8. 拔出肛管	灌肠液注毕拔出肛管，擦净肛门，脱下手套	
9. 保留药液	嘱患者尽量保留灌肠液在 1 小时以上再排便	以使药液充分被吸收
10. 整理记录	整理床单位，清理用物，洗手，观察并记录患者的反应和灌肠效果	

【评价】

1. 患者理解操作的目的和注意事项，主动配合操作。
2. 患者能有效保留药液，肠道感染减轻或镇静，能安静入睡；安全，无并发症发生。
3. 患者获得保留灌肠的相关知识。

（二）简易通便

简易通便是通过使用通便剂协助患者排便的简单易行、经济有效的技术。适用于体弱、老年人和久病卧床的便秘者。通便剂由润滑剂和高渗液制成，具有吸收水分、软化粪便、润滑肠壁、刺激肠蠕动的作用。

1. 常用通便剂

(1) 开塞露：开塞露由甘油或山梨醇制成，装在塑料胶壳内。

(2) 甘油栓：甘油栓是由甘油及硬脂酸制成的无色透明或半透明栓剂，呈圆锥形，密封塑料袋内冷藏。

2. 其他用物 准备剪刀1把；卫生纸数张；手套1副；弯盘1个；纱布1块；便器及便器巾1套。

3. 操作方法

详见表11-5。

表11-5 简易通便操作步骤

操作流程	详细步骤	要点及说明
1. 认真核对	洗手，戴口罩，携用物至床旁，核对患者床号、姓名、腕带，向患者说明操作目的和合作方法	严格查对，确认无误
2. 环境准备	关闭门窗，调节室温，隔帘遮挡患者，请无关人员回避	
3. 左侧卧位	患者取左侧卧位，褪裤至膝部，暴露肛门，放松肛门外括约肌	
4. 置通便剂	戴手套，置入通便剂 ▲开塞露	
(1) 开盖润滑	取下塑料囊顶端帽盖，如开塞露为无盖密封型，将封口端剪去(图11-6A)，挤出少许药液润滑开口处	剪开处应尽量光滑，无锐角，避免损伤肛门、直肠黏膜
(2) 挤入药液	捏住塑料囊膨大部位，将胶囊颈部轻轻全部插入肛门，将药液挤入(图11-6B)	药液量为成人20ml，小儿10ml
(3) 保留药液	取出塑料囊包于卫生纸内，嘱患者保留5～10分钟后排便 ▲甘油栓	
(1) 推入药液	戴手套，嘱患者张口呼吸，一手捏住甘油栓底部，轻轻插入肛门至直肠，用示指推入6～7cm(图11-7)	必须插至肛门内括约肌以上，并确定栓剂靠在直肠黏膜上，若插入粪块，则不起作用
(2) 保留栓剂	用纱布抵住肛门处，并轻轻按揉，嘱患者尽量保留栓剂，脱下手套	
5. 整理归位	协助患者穿裤，取舒适体位，整理床单位及用物；不能下床的患者，将便器、卫生纸、呼叫器放于易取处	
6. 观察记录	洗手，观察并记录通便效果	

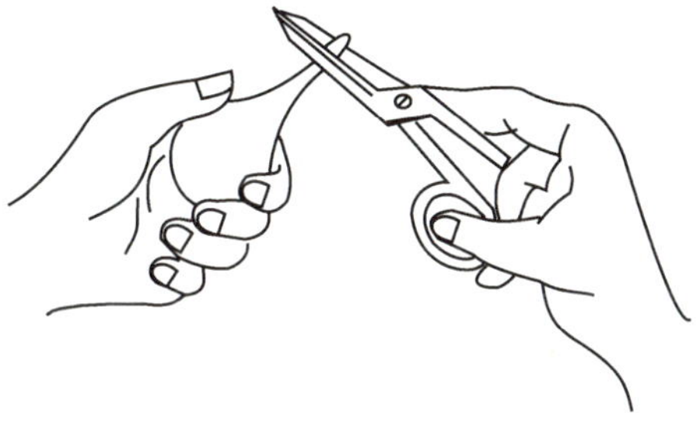

A. 将封口端剪去

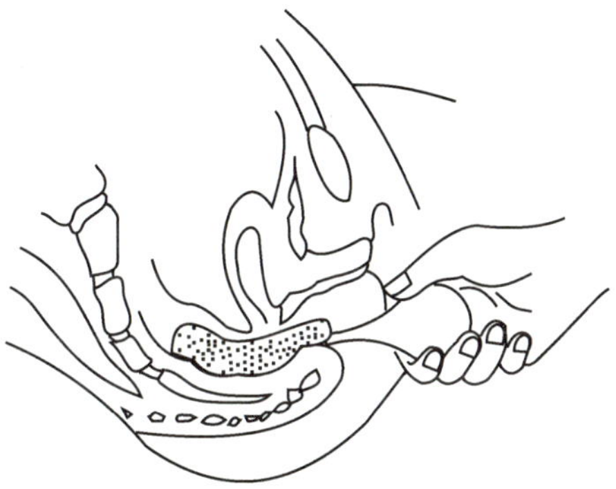

B. 将药液挤入直肠

图11-6 开塞露简易通便

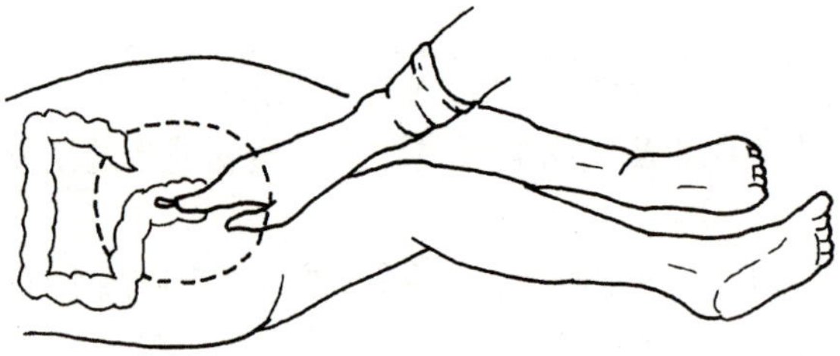

图 11-7 甘油栓简易通便

（三）口服溶液清洁肠道

1. 电解质等渗溶液清洁肠道 是通过口服电解质等渗清肠口服液，以有效增加肠道内体液成分，从而软化粪便，刺激肠蠕动，加速排便，达到清洁肠道的目的。其适用于直肠、结肠检查和手术前肠道准备。常用溶液有复方聚乙二醇电解质散等。患者术前 1 天进流质饮食配合口服全营养素制剂或静脉营养，术前 12～24 小时口服复方聚乙二醇电解质散 2 000～3 000ml。首次服用约 500ml，以后每隔 10～15 分钟服用 1 次，一次约 250ml，一般服后 1 小时，即可反复自行排便直至排出水样清便。

2. 高渗溶液清洁肠道 是通过口服高渗性溶液，在肠道内形成高渗环境，使肠道内水分大量增加，从而软化粪便，刺激肠蠕动，加速排便，达到清洁肠道的目的。其适用于直肠、结肠检查和手术前肠道准备。常用溶液有甘露醇、硫酸镁。患者术前 1 天进食流质饮食配合口服全营养素制剂或静脉营养。

（1）甘露醇溶液：患者术前 1 天下午 2：00～4：00 口服甘露醇溶液 1 500ml（20% 甘露醇 500ml+5% 葡萄糖盐水 1 000ml）。通常情况下，服后 15～20 分钟即可反复自行排便。

（2）硫酸镁溶液：患者术前每晚口服 50% 硫酸镁 10～30ml，连服 3 天。术前 1 天下午 2：00～4：00 口服 25% 硫酸镁 200ml（50% 硫酸镁 100ml+5% 葡萄糖盐水 100ml）后再口服温开水 1 000～1 500ml。一般服后 15～30 分钟即可反复自行排便，2～3 小时内可排便 2～5 次。

口服溶液清洁肠道的方法简便，易于被患者接受。护士应注意观察患者的一般情况，注意排便次数及粪便性质，判断是否达到清洁肠道的目的，并做好记录。

（四）人工取便

人工取便是指用手指插入直肠，破碎并取出嵌顿粪便的技术。人工取便通常用于粪便嵌塞的患者采用灌肠等通便术无效时，以解除患者的痛苦。

1. 用物准备 准备手套 1 副；弯盘 1 个；2% 利多卡因 1 支；卫生纸数张；棉签 1 包；润滑剂适量；一次性垫巾 1 块；便器及便器巾 1 套。

2. 操作步骤 详见表 11-6。

表 11-6 人工取便操作步骤

操作流程	详细步骤	要点及说明
1. 认真核对	洗手，戴口罩，携用物至床旁，核对患者床号、姓名、腕带，向患者说明操作目的和合作方法	严格查对，确认无误；消除紧张、恐惧心理，取得合作
2. 环境准备	关闭门窗，调节室温，隔帘遮挡患者，请无关人员回避	
3. 合适体位	协助患者取左侧卧位，双膝屈曲，褪裤至膝部，背向护士	方便操作
4. 及时盖被	操作中及时盖被，只暴露肛门	保暖，维护患者自尊
5. 臀下垫巾	将一次性垫巾垫于臀下，便器放于床旁	
6. 插入药液	戴手套，在右手示指端倒 2% 利多卡因 1～2ml，插入肛门停留 5 分钟	人工取便会引起疼痛，利多卡因对肛管和直肠起麻醉作用，以减少刺激

续表

操作流程	详细步骤	要点及说明
7. 涂润滑油	右手示指指套上涂以润滑油	勿使用器械取粪便，以免损伤肠黏膜
8. 指入肛门	嘱患者张口呼吸，右手示指轻轻插入肛门，沿着直肠壁进入直肠	
9. 取出粪块	手指轻轻摩擦，碾松粪块，取出粪块，放入便器，如此反复进行	动作应轻柔，以免损伤肠黏膜或引起肛周水肿
10. 注意观察	操作中注意观察患者的生命体征和反应	如患者出现心悸、头晕等不适，应立即停止操作
11. 清洗擦净	取毕，脱下手套，清洗、擦净臀部和肛门，若病情允许可行热水坐浴	
12. 整理记录	整理用物，洗手，做好记录	

（五）肛管排气

肛管排气是将肛管从肛门插入直肠，以排出肠腔内积气的技术。

【目的】

排出肠腔积气，减轻腹胀。

【评估】

1. 核对医嘱和执行卡。
2. 评估患者的年龄、诊断、病情、肠胀气的程度及已采取的护理措施。
3. 评估患者的意识状态、对肛管排气的认知、合作程度及心理反应。
4. 评估肛门手术情况及肛周皮肤情况，有无痔疮、肛裂、肛瘘等。

【计划】

1. 患者准备 了解肛管排气的目的、过程和注意事项，配合操作。

2. 用物准备 准备肛管（26 号）1 根；玻璃接头 1 根；橡胶管 1 根；玻璃瓶 1 个（内盛水 3/4 满，瓶口系带）；弯盘 1 个；手套 1 副；卫生纸数张；胶布 1 卷；安全别针 1 枚；棉签 1 包；润滑剂适量。

【实施】

详见表 11-7。

表 11-7 肛管排气操作步骤

操作流程	详细步骤	要点及说明
1. 认真核对	洗手，戴口罩，携用物至床旁，核对患者床号、姓名和腕带	严格查对，确认无误
2. 环境准备	关闭门窗，调节室温，隔帘遮挡患者，请无关人员回避	保暖，保护患者隐私，防止不必要的暴露
3. 合适体位	协助患者取侧卧位或平卧位，盖好被子，只暴露肛门	
4. 系瓶连管	将玻璃瓶系于床边，橡胶管一端插入玻璃瓶液面下，橡胶管另一端连接玻璃接头，再接肛管	以防止外界空气进入直肠内加重腹胀，并可观察气体排出情况
5. 润滑插管	戴上手套，润滑肛管前端，嘱患者张口呼吸，将肛管轻轻插入直肠 15～18cm	
6. 固定肛管	用胶布将肛管固定于臀部，橡胶管留出足以翻身的长度，用安全别针固定在床单上（图 11-8）	
7. 观察排气	观察排气情况，如果排气不畅，帮助患者更换卧位或按摩腹部	有气体排出时，可见瓶内液面下有气泡自管端逸出

续表

操作流程	详细步骤	要点及说明
8. 保留肛管	肛管保留不超过20分钟	长时间留置肛管会降低肛门括约肌的反应，甚至导致肛门括约肌永久性松弛
9. 拔出肛管	拔出肛管，清洁肛门，脱下手套	
10. 舒适体位	协助患者取舒适体位，整理床单位，询问患者腹胀有无减轻	如若需要，2～3小时后再行肛管排气
11. 整理记录	整理用物，洗手，做好记录	

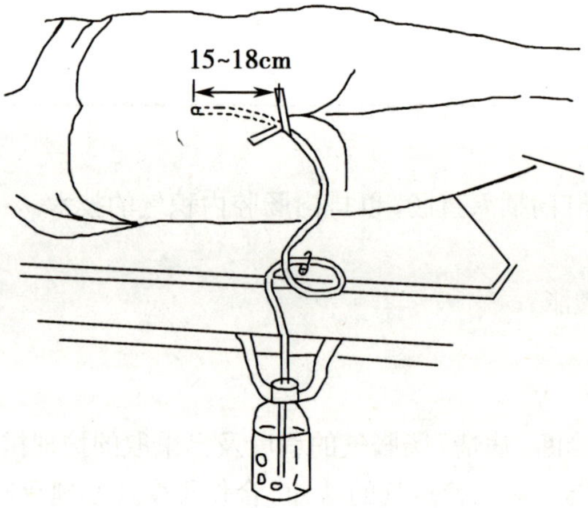

图11-8 肛管排气

【评价】

1. 患者理解操作的目的和注意事项，主动配合操作。
2. 患者排出肠内积气，腹胀减轻或消失；安全，无并发症发生。
3. 患者获得肛管排气的相关知识。

第二节 排尿的护理

任务引入

【临床情景】

章女士，26岁，分娩后7小时仍未排尿。章女士情绪紧张，烦躁不安，自述有尿意，但排不出尿，下腹部胀痛难忍。体检：生命体征平稳，触诊耻骨联合上膨隆，可触及囊性包块，膀胱区叩诊呈实音，按压时感胀痛加剧。经安慰、热敷、按摩、针灸、诱导排尿及药物治疗后，章女士仍然排不出尿液。

思考：

1. 章女士目前最主要的护理问题是什么？
2. 护士可采取哪项措施解决章女士目前存在的问题？
3. 在执行该项操作时的注意事项有哪些？执行后如何防止发生感染？

泌尿系统产生的尿液可将机体代谢产生的终末产物(如尿素、肌酐、尿酸等含氮物质)、过剩盐类、有毒物质和药物排出体外,同时调节水电解质平衡、酸碱平衡,维持机体内环境的稳定。一旦机体受到损伤,泌尿系统功能出现障碍,即会影响机体的排尿功能。因此,护士通过对排尿活动和尿液的观察,了解患者的身心需要,提供合适的护理,促进其身心健康。

一、与排尿有关的解剖与生理

(一) 与排尿有关的解剖

泌尿系统由肾脏、输尿管、膀胱及尿道组成。

1. 肾脏 是成对的实质性器官,位于脊柱两侧,第12胸椎和第3腰椎之间。肾脏的主要生理功能是产生尿液。

2. 输尿管 是连接肾脏与膀胱之间的尿液通道,左右各一,成人全长25～30cm。输尿管主要生理功能是将尿液从肾脏送达膀胱。

3. 膀胱 是贮存尿液的肌性囊状器官,位于小骨盆内、耻骨联合后方。空虚时顶部不超过耻骨联合上缘。正常成人膀胱平均容量为300～500ml,最大可达800ml。膀胱主要生理功能是贮存和排泄尿液。

4. 尿道 主要生理功能是将尿液从膀胱排出体外。男、女性尿道有很大不同。男性尿道长18～20cm,有三个狭窄(尿道内口、尿道膜部和尿道外口)、两个弯曲(耻骨下弯和耻骨前弯)。耻骨下弯固定无变化,而耻骨前弯则随阴茎位置不同而变化,如将阴茎向上提起,耻骨前弯即可消失。女性尿道长4～5cm,较男性尿道短、直、粗,富于扩张性,尿道外口呈矢状裂,位于阴蒂下方,与阴道口、肛门相邻,比男性更易发生尿路感染。

(二) 与排尿有关的生理

肾脏的主要生理功能是产生尿液,排泄废物,调节水、电解质及酸碱平衡。当血液流经肾脏时,通过肾小球的滤过作用生成原尿,再通过肾小管和集合管的重吸收和分泌作用生成终尿。

尿的生成是一个连续的过程,但排尿是间断进行的。肾脏生成的尿液从肾盂经输尿管流向膀胱储存起来,当成人膀胱内尿量增加至400～500ml(儿童50～200ml)时,膀胱充盈而扩张,使膀胱壁的牵张感受器受压力的刺激而兴奋,冲动沿盆内脏神经传入脊髓骶段的排尿反射初级中枢(S_2～S_4);同时冲动也达到脑干和大脑皮质的排尿反射高级中枢,产生尿意。

排尿活动是一种受大脑皮质控制的反射活动,且膀胱平滑肌具有较大的伸展性。当尿意产生且条件允许时,冲动沿盆内脏神经传出,引起膀胱逼尿肌收缩,膀胱括约肌和尿道括约肌松弛,于是尿液被强大的膀胱内压驱出。当环境不适宜排尿时,排尿反射将受到抑制。但小儿大脑皮质发育尚不完善,对初级排尿中枢的控制能力较弱,故小儿排尿次数较多,且容易发生夜间遗尿现象。

二、排尿评估

(一) 影响排尿因素的评估

1. 生理因素

(1) 年龄:婴儿因大脑发育尚不完善,排尿不受意识控制,2～3岁以后才能自我控制;老年人常因膀胱肌肉张力减弱而出现尿频。

(2) 性别:妇女在妊娠时期,因子宫增大压迫膀胱致使排尿次数增多;在月经周期中,排尿形态也会有改变,大多数妇女行经前有体液潴留、尿量减少的现象,行经开始尿量增加。老年男性常因前列腺增生压迫尿道而引起排尿不畅和排尿困难。

2. 心理因素 因压力会影响会阴肌肉和膀胱括约肌的放松或收缩，故心理因素对正常排尿有很大的影响，如当个体处于过度的焦虑和紧张的情形下，有时则会出现尿频、尿急，有时也抑制排尿而出现尿潴留。排尿还受暗示的影响，任何听觉、视觉或其他身体感觉的刺激均可诱发排尿，如有的人听见流水声便产生尿意。

3. 环境因素 排尿应该在隐蔽的场所进行。当个体处于不隐蔽的环境时，就会产生许多压力而影响正常的排尿。物理环境如气候变化亦会影响排尿。夏天炎热，身体出汗多，体内水分减少，尿量随之亦减少；冬天寒冷，身体外周血管收缩，循环血量增多，体内水分相对增多，尿量随之亦增多。

4. 生活方式

（1）饮食和液体的摄入量：若其他影响体液的因素不变，液体的摄入量将直接影响排尿的次数和尿量。饮水量多，排尿次数和尿量就多，反之亦然；摄入含水量丰富的水果、蔬菜，亦会使尿量增多；摄入液体的种类亦会影响排尿，如咖啡、茶、酒类饮料，因其有利尿作用，故尿量增多；摄入含盐较高的饮料或食物则会造成水钠潴留，致使尿量减少。

（2）排尿习惯：大部分人在潜意识里会形成一些排尿时间的习惯，如多数人习惯起床或就寝前排空膀胱。而儿童期的排尿训练对成年后的排尿形态也有影响。排尿的姿势、时间是否充裕与环境是否合适亦会影响排尿的完成。

5. 与疾病相关的因素 凡影响尿液的生成与排泄的因素都可引起排尿的异常。

（1）疾病：如泌尿系统的肿瘤、结石、感染、狭窄、外伤等，或是失血、休克、脱水、内分泌紊乱等全身情况改变，以及神经系统的损伤和病变等疾病状态，都可引起尿潴留、尿失禁等排尿功能异常。

（2）药物：某些药物可直接影响排尿，如应用脱水利尿剂则使尿量增加，止痛剂、镇静剂影响神经传导而干扰排尿。

（3）治疗及检查：某些外科手术过程中患者失液，如补液不足则会导致尿量减少；术中使用麻醉剂可干扰排尿反射，易导致尿潴留。某些诊断性检查前要求患者禁食禁水，使体液减少，从而影响尿量。有些检查（如膀胱镜检查）可能造成尿道水肿、损伤，致使排尿形态发生改变。

（二）尿液的评估

尿液是血液经肾小球滤过、肾小管和集合管的重吸收及分泌作用后所形成的排泄物。通过对个体尿液的评估，能有效观察和诊断泌尿系统疾病，以及监护安全用药（表 11-8）。

表 11-8 尿液的评估

评估内容	正常情况	异常情况	原因
1. 次数	成人白天：1～3 次 夜间：0～1 次		
2. 量	成人 24 小时：1 000～2 000ml 平均：1 500ml 左右 每次排尿量：200～400ml	多尿：>2 500ml/24h	内分泌代谢障碍或肾小管浓缩功能不全引起，如尿崩症、糖尿病、原发性醛固酮增多症、急性肾衰竭多尿期等患者
		少尿：<400ml/24h 或<17ml/h	多见于心脏、肾脏、肝衰竭和休克患者
		无尿或尿闭：<100ml/24h 或无尿 /12h	多见于严重休克、急性肾衰竭患者
3. 颜色	新鲜尿液：淡黄色（因含尿色素和尿胆素原）	深黄色	受食物、药物的影响，如摄入大量胡萝卜或服用核黄素
		血尿：含红细胞量多时呈洗肉水色	常见于急性肾小球肾炎、输尿管结石、泌尿系统肿瘤、结核及感染

续表

评估内容	正常情况	异常情况	原因
3. 颜色		血红蛋白尿：浓茶色、酱油色	常见于急性溶血、恶性疟疾和阵发性睡眠性血红蛋白尿
		胆红素尿：深黄色或黄褐色	常见于肝细胞性黄疸和阻塞性黄疸
		乳糜尿：乳白色	常见于丝虫病
4. 透明度	新鲜尿液：澄清、透明放置后：可出现微量絮状物	脓尿：排出的新鲜尿液即呈白色絮状浑浊	尿液中含有大量的脓细胞、红细胞、上皮细胞、细菌或炎性渗出物
5. 气味	正常尿液：来自尿内的挥发性酸	新鲜尿液：氨臭味	因尿素分解产生氨尿路感染
	尿液久置后：氨臭味	烂苹果气味	糖尿病酮症酸中毒时，其尿中含有丙酮
		大蒜臭味	有机磷农药中毒
		粪臭味	膀胱直肠瘘
6. 比重	正常尿液：1.015～1.025	尿比重降低	常见于尿崩症、肾功能不全患者
		尿比重增高	常见于急性肾小球肾炎、心功能不全等
		尿比重经常固定在1.010左右	提示肾功能严重障碍
7. 酸碱度	正常尿液pH：4.5～7.5	强酸性	酸中毒患者
	平均为6，呈弱酸性	强碱性	严重呕吐的患者

注：饮食的种类可影响尿液的酸碱度，如摄入大量蔬菜时尿液可呈碱性，摄入大量肉类时尿液可呈酸性

（三）异常排尿的评估

正常情况下，排尿受意识支配，可自主随意进行，无痛、无障碍。

1. 膀胱刺激征 是由于膀胱及尿路感染和机械性刺激引起。主要表现为尿频、尿急、尿痛，常同时伴有血尿。

（1）尿频：指单位时间内排尿次数增多，即排尿次数昼夜≥8次，夜间≥2次，平均每次尿量<200ml，由膀胱炎症或机械性刺激引起。尿频常见于膀胱炎、尿道炎、肿瘤、结石等。

（2）尿急：指患者突然有强烈尿意，难以控制，迫不及待须排尿。主要是由于膀胱三角区或后尿道、前列腺等部位炎症、肿瘤、结石产生的刺激造成排尿反射活动特别强烈引起的。但尿量很少，有时与精神因素有关。

（3）尿痛：指排尿时感到膀胱区及尿道有疼痛感。尿痛呈烧灼痛或刺痛。可引起尿急的病因几乎都可引起尿痛。

2. 尿潴留 是指膀胱内存留了大量尿液而不能自主排出。严重者膀胱容积可增至3 000～4 000ml，膀胱高度膨胀，甚者可至脐部。患者主诉下腹胀痛，排尿困难；体检可见耻骨联合上膨隆，扪及囊样包块，叩诊呈实音，有压痛。导致尿潴留的常见原因如下。

（1）机械性梗阻：膀胱颈部或尿道有梗阻性病变，如前列腺增生、肿瘤，膀胱内结石、血块，尿道结石、结核、肿瘤等。

（2）动力性梗阻：是由于各种原因造成控制排尿的中枢或周围神经受损害，致使膀胱逼尿肌无力或尿道括约肌痉挛，而膀胱、尿道并无器质性梗阻病变。如外伤、疾病或使用麻醉药所致脊髓初级排尿中枢活动障碍或抑制，不能形成排尿反射。

（3）其他：各种原因引起的不能用力排尿或不习惯卧床排尿，包括某些心理因素，如精神紧张、焦虑、窘迫等使得排尿不能及时进行。由于尿液存留过多，膀胱过度充盈，导致膀胱收缩无

力，造成尿潴留。

3. 尿失禁 是指排尿不受意识控制或失去意识控制，尿液不自主地流出。根据原因，尿失禁一般可分为以下几类。

（1）持续性尿失禁：指尿液持续地从膀胱或尿道瘘中流出，几乎没有正常地排尿，膀胱呈空隙状态。

原因：外伤、手术或先天性疾病引起的膀胱颈和尿道括约肌损伤导致持续性尿失禁。持续性尿失禁多见于妇科手术、产伤所造成的膀胱阴道瘘，也可见于前列腺手术引起的尿道外括约肌损伤，先天性异位输尿管开口于尿道、阴道或阴道前庭等。

（2）充溢性尿失禁：指膀胱功能完全失代偿，膀胱呈慢性扩张，当膀胱充盈压力上升到一定程度并超过尿道阻力时，即可不自主地溢出少量尿液。溢出尿液后膀胱内压力稍降低，尿液停止溢出，但膀胱仍呈胀满状态，尿液并没有排空。

原因：下尿路有较严重的梗阻，如尿道狭窄、前列腺增生或肿瘤、膀胱颈梗阻等；发生神经系统病变，如脊髓损伤早期的脊髓休克阶段、脊髓肿瘤等导致的脊髓瘫痪等。

（3）压力性尿失禁：膀胱逼尿肌功能正常，但当患者咳嗽、打喷嚏、大笑、举重物或运动使腹内压突然增高时，膀胱压升高超过尿道阻力，少量尿液不自主地由尿道流出。

原因：尿道括约肌张力减低或盆底肌肉和韧带松弛，致使尿道阻力下降。压力性尿失禁常见于中老年女性，多发生于直立体位时。

（4）急迫性尿失禁：指尿急或突然出现无法控制的强烈尿意时，尿液不自主流出。

原因：一般继发于膀胱炎、神经炎性膀胱等。这类尿失禁可能由膀胱的不随意收缩引起。

三、异常排尿的护理

（一）尿潴留患者的护理

1. 心理护理 与患者加强沟通，建立良好护患关系，针对患者的心态给予解释和安慰，以消除其窘迫及焦虑不安情绪。

2. 提供隐蔽的排尿环境 患者宜住单间，条件不许可时应在病床之间拉上隔帘或用屏风遮挡，请无关人员回避，关闭门窗，以给患者提供隐蔽的排尿环境。患者的排尿时间宜避开查房、治疗护理和进餐时间，以使患者安心排尿（同便秘的护理）。

3. 采取适宜的排尿体位和姿势 病情允许者应尽量下床排尿。对于卧床患者，应协助患者酌情取适当体位，如略抬高上身或坐起，尽可能使患者以习惯的姿势排尿。对术后须绝对卧床休息的择期手术患者，术前应有计划地训练患者床上排尿，以免因不适应排尿姿势的改变而导致尿潴留。

4. 诱导排尿 利用条件反射诱导排尿，如听流水声、温水冲洗会阴。

5. 针灸疗法 可采用针刺中极、曲骨、三阴交穴或艾灸关元、中极穴等方法，刺激排尿。

6. 热敷、按摩 通过热敷、按摩下腹部，可使肌肉放松，促进排尿。按摩即用手掌至患者膀胱底部向尿道方向推移按压，直至耻骨联合。按压时用力均匀，逐渐加力，一次按压到底。如未排尿，可重复操作，直至排尿为止。按压时不可用力过大，以防膀胱破裂。

7. 药物治疗 必要时根据医嘱肌内注射氯化卡巴胆碱等。

8. 导尿术 上述处理无效时，遵医嘱采用导尿术。

9. 健康教育 讲解尿潴留相关知识，指导患者养成定时排尿、及时排尿的习惯，教会患者自我放松的正确方法。

（二）尿失禁患者的护理

1. 心理护理 尿失禁给患者带来许多不舒适，亦给患者造成很大的心理压力，如精神苦闷、忧郁、丧失自尊等，患者期望得到他人的理解和帮助。医护人员应充分尊重和理解患者，给予安慰、开导和鼓励，使其树立恢复健康的信心，积极配合治疗与护理。

2. 皮肤护理 床上铺橡胶单和中单，亦可使用一次性尿布或一次性纸尿裤，并经常用温水清洗会阴部皮肤，注意及时更换床单、衣裤和尿布，以保持皮肤清洁干燥。根据患者局部皮肤情况，定时按摩受压部位，防止发生压疮。

3. 外部引流 即用接尿装置引流尿液。女患者可用女式尿壶紧贴外阴接取尿液。男患者可用尿壶接取尿液，也可采用假性导尿（即用阴茎套连接引流袋接尿）。假性导尿只宜短时间采用，不能长时间使用，且每天要定时取下阴茎套和尿壶，清洗阴茎和会阴部后暴露于空气中。

4. 留置导尿管引流 对长期尿失禁的患者，采用导尿术留置导尿可避免尿液浸渍皮肤，发生皮肤破溃。引流期间定时夹闭和引流尿液，以锻炼膀胱壁肌肉张力，重建膀胱储存尿液的功能。或采用膀胱潮式引流，训练膀胱自动反射性排尿功能。

5. 营造舒适的环境 病房应定期开门窗通风换气，以除去不良气味，保持室内空气清新，使患者舒适。

6. 健康教育 向患者和家属解释尿失禁的原因、护理方法以及膀胱功能训练的目的、意义和方法，以期取得患者和家属的理解与合作，帮助患者重建正常的排尿功能。

（1）饮入适当的液体：多饮水能增加对膀胱的压力刺激，促进排尿反射的恢复，并可预防泌尿系统感染。但患者常常不敢饮水或有意减少饮水量。若患者病情允许，应指导患者每日饮入液体 2 000～3 000ml，于 6：00～20：00 平均分配饮水量，每次不超过 400ml，但入睡前 3 小时应限制饮水，以减少夜间排尿对患者睡眠的影响。

（2）膀胱功能训练：是指通过定时使用便器，建立规律的排尿习惯。急迫性尿失禁患者膀胱充盈时可能出现腹胀、不安，护士应善于观察患者的排尿反应，争取在尿液溢出前帮助患者试行排尿；或每隔 1～2 小时使用便器一次，夜间每隔 4 小时一次，配合以手掌用柔力自膀胱上方向尿道方向压迫，注意用力要适度，以使膀胱内尿液被动排出，以后渐渐延长排尿时间。

（3）进行盆底肌锻炼：指导患者进行盆底肌肉的锻炼，以增强控制排尿的能力。具体方法是患者取立位、坐位或卧位，做收缩肛门、同时收缩尿道的动作，以收缩盆底肌肉 5 秒，初始可只收缩 2～3 秒，逐渐延长时间至 10 秒。放松肛门、尿道即放松盆底肌肉 10 秒，休息 10 秒，完成 1 次盆底肌训练。连续做 15～30 分钟，每天重复 3 组或每天做 150～200 次，以不觉疲乏为宜，最短为期 3 个月。

四、与排尿有关的护理技术

（一）导尿术

导尿术（urethral catheterization）是指在严格无菌操作下，将导尿管经尿道插入膀胱引流尿液的方法。

导尿术是一种侵入性操作。若使用的导尿物品被污染、操作者无菌观念不强或操作不当造成膀胱或尿道黏膜损伤等，均可引起泌尿系统感染。因此，为患者进行导尿时必须严格遵守无菌技术操作原则。

【目的】

1. 解除尿潴留 为尿潴留患者引流出尿液，以减轻痛苦。

2. 协助临床诊断 采集不受污染的尿标本做细菌培养，测量膀胱容量、压力、残余尿量，进行尿道或膀胱造影等。

3. 为膀胱肿瘤患者进行膀胱腔内化学治疗。

【评估】

1. 核对医嘱和执行卡，了解导尿目的。
2. 评估患者的年龄、诊断、病情及生命体征。
3. 评估患者的意识状态、对导尿的认知、合作程度及心理反应。
4. 评估患者的自理能力、膀胱充盈度、会阴部皮肤黏膜情况等。

【计划】

1. 患者准备 向患者做好解释，使其了解导尿的目的、操作方法和注意事项，并愿意配合操作，导尿前用温水清洁会阴，如患者无自理能力，应协助其进行外阴清洁。

2. 用物准备

（1）一次性导尿包：准备一次性导尿包1个。包内含初步消毒用物有手套1只；小方盘1个；纱布2块；消毒液棉球袋1袋；镊子1把。再次消毒及导尿用物有手套1双；弯盘1个；孔巾1块；方盘1个；消毒液棉球袋1袋；润滑油棉球袋1袋；镊子2把；气囊导尿管1根；集尿袋1个；内盛无菌液体的10ml注射器1副；标本瓶1个；纱布2块；外包治疗巾1块。

导尿管的选择：

一次性导尿：选用单腔导尿管；留置导尿：选用双腔导尿管；膀胱冲洗或向膀胱内滴药：选用三腔导尿管。双腔导尿管和三腔导尿管均有一个气囊，以达到将尿管头端固定在膀胱内防止脱落的目的。另外，应根据患者情况选择合适大小的导尿管，成年女性一般选用F12～16导尿管，成年男性一般选用F14～18导尿管，小儿宜选用F6～10导尿管，重度血尿时，需要使用F20～24的三腔导尿管进行膀胱持续冲洗。

（2）其他用物：准备弯盘1个；一次性垫巾1块；浴巾1条；便器及便器巾1套。

【实施】

▲女性患者导尿术

详见表11-9。

表11-9 女性患者导尿操作步骤

操作流程	详细步骤	要点及说明
1. 认真核对	洗手，戴口罩，携用物至床旁，核对患者床号、姓名和腕带	严格查对，确认无误；保护患者隐私，使其放松
2. 环境准备	关闭门窗，调节室温，隔帘遮挡患者，请无关人员回避	
3. 屈膝仰卧	松开床尾盖被，帮助患者脱下对侧裤腿盖在近侧腿部，近侧腿部再盖上浴巾，对侧腿部用盖被遮盖；协助患者取屈膝仰卧位，两腿略外展	以防止患者受凉；暴露外阴，方便插管
4. 铺巾置盘	将一次性垫巾垫于患者臀下，将弯盘置于近外阴处的垫巾上，消毒双手	以保护床单不被污染
5. 检查开包	再次核对检查导尿包，打开导尿包外层包装，取出初步消毒用物置患者两腿之间，撕开消毒液棉球包装，将消毒液棉球倒入小方盘内	
6. 初步消毒	左手戴手套，右手持镊子夹取消毒液棉球，按由外向内、自上而下的顺序进行初步消毒，先消毒阴阜、对侧大阴唇、近侧大阴唇；左手拇指、示指分开大阴唇，消毒对侧小阴唇、近侧小阴唇、尿道口；最后一个棉球消毒至肛门，污棉球置弯盘内；消毒完毕，脱下手套置弯盘内，将弯盘及小方盘移至床尾	每个棉球限用一次，血管钳不可接触肛门区域；棉球应夹其中心部位，使棉球能裹住镊尖，以免消毒时损伤组织

续表

操作流程	详细步骤	要点及说明
7. 开包铺巾	再次消毒双手，将导尿包放在患者两腿之间，按无菌操作原则打开治疗巾；戴无菌手套后，双手各持无菌孔巾之顶角，将孔巾铺在患者的外阴处，使其孔口对准患者会阴部	孔巾和治疗巾内层形成一连续无菌区，以扩大无菌区域，利于无菌操作，避免污染
8. 连袋润管	按操作顺序整理好用物：根据需要将导尿管与集尿袋连接，即拔去集尿袋引流管接头的外套后与导尿管末端相连，关闭集尿袋放尿开关，打开引流管止水夹；撕开润滑油棉球包装取出润滑液棉球润滑导尿管前段，将润滑后的尿管置于方盘内	润滑尿管以减轻尿管对黏膜的刺激和插管时的阻力
9. 再次消毒	撕开消毒棉球包装，将消毒液棉球倒入弯盘内，移弯盘于近外阴处；左手拇指、示指分开并固定患者小阴唇，右手持镊子夹取消毒液棉球，按自上而下由内而外再到内的顺序，分别消毒尿道口、对侧小阴唇、近侧小阴唇、尿道口；用后的棉球置于床尾弯盘内；消毒后左手固定患者小阴唇勿动，右手将用过的镊子置于弯盘内，一并放入床尾弯盘内	消毒尿道口时稍停片刻，以充分发挥消毒液的消毒效果；左手固定患者小阴唇勿动，可避免污染尿道口，还可充分暴露尿道口，方便插管
10. 插入尿管	将放有导尿管的方盘置于孔巾口旁，嘱患者张口呼吸，取另一镊子夹持导尿管对准尿道口轻轻插入至尿液流出，再插入5～7cm，以确保气囊进入膀胱；松开固定小阴唇的左手，下移固定导尿管，将尿液引入集尿袋内；如不连接集尿袋，即将尿液引入方盘内，待方盘内尿液达2/3满时，夹闭导尿管末端，将尿液倒入便器内，再打开导尿管继续放尿（图11-9）	张口呼吸可使患者肌肉和尿道括约肌松弛，便于插管；插管动作应轻柔，以避免损伤尿道黏膜；老年女性因尿道口回缩，插管时应仔细观察、辨认，以避免误入阴道；如不慎误入阴道，应立即更换无菌尿管后重新插入
11. 留取标本	如须取标本做尿培养，用无菌标本瓶接取中段尿5ml，盖好瓶盖，放于试管架上或稳妥处	
12. 拔管整理	导尿完毕，轻轻拔出导尿管，撤下孔巾，擦净外阴；脱去手套放入弯盘内，整理所用导尿污物一并弃入医疗垃圾桶，撤出患者臀下的垫巾，协助患者穿好裤子，整理床单位	
13. 清理送检	清理用物，统计尿量；尿标本贴标签（或条形码）后送检	
14. 洗手记录	洗手，记录导尿时间、导出尿量、性质及患者反应等	

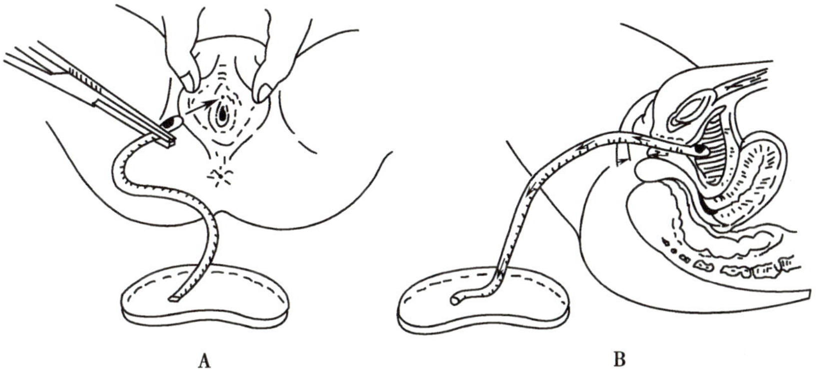

图11-9 女性导尿术

▲男性患者导尿术

详见表 11-10。

表 11-10 男性患者导尿操作步骤

操作流程	详细步骤	要点及说明
1. 准备工作	协助患者取仰卧位，两腿平放略分开，其余同女性患者导尿步骤1～5	
2. 初步消毒	左手戴手套，右手持镊子夹取消毒液棉球依次消毒阴阜、阴茎、阴囊；左手取无菌纱布包住阴茎将包皮向后推暴露尿道口，右手持镊子夹取消毒液棉球自尿道口向外向后旋转擦拭尿道口、龟头及冠状沟数次，用后的棉球置弯盘内；消毒完毕，脱下手套置弯盘内，将弯盘及小方盘移至床尾	注意包皮和冠状沟易藏污垢，应仔细擦拭
3. 开包铺巾	再次消毒双手，将导尿包放在患者两腿之间，按无菌操作原则打开治疗巾；戴无菌手套后，双手各持无菌孔巾之顶角，将孔巾铺在患者的外阴处，暴露阴茎	孔巾和治疗巾内层形成一连续无菌区，以扩大无菌区域，利于无菌操作，避免污染
4. 连管润滑	按操作顺序整理好用物：拔去集尿袋引流管接头的外套后与导尿管末端相连，关闭集尿袋放尿开关，打开引流管止水夹；撕开润滑棉球包装，取出润滑液棉球润滑导尿管前段，将润滑后的尿管置于方盘内	
5. 再次消毒	撕开消毒棉球包装，将消毒液棉球倒入弯盘内，移弯盘于近外阴处；左手用纱布包住阴茎将包皮向后推，露出尿道口；右手持镊子夹取消毒液棉球再次消毒尿道口、龟头及冠状沟，用后的棉球置于床尾弯盘内；消毒完毕后右手将用过的镊子置于弯盘内，一并放入床尾弯盘内	
6. 插入尿管	左手用无菌纱布包裹固定阴茎，并提起阴茎，使之与腹壁成 60° 角(图 11-10)，以使耻骨前弯消失，利于插管；右手将放有导尿管的方盘置于孔巾口旁，同时嘱患者张口呼吸；右手取另一镊子夹持导尿管对准尿道口轻轻插入尿道，直至导尿管 Y 形处，将尿液引入集尿袋内；如不连接集尿袋，即将尿液引入方盘内，待方盘内尿液达 2/3 满时，夹闭导尿管末端，将尿液倒入便器内，再打开导尿管继续放尿	因男性尿道有三个狭窄，为男性患者插管时，动作应轻柔，切忌用力过快过猛而损伤尿道黏膜；如插入受阻，可稍停片刻，嘱患者深呼吸，再缓缓插入
7. 其余步骤	同女性患者导尿步骤 11～14	

【评价】

1. 患者理解操作目的和注意事项，主动配合操作。

2. 解除尿潴留；操作中尿标本未受污染，能有效协助诊断；治疗药物成功注入，达到治疗目的；且患者安全，无并发症发生。

3. 患者获得导尿的相关知识。

（二）留置导尿术

留置导尿术（retention catheterization）指在导尿后，将导尿管保留在膀胱内，持续引流尿液的方法。

【目的】

1. 观察病情 抢救危重、休克患者时通过留置导尿可以正

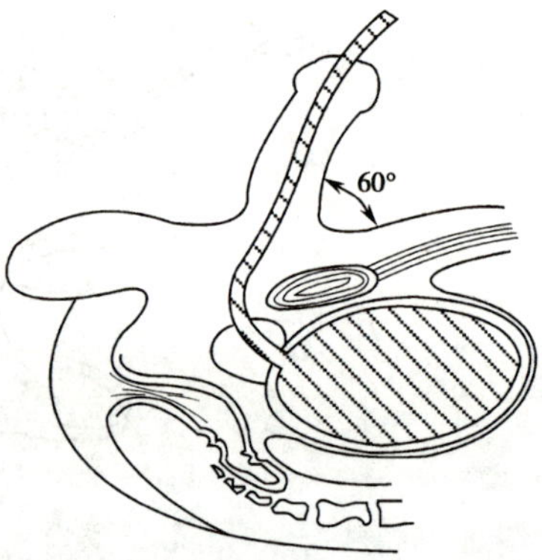

图 11-10 男性导尿术

确记录每小时尿量、测量尿比重，以密切观察患者的病情变化。

2. 盆腔术前排空膀胱 盆腔手术前留置导尿管持续引流尿液，使膀胱保持空虚，避免术中误伤膀胱。

3. 术后引流或冲洗 某些泌尿系统疾病手术后留置导尿管，便于引流和冲洗，并减轻手术切口的张力，有利于切口愈合。

4. 保持会阴部的清洁干燥 为尿失禁和会阴部有伤口者引流尿液，保持会阴部的清洁干燥，防止压力性损伤的发生，有利于创面愈合。

5. 膀胱功能训练 为尿失禁患者行膀胱功能训练，以恢复正常的排尿功能。

【评估】

1. 核对医嘱和执行卡，了解导尿的目的。
2. 评估患者的年龄、诊断、病情及生命体征。
3. 评估患者的意识状态、对导尿的认知、合作程度及心理反应。
4. 评估患者的自理能力、膀胱充盈度、会阴部皮肤黏膜情况等。

【计划】

1. 患者准备 向患者做好解释，使其了解留置导尿的目的、操作方法和注意事项，并愿意配合操作。患者进行导尿前应用温水清洁会阴，如患者无自理能力，应协助其进行外阴清洁。

2. 用物准备 同导尿术用物，另备别针 1 枚。

【实施】

详见表 11-11。

表 11-11 留置导尿术操作步骤

操作流程	详细步骤	要点及说明
1. 插入尿管	按男、女性导尿术的方法，插入尿管，女性患者见尿液流出后再插入 5～7cm；男性患者插至导尿管 Y 形处	严格执行无菌操作
2. 固定尿管	根据导尿管上注明的气囊容积向气囊注入等量的无菌液体(通常为 10～15ml)，然后退出注射器乳头，轻拉导尿管有阻力感，即证实导尿管固定于膀胱内(图 11-11)	双腔气囊导尿管的一个腔可注入空气或液体到前端的气囊内，使导尿管存留于膀胱内，从而起到固定作用
3. 固定尿袋	夹闭引流管止水夹，撤下孔巾，擦净外阴，将集尿袋妥善地固定在低于膀胱高度的位置	以防止尿液逆流造成泌尿系统感染
4. 引流尿液	用别针将集尿袋的引流管固定在床单上，打开引流管止水夹，引流尿液	引流管要留出足够翻身的长度，以防止因翻身牵拉致导尿管脱出
5. 撤巾整理	将导尿用物弃于医疗垃圾桶内，撤出患者臀下的垫巾，脱去手套；协助患者穿好裤子，取舒适体位，整理床单位	可在大腿下垫软枕，以免压迫引流管
6. 洗手记录	洗手，记录留置导尿的时间及患者反应等	
7. 拔除尿管	停止留置导尿时，先引流尽尿液；再用注射器抽出气囊中的全部液体，轻稳地拔出导尿管；协助患者穿裤子，取舒适体位；洗手，记录拔管时间、尿量及患者反应等	

【评价】

1. 患者理解留置导尿术的目的和注意事项，主动配合操作。
2. 留置的导尿管通畅、固定，达到预期目标；患者安全，无并发症发生。

3. 患者获得留置导尿管护理的相关知识。

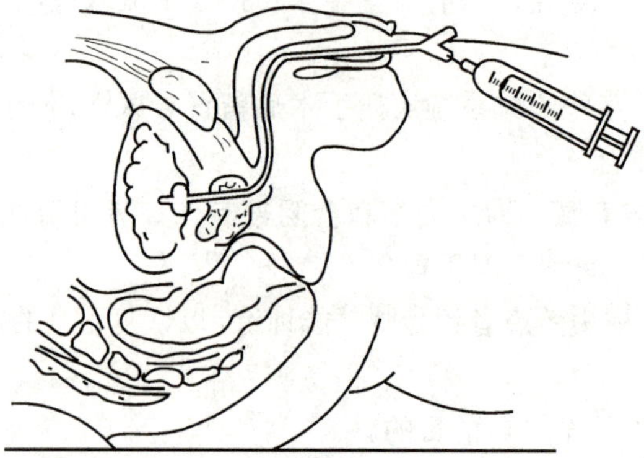

图 11-11 气囊导尿管固定法

【留置导尿管的护理】

1. 防止泌尿系统逆行感染

（1）保持尿道口清洁：每天用消毒液棉球擦拭局部 1～2 次，女性患者擦拭外阴及尿道口，男性患者擦拭尿道口、龟头及包皮。患者排便后及时清洗肛门和会阴部皮肤。

（2）严格遵守操作规程：集尿袋位置应低于膀胱水平；不轻易脱开导尿管与集尿袋的接口，保持其密封状态；及时排空集尿袋，防止尿液逆流。

（3）定时更换集尿袋和导尿管：一般情况下，集尿袋每周更换 1～2 次，有尿液性质、颜色改变者须及时更换。导尿管应定期更换，更换的频率通常根据尿管的材质决定，一般是 1～4 周更换 1 次。

2. 鼓励患者多饮水 鼓励患者饮入足够的水分，如病情允许，应鼓励患者每天摄入 2 000ml 以上水分（包含口服和静脉输液等），以达到自然冲洗尿道的作用，减少尿路感染的机会。

3. 防止导管脱落 固定导尿管时应留出足够患者翻身的长度；嘱患者翻身时应避免动作过剧，离床活动时导尿管和集尿袋应妥善安置，以防导尿管脱出。可用胶布将导尿管远端固定在大腿上，集尿袋不得超过膀胱高度，以防止尿液逆流。

4. 保持引流通畅 引流管应放置妥当，以避免扭曲、受压、堵塞等造成引流不畅。

5. 密切观察病情 注意倾听患者的主诉，并观察尿液情况，若出现尿液浑浊、沉淀、有结晶，应及时处理。每周检查尿常规 1 次。

6. 训练膀胱反射功能 可采用间歇性夹管方式，即夹闭导尿管，每 3～4 小时开放 1 次，以使膀胱定时充盈和排空，促进膀胱功能的恢复。

7. 健康教育 向患者及家属解释留置导尿的目的和以上的护理方法，使其充分认识到预防泌尿系统感染的重要性，并鼓励其主动参与护理。

知识链接

间歇性自助导尿

间歇性自助导尿是指患者自己通过使用一次性导尿管，仅在需要时插入膀胱，将尿液从膀胱导出，排空后即拔出导尿管，并根据自身情况，每隔 6 小时左右导尿一次。间歇性自助导尿可使膀胱间歇性扩张，有利于保持膀胱容量和恢复膀胱的收缩功能，也可减少因尿潴留而长期导尿造成的泌尿系统感染，便于患者返家后的自我照顾，提高生活质量。间歇性自助导尿是神经源性膀胱功能障碍患者的首选方法。

（三）膀胱冲洗

膀胱冲洗（bladder irrigation）是利用三通的导尿管，将无菌溶液灌入到膀胱内，再利用虹吸原理将灌入的液体引流出来的技术。

【目的】

1. 保持尿液引流通畅　对留置导尿管的患者，保持其尿液引流通畅。

2. 清洁膀胱　清除膀胱内的血凝块、黏液及细菌等异物，预防感染。

3. 治疗膀胱疾病　临床上治疗某些膀胱疾病，如膀胱炎、膀胱肿瘤。

【评估】

1. 核对医嘱和执行卡，了解膀胱冲洗的目的。
2. 评估患者的年龄、诊断、病情及生命体征。
3. 评估患者的意识状态、对膀胱冲洗的认知、合作程度及心理反应。
4. 评估患者尿液的性状，有无尿频、尿急、尿痛、膀胱憋尿感，是否已插导尿管，所插导尿管是何种型号，是否通畅等。

【计划】

1. 患者准备　患者及家属了解膀胱冲洗的目的、操作方法和注意事项，学会在操作时如何配合。

2. 用物准备

（1）常用冲洗溶液类型及温度：冲洗溶液类型包括生理盐水、0.02% 呋喃西林溶液、3% 硼酸溶液、0.1% 新霉素溶液、氯己定溶液。溶液温度一般为 38～40℃；特殊情况如前列腺肥大摘除术后，可遵医嘱使用 4℃左右的生理盐水冲洗。

（2）用物准备：同导尿术和留置导尿术（可选用三腔导尿管），另备无菌膀胱冲洗装置 1 套；开瓶器 1 个；消毒液 1 套；棉签 1 包；输液架 1 个；便器及便器巾 1 套。

【实施】

详见表 11-12。

表 11-12　膀胱冲洗操作步骤

操作流程	详细步骤	要点及说明
1. 导尿固定	按留置导尿术操作并固定好导尿管	严格执行无菌操作
2. 排空膀胱	打开引流管止水夹，引流尿液，排空膀胱	降低膀胱内压，以便冲洗液顺利滴入膀胱，使药液与膀胱内壁充分接触，保持有效浓度，达到冲洗的目的
3. 准备工作	启开冲洗液瓶盖，消毒瓶塞；打开膀胱冲洗装置，把冲洗导管针头插入瓶塞，将冲洗液瓶倒挂于输液架上，排气后关闭导管；消毒导尿管冲洗腔口，将膀胱冲洗导管与三腔导尿管的冲洗腔连接，导尿管引流腔与集尿袋连接；若用双腔气囊导尿管，即夹闭导尿管，然后分离导尿管与集尿袋引流管接头，消毒导尿管口和引流管接头，分别与“Y”形管的两个分管相连接，再将“Y”形管的主管连接冲洗导管，“Y”形接管应低于耻骨联合，以便引流彻底	瓶内液面距床面约 60cm，以产生一定的压力，使液体能顺利滴入膀胱
4. 冲洗膀胱	夹闭集尿袋引流管，开放冲洗管，使溶液滴入膀胱（图 11-12），调节滴速；待患者有尿意或滴入 200～300ml 溶液后，关闭冲洗管，开放引流管，使冲洗溶液流入集尿袋；待冲洗液全部引流出来后，即关闭引流管，再开放冲洗管，使溶液滴入膀胱；如此反复冲洗，并询问患者感受，观察患者反应和引流液性状	冲洗速度不宜过快，滴速一般为 60～80 滴 /min，滴速过快可引起患者强烈尿意，迫使冲洗液从导尿管侧溢出尿道外；如引流液中出现鲜血、导管堵塞或患者感到剧痛不适等情况，应立即停止冲洗，通知医生

续表

操作流程	详细步骤	要点及说明
5. 连管整理	冲洗结束，取下冲洗管，消毒导尿管口与引流管接头并连接；清洁外阴部，固定导尿管，位置低于膀胱；协助患者取舒适体位，整理床单位及用物	若是滴入药液进行治疗，药液则须在膀胱内保留15～30分钟后再引流出体外，以保证药物疗效
6. 洗手记录	洗手，记录冲洗液名称、冲洗量、引流量、引流液性质、冲洗过程中患者反应等	

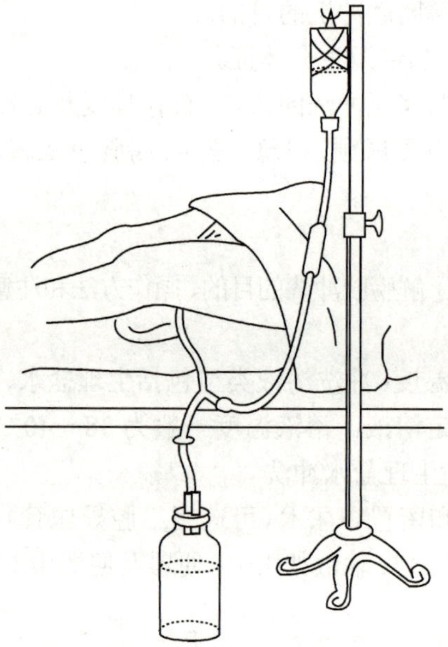

图11-12 膀胱冲洗

【评价】

1. 患者理解膀胱冲洗的目的和注意事项，主动配合操作。
2. 导尿管通畅，膀胱炎、出血等症状减轻；患者安全，无并发症发生。
3. 患者获得膀胱冲洗的相关知识。

（徐国莲）

复习思考题

扫一扫，测一测

1. 请比较大量不保留灌肠、小量不保留灌肠及保留灌肠的异同点。

2. 患者，男，52岁。表现为行为失常、意识错乱、睡眠障碍、4天未解大便，诊断是“肝性昏迷前期”。医嘱：行大量不保留灌肠。请问：

（1）在操作中应选择何种灌肠液？应禁用何种灌肠液？为什么？

（2）如出现肠胀气，应采取何种措施？

3. 患者，女，40岁。因从高空坠落导致尿失禁，出现尿液不间断地外流，遵医嘱为其行留置导尿。留置后4天，新鲜尿液中即有氨臭味。请问：

（1）该患者的尿失禁属于何种类型？

（2）为其行留置导尿的目的是什么？

（3）留置导尿后可能发生了什么情况？

第十二章　给药技术

1201
PPT课件

1202
知识导览

学习目标

掌握口服给药、注射给药的方法，药物过敏试验；熟悉给药的基本知识，雾化吸入技术；了解局部给药技术。

药物疗法是临床上最常用的一种治疗方法，其目的是预防疾病、治疗疾病、减轻症状、协助诊断以及维持正常的生理功能。临床护理工作中，护士既是药疗的执行者，又是患者安全用药的监护者，为了保证能合理、准确、安全、有效地给药，护士必须了解相关的药理知识，运用护理程序的工作方法，熟练正确地给药，并指导患者合理用药，及时评价患者用药后的疗效及反应，使患者得到最佳的药物治疗效果。

第一节　给药的基本知识

任务引入

【临床情景】

汪女士，65岁，因咳嗽、咳痰伴呼吸困难、乏力2日而入院，诊断为慢性心功能不全。医嘱：地高辛0.25mg，口服，每日1次。

思考：

1. 如何保证汪女士的用药安全？
2. 影响汪女士药物疗效的因素有哪些？

一、概　　述

（一）药物的种类

1. 内服药　包括片剂、散剂、胶囊、丸剂、溶液、合剂、酊剂等。

2. 外用药　包括软膏、粉剂、搽剂、洗剂、滴剂等。

3. 注射药　包括溶液、油剂、混悬液、结晶和粉剂等。

4. 其他　包括中草药、中成药、粘贴敷片、植入慢溶药片、胰岛素泵等。

（二）药物的领取

领取药物的方法各医院规定不一。住院患者药物领取的途径如下。

1. 病区药柜　病区药柜备有一定数量的常用药品。由专人负责，按时进行领取和补充，以确保药物的正常使用。患者使用的贵重药、特殊药物，凭医生处方领取。剧毒药、麻醉药，病区内备有固定数量，使用后凭医生处方和空安瓿领取补充。

2. 中心药房 医院内中心药房的工作人员负责病区患者的日间用药。

3. 联网管理 患者用药从医生开出医嘱到医嘱处理、药物计价、登账、药品的消耗结算等均实行电子计算机联网管理，从而提高药品管理效率。

（三）药物的保管

1. 药柜整洁 应置于通风、干燥、光线明亮处，避免阳光直射，保持整洁，由专人负责，定期检查药品质量，以确保安全。

2. 药品分类 药柜内药物应按内服、外用、注射等不同分类放置，并按药物失效期的先后顺序有计划地使用，以免浪费药品。剧毒药、麻醉药、贵重药应有明显标记，应专柜加锁保管，由专人负责，专本登记，列入交班内容。

3. 标签明确 所有的药品都应有明显的标签，标签上标明药品名称（中、英文对照）、剂量、浓度、用法、有效期。内服药标签为蓝色边，外用药标签为红色边，剧毒药标签为黑色边。标签脱落或难以辨认，应做报废处理。

4. 质量保证 定期检查药物的质量和有效期，发现药物有沉淀、浑浊、潮解、异味、霉变等，应立即停止使用。

5. 妥善保存 根据各类药物性质不同，采取相应的保存方法，以避免药物变质，影响疗效或增加毒副作用。

（1）易挥发、潮解或风化的药物：这类药物应密闭保存，用后应盖紧瓶盖，如乙醇、碘酊、甘草、过氧乙酸、糖衣片、酵母片等，置于密封瓶内保存。

（2）易受热破坏的药物：易受热破坏的药物应放入冰箱内冷藏（2～10℃）保存，如疫苗、胎盘球蛋白、抗毒血清、胰岛素等。

（3）易燃易爆的药物：易燃易爆的药物应单独存放，远离火源，密闭置于阴凉处，如乙醚、环氧乙烷等。

（4）易氧化、遇光变质的药物：易氧化、遇光变质的药物应装入有色密封盖瓶中，针剂应放在黑纸避光的纸盒内，置于阴暗处保存，如维生素C、盐酸肾上腺素、氨茶碱等。

（5）中药：各类中药应存放在干燥、阴凉、防虫处，芳香性药物应置于密封的器皿中保存。

（6）专用药物：患者个人专用的药物应注明床号、姓名，单独存放。

二、安全给药的原则

给药原则是一切用药的总则，护士在执行药疗工作中必须严格遵守。

（一）按医嘱要求准确给药

给药须有医嘱作为法律依据，医嘱应清楚、明确，并有执业医师签名。护士必须严格按照医嘱执行。同时护士对医嘱有监督作用，对于有疑问的医嘱或错误的医嘱要及时与医生核对清楚，千万不可盲目执行，更不可擅自改动医嘱。

（二）严格执行查对制度

认真做到“三查八对一检查”，才能做到“五个准确”，即将准确的药物、按准确的剂量，在准确的时间、用准确的方法给予准确的患者。

1. 三查 即操作前、操作中、操作后查（查八对内容）。

2. 八对 即查对床号、姓名、药名、浓度、剂量、用法、时间、药物有效期。

3. 一检查 仔细检查药物的质量，不得使用变质、过期或失效药，并注意用药后的反应。

（三）安全正确给药

1. 做好必要的药物过敏试验 对易致过敏反应的药物，用药前应先了解患者的用药史、过敏史及家族史，并须做过敏试验，结果阴性者方可使用。

2. 熟练掌握给药方法 掌握不同途径的给药方法。给药前，应向患者解释，进行有效的沟通以取得合作，并给予相应的用药指导，提高患者自我合理用药的能力。

3. 临床试验用药 了解试验用药物的作用及不良反应，征得患者同意后方可应用。用药过程中必须密切观察疗效及不良反应，同时做好有关记录。

（四）密切观察反应

给药后应密切观察药物的疗效和不良反应。尤其对易引起过敏反应或毒副作用较大的药物更应注意观察，必要时做好记录。发现给药错误，及时报告并处理。

（五）指导患者合理用药

合理用药可使药物治疗达到安全性、有效性、经济性、适当性。安全性是选择药物的首要前提，有效性是用药的首要目标，经济性是合理用药的基本要素，适当性是实现合理用药的基本保证。合理用药是充分发挥药物的治疗作用，尽量减少药物的毒副作用，达到迅速、有效地治疗疾病、控制疾病、减轻症状、恢复及促进患者健康的目的。

三、影响药物疗效的因素

药物效应的产生不仅取决于药物本身的质与量，而且还受机体内外许多因素的影响。护士了解并掌握这些影响因素的作用规律，有助于采取相应的护理措施，防止或减少药物不良反应的发生，使患者取得最佳的疗效。

（一）药物因素

1. 药物剂量 药物必须达到一定的剂量才能产生效应。临床上所指的药物治疗量或有效剂量是指能对机体产生明显效应而不引起毒性反应的剂量。若超过有效剂量用药，则可能引起毒性反应。

2. 药物剂型 常用药物有多种剂型，不同剂型的药物吸收的量与速度亦不相同，进而影响着药物作用的强弱和快慢。如注射剂中，水溶液比油剂、混悬液吸收快；口服制剂中，溶液比片剂、胶囊吸收快。

3. 联合用药 联合用药是指为了达到治疗目的而采取两种或两种以上的药物同时或先后应用的方法。联合用药后使原有的效应增强称为协同作用，反之称为拮抗作用。临床上联合用药的目的是发挥药物的协同作用，增强治疗效果。

（二）机体因素

1. 生理因素

（1）年龄与体重：一般情况下，药物用量与体重成正比。据《中华人民共和国药典》规定，14岁以下使用儿童用药剂量，14～60岁使用成人剂量，60岁以上使用老年人剂量。儿童剂量和老年人剂量应以成人剂量为参考剂量酌情减量，这是由于儿童和老年人的生理功能与成人比较存在较大的差异有关。

（2）性别：男女性别不同对药物的反应一般无明显的差异，但女性在用药时应注意“三期”，即月经期、妊娠期、哺乳期。子宫对泻药、子宫收缩药及刺激性较强的药物等较敏感，易引起痛经、月经量过多、流产或早产；某些药物可通过胎盘进入胎儿体内，对胎儿生长发育造成影响，严重的可导致畸形；部分药物可经乳汁进入婴儿体内，引起不良反应。所以女性在月经期、妊娠期和哺乳期用药要慎重。

2. 病理因素 疾病可影响机体对药物的敏感性，也可改变药物在体内的代谢过程，因而影响药物的效应。肝、肾是药物代谢、消除的重要器官，肝细胞受损时，某些主要在肝脏代谢的药物，如吗啡、苯巴比妥等必须减量、慎用或禁用。肾功能受损时，如呋塞米、氨基糖苷类抗生素等因半衰期延长，可在体内蓄积引起中毒，故应减量或禁用。

3. 心理因素 心理因素在一定程度上影响药物的疗效，如患者情绪的变化、对药物的信赖程度、是否配合治疗、医护人员的语言或暗示作用等情况，均能影响药物的治疗作用。

（三）饮食因素

饮食能改变药物在体内的过程，药物也能影响饮食的营养价值。

1. 促进药物吸收，增强药效 如酸性食物可增加铁剂的溶解度，促进铁的吸收，增强疗效；高脂饮食可促进脂溶性维生素 A、维生素 D、维生素 E 的吸收；粗纤维食物可促进肠蠕动，增强驱虫剂的疗效等。

2. 干扰药物吸收，降低药效 如补充钙剂时不宜同吃菠菜，因菠菜中含大量草酸，后者与钙结合形成草酸钙，影响钙的吸收，降低疗效；服铁剂时不能与茶水、高脂饮食同时服用，因茶叶中的鞣酸与铁形成铁盐影响铁的吸收；脂肪抑制胃酸分泌，也影响铁的吸收。

3. 改变尿液 pH 影响药效 如氨苄西林、呋喃妥因等在酸性尿液中杀菌力强，使用此类药物治疗泌尿系统感染时宜多吃鱼、肉、蛋等酸性食物，这样可酸化尿液，增强抗菌作用；若应用头孢菌素类、氨基糖苷类、磺胺类药物时，可多吃蔬菜、豆制品、牛奶等碱性食物，以碱化尿液，增强疗效。

（四）其他

给药途径、时间及次数等均对药物作用有着重要影响。如硫酸镁口服产生导泻及利胆作用，而注射给药则产生降血压和镇静作用。

四、给药次数和时间

给药次数与间隔时间取决于药物的半衰期，以能维持有效的血药浓度和发挥最大药效为最佳选择。同时又要考虑药物的特性和人体的生理节奏。医院给药常用的外文缩写见表 12-1，医院常用给药时间安排见表 12-2。

表 12-1 医院常用外文缩写与中文翻译

外文缩写	中文	外文缩写	中文
qd	每日一次	ac	饭前
bid	每日两次	pc	饭后
tid	每日三次	po	口服
qid	每日四次	inj	注射剂
qh	每小时一次	H	皮下注射
q2h	每 2 小时一次	id	皮内注射
q4h	每 4 小时一次	im	肌内注射
q6h	每 6 小时一次	iv	静脉注射
qm	每晨一次	ivgtt	静脉滴注
qn	每晚一次	OD	右眼
qod	隔日一次	OS	左眼
am	上午	12n	中午 12 点
pm	下午	12mn	午夜 12 点
hs	睡前	sos	需要时（限用 1 次，12 小时内有效）
st	立即	prn	需要时（长期）
DC	停止	U	单位
Co	复方	IU	国际单位

表 12-2　医院常用给药时间安排（外文缩写）

给药时间	安排	给药时间	安排
qm	6:00	q2h	6:00，8:00，10:00，12:00……
qd	8:00	q3h	6:00，9:00，12:00，15:00……
bid	8:00，16:00	q4h	8:00，12:00，16:00，20:00……
tid	8:00，12:00，16:00	q6h	8:00，14:00，20:00，2:00……
qid	8:00，12:00，16:00，20:00	qn	20:00

五、给药途径

给药的途径是根据药物的性质、剂型、组织对药物的吸收情况及治疗需要而决定的。临床上常用的给药途径有消化道给药（口服、舌下给药、直肠给药）、注射给药（皮内注射、皮下注射、肌内注射、静脉注射、动脉注射）、呼吸道吸入给药、皮肤给药。

第二节　口服给药

任务引入

【临床情景】

责任护士小方分管的患者中有一位口服药有以下几种：复方甘草片、止咳糖浆、阿司匹林、磺胺甲基异噁唑片。

思考：

1. 应该最后服用的药物是哪种，为什么？
2. 怎样正确指导患者口服用药？

口服给药（oral administration）是临床上最简单、最常用、最方便、较经济、安全的给药方法，药物口服后经胃肠道黏膜吸收入血而发挥局部或全身的治疗作用。但由于口服给药吸收较慢，疗效易受胃肠功能、胃肠内容物的影响，故不适用于急救。对意识不清、吞咽功能障碍、呕吐不止、禁食等患者也不宜口服给药。

一、口服药用药指导

1. 抗生素要严格按规定的时间准时给药，以维持血药有效浓度。

2. 磺胺类药物服后应多饮水，因其经肾脏排泄，尿少易析出结晶引起肾小管堵塞；有发汗作用的药服后也应多饮水，以补充水分，增强散热效果、防止脱水。

3. 健胃药、刺激食欲的药物可刺激味觉感受器，促使消化液的分泌，增进食欲，应饭前服；助消化药、对胃黏膜有刺激性的药物，应饭后服，可帮助消化，减少药物对胃黏膜的刺激。

4. 止咳糖浆对咽部黏膜有安抚作用，服后不宜立即饮水，以免冲淡药物降低疗效。若同时服用多种药物，应最后服止咳糖浆。

5. 缓释片、肠溶片、胶囊吞服时不可分割药片、不可嚼碎。

6. 对牙齿有染色或有腐蚀作用的药液，如铁剂、酸类、某些中草药等，服用时避免药液与牙齿接触，可用吸管吸服，服后立即漱口。

7. 服用洋地黄、地高辛等强心苷类药物前，应先测心率、心律，当心率低于 60 次 /min 或心律不齐时，应暂停服用，同时报告医生。

8. 病情危重或不能自行服药者应协助喂服，鼻饲者须将药物核对后研碎、溶解，按胃管喂服法给药。

二、口服给药技术

【目的】

通过口服给药，达到减轻症状、治疗疾病、维持正常生理功能、协助诊断、预防疾病的目的。

【评估】

1. 评估患者的年龄、病情、意识状态及吞咽能力，有无恶心、呕吐；有无口腔、食管疾患，是否留置鼻饲管；有无肝肾功能不良等。

2. 评估患者的用药史、家族史、过敏史，相关知识的知晓程度。

3. 评估患者对服药的心理反应及合作程度。

【计划】

1. 患者准备 向患者做好解释，使其了解服药目的及用药注意事项并能积极配合。

2. 用物准备 准备药柜 1 个；发药车 1 辆；药物（遵医嘱备药）；服药本 1 本；小药卡 1 个；药盘 1 个；药匙 1 个；药杯数只；量杯 1 个；滴管 1 支；饮水管 1 根；研钵 1 个；治疗巾 1 块；湿纱布 1 块；包药纸数张；小水壶 1 个（内盛温开水）等。

【实施】

详见表 12-3。

表 12-3 口服给药操作步骤

操作流程	详细步骤	要点及说明
1. 检查药柜	根据服药本，查看药柜的药物是否齐全	及时添加药柜内药物
2. 准备药物		
（1）正确配药	依据服药本按床号顺序将小药卡插入发药盘内，放药杯；对照服药本上的床号、姓名、药名、浓度、剂量、时间进行配药；根据不同药物剂型采取相应的取药方法	严格执行查对制度；配好一个患者的药物后，再配另一个患者的药物，防止差错发生；先备固体药，再备液体药（水剂或油剂）；粉剂、含化片及特殊要求的药物用纸包好放入药杯内
	▲单一剂量包装的药品 使用单一剂量包装的药品，须在发药给患者时拆开包装 ▲固体药 用药匙取药，粉剂、含化片用纸包好，放入药杯 ▲液体药	
	用量杯量取，摇匀药液，打开瓶盖，内面向上，一手持量杯，拇指置于所需刻度，并使所需刻度与视线平；另一手持药瓶，瓶签朝向掌心，倒药液至所需刻度处（图 12-1），再倒入药杯内，湿纱布擦净瓶口；不同的药液应分别倒入不同的药杯内，以免药液之间发生化学变化；更换药液品种时，应洗净量杯再用	使所需刻度与视线平，以保证药量准确；瓶签朝向掌心，以免倒药液时沾污标签

续表

操作流程	详细步骤	要点及说明
	▲油剂或药量不足1ml的药	
	油剂或药量不足1ml时，用滴管吸取药液，滴药时滴管稍稍倾斜，使药量准确；盛药前药杯内应倒入少许温开水，以免药液附着杯壁，影响剂量	15滴为1ml计算
（2）再次核对	备药完毕，整理药柜，根据服药本再次核对，无误，盖上治疗巾	
3. 发放药物	不同患者的药物不可同时取离药盘	
（1）认真核对	洗手，戴口罩，携带服药本，备温开水，按床号顺序送药至患者床前；核对患者床号、姓名、药名、剂量、浓度、时间、用法（图12-2），确认无误后发药	发药前须经另一人核对，方可发给患者，确保备药准确无误
（2）合适体位	协助患者取舒适体位服药	
（3）二次核对	再次核对患者信息	操作中查对
（4）协助服药	能自理者，帮助其倒水，确认服下后方可离开；自理有困难者，如危重患者及不能自行服药者应喂服；鼻饲患者须将药物碾碎，用水溶解后从胃管注入，再以少量温开水冲净胃管	如遇患者因特殊检查或手术而禁食，或患者不在，应暂不发药，将药带回保管，适时再发或交班；宜40～60℃温开水服药，不用茶水、牛奶、果汁替代；看到患者服药后方可离开
（5）核对整理	操作后再次核对患者信息，协助患者取舒适体位，整理床单位	操作后查对
（6）处理记录	收回药杯，按要求做相应处理，药杯应先浸泡消毒，后清洗，再消毒备用；洗手，观察药物疗效，必要时记录	一次性药杯经集中消毒后按规定处理；观察药物疗效及不良反应，若有异常，及时与医生联系

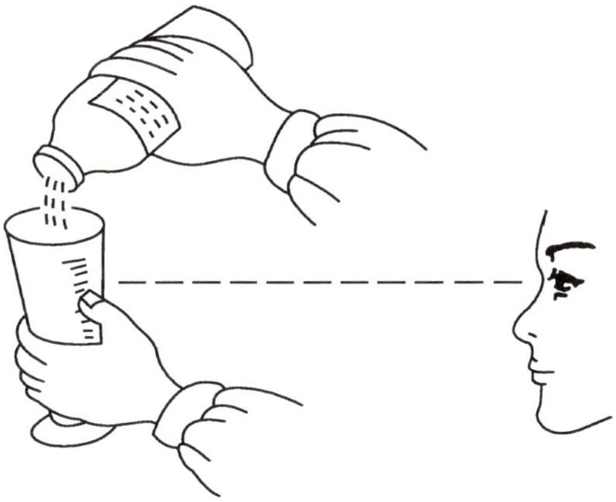

图12-1 倒药液法

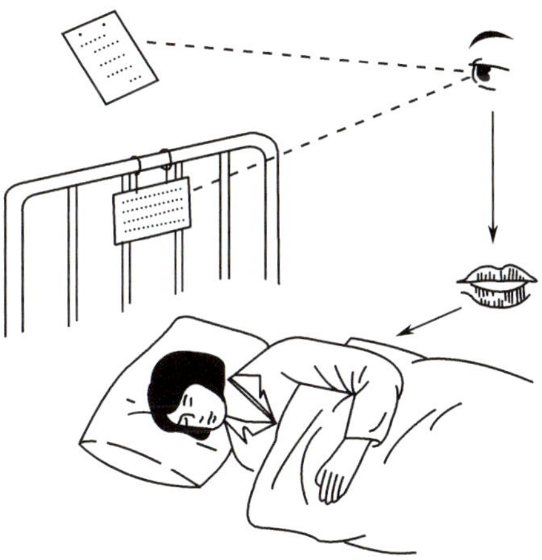

图12-2 操作中查对示意图

【评价】

1. 患者能主动配合，合作良好。
2. 患者服药方法、服药时间、服用量正确。
3. 患者能叙述所服药物的有关知识及注意要点。

第三节 雾化吸入

任务引入

【临床情景】

李大爷，65岁。间断咳嗽、咳痰伴喘息6年，加重2周而入院。查体：双肺呼吸音粗，可闻及少量散在细湿啰音及喘鸣音。辅助检查：血常规WBC 12×10^9/L，中性粒细胞78%。X线片：双下肺纹理增粗、紊乱。患者被诊断为慢性喘息性支气管炎急性发作。医嘱：生理盐水5ml、庆大霉素80 000U、α-糜蛋白酶4 000U、地塞米松5mg雾化吸入，每日2次。

思考：

1. 如何为李大爷实施有效的超声雾化吸入？
2. 超声雾化吸入过程须注意哪些问题？

雾化吸入（nebulization）是指用雾化装置将水分或药液分散成较小的雾滴，使其悬浮于吸入的空气中，经口或鼻吸入以达到湿化呼吸道黏膜、祛痰、解痉、消炎等治疗目的。雾化吸入药物除了对呼吸道局部有治疗作用外，还可通过肺组织吸收，对全身产生疗效。由于雾化吸入法见效快，药物用量小，不良反应较轻，临床应用日渐广泛。

一、超声雾化吸入

超声雾化吸入是利用超声波声能产生高频震荡，使药液变成细微的雾滴，随着吸入的空气散布在气管、支气管、细支气管等深部呼吸道而发挥疗效。

【目的】

1. 湿化呼吸道。
2. 稀释和松解黏稠的分泌物。
3. 解除支气管痉挛。
4. 预防和治疗呼吸道感染。

【评估】

1. 评估患者的意识状态、肢体活动能力和对药物的认知。
2. 评估患者病情及治疗情况、自理能力及合作程度。
3. 评估患者呼吸道通畅情况，面部及口腔黏膜状况。

【计划】

1. 患者准备 向患者做好解释，使其了解超声雾化吸入术的目的、方法、注意事项并能积极配合。

2. 用物准备 准备超声雾化吸入器1台；药液（按医嘱备药）；注射器1支；生理盐水适量；弯盘1个；治疗巾1块；纸巾若干；冷蒸馏水1瓶；水温计1支；电源插座1个。

（1）超声雾化吸入器的构造如下（图12-3）。

1）超声波发生器：通电后输出高频电能，其面板上有电源和雾量调节开关、指示灯及定时器。

2）水槽与晶体换能器：水槽内盛冷蒸馏水，其底部有一晶体换能器，接受发生器输出的高频电能，将其转化为超声波声能。

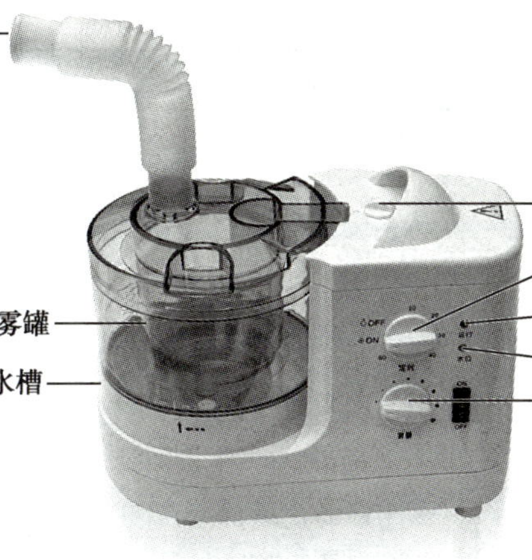

图 12-3 超声雾化吸入器

3）雾化罐（杯）与透声膜：雾化罐内盛药液，声能可透过其底部的透声膜与罐内药液作用，产生雾滴喷出。

4）超声雾化吸入器的构造还包括螺纹管和口含嘴（或面罩）。

（2）作用原理：超声波发生器通电后输出高频电能，使水槽底部的晶体换能器发生超声波声能，声能震动并透过雾化罐底部的透声膜，作用于罐内的液体，破坏了药液的表面张力，使药液变成细微的雾滴喷出，通过导管随患者吸气而进入呼吸道。

（3）作用特点：雾量大小可以调节；雾滴小而均匀，直径<5μm；药液随深而慢地吸气可达终末细支气管和肺泡；通过雾化器电子部件产热可对药液加温，使患者吸入舒适、温暖的气雾，治疗效果好。

（4）常用药物

1）抗生素：如庆大霉素、卡那霉素等，用于控制呼吸道感染，消除炎症。

2）祛痰药：如 α- 糜蛋白酶、乙酰半胱氨酸溶液等，用于稀释痰液，帮助祛痰。

3）平喘药：如氨茶碱、沙丁胺醇等，用于解除支气管痉挛。

4）糖皮质激素：如地塞米松等，与抗生素同时使用，增加抗炎效果，减轻呼吸道黏膜水肿。

【实施】

详见表 12-4。

表 12-4 超声雾化吸入操作步骤

操作流程	详细步骤	要点及说明
1. 检查机器	洗手，戴口罩；检查超声雾化器各部件，水槽内加入冷蒸馏水约 250ml，浸没雾化罐底部透声膜	确保患者安全使用；禁忌加温水、热水，以免烧毁机芯
2. 准备药物	查对药物，用生理盐水稀释药液至 30～50ml，倒入雾化罐内，旋紧罐盖，把雾化罐置于水槽中，将水槽盖盖紧	
3. 认真核对	携用物至病床前，核对患者床号、姓名、腕带等信息	
4. 取位铺巾	协助患者取舒适卧位，颌下铺治疗巾	半坐位或坐位
5. 调节雾量	连接管道和电源，打开电源开关，指示灯亮，预热 3～5 分钟，设定雾化时间（一般每次雾化时间为 15～20 分钟），再将雾量调节旋钮开至所需量	调节雾量（高档雾量为 3ml/min，中档为 2ml/min，低档为 1ml/min），一般选用中档
6. 二次查对	再次核对患者信息	操作中查对

续表

操作流程	详细步骤	要点及说明
7. 雾化吸入	将口含嘴放入患者口中或将面罩妥善固定，指导患者经口吸气，经鼻呼气	
8. 注意观察	观察患者有无不良反应，若分泌物干稠，可拍其背部助其排痰或吸痰	发现水槽内水温超过50℃或水量不足应关机，更换或加入冷蒸馏水
9. 核对整理	治疗结束，再次查对；取下面罩或口含嘴，关雾化开关，再关电源开关；擦净患者面部，帮助其取舒适卧位	操作后查对
10. 处理记录	倒掉水槽内的水，将口含嘴、雾化罐、螺纹管浸泡消毒，再洗净、晾干、备用；洗手，记录及观察	连续使用雾化器时，中间应间隔30分钟；记录雾化开始与持续时间、患者反应及效果

【评价】

1. 能正确为患者实施超声雾化吸入术，方法正确，态度认真。

2. 患者症状减轻，感觉舒适，达到治疗目的。

二、氧气雾化吸入

氧气雾化吸入是利用一定压力的氧气或空气产生的高速气流，使药液形成雾状，随吸气进入呼吸道产生疗效。

【目的】

1. 协助消炎、镇咳、祛痰。
2. 稀释和松解黏稠的分泌物。
3. 解除支气管痉挛，改善通气功能。
4. 预防和治疗呼吸道感染。

【评估】

1. 评估患者的病情、意识状态、治疗情况、肢体活动能力、合作程度和对药物的认知。
2. 评估患者呼吸道通畅情况，面部及口腔黏膜状况。

【计划】

1. 患者准备 向患者做好解释，使其了解氧气雾化吸入术的目的、方法、注意事项并能积极配合。

2. 用物准备 准备氧气装置1套（湿化瓶内不装水）；氧气雾化吸入器1套；药液（按医嘱备药）；生理盐水适量；5ml注射器1支；弯盘1个；治疗巾1块；纸巾若干。

（1）氧气雾化吸入器的构造（图12-4）。

（2）作用原理：氧气雾化器（又称为射流式雾化器）是借助高速气流通过毛细管并在管口产生负压，将药液由邻近的小管吸出，所吸出的药液又被毛细管口高速的气流撞击成细小的雾滴，形成气雾喷出。

（3）常用药物：同超声雾化吸入法。

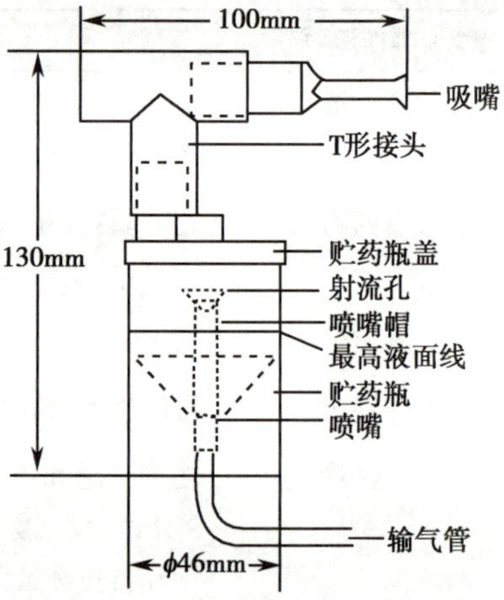

图12-4 氧气雾化吸入器

【实施】

详见表12-5。

表 12-5 氧气雾化吸入操作步骤

操作流程	详细步骤	要点及说明
1. 检查机器	洗手，戴口罩；检查雾化器各部件	确保患者安全使用
2. 准备药物	按医嘱抽取药液，用生理盐水稀释或溶解药液至 5ml，注入雾化器内	
3. 认真核对	携用物至病床前，核对患者床号、姓名、腕带等信息	
4. 环境准备	整洁安静，温度适宜，远离火源、热源	
5. 取位铺巾	协助患者取合适体位，必要时颌下铺治疗巾	半坐位或坐位
6. 调氧流量	将雾化器的进气口接在氧气装置的输出管，调节氧流量 6～8L/min	氧气湿化瓶内勿加水，以免液体进入雾化吸入器内使药液稀释
7. 二次查对	再次核对患者信息	操作中查对
8. 雾化吸入	嘱患者手持雾化器，口含吸嘴，紧闭嘴唇深吸气，用鼻呼气，直至药液用完（10～15 分钟）	指导患者在吸入时做深长吸气，使药液充分到达支气管和肺内
9. 注意观察	观察患者疗效及不良反应	如患者感觉到疲劳，可先关闭氧气，休息片刻，再行吸入
10. 核对整理	治疗结束后再次查对，并取出雾化器，关闭氧气；协助患者清洁口腔、擦净面部，帮助其取舒适体位，整理床单位，交代注意事项	操作后查对
11. 处理记录	将雾化器浸泡于消毒液内 1 小时，再清洗晾干备用；洗手，记录及观察	

【评价】

1. 患者能主动配合。
2. 患者症状减轻，感觉舒适，达到治疗目的。

三、压缩雾化吸入

压缩雾化吸入是利用压缩空气将药液变成细微的气雾（直径 3μm 以下），使药物直接被吸入呼吸道的方法。

1. 压缩雾化吸入器构造（图 12-5）

（1）空气压缩机：通电后可将空气压缩。其面板上有电源开关、过滤器及导管接口。

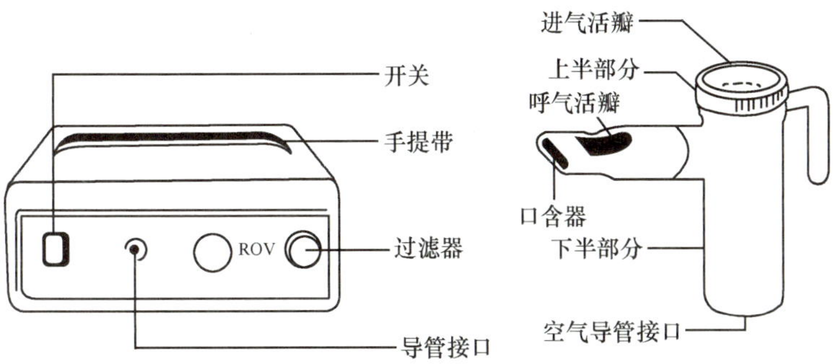

图 12-5 压缩雾化吸入器

（2）喷雾器：其下端有空气导管接口与压缩机相连，上端可安装进气活瓣（如使用面罩，则不用安装进气活瓣），中间部分为药皿用以盛放药液。

（3）口含器带有呼气活瓣。

2. 压缩雾化吸入器作用原理 空气压缩机通电后输出的电能将空气压缩，压缩空气作用于喷雾器内的药液，使药液表面张力破坏形成细微雾滴，通过口含器随患者的呼吸进入呼吸道。

【目的】

1. 预防、控制呼吸道感染。
2. 稀释痰液、促进咳嗽。
3. 改善通气功能，解除支气管痉挛。

【评估】

1. 评估患者的病情、意识状态、治疗情况、肢体活动能力、合作程度和对药物的认知。
2. 评估患者呼吸道通畅情况，口腔黏膜状况。

【计划】

1. 患者准备 向患者做好解释，使其了解压缩雾化吸入术的目的、方法、注意事项并能积极配合。

2. 用物准备 药物（按医嘱准备）；压缩雾化吸入器装置1套；纱布1块；弯盘1个。

【实施】

详见表12-6。

表12-6 压缩雾化吸入操作步骤

操作流程	详细步骤	要点及说明
1. 检查机器	洗手，戴口罩，检查并连接雾化器各部件	确保患者安全使用
2. 准备药物	按医嘱抽药液注入雾化器，不超过规定刻度，将喷雾器与压缩机相连	压缩机放置在平稳处，勿放于地毯或毛织物等软物上
3. 认真核对	将用物携至患者床旁，核对患者床号、姓名、腕带等信息	
4. 取位铺巾	取合适体位，颌下铺治疗巾	半坐位或坐位
5. 调节雾量	接通电源，打开压缩机，调节雾量大小	
6. 二次查对	再次核对患者信息	操作中查对
7. 雾化吸入	将口含嘴放入患者口中，或将面罩放于患者口鼻处紧贴面部，指导患者紧闭嘴唇深吸气，再用鼻呼气，反复多次将药液吸完为止	操作后查对 使用完毕，应将雾化器浸泡消毒1小时，再洗净晾干备用
8. 核对整理	治疗结束，再次查对；取下口含嘴或面罩、雾化器，关电源；协助患者取舒适卧位、整理床单位	
9. 处理记录	洗手，记录及观察	

【评价】

1. 患者能理解雾化吸入的目的，能主动配合治疗。
2. 患者感觉舒适，痰液稀释易于咳出，呼吸道症状缓解。

四、手压式雾化器雾化吸入

手压式雾化器雾化吸入是利用拇指按压雾化器顶部，使药液从喷嘴喷出，形成雾滴作用于口腔及咽部气管、支气管黏膜的治疗方法。

手压式雾化器

（1）构造见图12-6。

（2）作用原理：手压式雾化吸入器是将药液置于由适当的抛射剂制成的送雾器中，送雾器内腔为高压，将其倒置，用拇指按压顶部时，其内阀门即打开，药液便从喷嘴喷出。由于药液喷出速度极快，而雾滴的平均直径为2.8～4.3μm，故80%的雾滴会直接喷到口腔及咽部，经黏膜吸收。

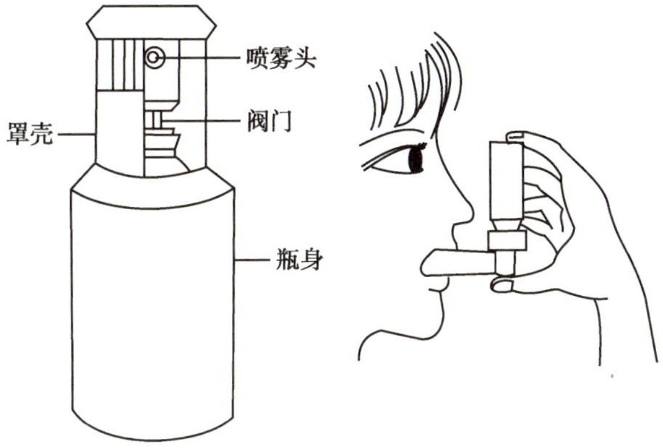

图12-6 手压式雾化器雾化吸入

【目的】

解除支气管痉挛。主要通过吸入肾上腺素类药、氨茶碱或沙丁胺醇等支气管解痉药，改善通气功能，适用于支气管哮喘、喘息性支气管炎的对症治疗。

【评估】

1. 评估患者的病情、意识状态、治疗情况、肢体活动能力、合作程度和对药物的认知。
2. 评估患者呼吸道通畅情况，口腔黏膜状况。

【计划】

1. 患者准备 向患者做好解释，使其了解手压式雾化器雾化吸入技术的目的、方法、注意事项并确保患者能积极配合。

2. 用物准备 准备手压式雾化器（含药物）1个。

【实施】

详见表12-7。

表12-7 手压式雾化器雾化吸入操作步骤

操作流程	详细步骤	要点及说明
1. 仔细检查	洗手，戴口罩，检查并连接雾化器各部件	确保安全
2. 准备药物	按医嘱备药	
3. 认真核对	将用物携至患者床旁，核对患者床号、姓名、腕带等信息	操作过程严格执行查对制度
4. 舒适卧位	协助患者取舒适体位	
5. 二次查对	再次核对患者信息	操作中查对

续表

操作流程	详细步骤	要点及说明
6. 雾化吸入	取下雾化器保护盖，充分摇匀药液。将雾化器倒置，接口端放入患者两唇间，嘱患者紧闭口唇；当患者吸气开始时，按压雾化器顶部，喷药，嘱患者屏气、呼气，反复1～2次	保证药液充分进入呼吸道；指导患者深吸气，尽可能延长屏气时间，然后呼气，以增加疗效；两次使用间隔时间为3～4小时
7. 核对整理	再次核对，取出雾化器；协助患者清洁口腔，取舒适卧位，交代注意事项	
8. 处理记录	洗手，记录及观察	

【评价】

1. 患者能主动配合。
2. 患者症状减轻，感觉舒适，达到治疗目的。

第四节 注射给药

任务引入

【临床情景】

李女士，28岁，妊娠20周。因抽搐、呼吸暂停、面色发紫持续约1分钟而入院。诊断为产前子痫。医嘱：10%硫酸镁10ml，立即肌内注射。

思考：

1. 怎样有效实施肌内注射？
2. 肌内注射的注意事项是什么？

注射（injection）是将一定量的无菌药液或生物制剂注入体内的技术。常用注射技术包括皮内注射、皮下注射、肌内注射、静脉注射。注射给药血药浓度迅速升高，起效快，适用于因各种原因不宜口服给药或需要药物迅速发生疗效的患者。但注射给药可造成组织一定程度的损伤，引起疼痛及潜在并发症的发生。因此，护士必须熟练掌握各种注射技术的操作规程，确保患者安全、有效，防止感染及并发症的发生。

一、注射原则

（一）严格执行查对制度

1. 严格执行“三查八对”，确保用药安全。
2. 认真检查药物质量，发现药液浑浊、变色、沉淀，药物有效期已过，安瓿有裂痕，密封瓶盖松动等情况均不能使用。
3. 同时注射多种药物，应检查药物有无配伍禁忌。

（二）严格遵守无菌技术操作原则

1. 环境清洁，符合无菌操作基本要求。
2. 注射前，操作者衣帽整洁、修剪指甲、洗手、戴口罩。
3. 注射器空筒内壁、活塞、乳头、针梗、针尖及针栓内面必须保持无菌。

4. 注射部位皮肤常规消毒，用2%碘酊棉签以注射点为中心由内向外螺旋式旋转涂擦，消毒范围直径应在5cm以上，待干后，用70%乙醇溶液棉签以同样方式脱碘后注射；或用安尔碘涂擦消毒两遍，待干后即可注射。

（三）选择合适的注射器与针头

根据药液量、黏稠度、刺激性强弱、注射方法及患者个体情况，选择合适的注射器和针头。注射器无裂缝、完整、不漏气；针头锐利、无钩、无弯曲，型号合适；注射器与针头紧密衔接；一次性注射器的包装应密封，且在有效期内。

（四）选择合适的注射部位

选择注射部位应避免损伤血管、神经，不可在局部有硬结、损伤、炎症、瘢痕处进针。对须长期进行注射的患者，应经常更换注射部位。长期静脉注射时选择血管应由远心端到近心端。

（五）注射药液应现用现配

注射药液应现配现用，即刻注射，以免放置时间过久，降低药物效价或被污染。

（六）注射前排尽空气

注射前必须排尽注射器内空气，尤其是静脉注射，以免空气进入血管形成空气栓塞；排气时防止药液浪费。

（七）掌握合适的进针深度

1. 各种注射术分别有不同的进针深度要求（图12-7）。

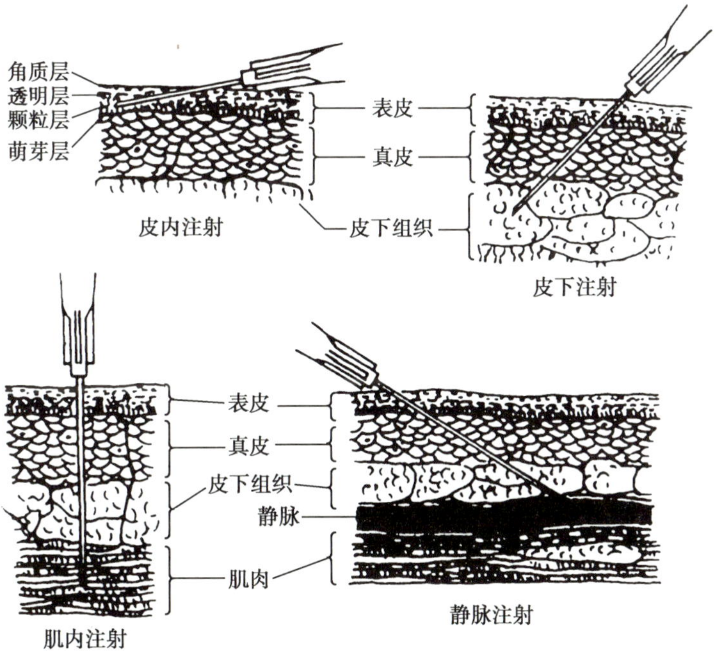

图12-7 各种注射术的进针深度

2. 进针时不可将针梗全部刺入皮肤内，防止不慎发生断针时处理困难。

（八）注射前检查回血

进针后，注射药液前应抽动活塞，检查有无回血。动、静脉注射必须有回血后方可注入药液。皮下、肌内注射，抽吸无回血，方可注入药液；如有回血，应拔出针头重新进针，不可将药液注入血管内。

（九）掌握无痛注射技术

1. 解除患者思想顾虑，分散其注意力；指导患者做深呼吸，尽可能身心放松。

2. 指导并协助患者采取合适体位，以利肌肉放松，易于进针。

3. 注射时做到“二快一慢”，即进针与拔针要快，推注药液速度要慢、均匀。

4. 对刺激性强的药物或油剂，应选择粗、长的针头，进针要深，以免引起局部硬结和疼痛。如须同时注射几种药物，一般先注射刺激性较弱的药物，然后注射刺激性较强的药物。

（十）严格执行消毒隔离制度，防止交叉感染

注射时，要做到一人一针一管，一人一根止血带，一人一个垫枕。所用过的一次性物品按规定统一进行处理。

二、注射前准备

（一）注射用物

1. 注射盘内

（1）皮肤消毒液：准备 2% 碘酊、75% 乙醇溶液或安尔碘。

（2）另外注射盘内须有无菌持物钳或镊。

（3）其他：准备消毒棉签、无菌治疗巾、砂轮、启瓶器（如为静脉注射，加放止血带、小垫枕、无菌胶贴）、弯盘等。

2. 注射器和针头（图 12-8）

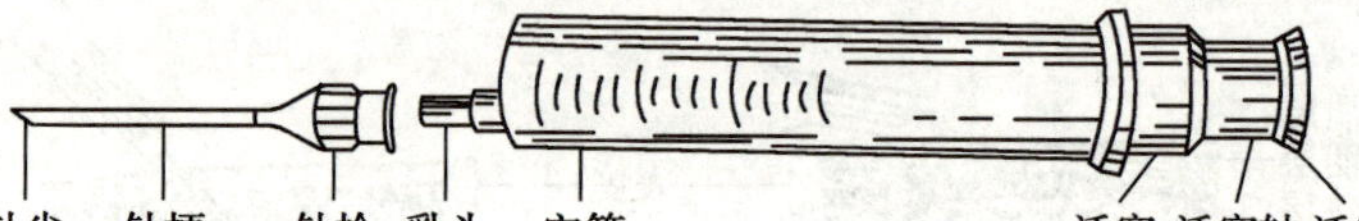

图 12-8　注射器及针头构造

（1）注射器：注射器由空筒、活塞两部分组成。空筒前端为乳头部，空筒上标有容量刻度；活塞后部为活塞轴、活塞柄。其中乳头、空筒内壁、活塞应保持不被污染，不得用手触摸。

（2）针头：针头分为针尖、针梗、针栓三个部分。除针栓外壁外，其余部分不得用手指触摸，以防污染。头皮针已普遍用于静脉注射及静脉输液。

（3）注射器、针头规格及主要用途见表 12-8。

表 12-8　注射器规格、针头型号及主要用途

注射器规格	针头型号	主要用途
1ml	$4\frac{1}{2}$号	皮内注射、注射小剂量药液
1ml、2ml	5～6 号	皮下注射
2ml、5ml	6～7 号	皮下注射、肌内注射、静脉采血
10ml、20ml、30ml、50ml、100ml	7～12 号	静脉注射、静脉输血、采血、各种穿刺

3. 注射药物　遵医嘱准备，常用的药液有溶液、油剂、混悬剂、结晶、粉剂等。

（二）药液抽吸技术

【目的】

准确抽吸药液，为各种注射做准备。

【评估】

1. 核对医嘱和注射单，了解注射目的。

2. 评估药物性质、剂型、剂量、刺激性、黏稠度、配伍禁忌。

【计划】

1. 环境准备 整洁，光线充足，符合无菌操作要求。

2. 用物准备 常规注射盘内加注射卡；准备合适的注射器和针头；备齐药物及溶媒。

【实施】

详见表 12-9。

表 12-9 药液抽吸操作步骤

操作流程	详细步骤	要点及说明
1. 认真核对	查对注射卡、药物、注射器质量	严格执行查对制度
2. 铺无菌盘	在治疗盘内铺无菌巾	严格执行无菌操作原则
3. 抽吸药液	▲自安瓿内吸取药液	
（1）消毒折断	用手指轻弹安瓿颈部，将安瓿尖端药液弹至体部，用蘸取 75% 乙醇溶液棉签消毒颈部及砂轮，在颈部用砂轮划一道环形锯痕（图 12-9），重新消毒颈部后折断安瓿（安瓿颈部有蓝色标记可不锯痕）	垫无菌纱布折断安瓿，防止锐器伤
（2）抽吸药液	针头斜面向下置于药液内，抽动活塞，吸取药液（图 12-10、图 12-11）	不可将针栓插入安瓿内；针头不可接触安瓿口外缘；抽药时不能用手握住活塞；针尖斜面向下利于吸药
	▲自密封瓶内吸取药液	
（1）消毒瓶塞	除去铝盖的中心部分，常规消毒瓶塞，待干	
（2）注入空气	用注射器向密封瓶内注入与所需药液量相等的空气（图 12-12）	向瓶内注入空气，增加瓶内压力，利于吸药
（3）抽吸药液	倒转药瓶，将针尖置于药液液面以下，抽吸药液至所需量	粉剂或结晶药物，先用无菌等渗盐水、注射用水或专用溶剂溶解后再抽吸；混悬剂摇匀后立即吸取；油剂应略加温再抽吸，易被热破坏者除外；选用稍粗的针头抽吸混悬剂或油剂，并将针栓与注射器乳头衔接紧密，以防脱落
（4）拔出针头	用示指固定针栓，拔出针头（图 12-12）	
4. 排尽空气	吸药完毕，将针头垂直向上，轻拉活塞，使针头中的药液流入注射器内，并使气泡聚集在乳头口处，稍推活塞，驱出气体（图 12-13）	如注射器乳头偏向一侧，排气时，应使注射器乳头朝上倾斜，使气泡集中于乳头根部，利于气体排出
5. 保持无菌	排尽气体后，将针头保护套或原空安瓿套在针头上，再次核对，置于无菌盘内备用，抽尽药液的安瓿或药瓶放在一处备查	注意防止锐器伤
6. 整理记录	操作后分类处理废弃物，洗手，记录	将废弃物按规定分类处理

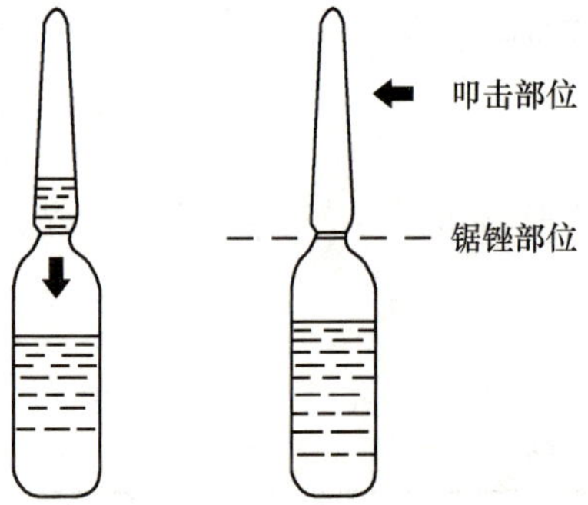

图 12-9　安瓿用前处理

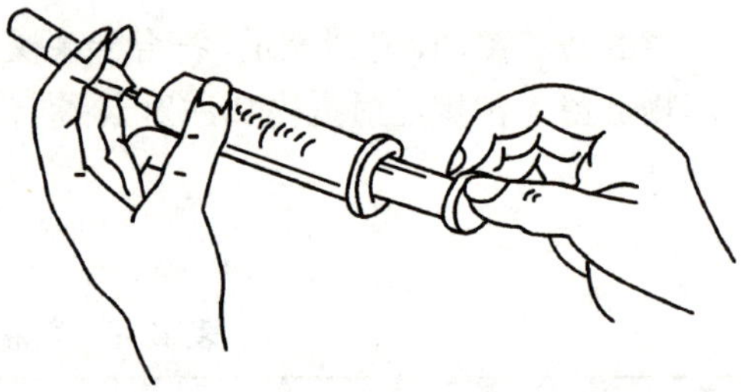

图 12-10　自小安瓿内吸取药液

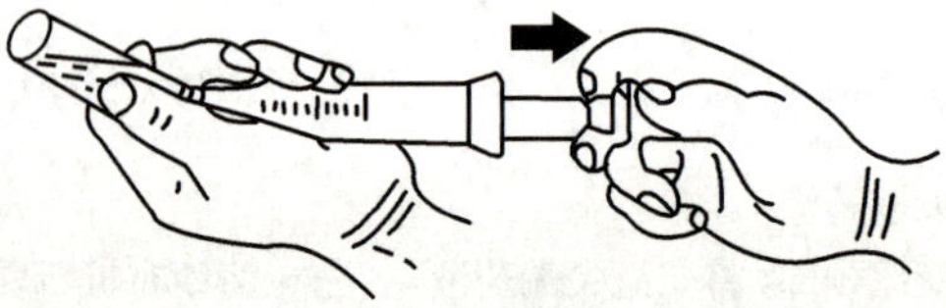

图 12-11　自大安瓿内吸取药液

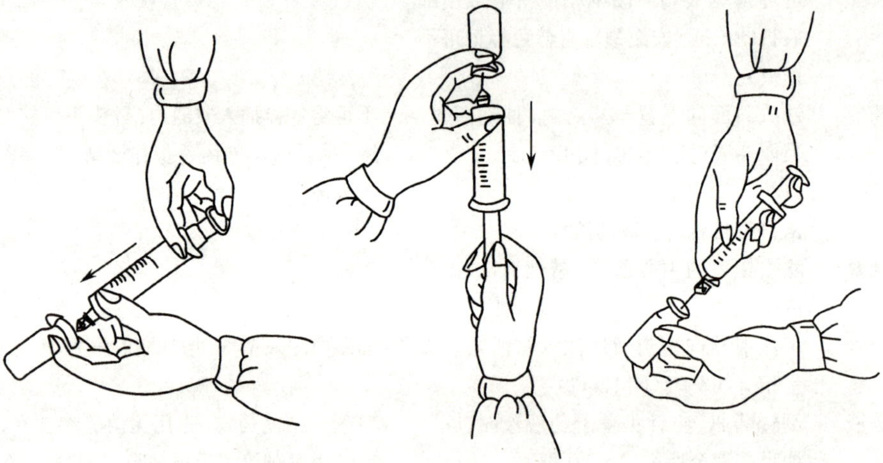

图 12-12　自密封瓶内吸取药液

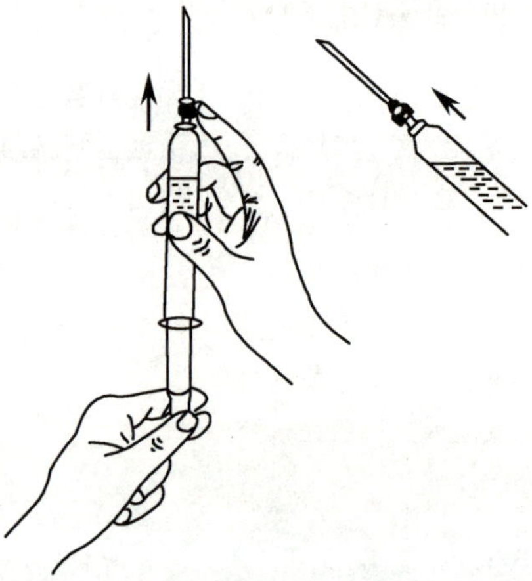

图 12-13　自注射器内驱出气泡

【评价】

1. 严格按照操作程序抽吸，手法正确，药量准确。
2. 吸药过程中药液和针头无污染。

三、常用注射技术

（一）皮内注射

皮内注射（intradermal injection）是将少量药液或生物制剂注射于表皮与真皮之间的技术。

【目的】

1. 进行各种药物过敏试验，以观察有无过敏反应。
2. 预防接种，如卡介苗。
3. 局部麻醉的先驱步骤。

【部位】

1. 皮内试验 常选用前臂掌侧下段处，因该处皮肤较薄，易于注射，且此处肤色较淡，易于辨认局部反应。

2. 预防接种 常选用上臂三角肌下缘。

3. 局部麻醉 实施局部麻醉处的局部皮肤。

【评估】

1. 核对医嘱和注射单，了解注射目的。
2. 评估患者的病情，用药史、过敏史、家族史、心理状态及合作程度。
3. 评估患者注射部位的皮肤情况，有无瘢痕或溃疡等。

【计划】

1. 患者准备 向患者做好解释，使其了解皮内注射的目的、操作方法和注意事项，并愿意配合操作。

2. 用物准备 准备注射盘；1ml 注射器；$4\frac{1}{2}$～5 号针头；注射单；根据医嘱和注射单备药液；做药物过敏试验时备 0.1% 盐酸肾上腺素溶液。

【实施】

详见表 12-10。

表 12-10 皮内注射操作步骤

操作流程	详细步骤	要点及说明
1. 抽吸药液	按医嘱抽吸药液，置无菌盘中备用	严格执行无菌操作原则
2. 认真核对	洗手，戴口罩，携用物至床边，核对患者信息	操作前查对
3. 定位消毒	协助患者摆好体位，选择合适的注射部位，以 75% 乙醇溶液消毒皮肤，待干；忌用碘类消毒剂，以免影响局部反应的观察与判断，并避免与碘过敏反应相混淆	若对乙醇过敏，可使用 0.9% 生理盐水进行皮肤清洁
4. 核对排气	二次核对，排尽空气	操作中查对
5. 绷皮穿刺	左手绷紧前臂掌侧皮肤，右手以平执式持注射器（图 12-14），针头斜面向上与皮肤成 5° 刺入皮内（图 12-15）	严格掌握进针角度，以免药液注入皮下组织
6. 推药拔针	待针头斜面完全进入皮内后，即放平注射器，左手拇指固定针栓，右手推注药液 0.1ml，使局部形成一皮丘（图 12-16），局部皮肤变白，毛孔显露，边缘清晰；注药毕，迅速拔出针头，勿按压	拔出针头后，禁忌按揉；注射后嘱患者不可离开病室，便于观察用药后反应及结果

续表

操作流程	详细步骤	要点及说明
7. 核对整理	再次核对，协助患者取舒适卧位，整理床单位	操作后查对
8. 处理记录	正确处理注射用物，洗手，20分钟后观察并记录试验结果，进行相应处理；如皮试结果怀疑假阳性时，须做对照试验，在另一侧前臂相同部位注入0.9%氯化钠注射液0.1ml，20分钟后对照观察反应	所有物品均应分类处理；将过敏试验结果记录在病历上，阳性用红笔标记“+”，阴性用蓝（黑）笔标记“-”

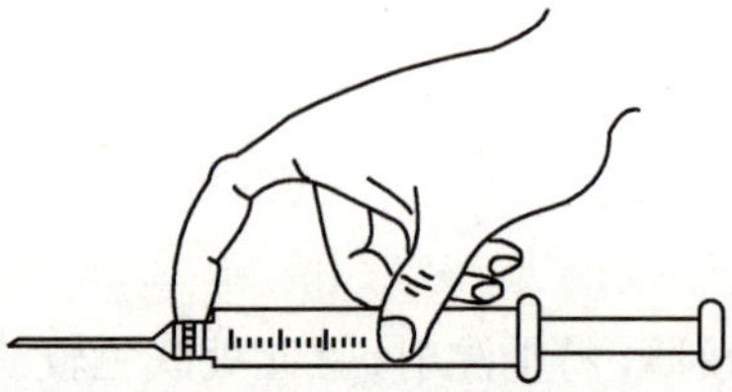

图12-14 平执式持注射器

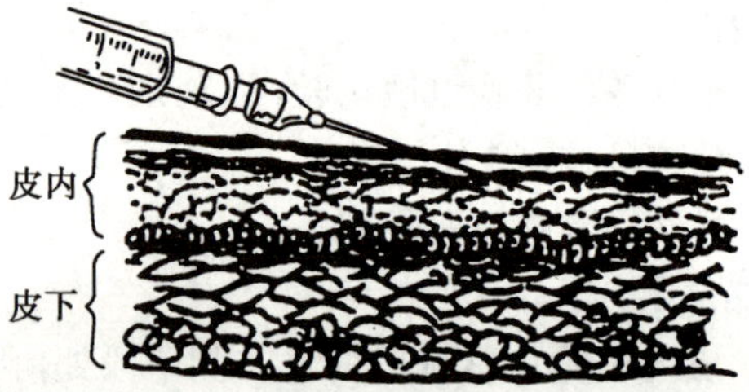

图12-15 皮内注射进针深度示意图

【评价】

1. 操作方法正确，用药安全、有效。
2. 患者理解皮内注射的目的，能主动配合。

（二）皮下注射

皮下注射（subcutaneous injection）是将少量药液或生物制剂注入皮下组织的技术。

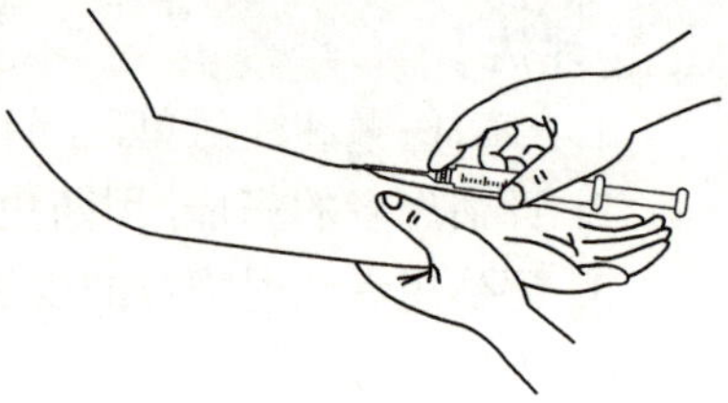

图12-16 皮内注射

【目的】

1. 进行预防接种。
2. 局部麻醉用药。
3. 注入小剂量药物，用于不宜口服给药且须在一定时间内发生药效时，如胰岛素注射。

【部位】

皮下注射常选用上臂三角肌下缘、腹壁、后背、大腿前侧和外侧（图12-17）。

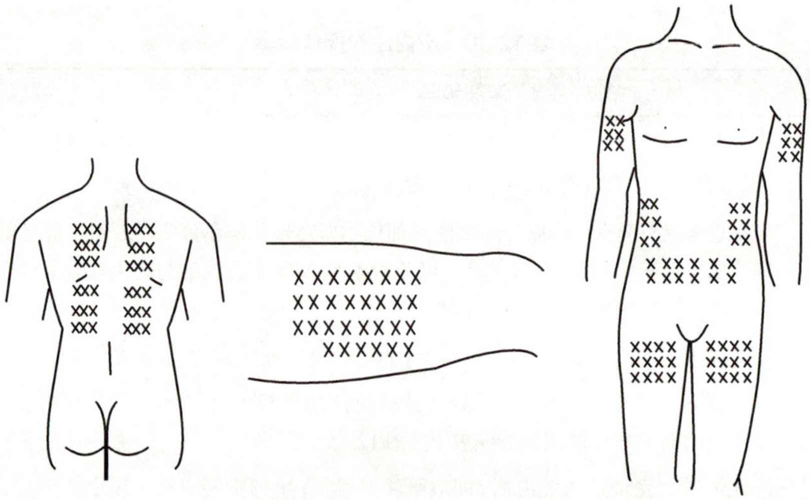

图12-17 皮下注射部位

【评估】

1. 评估患者病情及治疗情况。
2. 评估患者注射部位皮肤情况，有无溃疡、硬结、瘢痕等。
3. 评估患者肢体活动能力、心理状态及合作程度。

【计划】

1. 患者准备 向患者做好解释，使其了解皮下注射的目的、操作方法和注意事项，并愿意配合操作。

2. 用物准备 准备注射盘；1ml或2ml注射器；5～6号针头；药液（按医嘱准备）；注射单。

【实施】

详见表12-11。

表12-11 皮下注射操作步骤

操作流程	详细步骤	要点及说明
1. 抽吸药液	按医嘱抽吸药液，置无菌盘中备用	严格执行无菌操作原则
2. 认真核对	洗手，戴口罩，携用物至床边，核对患者信息	操作前查对
3. 定位消毒	协助患者摆好体位，选择合适的注射部位，常规消毒皮肤，待干	在三角肌下缘注射时，应稍偏向外侧注射，避免药液刺激三角肌，影响手臂的活动；长期皮下注射的患者，应有计划地更换注射部位，避免局部出现硬结，以利于药物吸收
4. 核对排气	二次核对，排尽空气	操作中查对
5. 绷皮穿刺	左手绷紧患者局部皮肤，过瘦者，可捏起皮肤，右手持注射器，示指固定针栓，针头斜面向上，与皮肤成30°～40°，快速刺入皮下，深度为针梗的1/2～2/3（图12-18）	持针时，右手示指固定针栓，不可触及针梗，避免污染；针头刺入角度不应超过45°，以免刺入肌层
6. 推药拔针	松开左手，以左手示指、拇指抽动活塞柄，无回血后缓慢注入药液；注药毕，用无菌干棉签按压针孔片刻至不出血为止	
7. 核对整理	再次核对，协助患者取舒适卧位，整理床单位	操作后查对
8. 处理记录	正确处理注射用物，洗手，记录	所有物品均应分类处理；记录注射时间、药物名称、浓度、剂量、患者的反应

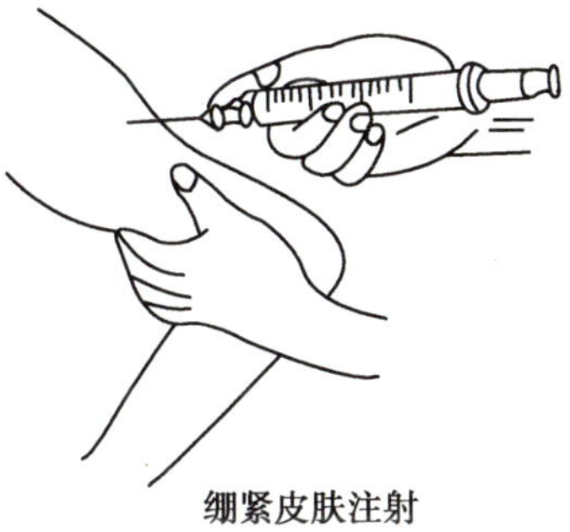
绷紧皮肤注射

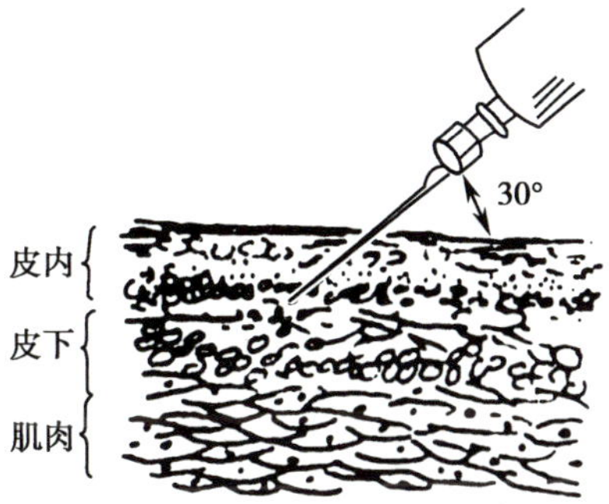

皮下注射进针角度

图12-18 皮下注射法

【评价】

1. 患者理解皮下注射的目的，能主动配合。

2. 患者注射部位未发生硬结、感染。

（三）肌内注射

肌内注射（intramuscular injection）是将少量药液注入肌肉组织内的技术。人体肌肉组织有丰富的毛细血管网，由于毛细血管壁是多孔的类脂质膜，药物穿透的速度比透过其他生物膜快。因此药物注入肌肉组织后，吸收迅速而完全。

【目的】

1. 药物不宜采用口服或不宜静脉注射，且要求比皮下注射更迅速发生疗效。

2. 注射刺激性较强或剂量较大的药物。

【部位】

注射部位多选择肌肉较丰厚，远离大血管及神经的部位。最常用的部位是臀大肌，其次为臀中肌、臀小肌、股外侧肌、上臂三角肌。

1. 定位方法

（1）臀大肌注射定位法：臀大肌起自髂后上棘与尾骨尖之间，肌纤维平行向外下方止于股骨上部。坐骨神经起自骶丛神经，自梨状肌下孔出骨盆至臀部，在臀大肌深处，约在坐骨结节与大转子之间中点处下降至股部，其体表投影为自大转子尖至坐骨结节中点向下至腘窝。注射时为避免损伤坐骨神经，定位方法有两种。

1）十字法：从臀裂顶点向右侧或向左侧作一水平线，然后从髂嵴最高点作一垂直平分线，将一侧臀部分为 4 个象限，其外上象限避开内角（从髂后上棘至股骨大转子连线）即为注射区（图 12-19A）。

2）连线法：取髂前上棘与尾骨连线的外上 1/3 处为注射部位（图 12-19B）。

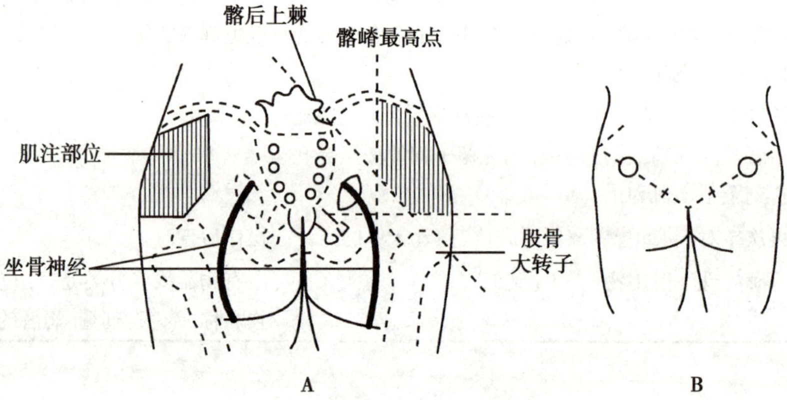

图 12-19 臀大肌注射定位法

A. 十字法；B. 连线法

（2）臀中肌、臀小肌注射定位法：该处血管、神经分布较少，且脂肪组织较薄，目前已广泛使用，定位方法有两种。

1）构角法：以示指尖、中指尖分别置于髂前上棘和髂嵴下缘处，这样髂嵴、示指、中指之间便构成一个三角形区域，其示指、中指构成的内角即为注射部位（图 12-20）。

2）三指法：髂前上棘外侧三横指处（以患者的手指宽度为标准）。

（3）股外侧肌注射定位法：大腿中段外侧，一般成人在髋关节下 10cm 至膝上 10cm、宽约 7.5cm 的范围内为注射部位。此处大血管、神经干很少通过，适用于多次注射，尤适用于 2 岁以下幼儿（图 12-21）。

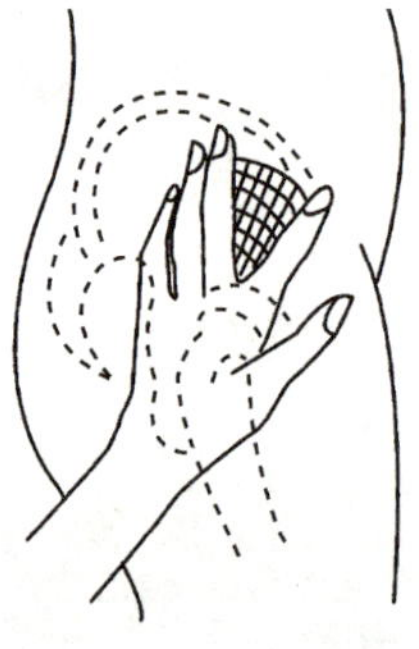

图 12-20 臀中肌、臀小肌注射定位法

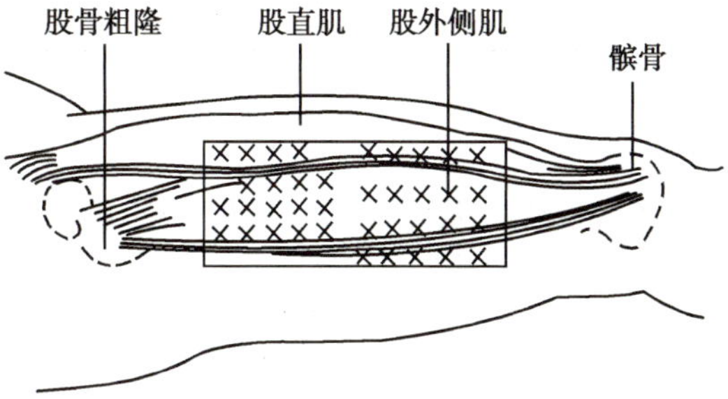

图 12-21 股外侧肌注射定位法

(4) 上臂三角肌注射定位法：上臂外侧、肩峰下 2～3 横指处（图 12-22）为三角肌注射部位，此处肌肉不如臀部肌肉丰厚，只能做小剂量注射。

2. 常用体位 为了使肌肉松弛，减少疼痛，臀部肌内注射时常取下列各种体位。

(1) 侧卧位：上腿伸直放松，下腿稍弯曲。

(2) 俯卧位：足尖相对，足跟分开，头偏向一侧。

(3) 仰卧位：常用于危重或不能翻身的患者，宜选用臀中肌、臀小肌做肌内注射。嘱患者肌肉放松，勿紧张。

(4) 坐位：凳子宜稍高，嘱患者坐稳，放松局部肌肉。

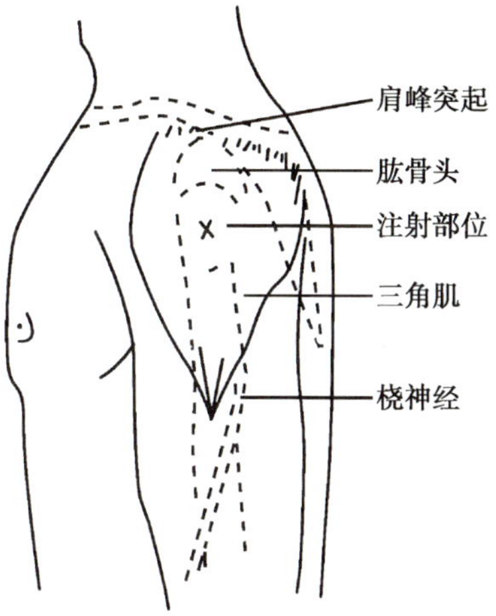

图 12-22 上臂三角肌注射定位法

【评估】

1. 评估患者病情及治疗情况。
2. 评估患者对注射给药的认识与合作程度。
3. 评估患者注射部位皮肤、肌肉组织情况及肢体活动能力。

【计划】

1. 患者准备 向患者做好解释，使其了解肌内注射的目的、操作方法和注意事项，并愿意配合操作。

2. 用物准备 准备注射盘、2～5ml 注射器、6～7 号针头、药液（按医嘱准备）、注射单。

【实施】

详见表 12-12。

表 12-12 肌内注射操作步骤

操作流程	详细步骤	要点及说明
1. 抽吸药液	按医嘱抽吸药液，置无菌盘中备用	严格执行无菌操作原则
2. 核对解释	洗手，戴口罩，携用物至床边，核对患者信息，解释操作目的、方法，并取得患者信任	操作前查对
3. 环境准备	关闭门窗，调节室温，隔帘遮挡患者，请无关人员回避	保护患者隐私，使其放松
4. 安置体位	根据患者病情，合理采取卧位，如侧卧位、俯卧位、仰卧位或坐位	
5. 定位消毒	选择合适的注射部位，常规消毒皮肤，待干	2 岁以内婴幼儿不宜选择臀大肌注射，因幼儿臀大肌发育不完善，有损伤坐骨神经的危险，可选用股外侧肌或臀中肌、臀小肌注射；长期肌内注射者，应有计划地更换注射部位，以免局部出现硬结影响药物吸收

续表

操作流程	详细步骤	要点及说明
6. 核对排气	二次核对，排尽空气	操作中查对
7. 绷皮穿刺	以左手示指与拇指稍分开并绷紧局部皮肤，右手以执笔式持注射器（图 12-23），以手臂带动腕部力量，将针头垂直快速刺入针梗的 1/2～2/3（图 12-24，图 12-25A、B）；注射时切勿将针梗全部刺入，以防针梗从根部衔接处折断，无法取出；若针头折断，应嘱患者保持原位不动，用止血钳夹住断端取出，如全部刺入肌肉组织，立即请外科医生手术取出	对消瘦者或小儿进针深度应酌减
8. 推药拔针	松开左手，抽动活塞柄无回血后，均匀缓慢注入药物（图 12-25C、D）；注药毕，用无菌干棉签轻按进针处，快速拔针（图 12-25E），并继续按压针孔处片刻至不出血为止	
9. 核对整理	再次核对，协助患者穿好衣裤，取舒适卧位，整理床单位	操作后查对
10. 处理记录	正确处理注射用物，洗手，记录	所有物品均应分类处理；记录注射时间、药物名称、浓度、剂量、患者的反应

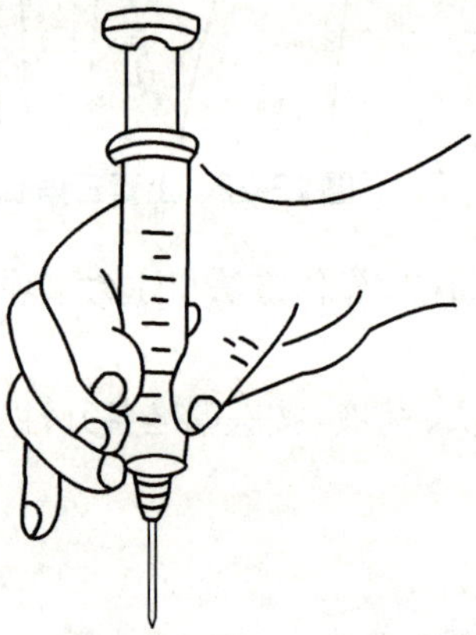

图 12-23　执笔式持注射器

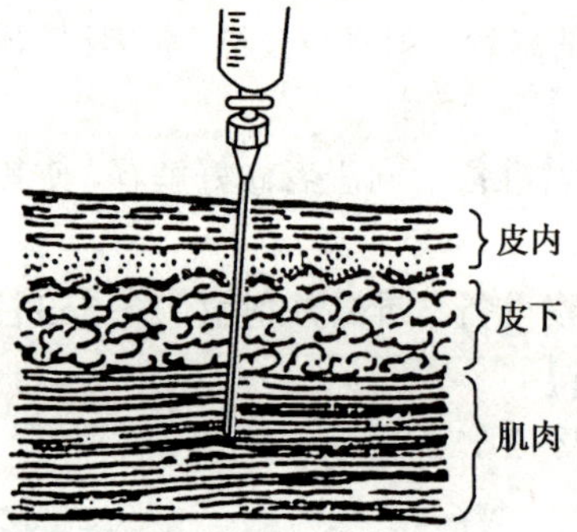

图 12-24　肌内注射进针深度

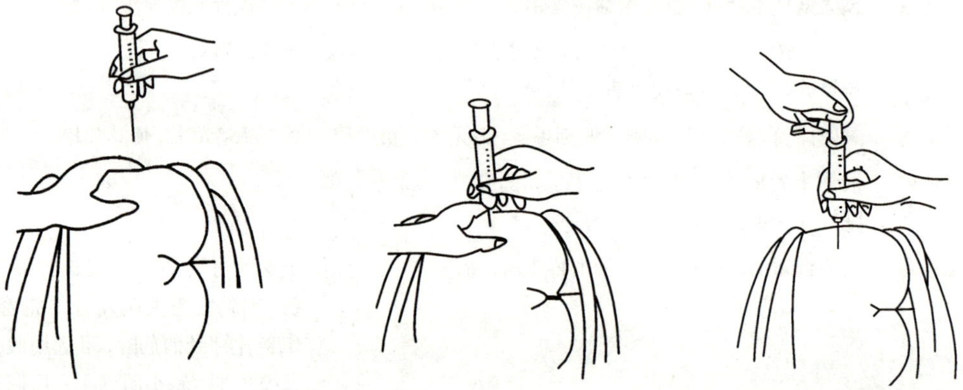

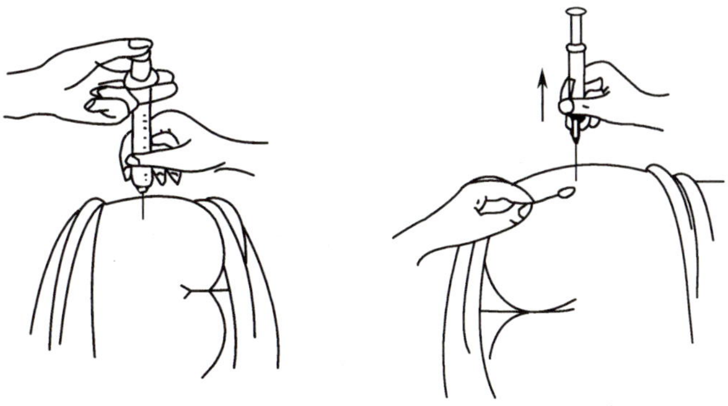

图12-25 肌内注射

【评价】

1. 患者理解肌内注射的目的，能主动配合。

2. 患者注射部位未发生硬结、感染，达到治疗目的。

（四）静脉注射

静脉注射（intravenous injection）是由静脉注入无菌药液的技术。药液可直接进入血液循环而达全身，是作用最快的给药方法。

【目的】

1. 注入药物 药物不宜口服、皮下或肌内注射，又须迅速发生药效时。

2. 输液输血 常用于急危重症患者的治疗，为静脉输注液体、药物、血液提供通道。

3. 诊断性检查 注入药物协助临床诊断，如肝、胆、肾 X 线摄片、CT 扫描等。

4. 通过静脉注射进行静脉营养治疗。

【部位】

1. 四肢浅静脉 上肢常用贵要静脉、肘正中静脉、头静脉、腕部及手背静脉，下肢常用大隐静脉、小隐静脉、足背静脉（图 12-26）。

2. 股静脉 位于股三角区，在股动脉和股神经的内侧（图 12-27）。

3. 小儿头皮静脉 小儿头皮静脉极为丰富，分支甚多，互相沟通交错成网，且静脉表浅易见，易于固定，方便患儿肢体活动。常用的头皮静脉有额静脉、颞浅静脉、耳后静脉、枕静脉等（图 12-28）。进行穿刺时，应注意区分头皮动、静脉（表 12-13）。

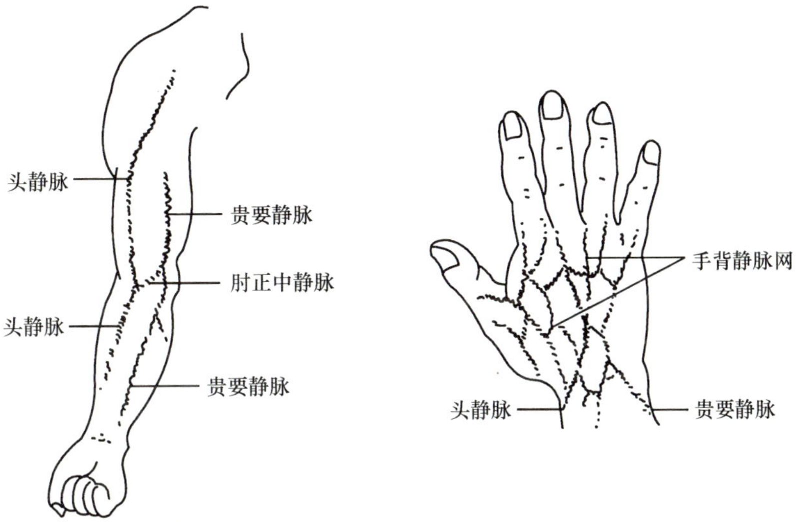

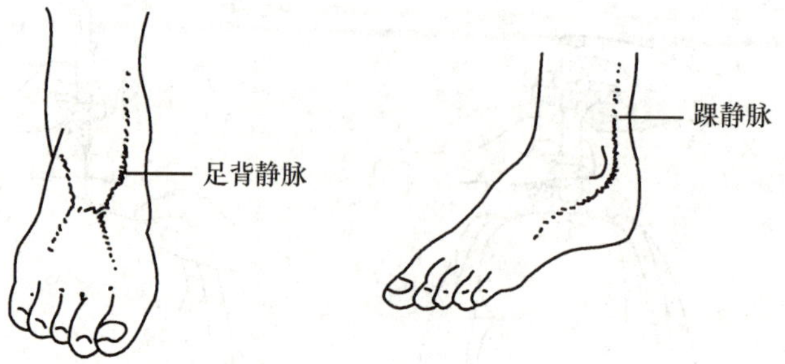

图 12-26 四肢浅静脉分布图

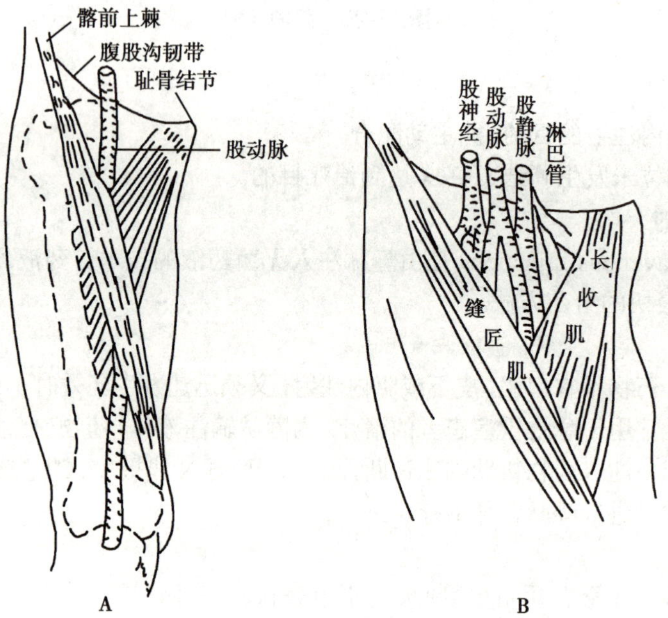

图 12-27 股动脉、股静脉的解剖位置

A. 髂前上棘与耻骨结节连线中点处为股动脉；B. 股静脉在股动脉内侧 0.5cm 处

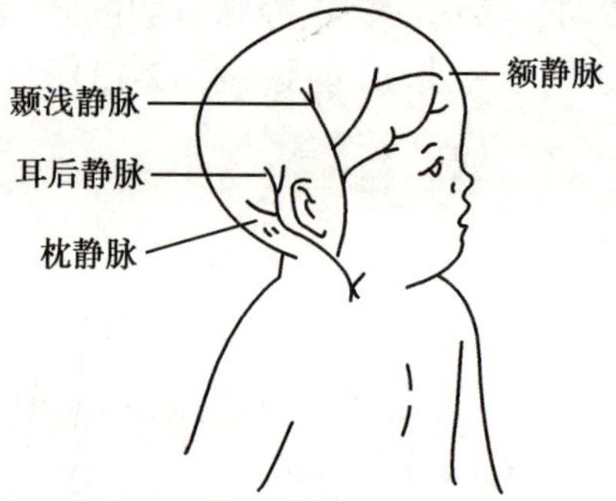

图 12-28 小儿头皮静脉分布

表 12-13 头皮静脉与头皮动脉的鉴别

特征	头皮静脉	头皮动脉
颜色	微蓝	深红或与皮肤同色
搏动	无	有
管壁	薄、易压瘪	厚、不易压瘪

续表

特征	头皮静脉	头皮动脉
血流方向	向心	离心
血液颜色	暗红	鲜红
注药反应	阻力小	阻力大，局部血管树枝状突起，患儿疼痛，颜色苍白，尖叫

【评估】

1. 评估患者病情、意识状态及治疗情况。
2. 评估患者注射部位的静脉是否明显，肢体的血液循环情况。
3. 评估患者所用药物可能产生的效果及不良反应。
4. 评估患者对静脉注射给药的认识与合作程度。

【计划】

1. 患者准备 向患者或家属做好解释，使其了解静脉注射的目的、操作方法和注意事项，并愿意配合操作。

2. 用物准备 准备注射盘；止血带；小垫枕；头皮针或型号适宜的针头；注射器（规格视药量而定）；无菌纱布；胶布；备皮刀；药液（按医嘱准备）；治疗单。

【实施】

详见表12-14。

表12-14 静脉注射操作步骤

操作流程	详细步骤	要点及说明
1. 抽吸药液	按医嘱抽吸药液，置无菌盘中备用	严格执行无菌操作原则
2. 认真核对	洗手，戴口罩，携用物至床边，核对患者信息	操作前查对
3. 安置体位	①股静脉注射：协助患者仰卧，下肢伸直略外展外旋；②小儿头皮静脉注射：帮助患儿取仰卧或侧卧位	
4. 定位消毒	①四肢浅静脉注射：选择合适的静脉，以手指探明静脉方向及深浅，在穿刺部位的肢体下垫小枕，铺治疗巾，在穿刺点上方（近心端）6～8cm处扎止血带，常规消毒皮肤，待干；②股静脉注射：在腹股沟中内1/3交界处，用左手触得股动脉搏动最明显处，股静脉位于股动脉内侧0.5cm处，常规消毒皮肤，左手戴无菌手套；③小儿头皮静脉注射：选择合适头皮静脉，必要时剃去注射部位头发，常规消毒皮肤，待干	一般选择弹性好、粗直、相对固定、避开关节部位的静脉；为保护血管，应有计划地自远心端到近心端选择血管
5. 核对排气	二次核对，排尽空气	操作中查对
6. 绷皮穿刺	①四肢浅静脉注射：嘱患者握拳，用一手拇指绷紧静脉下端皮肤，使其固定，另一手持针柄，针尖斜面向上，针头与皮肤成15°～30°在静脉上方或侧方刺入皮下，再沿静脉走向潜行刺入静脉（图12-29A），如见回血，表明针头已进入静脉，可再顺静脉进针0.5～1cm；②股静脉注射：左手再次扪及股动脉搏动最明显部位，并用左手示指加以固定，右手持注射器，使针头和皮肤成90°或45°，在股动脉内侧0.5cm处刺入，抽动活塞见有暗红色回血，提示针头已进入股静脉；③小儿头皮静脉注射：由助手固定患儿头部，术者左手拇指、示指固定静脉两端皮肤，右手持针柄，沿血管走行以向心方向平行刺入头皮，见回血，再进针少许	股静脉穿刺中，若回血呈鲜红色，表示误刺入股动脉，应立即拔出针头，并用无菌纱布压迫穿刺处5～10分钟，直至无出血为止，改用另一侧股静脉重新穿刺；有出血倾向的患者禁忌股静脉穿刺；小儿头皮静脉注射时，注意约束患儿，防止其抓拽注射部位；穿刺时注意动、静脉的鉴别

续表

操作流程	详细步骤	要点及说明
7. 推药拔针	四肢浅静脉注射时须松开止血带，同时嘱患者松拳；固定针头（如为头皮针，用胶布固定），缓慢注入药液（图 12-29B）；注射完毕，迅速拔出针头，用无菌干棉签按压片刻；若股静脉注射毕，应立即用无菌纱布加压止血 5～10 分钟，直至无出血为止	注射对组织刺激性强的药物，应行引导注射术：另备 0.9% 氯化钠注射液穿刺，证实针头在血管内后，再换上所需药液推注，以防药液外渗于皮下发生组织坏死；根据病情及药物性质调整注入药物的速度，并注意观察局部及病情变化
8. 核对整理	再次核对，协助患者取舒适卧位，整理床单位	操作后查对
9. 处理记录	正确处理注射用物，洗手，记录	所有物品均应分类处理；记录注射时间、药物名称、浓度、剂量、患者的反应

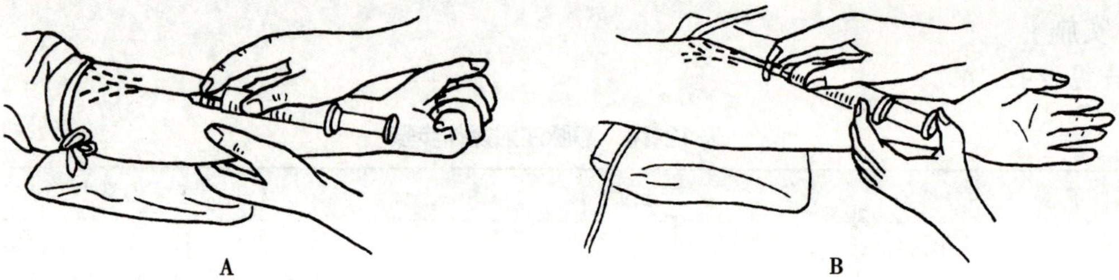

图 12-29 静脉注射法

A. 静脉注射进针；B. 推注药液

知识链接

静脉拔针技巧

1. 无痛拔针方法　所谓“无痛性”拔针，并非一点也不疼痛，而是尽量减轻或避免疼痛而采取的相应措施。拔针前在针两侧绷紧皮肤，顺血管纵轴平行，向外缓慢拔针，当针头即将拔出血管壁时再快速拔出体外，并立即用棉球平行于静脉压住穿刺点，然后抬高患肢片刻即可。

2. 防止皮下溢血方法　拔针前护士左手拇指和示指在针尖上方约 2.5cm 处绷紧皮肤和皮下组织，快速拔针，用干棉签沿穿刺点向上纵行压迫穿刺点 3～5 分钟即可。该方法既可压迫静脉针眼，又可减少针头对血管壁的摩擦和损伤。且拔针后棉签在静脉上方呈平行方向压迫皮肤，可防止皮下溢血，避免青紫等。

【评价】

1. 患者理解静脉注射的目的，愿意接受并主动配合。
2. 患者注射部位无渗出、肿胀，未发生感染，未损伤血管及神经。
3. 患者症状减轻，达到预期效果。

【特殊患者静脉穿刺要点】

1. 肥胖患者　皮下脂肪多，静脉位置比较深，不明显。穿刺时摸清其走向后，从血管正面刺入，进针角度稍大（30°～40°），回血后将针头稍挑起送入血管内即可成功。

2. 消瘦患者 皮下脂肪少，静脉较滑动，但静脉较明显，穿刺时须固定静脉，从正面或侧面刺入，针头方向与血管平行，针进血管时不能用力过猛，原则是宁慢勿快，持针要稳。

3. 水肿患者 静脉不明显，可按静脉走向的解剖位置，先用手指压迫局部，暂时推开皮下组织间液，显露血管后迅速穿刺即可成功。

4. 休克患者 静脉充盈不良，扎止血带后，由远心端向近心端反复推揉，使血管充盈后再行穿刺。

5. 老年患者 皮肤松弛，血管硬化且易滑动，针头不易刺入且易穿破。用手指固定穿刺静脉上、下两端后，在静脉上方直接穿刺即可成功。

【常见静脉穿刺失败原因及处理】

1. 针头刺入过浅 针头未刺入血管。表现为抽吸无回血，推注药液后局部隆起，患者有痛感（图 12-30A）。

处理方法：拔出并更换针头，重新选择血管穿刺，同时试抽回血，如有回血，推注药液后局部无隆起，患者不感觉疼痛即可。

2. 针头未完全进入血管内 针尖斜面部分在皮下，部分在血管内。表现为可抽吸到回血，但推注药液后有局部隆起，患者感觉疼痛（图 12-30B）。

处理方法：将针头放平再沿静脉走行进针，同时试抽回血，如有回血，推药时患者不感觉疼痛，局部不隆起即可。

3. 针头刺破对侧血管壁 针头斜面部分在血管内，部分在血管外。表现为抽吸有回血（图 12-30C），推注少量药液局部可无隆起，患者感觉疼痛。

处理方法：拔出并更换针头，重新选择血管穿刺。

4. 针头穿透对侧血管壁 针头刺入过深，穿透下面的血管壁。表现为抽吸无回血（图 12-30D），局部无隆起，患者感觉疼痛。

处理方法：拔出并更换针头，重新选择静脉穿刺。

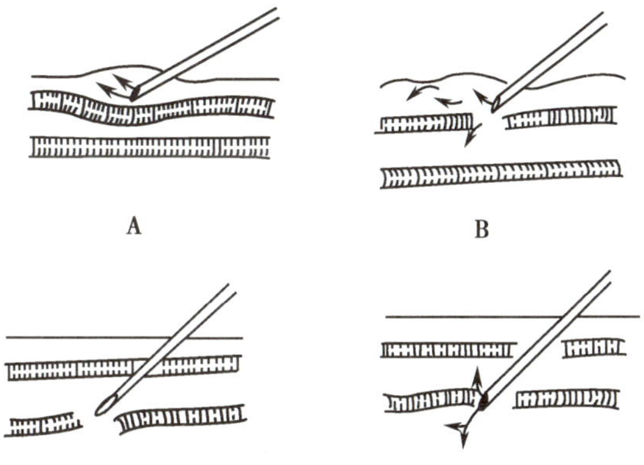

图 12-30 静脉穿刺失败原因示意图

【微量注射泵】

微量注射泵是将少量药液精确、均匀、持续输入人体静脉的注射装置，可使药物在体内能保持有效血药浓度以抢救危重患者。微量注射泵主要用于临床各科输液、造影剂、麻醉剂及癌症患者的化学治疗等（图 12-31）。

【目的】

持续、匀速、定量注入药物，精确度高，确保患者用药。

【评估】

1. 评估患者的病情、意识状态、自理能力、心理状况及合作程度。

2. 评估患者的用药史、过敏史。

3. 评估患者穿刺部位的皮肤有无瘢痕、感染、静脉炎、静脉充盈度及管壁弹性。

4. 评估注射用物及药物、微量注射泵性能。

【计划】

1. 患者准备 向患者或家属做好解释，使其了解微量注射泵的目的、操作方法和注意事项，并愿意配合操作。

2. 用物准备 准备微量注射泵1套；泵用注射器及延长管1套；基础治疗盘1套；无菌6～9号针头或头皮针1副；小垫枕1个；止血带1根；输液贴1张；药物（按医嘱准备）；注射单；另外，须将已抽5ml生理盐水的一次性注射器放入无菌治疗盘内。

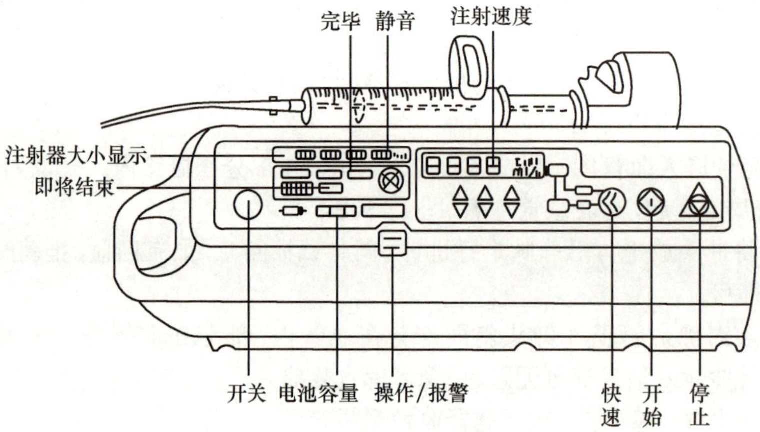

图12-31 微量注射泵

【实施】

详见表12-15。

表12-15 微量注射泵操作步骤

操作流程	详细步骤	要点及说明
1. 抽吸药液	按医嘱抽吸药液，置无菌盘中备用	严格执行无菌操作原则；须避光的药液，应用避光注射器抽取，并使用避光泵管
2. 认真核对	洗手，戴口罩；携用物至床边，核对患者信息	操作前查对
3. 连接固定	接通电源，开启开关；将抽好药液的注射器排尽空气，连接延长管，安装固定于微量注射泵	
4. 设置参数	设定注射速度、溶液量及其他参数	使用时，应先将注射泵参数设置好，然后再给患者注射，防止输入过多药物，发生不良反应
5. 检查空气	再次确定注射器及延长管内无空气	
6. 穿刺连接	将备好的无菌生理盐水注射器与头皮针连接，选择静脉，按静脉注射术穿刺；穿刺成功分离注射器与头皮针，将微量注射泵延长管和头皮针相连	
7. 开始注射	按开始键，开始自动推注药液，二次核对，观察患者的反应和药液注入情况；使用中，如须更改输液速度，则先按停止键，重新设置后再按开始键；更换药液时，应停止输注，更换完毕复查无误后，再按开始键	操作中查对；使用微量注射泵过程中，随时观察病情和药物输入情况，发生异常及时报告医生配合处理；发现报警及时处理，以免影响微量注射泵正常运行；连续使用时，每24小时更换连接管及注射器

续表

操作流程	详细步骤	要点及说明
8. 结束注射	药液即将输入完毕时，注射泵自动停止并报警，按静音键和停止键	
9. 拔针关泵	拔针按压，分离注射器与头皮针的连接，取出注射器，关闭微量注射泵，关闭电源；再次核对	操作后查对
10. 整理记录	协助患者取舒适卧位，整理床单位；正确处理注射用物，洗手，记录；及时用75%乙醇溶液擦拭注射泵，清除注射泵表面的污渍与尘埃，充电备用	所有物品均应分类处理；记录注射时间、药物名称、浓度、剂量、患者的反应

【评价】

1. 操作规范、无菌观念强、查对无误、关爱患者。
2. 评估准确，告知明确。
3. 沟通良好，通俗易懂。

第五节　局部给药

任务引入

【临床情景】

患者，男，68岁。因间断发作性胸闷、胸痛1周而入院，诊断为冠状动脉粥样硬化性心脏病、不稳定型心绞痛。入院当天夜晚，患者主诉胸闷、胸痛，急诊心电图示前壁ST段略压低，医嘱：硝酸甘油5mg，立即舌下含服。

思考：

如何指导该患者舌下含服药物？

一、滴药技术

滴药是将药液滴至眼、耳、鼻等处，以达到局部或全身的治疗作用，或做某些诊断性检查。

【目的】

1. 将药液滴入结膜囊，具有杀菌、收敛、消炎、麻醉、扩瞳、缩瞳等作用。
2. 将药液滴入鼻腔，起到消炎、减轻鼻塞等症状。
3. 将药液滴入耳道，发挥作用。

【评估】

1. 评估患者病情、意识状态、自理能力、心理状况及合作程度。
2. 评估患者对滴入给药的认识与接受程度。

【计划】

1. 患者准备　向患者解释，使其了解滴药术的目的、方法、注意事项并能积极配合。

2. 用物准备　准备治疗单或治疗卡1张；药液（遵医嘱备药）；治疗巾1块；消毒干棉球若干；弯盘1个。

【实施】

详见表12-16。

表12-16 滴药操作步骤

操作流程	详细步骤	要点及说明
1. 准备药物	按医嘱备药	
2. 认真核对	洗手、戴口罩；携用物品至患者处，核对患者床号、姓名、腕带等信息	
3. 滴入给药	▲滴眼药术	
（1）安置患者	协助患者取仰卧位或坐位，头略后仰，操作者站于患者身旁或身前；用干棉球拭去眼部分泌物，嘱患者双眼上视	体位合适，可使药液更易滴入；由内眼角向外眼角擦拭，可预防微生物进入泪道
（2）滴入药液	操作者一只手取一干棉球置于欲滴入药液侧眼的下眼睑处，并用示指固定上眼睑，拇指将下眼睑轻轻向下牵拉；另一只手持滴瓶或滴管，以小指固定于患者前额上；滴瓶口距眼睑1～2cm，将药液滴入结膜下穹中央1滴（图12-32）	一般先滴右眼后滴左眼，以免错滴；若左眼病轻，则先左后右，以免交叉感染；若数种药物同时使用，必须间隔2～3分钟，并先滴刺激性弱的药，后滴刺激性强的药
（3）涂眼药膏	涂眼药膏者，则将眼药膏挤入下眼睑穹隆部约1cm（图12-33），最后以旋转的方式将药膏膏体离断	
（4）覆盖压迫	轻提上眼睑，覆盖眼球，并嘱患者闭双眼，转动眼球；以干棉球拭去外溢药液，并用棉球压迫泪囊区2～3分钟	
	▲滴鼻药术	
（1）安置患者	嘱患者先排出鼻腔内分泌物，清洁鼻腔；协助患者取合适卧位：①仰头位，在患者肩下垫枕，使患者头垂直后仰或头悬垂于床缘，前鼻孔向上；②侧头位，嘱患者向患侧卧，肩下垫枕，使头偏向患侧并下垂	适用于单侧鼻窦炎或伴有高血压者；侧卧位应将药液滴入下方鼻孔
（2）滴入药液	操作者一只手持一干棉球，轻推鼻尖，暴露鼻腔；另一只手持滴瓶距鼻孔2cm处向鼻孔滴入药液，每侧2～3滴（图12-34）	
（3）捏鼻坐起	轻捏鼻翼或嘱患者头部略向两侧轻轻摇动；保持原位3～5分钟，然后捏鼻坐起	
	▲滴耳药术	
（1）安置患者	协助患者侧卧，患耳向上；或坐位，头偏向一侧肩部，使患耳向上；用小棉签清洁外耳道	
（2）滴入药液	操作者一手持干棉球，向上向后轻提患者耳郭，使耳道变直；另一手持滴管，手腕固定在患者额头，将药液自外耳孔顺耳后壁缓缓滴入3～5滴，并轻轻提耳郭或在耳屏上加压，使气体排出，药液易流入；将棉球塞入外耳道口（图12-35）	3岁以下小儿，则向下向后轻牵拉耳垂；软化耵聍者，滴入药量以不溢出耳道为度；滴药后会出现耳部发胀不适，应向患者做好解释；两侧均有耵聍者不宜同时进行
（3）保持原位	嘱患者保持原位3～5分钟；用干棉球拭去外流的药液	
4. 核对整理	再次核对，观察滴药后患者的情况；协助患者取舒适卧位，整理床单位	
5. 处理记录	处理用物、洗手，记录	

【评价】

1. 能正确为患者实施滴药术，方法正确，态度认真。
2. 患者症状减轻，感觉舒适，达到治疗目的。

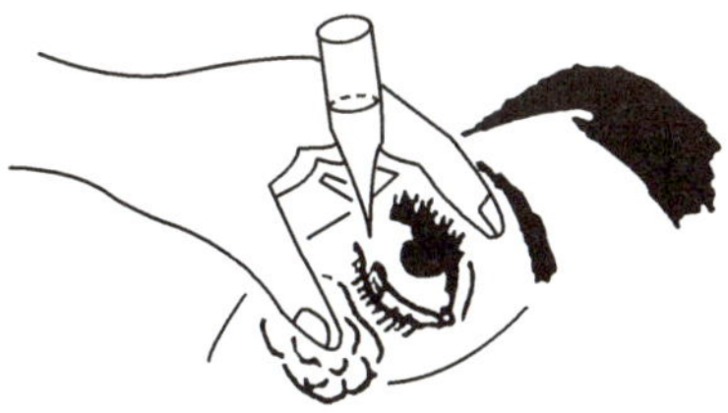

图12-32　滴眼药

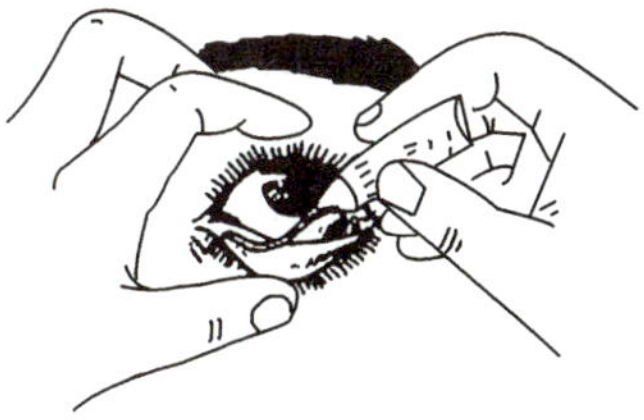

图12-33　涂眼药膏

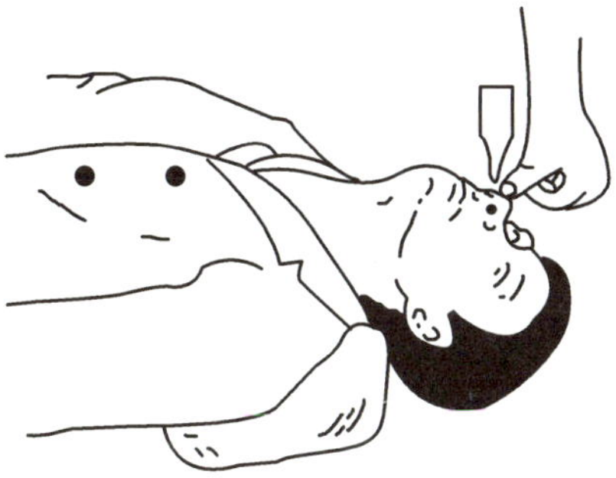

图12-34　滴鼻药

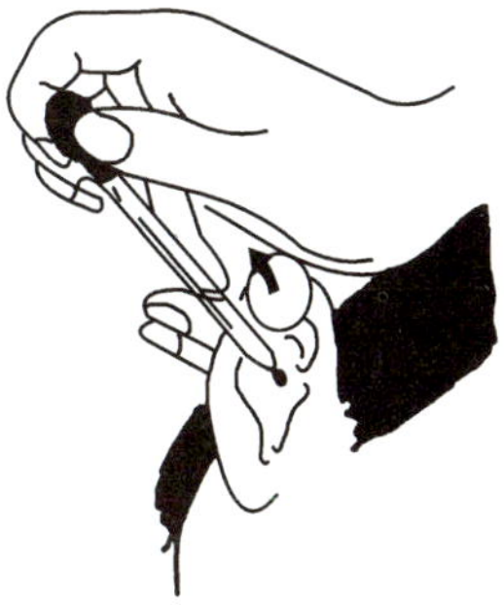

图12-35　滴耳药

二、栓剂给药技术

栓剂是药物与适宜基质制成的供腔道给药的固体制剂，其熔点为37℃左右，插入体腔后栓剂缓慢融化而产生药效。常用的栓剂有直肠栓剂和阴道栓剂。

【目的】

将药液栓剂塞入身体腔道内，由黏膜吸收，达到局部或全身治疗的效果。

【评估】

1. 评估患者病情、意识状态、自理能力、心理状况及合作程度。
2. 评估患者对插入给药的认识及对隐私部位用药的接受程度。

【计划】

1. 患者准备　向患者解释，使其了解插入术的目的、方法、注意事项并能积极配合。

2. 用物准备　准备治疗单或治疗卡1张；药物（栓剂）；一次性垫巾1块；卫生棉垫1个；清洁手套或指套1副；弯盘1个。

【实施】

详见表12-17。

表12-17　栓剂给药操作步骤

操作流程	详细步骤	要点及说明
1. 准备药物	按医嘱备药	
2. 认真核对	洗手、戴口罩，携用物品至患者处，核对患者床号、姓名、腕带等信息	
3. 环境准备	关闭门窗，调节室温，隔帘遮挡患者 ▲直肠栓剂给药术（参见第十一章第一节“排便的护理”） ▲阴道栓剂给药术	

续表

操作流程	详细步骤	要点及说明
4. 合适体位	拉起隔帘，协助患者取屈膝仰卧位，分腿露出会阴部，铺一次性垫巾于会阴下	提供私密环境
5. 二次核对	再次核对患者信息	操作中查对
6. 插入给药	一只手戴手套或指套取出栓剂，以示指或置入器将栓剂以向下向前的方向置入阴道内 5cm（图 12-36），并协助患者平卧 15 分钟以上；取出一次性垫巾，脱下手套或指套放于弯盘内	必须看清阴道口后才能置药，避免误入尿道；成年女性阴道长约 10cm，故必须置入 5cm 以上深度，以防滑出
7. 核对整理	再次核对，整理床单位，助患者放置卫生棉垫	
8. 处理记录	处理用物、洗手，必要时做记录	

【评价】

1. 能正确为患者实施栓剂给药术，方法正确，关爱患者。
2. 患者症状减轻，感觉舒适，达到治疗目的。

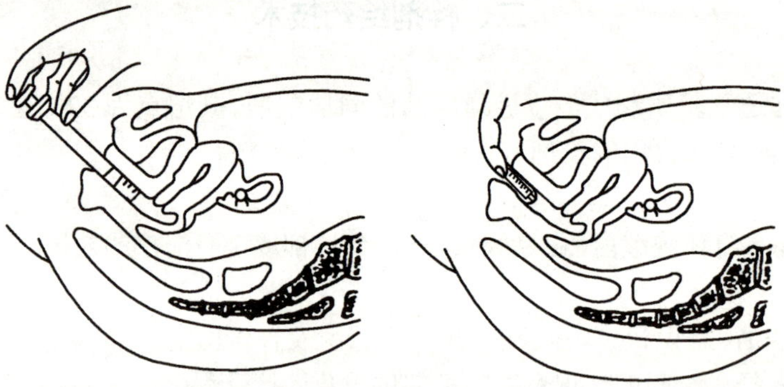

图 12-36 阴道栓剂置入示意图

三、皮肤给药技术

皮肤给药是将药液直接涂于皮肤，常用剂型有溶液、软膏、粉剂、糊剂、乳膏剂、擦剂和酊剂等。

【目的】

防腐、消炎、止痒、保护皮肤。

【评估】

1. 评估患者病情、意识状态、自理能力、心理状况及合作程度。
2. 评估患者局部的皮肤情况。

【计划】

1. 患者准备 向患者解释，使其了解皮肤给药术的目的、方法、注意事项并能积极配合。

2. 用物准备 准备治疗单或治疗卡 1 张；药液（按医嘱备药）；消毒纱布 1 块；无菌棉签 1 包；治疗巾 1 块；手套 1 副；弯盘 1 个。

【实施】

详见表 12-18。

表 12-18 皮肤给药操作步骤

操作流程	详细步骤	要点及说明
1. 准备药物	按医嘱备药	
2. 认真核对	洗手、戴口罩，携用物品至患者处，核对患者床号、姓名、腕带等信息	
3. 清洁皮肤	用药前用温水与中性肥皂或浴液清洁皮肤	具有清洁、消炎等作用；有皮炎则用清水清洁
4. 使用药物	▲溶液	
	涂擦或湿敷给药：治疗巾置于患处下，无菌棉签沾湿药液涂擦患处，或数层消毒纱布，浸湿略拧干，置于创面上，保持纱布清洁和潮湿	主要用于急性皮炎伴大量渗液或继发感染
	▲软膏	
	涂擦给药：软膏置于无菌棉签或手上，轻轻涂抹患处，2～3 次 /d	具有润肤、软化痂皮、保护作用
	▲粉剂	
	扑撒给药：将粉剂均匀地扑撒在皮损处，每日数次	具有保护、收敛作用
	▲糊剂	
	涂擦给药：用无菌棉签将糊剂直接涂擦于患处或将糊剂涂在布上敷于患处并包扎	具有保护、收敛、消炎等作用
	▲乳膏剂	
	涂擦给药：用无菌棉签将乳膏剂涂抹患处，每日数次	具有保护、消炎、润肤、止痒等作用
	▲擦剂	
	涂擦给药：用无菌棉签将擦剂涂抹患处，每日数次	具有消炎、止痒、杀菌等作用
	▲酊剂	
	涂擦给药：用无菌棉签蘸药涂于患处	具有杀菌、消炎、止痒等作用
5. 核对观察	再次核对，观察用药后患者反应	
6. 整理记录	整理用物、洗手，必要时记录	

【评价】

1. 能正确为患者实施皮肤给药术，方法正确，关爱患者。
2. 患者症状减轻，感觉舒适，达到治疗目的。

四、舌下给药技术

舌下给药是将药物置于舌下，通过舌下口腔黏膜丰富的毛细血管吸收，经颈内静脉到达心脏或其他器官。由于舌下含服术不存在胃肠道吸收时的首过消除，也不存在药物被胃酸或消化酶破坏的危险，因而具有药物吸收迅速，生物利用度高的特点。

目前常用的硝酸甘油剂，舌下含服一般 2～5 分钟即可发挥作用，用药后患者心前区压迫感或疼痛感可减轻或消除。

指导患者此类药物应放在舌下，让其自然溶解吸收，不可嚼碎吞下，否则会影响药效。

第六节　药物过敏试验

任务引入

【临床情景】

王女士，35岁，因咽痛伴吞咽困难2天、发热1天而入院，诊断为急性化脓性扁桃体炎。医嘱：青霉素160万U肌内注射，每日2次。

思考：

1. 如何预防青霉素过敏反应的发生，保证用药安全？
2. 若出现过敏性休克，应如何抢救？

临床上使用某些药物时，常可引起不同程度的过敏反应，甚至发生过敏性休克，如不及时抢救可危及生命。为了合理使用药物，充分发挥药物疗效，防止过敏反应的发生，在使用某些药物前除须详细询问过敏史、用药史、家族史外，还须做药物过敏试验。在做药物过敏试验的过程中，要准确配制药液，熟练掌握操作方法，认真观察反应，正确判断结果，并做好发生过敏反应时的抢救准备，熟练掌握抢救技术。

一、药物过敏反应概述

药物过敏反应（也称为变态反应或超敏反应）是一种异常的免疫反应。药物过敏的基本原理是抗原抗体的相互作用。药物作为一种抗原，进入机体后，有些个体体内会产生特异性抗体（IgE、IgG、IgM），使T淋巴细胞致敏。当再次使用同类药物时，抗原抗体在致敏淋巴细胞上相互作用，引起过敏反应。其特点如下。

1. 仅发生在少数人身上，不具有普遍性。
2. 微量即可发生过敏反应。此特点可作为与药物中毒反应相鉴别的重要依据。
3. 其临床表现与正常药理反应或毒性无关，是在用法、用量都正常的情况下的不正常反应。
4. 一般均发生在再次用药。首次用药很少发生，但也有少数人在皮肤试验期间即可发生严重的过敏反应。
5. 过敏的发生多与体质因素有关。

二、青霉素过敏试验

为预防过敏反应，在使用高致敏性药物前，除详细询问患者过敏史、用药史、家族史外，还应做药物过敏试验。皮内注射技术是常用的药物过敏试验方法，可以测定速发型过敏反应，对预测过敏性休克反应有参考价值。

（一）皮内试验法

1. 皮内试验液的配制及试验方法

（1）皮内试验液的配制：皮内试验液（以下简称为皮试液）以1ml含500U青霉素等渗盐水溶液为标准，注入剂量为0.1ml，含青霉素50U。下面以青霉素80万U为例介绍配制方法（表12-19）。

表 12-19 青霉素皮试液的配制法(500U/ml)

青霉素	0.9% 氯化钠注射液/ml	药液含量/($U \cdot ml^{-1}$)	要求
80 万 U	4	20 万	充分溶解
取上液 0.1ml	0.9	2 万	摇匀
取上液 0.1ml	0.9	2 000	摇匀
取上液 0.25ml	0.75	500	摇匀后贴好标记备用

(2)试验方法:确定患者无青霉素过敏史,于患者前臂掌侧下段皮内注射青霉素皮试液 0.1ml(含青霉素 50U),20 分钟后判断皮试结果并记录。

2. 皮内试验结果判断

(1)阴性(-):皮丘无改变,周围无红肿,无红晕,患者无自觉症状。

(2)阳性(+):皮丘隆起增大,出现红晕硬结,直径大于 1cm 或周围出现伪足,有痒感。严重时可有头晕、心悸、恶心,甚至出现过敏性休克。

(3)试验结果为可疑阳性者,应做对照试验。

3. 注意事项

(1)用药前必须详细询问患者的用药史、过敏史和家族史,对已知有过敏史者禁做过敏试验,对有其他药物过敏或变态反应病史者应慎用。

(2)严格执行"三查八对"制度。首次用药、已接受青霉素治疗者停药 3 天以上,或用药过程中更换药物批号时,必须做过敏试验,结果阴性者方可用药。使用任何剂型的青霉素前都应做过敏试验。

(3)严格遵守操作规程,准确配制皮试液浓度,准确注入药物剂量,准确判断试验结果。

(4)青霉素应现配现用。青霉素水溶液极不稳定,放置时间过长,除药物被污染或药物效价降低外,还可分解产生各种致敏物质引起过敏反应。配制试验液和稀释青霉素的等渗盐水应专用。

(5)试验结果为阳性者禁用青霉素,并在医嘱单、体温单、病历卡、床头卡、注射卡、门诊卡上标明"青霉素阳性",同时告知患者及其家属。

(6)不宜空腹进行皮肤过敏试验和药物注射。有的患者因空腹用药晕针、疼痛刺激等,产生头晕眼花、出冷汗、面色苍白、恶心等反应,易于和过敏反应相混淆,应注意区分。

(7)严密观察过敏反应。首次注射青霉素者须就地观察 30 分钟;须为其备好急救药品及抢救设备,如备好盐酸肾上腺素、氧气等。

(8)健康教育:向患者及家属说明易产生过敏的常用药物,尤其是对患者已有过敏的药物不再使用。

(二)青霉素过敏反应

1. 发生机制 青霉素过敏反应属Ⅰ型变态反应,发生率为(5~10)/万人。青霉素本身不具有抗原性,其水解后的降解产物青霉噻唑酸和青霉烯酸为半抗原,进入机体后与蛋白质或多肽分子结合而成为全抗原。淋巴细胞接受抗原刺激后,产生 IgE 类抗体。IgE 与肥大细胞和嗜碱性粒细胞结合。当再次接触相同的变应原时,变应原与上述细胞表面的 IgE 特异性地结合,使肥大细胞和嗜碱性粒细胞释放一系列生物活性介质,如组胺、激肽、白三烯等,引起毛细血管扩张、血管壁通透性增加、平滑肌收缩和腺体分泌增多。

2. 临床表现

(1)青霉素过敏性休克:多发生于用药 5~20 分钟内,甚至在用药后数秒内,既可发生在药物过敏试验过程中,也可发生于初次注射(试验结果阴性)时。少数患者发生于连续用药的过程中。其临床表现主要包括：①呼吸系统症状。由喉头水肿、支气管痉挛、肺水肿引起，表现为胸闷、气促、哮喘、呼吸困难等。②循环系统症状。由于周围血管扩张导致有效循环血量不足，表现为烦躁不安、面色苍白、出冷汗、发绀、脉搏细弱、血压下降等。③中枢神经系统症状。因脑组织缺氧，表现为头晕眼花、意识丧失、抽搐或大小便失禁等。④其他过敏反应表现。患者可有荨麻疹、恶心、呕吐、腹痛或腹泻等。

（2）血清病型反应：一般于用药后7～12天发生，临床表现和血清病相似，有发热、关节肿痛、皮肤瘙痒、荨麻疹、全身淋巴结肿大、腹痛等。

（3）各器官或组织的过敏反应：具体包括①皮肤过敏反应。主要有瘙痒、荨麻疹，严重者会发生剥脱性皮炎。②呼吸道过敏反应。可引起哮喘或促发原有哮喘发作。③消化系统过敏反应。可引起过敏性紫癜，以腹痛和便血为主要症状。

（三）青霉素过敏反应的预防

1. 详细评估患者 使用易引发过敏反应的青霉素药物前，应详细询问患者用药史、过敏史和家族史，此前已有过敏史者禁忌做过敏试验。无过敏史者，凡首次用药、停药3天以上、用药过程中更换批号者必须做过敏试验。若对其他药物、食物、接触物过敏者，应慎做过敏试验。

2. 正确配制药液 必须严格遵守操作规程配制药物过敏试验液，确保浓度、剂量准确和方法正确。要选用生理盐水专用溶媒配制试验液，现用现配，避免配制过久，以致降解产生各种致敏物质，降低药效同时引发过敏反应。

3. 准确判断结果 准确判断试验结果。试验结果阴性方可用药，试验结果阳性者，及时报告医生，在各种执行单、病历上标明“青霉素阳性”，同时告知患者及其家属禁止使用此类药物。

4. 做好急救准备 在过敏试验过程中，严密观察患者反应，并提前备好急救药品和急救设备，如0.1%盐酸肾上腺素等，注射后嘱患者至少留观20分钟，以防发生意外。

5. 排除影响因素 不宜空腹时进行药物过敏试验，以免因低血糖晕厥与过敏反应相混淆。

（四）青霉素过敏性休克的急救

抢救原则：立即停药，就地抢救，报告医生，争分夺秒，严密观察。

1. 停药平卧 立即停药，使患者取平卧或中凹位，就地抢救，同时报告医生。

2. 注射盐酸肾上腺素 立即皮下注射0.1%盐酸肾上腺素0.5ml，小儿按0.01mg/kg体重计算（单次最大剂量0.3ml）。如症状未缓解，可每隔15分钟重复皮下或深部肌内注射0.5ml，直至患者脱离危险期。此药是抢救过敏性休克的首选药物，具有收缩血管、增加外周阻力、提升血压、兴奋心肌、增加心排血量、松弛支气管平滑肌等作用。

3. 维持呼吸 给予氧气吸入；呼吸抑制时，应立即进行人工呼吸，并肌内注射尼可刹米或洛贝林等呼吸兴奋药；喉头水肿影响呼吸时，应立即行气管插管或行气管切开术。

4. 按医嘱给药 抗过敏，予地塞米松5～10mg静脉注射或氢化可的松200～400mg加入5%～10%葡萄糖溶液500ml内静脉滴注；应用抗组胺类药物，如肌内注射异丙嗪25～50mg或苯海拉明；静脉滴注10%葡萄糖溶液以扩充血容量，如血压仍未回升，给予静脉滴注多巴胺、间羟胺等升压药；纠正酸中毒。

5. 心搏骤停处理 立即进行复苏抢救。如施行体外心脏按压，同时配合人工呼吸等。

6. 观察与记录 密切观察患者的意识状态、生命体征、尿量及病情变化，注意保暖，并做好护理记录。患者未脱离危险期不宜搬动。

三、破伤风抗毒素过敏试验

（一）过敏试验的必要性

破伤风抗毒素（tetanus antitoxin，TAT）是马的免疫血清，对人体是一种异种蛋白，具有抗原性，注射后容易出现过敏反应。因此用药前须做过敏试验，曾用过 TAT 但停药超过 1 周者，如须再次使用，也应重新做过敏试验。

（二）皮内试验法

1. 皮内试验液的配制及试验方法

（1）皮内试验液的配制：用 1ml 注射器吸取 TAT 药液（1 500U/ml）0.1ml，加生理盐水稀释至 1ml（1ml 内含 TAT 150U），即可用于皮试。配制方法见表 12-20。

表 12-20 破伤风抗毒素皮试液的配制法（150U/ml）

TAT（1 支 1 500U）	0.9% 氯化钠注射液	药液含量	要求
取上液 0.1ml	0.9ml	150U/ml	摇匀后贴好标记备用

（2）试验方法：皮内注射破伤风抗毒素皮试液 0.1ml（15U），20 分钟后判断皮试结果并记录。

2. 皮内试验结果判断

（1）阴性（-）：局部无红肿，无全身反应。

（2）阳性（+）：局部皮丘、红肿、硬结，直径大于 1.5cm，红晕范围直径超过 4cm，有时出现伪足、痒感。全身反应同青霉素过敏反应。

如皮试结果为阴性，可把所需剂量一次肌内注射。如结果为阳性，须采用脱敏注射法。

3. 阳性患者脱敏注射法 对 TAT 过敏试验阳性患者，可采用小剂量多次脱敏注射法。破伤风抗毒素脱敏疗法机制：小量抗原进入体内后同吸附于肥大细胞或嗜碱性粒细胞上的 IgE 结合，使其逐步释放出少量的组胺等活性物质；而机体本身有一种组胺酶释放，它可使组胺分解，不致对机体产生严重损害，因此在临床上可不出现症状。经过多次小量的反复注射后，可使细胞表面大部分的 IgE 抗体，甚至全部被结合而消耗掉，最后大量注射破伤风抗毒素，便不会发生过敏。脱敏注射方法见表 12-21。

表 12-21 破伤风抗毒素脱敏注射法

注射次数	TAT	0.9% 氯化钠注射液	注射方法	观察间隔时间
1	0.1ml	0.9ml	肌内注射	20 分钟
2	0.2ml	0.8ml	肌内注射	20 分钟
3	0.3ml	0.7ml	肌内注射	20 分钟
4	余量	稀释至 1ml	肌内注射	20 分钟

4. 注意事项 在脱敏注射过程中，应密切观察患者反应。若发现患者出现面色苍白、发绀、荨麻疹、头晕及心悸等不适或过敏性休克，应立即停止注射 TAT，按青霉素过敏性休克的急救措施处理。若过敏反应轻微，可待症状消退后，酌情减少剂量，增加注射次数，以达到顺利注入余量的目的。

四、头孢菌素类过敏试验

头孢菌素类过敏反应的机制与青霉素相似，主要是抗原抗体相互作用所引起。此外，头孢菌素类与青霉素之间呈现不完全的交叉过敏反应，对青霉素过敏的患者中，有 10%～30% 对头孢菌素类过敏，而对头孢菌素类过敏者绝大多数对青霉素过敏。

1. 皮内试验液的配制及试验方法

（1）皮内试验液的配制：试验药液以先锋霉素Ⅵ为例，1ml 含 500μg 先锋霉素Ⅵ的等渗盐水溶液为标准。配制方法见表 12-22。

表 12-22 先锋霉素Ⅵ皮试液的配制法（500μg/ml）

先锋霉素Ⅵ	0.9% 氯化钠注射液 /ml	药液含量	要求
0.5g	2	250mg/ml	充分溶解
取上液 0.2ml	0.8	50mg/ml	摇匀
取上液 0.1ml	0.9	5mg/ml	摇匀
取上液 0.1ml	0.9	500μg/ml	摇匀后贴好标记备用

（2）试验方法：皮内注射先锋霉素Ⅵ皮试溶液 0.1ml（50μg），20 分钟后判断皮试结果并记录。

2. 皮内试验结果判断 判断、记录试验结果同青霉素皮内试验法。

3. 注意事项

（1）凡既往使用头孢菌素类药物发生过敏反应者，不得再做过敏试验。

（2）皮试阴性者，用药后仍有发生过敏反应的可能，故在用药期间应密切观察，如有过敏反应，应立即停药并通知医生，处理方法同青霉素过敏反应。

五、普鲁卡因过敏试验

普鲁卡因为常用的局部麻醉药，主要用于浸润麻醉、神经阻滞麻醉、蛛网膜下腔麻醉。应用普鲁卡因可偶发轻重不一的过敏反应。凡首次应用普鲁卡因或注射普鲁卡因青霉素者，均须做药物过敏试验，试验结果阴性方可用药。

（一）皮内试验液的配制及试验方法

1. 皮内试验液的配制 试验药液以 0.25% 普鲁卡因等渗盐水溶液为标准。配制方法见表 12-23。

表 12-23 普鲁卡因皮试液的配制法（0.25%）

1% 普鲁卡因	0.9% 氯化钠注射液	浓度	要求
取上液 0.25ml	0.75ml	0.25%	摇匀后贴好标记备用

2. 试验方法 皮内注射 0.25% 普鲁卡因皮试液 0.1ml（0.25mg），20 分钟后判断皮试结果并记录。

（二）皮内试验结果判断和过敏反应的处理

判断、记录试验结果及过敏反应的急救措施同青霉素皮内试验法。

六、碘过敏试验

临床上常用碘化物造影剂做肾脏、胆囊、膀胱、支气管、脑血管等造影检查，此类药物也可发生过敏反应。凡首次应用此药者，应在碘造影前 1～2 天做过敏试验，结果为阴性者方可做碘造影检查。

（一）试验方法

1. 口服法 口服 5%～10% 碘化钾 5ml，3 次 /d，共 3 天，观察结果。

2. 皮内注射法 皮内注射碘造影剂 0.1ml，注射后 20 分钟观察、判断试验结果。

3. 静脉注射法 在患者静脉内缓慢注入碘造影剂 1ml（30% 泛影葡胺 1ml），注射后 5～10 分钟观察、判断试验结果。在静脉注射造影剂前，必须先做皮内注射，然后再行静脉注射，如为阴性方可进行碘剂造影。

（二）结果判断

1. 口服法 服药后出现口麻、流泪、流涕、头晕、恶心、呕吐、荨麻疹等反应为阳性反应。

2. 皮内注射法 局部有红肿、硬结，直径大于1cm为阳性。

3. 静脉注射法 观察患者有无全身反应，如有血压、脉搏、呼吸、面色等改变为阳性。

过敏反应的救治措施同青霉素过敏反应。

（三）注意事项

1. 静脉注射造影剂前，必须先做皮内试验，阴性者做静脉注射试验，静脉试验阴性者方可进行碘造影。

2. 少数患者过敏试验为阴性，但在注射碘造影剂时仍可发生过敏反应，所以在造影时须备好急救药品。

七、细胞色素C过敏试验

细胞色素C是一种细胞呼吸激活剂，常作为治疗组织缺氧的辅助用药。偶见过敏反应，用药前仍须做过敏试验，结果阴性者方可用药。

（一）试验方法

1. 皮内试验法

（1）试验液的配制：试验药液以1ml含细胞色素C 0.75mg的等渗盐水溶液为标准。配制方法见表12-24。

表12-24 细胞色素C皮内试验药液的配制（0.75mg/ml）

细胞色素C（2ml含15mg）	0.9%氯化钠注射液	药液含量	要求
取上液0.1ml	0.9ml	0.75mg/ml	摇匀后贴好标记备用

（2）试验方法：皮内注射细胞色素C皮试液0.1ml（0.075mg），20分钟后判断皮试结果并记录。

2. 划痕试验法

（1）在患者的前臂下段，用75%乙醇溶液常规消毒皮肤，待干。

（2）取细胞色素C原液（每1ml含细胞色素C 7.5mg）1滴，滴于皮肤上。

（3）用无菌针头在表皮上划痕两道，长约0.5cm，深度以微量渗血为度。

（二）试验结果判断

1. 阴性（-）：局部无红肿。

2. 阳性（+）：局部红肿，直径大于1cm，有丘疹。

（三）注意事项及急救措施

注意事项及急救措施同青霉素过敏反应。

八、链霉素过敏试验

链霉素主要对革兰氏阴性菌及结核分枝杆菌有较强的抗菌作用。链霉素由于本身的毒性作用及所含杂质（链霉素胍及二链霉胺）具有释放组胺的作用，由此引起中毒反应和过敏反应。因此，使用链霉素时，必须做药物过敏试验。

1. 皮内试验液的配制 试验药液以2 500U/ml链霉素等渗盐水溶液为标准。配制方法详见表12-25。

表 12-25 链霉素过敏试验药液的配制法（2 500U/ml）

链霉素	0.9% 氯化钠注射液 /ml	药液含量 /（$U \cdot ml^{-1}$）	要求
100 万 U	3.5	25 万	充分溶解
取上液 0.1ml	0.9	2.5 万	摇匀
取上液 0.1ml	0.9	2 500	摇匀后贴好标记备用

2. 试验方法 皮内注射 2 500U/ml 链霉素皮试液 0.1ml（250U），20 分钟后判断皮试结果。

3. 试验结果判断 判断、记录试验结果同青霉素皮内试验。

4. 过敏反应的临床表现 链霉素过敏反应临床较少见，其表现同青霉素过敏反应。但链霉素可同时伴有更严重的毒性反应，如全身麻木、肌肉无力、耳鸣、耳聋、眩晕等中毒症状。

5. 过敏反应的急救措施 急救措施同青霉素过敏反应处理。如出现中毒反应，在急救措施中另加用 10% 葡萄糖酸钙或稀释一倍的 5% 氯化钙溶液静脉注射。链霉素杂质可与钙离子络合，从而减轻毒性症状。

（李 艳 施雪晖）

1203

扫一扫，测一测

复习思考题

1. 患者，女，35 岁。体温 39℃，诊断为急性肺炎。医嘱：青霉素 80 万 U 肌内注射，每日 2 次。请问：

（1）若该患者在做青霉素皮试后 5 分钟，突然感到胸闷、气促、面色苍白、出冷汗、脉细弱，测血压 70/50mmHg，呼之不应，请问患者发生了什么情况？如何急救？

（2）若皮试结果为阴性，注射时应遵循的原则是什么？怎样做到三查八对一注意？

（3）如何进行操作才能最大限度地降低患者的疼痛？

（4）如在臀大肌注射，应如何定位？

2. 患者，男，40 岁。因昨天晚上不小心被锈钉刺伤右脚，今天到门诊就诊，遵医嘱给予肌内注射破伤风抗毒素 1 500U，皮试结果阳性。请问：你应如何处理？

3. 患者，女，56 岁。患慢性支气管炎。近日继发感染，咳嗽、咳痰且痰液黏稠不易咳出。医嘱：乙酰半胱氨酸溶液 0.3g 超声雾化吸入，每日 2 次。请问：

（1）应如何配制药物？

（2）在操作过程中应注意哪些问题？

第十三章　静脉输液与输血

1301

PPT 课件

1302

知识导览

学习目标

掌握静脉输液、输血的目的，静脉输液、输血技术，静脉输液、输血反应与护理；熟悉静脉输液常用溶液及作用、输液速度调节、输液故障排除、血液及血液制品的种类；了解输液微粒污染与防护。

静脉输液与输血是临床治疗和抢救的重要措施之一。正常人体内水、电解质及酸碱度均保持在一定范围内，以保证机体正常的生理功能。由于疾病和创伤等原因导致机体的水、电解质代谢紊乱及酸碱平衡失调，通过静脉输液和输血可以及时、快速地补充丧失的体液和电解质，增加血容量，维持内环境稳定。还可通过静脉输注药物，达到治疗疾病的目的。随着现代输液输血技术和程序化护理管理的日臻完善，输液输血治疗的安全性有了根本的保证。但在一定条件下仍会有不良反应的发生，严重时可危及患者生命。因此，护士要全面掌握输液输血的基本理论知识和操作技能，在输液输血过程中，重点评估患者相关资料，制订详细、周密的护理计划，严格执行查对制度和操作规程，以确保治疗的安全性和有效性。

第一节　静 脉 输 液

任务引入

【临床情景】

李大爷，70 岁。因病情需要进行加压静脉输液，输液中，护士去治疗室取物品，回来后，发现患者出现严重呼吸困难，并有发绀。患者自述胸闷、胸骨后疼痛。

思考：

1. 李大爷输液速度以多少为宜？
2. 李大爷可能出现了何种情况？
3. 护士应该给予李大爷何种处置？

静脉输液（intravenous infusion）是利用大气压和液体静压形成的输液系统内压高于人体静脉压的原理，将一定量的无菌溶液、药物由静脉输入体内的方法。是临床上改善健康状况和挽救生命的重要治疗手段。

一、静脉输液的目的

1. 静脉输液可补充水分和电解质，预防和纠正人体水、电解质代谢紊乱及酸碱平衡失调。其常用于脱水、电解质代谢紊乱、酸碱平衡失调等患者，如剧烈呕吐、腹泻、大手术术后的患者。

2. 静脉输液可补充营养，供给热量，促进组织修复。其常用于慢性消耗性疾病、胃肠道吸收障碍、禁食、昏迷及口腔疾患等患者。

3. 静脉输液可补充循环血量，改善微循环，维持血压。其可用于治疗严重烧伤、大出血、休克等患者。

4. 静脉输液可输入药物，达到治疗疾病的目的，如用于输入脱水剂，降低颅内压；输入抗生素控制感染、输入解毒药物达到解毒的目的等。

二、常用溶液及作用

(一) 晶体溶液

晶体溶液分子量小，在血管内存留时间短，能够有效地维持细胞内外水分的相对平衡。

1. 葡萄糖溶液 用于供给水分，提供能量，减少蛋白质消耗，可促使钾离子进入细胞内，治疗低血糖症和高钾血症；葡萄糖溶液进入机体后能够迅速分解，可作为静脉药物的溶媒和载体。常用的葡萄糖溶液有5%葡萄糖溶液和10%葡萄糖溶液。

2. 等渗溶液 溶液渗透压与血浆渗透压相同，不引起细胞内外液体交换。可补充水分和电解质，维持血容量和渗透压平衡；可作为静脉给药的溶媒和载体。常用的等渗溶液有0.9%氯化钠溶液、5%葡萄糖氯化钠溶液、复方氯化钠溶液（林格液，内含氯化钾、氯化钠、氯化钙，又称为“三氯溶液”）。

3. 碱性溶液 纠正酸中毒，调节酸碱平衡。常用的碱性溶液有5%碳酸氢钠溶液、1.4%的碳酸氢钠溶液、11.2%乳酸钠溶液。碳酸氢钠溶液的优点是补碱迅速，不易加重乳酸血症，但其中所产生的碳酸须以CO_2的形式经肺呼出，因而对呼吸功能不全的患者应慎用；乳酸钠溶液对于乳酸利用能力差的患者，如休克、肝功能不全、缺氧、右心衰竭患者或新生儿应慎用。

4. 高渗溶液 溶液渗透压高于血浆渗透压，可迅速提高血浆渗透压，回收组织水分进入血管，以利尿脱水，降低颅内压。常用的高渗溶液有20%甘露醇溶液、25%山梨醇溶液、25%～50%葡萄糖溶液等。

(二) 胶体溶液

胶体溶液分子量较大，在血管内存留时间长，使组织间液的水分被吸收入血管腔内，能有效维持血浆胶体渗透压，增加血容量，改善微循环，提高血压。

1. 右旋糖酐溶液 为水溶性多糖类高分子聚合物，常用溶液有中分子右旋糖酐和低分子右旋糖酐。中分子右旋糖酐能提高血浆胶体渗透压，增加血浆容量和维持血压，主要作为血浆代用品，用于出血性休克；低分子右旋糖酐（右旋糖酐40）有降低血液黏滞性，阻止红细胞及血小板聚集，改善微循环和抗血栓形成的作用，用于各种休克所致的微循环障碍、弥散性血管内凝血、心绞痛、急性心肌梗死及其他周围血管疾病等。

2. 代血浆 能提高血浆胶体渗透压，扩容效果良好，输入后可增加循环血量和心排血量，急性大出血时可与全血共用。常用的代血浆有羟乙基淀粉注射液（706代血浆）、氧化聚明胶等。

3. 血液制品 能有效提高胶体渗透压，增加循环血量，补充蛋白质和抗体，有助于组织修复和增强机体抵抗力。常用的血液制品有5%白蛋白和血浆蛋白等。

(三) 肠外营养溶液

肠外营养溶液能供给热量，补充蛋白质、维生素和矿物质，维持正氮平衡，促进机体康复，主要由氨基酸、脂肪、维生素、矿物质、高浓度葡萄糖及水分组成。应现配现用，严格遵守无菌操作，禁止加入任何与营养素无关的物质。

1. 水解蛋白 用于各种原因所致的蛋白质缺乏或衰弱的患者。

2. 脂肪乳剂 能提供所需的能量和必需脂肪酸，适用于需要高能量、肾损害、禁用蛋白质的患者和由于种种原因不能经胃肠道摄取营养的患者。

3. 复方氨基酸注射液　用于补充蛋白质、促进人体蛋白质正常代谢、纠正负氮平衡。

4. 多种微量元素注射液　可补充电解质和微量元素，提供钙、镁、铁、锌、铜、氟和氯的正常需要量。

5. 脂溶性维生素注射液　用于长期全肠外营养患者补充脂溶性维生素 A、维生素 D、维生素 E、维生素 K。

6. 注射用水溶性维生素　用于长期全肠外营养患者补充水溶性维生素。

三、静脉输液技术

静脉输液方式依据选择穿刺静脉的位置的不同，分为周围静脉（浅静脉）输液和中心静脉（深静脉）输液；依据选择针具的不同，分为一次性静脉输液针输液和套管针输液；依据输液容器的密闭状态不同，分为密闭式静脉输液和开放式静脉输液。临床最常用的是密闭式一次性输液针周围静脉输液和静脉留置针周围静脉输液。

（一）密闭式周围静脉输液

【评估】

1. 核对医嘱和输液卡，了解输液目的、液体种类、输液疗程、输入顺序、时间安排及输注速度。

2. 评估输入药物的性质、目的、稀释要求、配伍禁忌、不良反应等。

3. 评估患者年龄、性别、体重、生命体征、意识状态、肢体活动度、血液循环状况及自理能力、病情、诊断、体液平衡状态，评估心、肺、肝、肾、胃肠功能有无异常。

4. 评估患者的既往用药情况及效果、有无药物过敏史与其他不良反应，对输液的认知、合作程度和心理反应。

5. 评估患者穿刺部位局部皮肤状态与血管状况，如血管的粗细、走行、位置、充盈度等。

【计划】

1. 患者准备　详细询问用药史、过敏史，患者理解输液目的及注意事项，排空大小便，选择输液部位，取舒适体位。

2. 用物准备

（1）一次性输液针静脉输液：注射盘（内备注射常规用物）1 个；按医嘱备用输液溶液及药物；一次性输液器 1 副；注射器 1 支；止血带 1 根；小垫枕 1 个；治疗巾 1 块；弯盘 1 个；输液贴或胶布适量；输液卡 1 张；输液瓶贴 1 张；输液架或吊轨 1 个；一次性手套 1 副（酌情备用）；必要时备小夹板及绷带。

（2）静脉留置针输液：须另备静脉留置针 1 套；无菌透明敷贴 1 贴；封管液适量。

（3）头皮静脉输液：须另备 4～$5^1/_2$ 型号头皮针 1 副；剃发刀 1 把。

知识链接

新型输液器

输液器是给患者进行输液的必备器具，经过不断研究和改进，临床上输液器不断更新换代，尤其是精密过滤输液器，减少了输液微粒对患者健康造成的威胁。

1. 精密过滤输液器　对过滤膜进行了改造和设计，滤膜孔径 1～3μm，适用于婴幼儿、儿童输液或输入化学治疗药物、静脉营养液、中药制剂等。

2. 精密过滤避光输液器　对于紫外光吸收率 99%，可有效防止紫外光引发的化学反应造成的药液分解、变色、氧化、沉淀和毒性增加等不良结果，适用于须避光输入的药物，如硝普钠等。

【实施】

▲一次性输液针静脉输液

详见表13-1。

表13-1 一次性输液针静脉输液操作步骤

操作流程	详细步骤	要点及说明
1. 核对医嘱	洗手，戴口罩，根据医嘱核对输液卡及输液瓶贴	输液应遵医嘱执行，医嘱包括药物名称、浓度、剂量、给药途径及时间
2. 检查质量	检查输液溶液、药物、注射器的质量	输液溶液、药物：检查名称、浓度、剂量、有效期；袋（瓶）身有无破损；对光检查溶液有无变色、浑浊、絮状物、沉淀等；注射器：检查是否在有效期内，包装有无破损
3. 加入药物	倒贴输液瓶贴于输液袋（瓶）上；去除溶液瓶盖中心部分，常规消毒瓶塞后按医嘱加入药物；再次检查、签全名	输液瓶贴勿覆盖输液袋（瓶）原有的标签；注意药物间的配伍禁忌
4. 插输液器	检查输液器的质量，取出输液器，将输液导管和通气管针头同时插入瓶塞直至针头根部，关闭调节器	检查输液器是否在有效期内，包装有无破损
5. 认真核对	携用物至床旁，核对患者床号、姓名、腕带和所用溶液，给药时间、药物浓度、剂量及用法，扫描PDA	操作前查，确保正确给药
6. 排尽空气	再次洗手，将输液袋（瓶）倒挂于输液架上；一手固定调节器和输液针头，一手倒转茂菲氏滴管；打开调节器，使溶液流入滴管内，待滴管液面达$\frac{1}{2}$～$\frac{2}{3}$时，迅速转正滴管，使液体缓慢下降；待液体流入头皮针管内即关闭调节器；检查确认输液管内无气泡，将输液管放置稳妥处待用（图13-1）	排尽输液器及针头内空气，防止发生空气栓塞
7. 选定静脉	协助患者取舒适体位，选择合适的静脉；在输液端肢体下垫小枕，铺治疗巾；备好输液贴或胶布	根据患者病情、疗程和药物性质合理选择静脉，应选择粗直、弹性好、相对固定的静脉，避开关节和静脉瓣；注意保护和合理、有计划地使用静脉，一般从远端小静脉开始穿刺
8. 扎带消毒	在穿刺点上方6～8cm处扎止血带，常规消毒皮肤，待干	
9. 静脉穿刺	再次核对及排气，检查输液管，确认无气泡，嘱患者握拳，取下护针帽，左手绷紧皮肤，右手持针，按静脉注射法穿刺，见回血后，将针头与皮肤平行再进入血管少许	操作中查，确保正确给药
10. 固定针头	一手固定针柄，一手松开止血带、打开调节器，并嘱患者松拳；观察液体滴入通畅、穿刺部位无异常后，用输液贴或胶布固定针柄、针眼部位，并将针头附近的输液管环绕后固定（图13-2）	

续表

操作流程	详细步骤	要点及说明
11. 调节滴速	根据患者病情、年龄、药物性质调节输液速度	一般成人 40～60 滴 /min，儿童 20～40 滴 /min；目前临床上常用输液器的滴系数是 20，故成人输液滴数应为 55～80 滴 /min；对年老体弱、婴幼儿以及心、肺、肾功能不良者及输注刺激性较强的药物（高渗药液、含钾或升压药液）时速度宜慢；对严重脱水、心肺功能良好者，输液速度适当加快
12. 再次核对	再次核对患者的床号、姓名、腕带、药物名称、浓度、剂量、给药时间和给药方法	操作后查，确保正确给药
13. 取位整理	撤下止血带、小垫枕和治疗巾，协助患者取舒适体位，整理床单位	
14. 交代嘱咐	向患者及家属交代输液注意事项，将呼叫器放于患者易取处，整理用物	患者不可随意调节滴速，不能按压、扭曲输液导管；若输液部位疼痛、肿胀或全身不适，应及时报告
15. 洗手记录	洗手，在输液卡上记录输液开始时间、滴速、患者全身及局部情况，签全名后挂于输液架上	
16. 加强巡视	输液过程中加强巡视，认真倾听患者主诉，注意观察输液反应和输液部位情况，及时处理输液故障，并填写输液卡；及时更换液体	方便各班护士巡视查对
17. 拔针按压	输液完毕，再次核对输液卡，确认输液完成；如有固定予以拆除，关闭调节器，轻揭输液贴或胶布，用输液贴或无菌干棉签竖放于穿刺点上方，迅速拔针后，按压 1～2 分钟直至无出血	按压时用力不可过大，以免引起疼痛和损伤血管；对凝血功能障碍的患者，延长按压时间，防止出血
18. 整理记录	协助患者取舒适卧位，整理床单位；清理用物，洗手，记录输液结束时间、输入液量和患者反应等	针头弃入锐器盒中

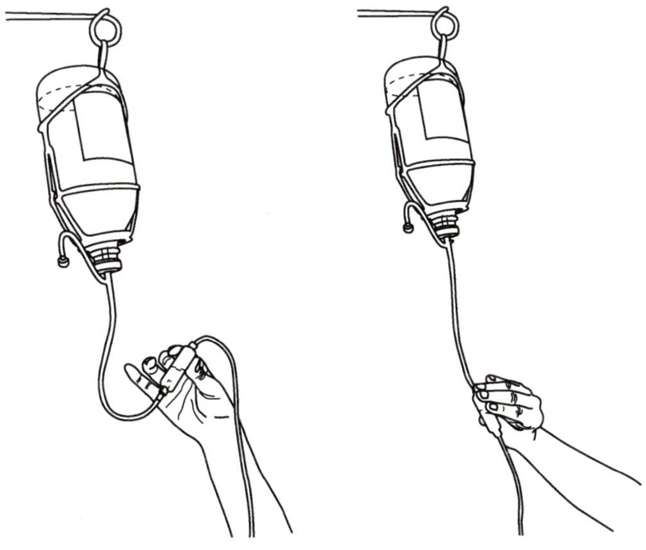

A. 倒置茂菲氏滴管　　B. 转正茂菲氏滴管

图 13-1 静脉输液排气法

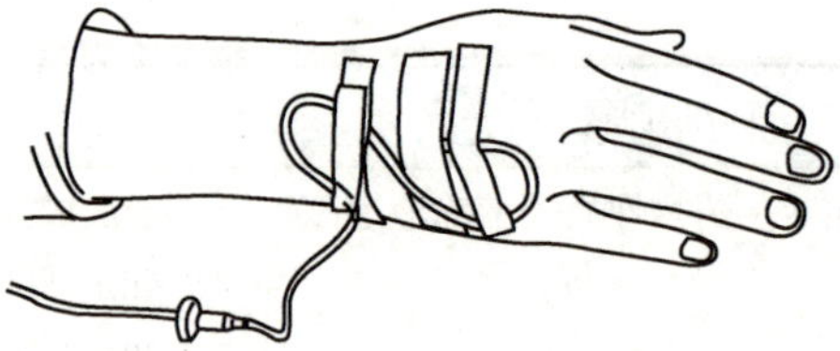

图13-2 胶布固定法

▲静脉留置针输液技术

详见表13-2。

静脉留置针又称为套管针，其质地柔软，对血管内膜机械刺激小，在血管内留置时间长，一般可保留3～5天。静脉留置针适用于须长期输液、静脉穿刺困难者。此法可减少因反复穿刺而造成的血管损伤，减轻患者痛苦，从而起到保护静脉的作用，在临床上广泛使用。

表13-2 静脉留置针输液操作步骤

操作流程	详细步骤	要点及说明
1. 准备工作	同一次性输液针静脉输液术步骤1～7	
2. 检查连接	检查静脉留置针和无菌透明敷贴质量；取出静脉留置针，消毒留置针胶塞，将输液器的头皮针插入肝素帽直至针头根部	检查型号、有效期、包装是否完好
3. 排尽空气	打开调节器，将套管针内的气体排于弯盘中；关闭调节器，将留置针放于稳妥处	
4. 选定静脉	协助患者取舒适体位，选择合适的静脉；在输液肢体下垫小枕，铺治疗巾；打开无菌透明敷贴外包装	选择粗直、弹性好的静脉，避开关节处静脉，以便置管
5. 扎带消毒	在穿刺点上方8～10cm处向上扎止血带，常规消毒穿刺部位，待干	消毒范围直径为≥8cm
6. 再次排气	再次核对，取下套管针护针帽，旋转松动外套管（图13-3）调整针头斜面，右手拇指、示指捏住两翼，排尽套管针腔内的空气于弯盘内，关闭调节器，检查输液管，确认无气泡	防止针芯与套管针粘连
7. 静脉穿刺	嘱患者握拳，一手绷紧皮肤，固定静脉；一手持针翼，针尖斜面向上与皮肤成15°～30°进针；见回血后，降低穿刺角度，沿静脉方向平行推进0.5～1cm；固定留置针，撤针芯0.5cm后，将外套管全部送入静脉内；左手固定Y形接口处，右手拔出针芯；松开止血带、打开调节器，并嘱患者松拳	确保外套管在静脉内，避免针芯刺破血管，针芯弃入锐器盒中
8. 固定针头	观察液体滴入通畅、穿刺部位无异常后，用无菌透明敷贴密闭式固定留置针，用注明置管日期和时间的透明胶布固定三叉接口；再用胶布固定肝素帽内的头皮针头，延长管U形固定（图13-4）	防止穿刺点和周围被污染，并方便观察穿刺点的情况
9. 调节滴速	根据患者病情、年龄、药物性质调节输液速度；再次查对	操作后查，确保正确给药
10. 取位整理	撤下止血带、小垫枕和治疗巾，协助患者取舒适体位，整理床单位	
11. 交代嘱咐	向患者及家属交代输液注意事项，将呼叫器放于患者易取处，整理用物	尽量避免置有留置针的肢体下垂，以防回血堵塞针头

续表

操作流程	详细步骤	要点及说明
12. 洗手记录	洗手，在输液卡上记录输液开始时间、滴速、患者全身及局部情况，签全名后挂于输液架上	
13. 加强巡视	输液过程中加强巡视，认真倾听患者主诉，注意观察输液反应和输液部位情况，及时发现早期并发症，并填写输液卡；及时更换液体	
14. 封管退针	输液完毕，关闭调节器，分离留置针与输液器；将抽有封管液的注射器和输液头皮针头连接；缓慢向静脉内推注封管液，当封管液推剩至0.1～0.2ml时，用止水夹卡住延长管后拔出针尖	常用封管液：①肝素盐水，10～100U/ml，一次用量为2～5ml；②无菌生理盐水，一次用量为5～10ml，每隔6～8小时重复冲管一次 推注封管液：静脉内脉冲式推注封管液，边推注边退针，以确保正压封管
15. 再次输液	消毒留置针肝素帽的橡胶塞，将输液头皮针插入肝素帽内，打开调节器，即可进行输液	
16. 拔针按压	停止输液时，除去胶布和敷贴；关闭调节器；将无菌干棉签置于穿刺点上方，快速拔针，按压穿刺点直至不出血为止	
17. 整理记录	协助患者取舒适卧位，整理床单位；清理用物，洗手，记录输液结束时间、输入液量和患者反应等	

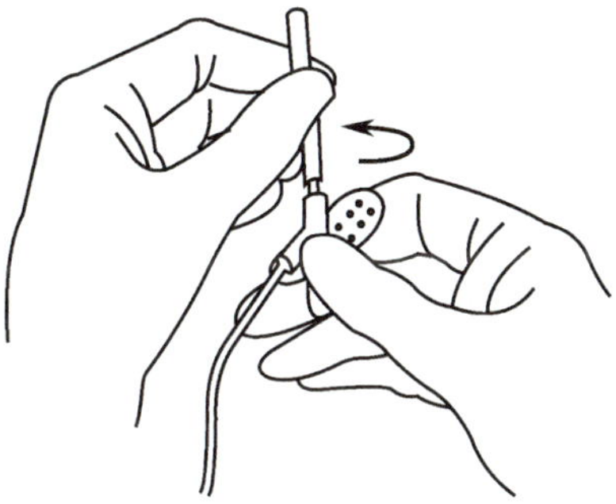

图13-3　旋转松动外套管

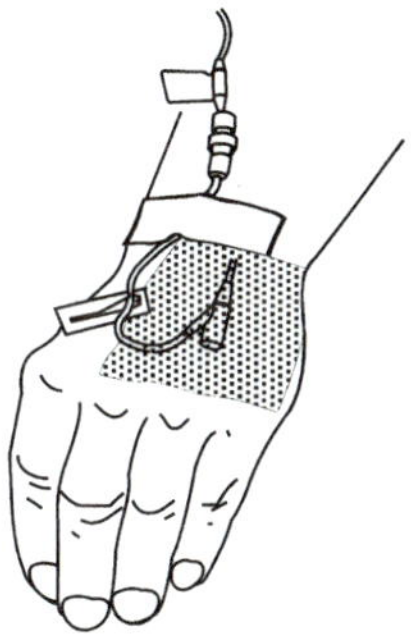

图13-4　静脉留置针固定法

▲头皮静脉输液

详见表13-3。

表13-3　头皮静脉输液操作步骤

操作流程	详细步骤	要点及说明
1. 准备工作	用2～5ml注射器抽取适量生理盐水，并接上头皮针头，排尽空气；余同一次性输液针静脉输液术步骤1～7	穿刺时用
2. 选定静脉	协助患儿取仰卧位或侧卧位，必要时剃去血管周围的头发，由助手固定患儿肢体和头部，护士立于患儿头侧选定静脉	注意与动脉相鉴别
3. 皮肤消毒	用75%乙醇溶液消毒局部皮肤2次，待干	消毒液限用75%乙醇溶液

续表

操作流程	详细步骤	要点及说明
4. 穿刺固定	再次核对及排气，左手拇指、示指分别固定静脉两端，右手持头皮针沿静脉向心方向平行刺入；见回血后缓慢推入少量生理盐水，如局部无隆起，推之畅通无阻，证明穿刺成功；即用输液贴或胶布固定针头，连接输液管	操作中查，确保正确给药
5. 调节滴速	根据患儿病情、年龄、药物性质调节输液速度；再次查对	一般不超过 20 滴 /min；操作后查，确保正确给药
6. 其余操作	同一次性输液针静脉输液术	

【评价】

1. 正确执行无菌操作和查对制度，无差错发生。操作程序规范，静脉穿刺一次成功，无局部皮肤、全身不适和不良反应。

2. 患者能理解输液目的、意义及注意事项，了解有关用药知识，愿意接受并积极配合。

（二）密闭式中心静脉输液

中心静脉输液包括颈外静脉穿刺置管输液、锁骨下静脉穿刺置管输液和外周中心静脉导管置入（peripherally inserted central venous catheter，PICC）输液。临床上，前两种中心静脉输液的操作多由医生完成，护士的主要职责是术中配合以及插管后的输液和护理，而 PICC 的操作多由临床专科护士完成。

▲外周中心静脉导管置入输液

外周中心静脉导管置入输液是指输液导管经外周静脉（贵要静脉、肘正中静脉、头静脉）插入，将导管尖端置于上腔静脉的深静脉置管输液技术。此法具有适应证广、创伤小、操作简单、保留时间长、并发症少的优点，常用于中长期静脉输入高浓度及刺激性强的药物的患者、全肠外营养（total parenteral nutrition，TPN）、抗生素治疗、化学治疗、疼痛治疗等。此法适用于不同年龄及各种患者，是重要的急救途径。经外周静脉置入中心静脉留置导管一般可保留 7 天至 1 年。

【目的】

1. PICC 可作为全肠外营养（TPN）的重要通道。

2. 静脉化学治疗时输入对血管壁有刺激性的液体，如 pH>9 或 pH<5，渗透压>600mmol/L 的药物，使用 PICC 可减少血管损伤。

3. 使用 PICC 进行血流动力学监测。

4. 通过 PICC 实现短期血流净化（血液透析、血液滤过）。

5. 须长期静脉治疗时使用 PICC 可解决外周静脉输液困难的问题，抢救患者时可迅速输入大量液体，保证用药。

【评估】

1. 评估患者年龄、病情、生命体征、意识程度、营养状况、血管条件、自理能力、治疗需求及心理反应。

2. 评估患者对给药计划的了解、认识程度及合作程度。

3. 评估患者过敏史、用药史、凝血功能及是否安装起搏器。

4. 评估患者既往静脉穿刺史、有无相应静脉的损伤及穿刺侧肢体功能状况。

5. 评估是否须借助影像技术帮助辨认和选择血管。

【计划】

1. 患者准备 患者理解外周中心静脉导管置入的目的、意义，能积极配合治疗和护理，签署知情同意书。患者须穿宽松的上衣，排空大小便，若患者四肢发凉可用热毛巾敷上臂以助血管扩张。患者应彻底清洗术肢，必要时先行沐浴。

2. 用物准备

（1）用物准备同密闭式周围静脉输液。

（2）一次性 PICC 置管包：1 个。包内有无菌孔巾 1 块；无菌治疗巾 2 块；无菌无粉手套 1 副；手术剪 1 把；止血钳 1 把；镊子 1 把；一次性隔离衣 1 件；一次性手术帽 1 个；肝素帽或无针正压接头 1 个；无菌透明敷贴 1 张；大单 1 条；止血带 1 条；大棉球数个；纱布适量；治疗碗 1 个；弯盘 1 个。

（3）其他用物：PICC 导管及导入针 1 套；棉签 1 包；1ml 注射器 1 支；10～20ml 注射器 3 支；皮尺 1 条；100ml 生理盐水 1 袋；肝素盐水适量；2% 利多卡因适量。

【实施】

详见表 13-4。

表 13-4　外周中心静脉导管置入输液操作步骤

操作流程	详细步骤	要点及说明
1. 准备工作	患者 / 家属签署知情同意书；操作者戴好圆帽；协助患者进入治疗室；余同一次性输液针静脉输液步骤 1～7	尊重患者的知情同意权
2. 取平卧位	协助患者取平卧位，手臂外展与躯干呈 90°	可充分暴露注射部位
3. 选定静脉	贵要静脉为最佳穿刺血管，其次为肘正中静脉、头静脉	贵要静脉直、短及静脉瓣少
4. 定穿刺点	一般首选肘横纹下两指处，亦可应用超声引导系统于上臂穿刺	穿刺点不可过高，亦不可过低
5. 测量长度	用皮尺测量从预穿刺点顺着静脉走向至右胸锁关节，再向下至第三肋间	插入过深，可引起心律失常、心脏压塞等；插入过浅，易堵管或形成静脉血栓
6. 测量臂围	测量肘横纹上 10cm 处，左右臂均测，做好记录	可监测并发症，如血管栓塞、药物渗漏等
7. 开包铺巾	打开无菌 PICC 置管包，戴无菌手套，铺治疗巾于穿刺侧手臂下	
8. 皮肤消毒	以穿刺点为中心环形消毒皮肤，上下径 20cm，整段手臂	先用 75% 乙醇溶液消毒 3 遍，再用 2% 葡萄糖酸氯己定醇或碘伏消毒 3 遍
9. 穿衣铺巾	助手协助操作者穿好一次性隔离衣，更换手套；用大单遮盖患者，抬起患者穿刺手臂；操作者于患者手臂下铺无菌治疗巾，放上止血带，把患者手臂放回原位，再铺无菌孔巾，暴露穿刺点；将置管相关用物按顺序放入无菌区	建立无菌区，扩大无菌范围，形成最大的无菌屏障
10. 预冲导管	用注射器抽吸无菌生理盐水冲洗导管，确认导管完好、通畅，并湿化导丝	应使导管内充满液体，防止空气进入血管内；浸润导管，减轻导管与血管的摩擦
11. 静脉穿刺	扎止血带，使静脉充盈；酌情用 2% 利多卡因在穿刺部位行局部麻醉；去掉穿刺针上的保护套，活动套管，以 15°～30° 进针，见回血后降低穿刺角度再进针 0.5～1cm 后送导入鞘；撤出针芯，左手示指固定导入鞘，避免移位，中指按在导入鞘尖端所处的血管上，以减少血液流出；松开止血带，嘱患者松拳	保证导入鞘进入血管
12. 管入静脉	用镊子夹住导管尖端，缓缓将导管送入静脉；当导管进到肩部时，嘱患者头转向穿刺侧，下颌靠肩膀	不要过紧夹住导管，以防损坏导管；防止导管误入颈静脉

续表

操作流程	详细步骤	要点及说明
13. 撤导入鞘	将导管置入预计长度（上腔静脉）后，在导入鞘末端处压迫止血且固定导管；撕开并拔出导入鞘，用10ml生理盐水注射器抽回血并注入无菌生理盐水冲管，确认通畅	
14. 撤出导丝	把导管与导丝的金属柄分离，轻压穿刺点上方，以保持导管位置，轻柔、缓慢、分段撤出导丝，再次确定长度	禁止暴力抽出导丝
15. 正压封管	抽回血确认成功后，用20ml生理盐水脉冲式冲管，导管末端连接无针输液接头并用肝素盐水2～3ml正压封管	若无回血可退管2～4ml
16. 固定导管	确认导管通畅后，再次消毒穿刺点及周围皮肤，将体外导管放置呈S状或L形弯曲，用无菌小纱布及无菌透明敷贴覆盖固定穿刺点并妥善固定导管连接器部位和导管	确保穿刺点周围处于无菌状态，以减少污染
17. 标注导管	在透明敷料上注明导管的种类、规格、置管深度、日期和时间、操作者姓名；根据患者情况选择使用弹力绷带加压包扎	
18. 调节滴速	脱去手套、脱下隔离衣，调节滴速，再次查对	
19. 交代嘱咐	清理用物，向患者交代注意事项，观察患者无不适反应后，回病房休息	穿刺部位注意防水、防牵拉；置管手臂尽量避免下垂；避免过度用力或提重物；衣袖不能过紧；不可测血压和静脉穿刺
20. 详细记录	记录操作者姓名及PICC执行日期、导管的型号、类型、导管尖端的位置、置入长度及外露长度、穿刺静脉名称、穿刺过程情况、固定情况等	

【评价】

1. 患者了解PICC的优点，积极接受和配合治疗。
2. 插管过程顺利，无并发症发生。
3. 患者了解避免导管脱出、导管感染的方法及相关注意事项。

▲颈外静脉穿刺置管输液

颈外静脉穿刺置管输液是指在颈外静脉进行穿刺置管输液的技术。颈外静脉为颈部最大的浅静脉，由下颌后静脉的后支、耳后静脉和枕静脉汇合而成，沿胸锁乳突肌表面下行，越过胸锁乳突肌后缘，于锁骨上方穿过深筋膜，而后汇入锁骨下静脉。颈外静脉较表浅，位置较固定，易于穿刺。

颈外静脉穿刺置管输液适用于须长期输液，而周围静脉不宜穿刺者；周围循环衰竭而须测中心静脉压者；长期静脉内滴注高浓度、刺激性强的药物或行静脉内高营养治疗的患者。

操作时，患者去枕平卧，头偏向对侧，肩下垫薄枕，使头低于肩高，颈部伸直，充分暴露颈外静脉。穿刺点为下颌角与锁骨上缘中点连线之上1/3处，颈外静脉外侧缘（图13-5）。穿刺时，持针与皮肤成45°角进针，刺入皮肤后成25°角沿颈外静脉走行，以向心方向刺入。

▲锁骨下静脉穿刺置管输液

锁骨下静脉穿刺置管输液是指在锁骨下静脉进行穿刺置管输液的技术。锁骨下静脉自第一肋外缘处续于腋静脉，位于锁骨后下方，向内至胸锁关节后方与颈内静脉汇合成无名静脉，左右无名静脉汇合成上腔静脉入右心房。此静脉较粗大，成人的管腔直径可达2cm，位置虽不很表浅，但常处于充盈状态，周围还有结缔组织固定，使血管不易塌陷，也较易穿刺，硅胶管插入后可

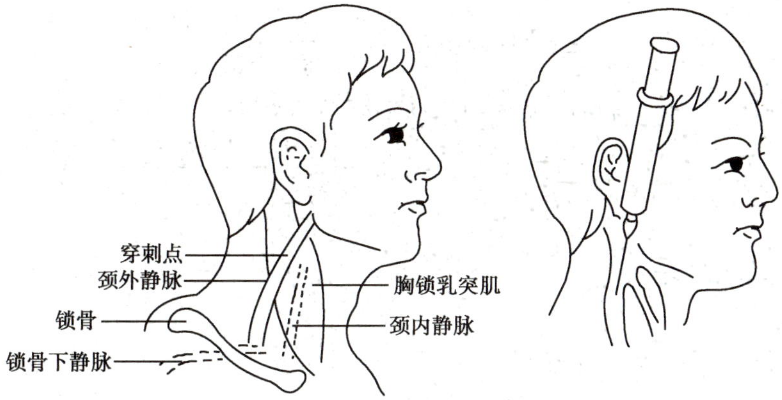

图 13-5　颈外静脉穿刺定位法

以保留较长时间。此外，锁骨下静脉距离右心房较近，血量多，当输入大量高浓度或刺激性较强的药物时，注入的药物可以迅速被稀释，对血管壁的刺激性较小。

锁骨下静脉穿刺置管输液适用于长期不能进食或丢失大量液体，须补充大量高热量、高营养液体及电解质的患者；各种原因所致的大出血，须迅速输入大量液体，以纠正血容量不足或提升血压的患者；须较长时间接受化学治疗的患者（输入刺激性较强的抗癌药物）；须测定中心静脉压或须紧急放置心内起搏导管的患者。

操作时，患者取去枕平卧位，头低肩高位，头偏向一侧，充分暴露穿刺部位。穿刺点在锁骨中点内侧 1～2cm 处，锁骨下缘为穿刺点。穿刺时，针尖指向胸锁关节，进针角度为 30°～40°。

四、输液速度调节

1. 滴系数　在输液过程中，每毫升溶液的滴数即为该输液器的滴系数（gtt/ml）。与输液器的型号有关，在输液器包袋上标明，临床上使用的一次性输液器的滴系数为 10、15、20 等几种型号。控制输液时，应参考输液器的滴系数，调节输液速度。

2. 输液速度计算

（1）已知计划输液总量和输注时间，计算每分钟输液滴数。

$$每分钟滴数=\frac{输液总量(ml)\times 滴系数}{输液时间(min)}$$

例：开设的医嘱为 20% 的甘露醇 250ml 在 25 分钟内滴完。所用输液器的滴系数为 15，请问每分钟应调节到多少滴？

$$每分钟滴数=\frac{250(ml)\times 15}{25(min)}=150(gtt/min)$$

（2）已知要求输注的药物剂量和输注药物的浓度，计算每分钟输液滴数。

$$每分钟滴数=\frac{输注剂量(mg/min)\times 滴系数}{输注药物浓度}$$

例：开设的医嘱为硝普钠 50mg 加入 5% 葡萄糖注射液 250ml 中静脉滴注，要求硝普钠的滴注剂量为 0.08mg/min，应调节滴速为多少？

$$每分钟滴数=\frac{0.08(mg/min)\times 20(gtt/ml)}{50(mg)/250(ml)}=8(gtt/min)$$

3. 输液时间的计算　已知每分钟输液滴数与输液总量，计算输液所需时间。

$$输液时间(min)=\frac{输液总量(ml)\times 滴系数}{每分钟滴数}$$

4. 需要液量计算 已知静脉输液时间和每分钟输液滴数，计算输液总量。

$$输液总量(ml)=\frac{每分钟滴数\times 输液时间}{滴系数}$$

附 输液泵的使用

电脑微量输液泵是一种电子输液控制装置，通过作用于输液导管，可将药液小量、定量、精确、均匀、持续地输入血管内，达到控制输液速度的目的。临床上常用于须严格控制输入液量的患者，如危重患者、心血管疾病患者及患儿的治疗和抢救，应用升压药物、抗心律失常药物、婴幼儿静脉输液及麻醉药物等。

输液泵的种类很多，根据输液泵的控制原理，可将输液泵分为活塞式注射泵和蠕动滚压式输液泵两类，活塞式注射泵特点是体积小、便于携带、便于急救中使用。不同种类的输液泵的主要组成与功能大体相同(图 13-6)。

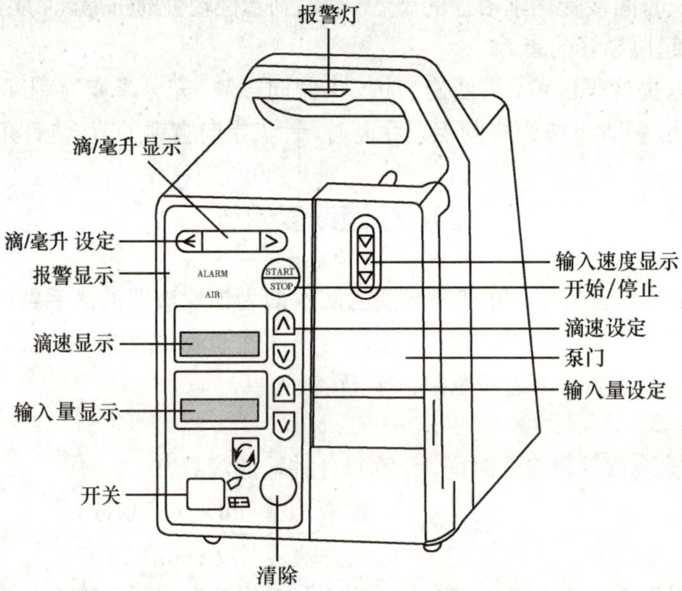

图 13-6 输液泵

临床常用的定容型输液泵只监测实际输入的溶液量，不受溶液的浓度、黏稠度、导管内径的影响，输液滴速可调节在 4～88 滴 /min 之间，速率控制在 1～90ml/h，选择输液总量及每小时的速率，输液泵便自动按设定的方式工作，并自动进行参数监测。输液遇到阻力时，15 秒内无药液滴注或电源被切断时即自动报警，一旦输液发生故障，电磁开关即将输液管道紧闭，以保证患者安全。输液泵的应用方法如下。

1. 将输液泵通过托架固定于输液架上或放置在床旁桌上。打开电源开关，接通电源。
2. 按密闭式输液法的要求准备输液，排尽输液管内空气。
3. 打开输液泵门，将与之相配套的输液管放入输液泵的管道槽中，呈 S 形，关闭泵门。
4. 遵医嘱设定每毫升滴数、每小时入量及输液总量。
5. 按输液法穿刺静脉，成功后将输液针与泵内的输液管连接。
6. 确认输液泵设置无误后，按压“开始 / 停止”键，启动输液。

7. 当输液量接近预先设定值时，输液量显示键闪烁，提示输液即将结束。

8. 确认输液完毕后，再次按压“开始 / 停止”键，停止输液。

9. 按压“开关”键，关闭输液泵，打开泵门，取出输液管。

10. 对输液泵进行消毒处理。

五、输液故障排除

（一）溶液不滴或滴入不畅

1. 针头刺入过浅或过深 针头滑出血管外或穿透血管壁，导致溶液不滴或滴入不畅。表现为局部肿胀，伴有疼痛。排除方法：应更换针头，选择血管重新穿刺。

2. 针头阻塞 一手捏住滴管下端，一手捏靠近针头处的输液管，若感觉有阻力，松手又无回血，说明针头已堵塞。排除方法：拔出针头，更换针头后重新穿刺。切忌强行用溶液加压疏通，以免血凝块进入静脉内造成栓塞。

3. 针头斜面紧贴血管壁 液体滴入慢或不滴。排除方法：调整针头位置或适当变换肢体位置，至液体滴入畅通为止。

4. 静脉痉挛 因患者穿刺肢体在寒冷环境中暴露时间过长或输入液体温度过低所致。排除方法：热敷穿刺局部，解除静脉痉挛，促进血液循环。

5. 压力过低 因患者周围循环不良、肢体抬举过高或输液瓶位置过低所致。排除方法：适当抬高输液瓶位置或放低患者肢体位置。

（二）滴管内液面过高

1. 若滴管侧壁有调节孔，一手夹紧滴管上端的输液管，一手打开调节孔，滴管内溶液下降，待降至所需液面，见到点滴时，关闭调节孔，松开滴管上端的输液管。

2. 若滴管侧壁无调节孔，可从输液架上取下输液瓶，倾斜瓶身，使瓶内针头露出液面，待溶液缓缓下降至滴管内露出液面时，再将输液瓶挂回继续输液。

（三）滴管内液面过低

1. 若滴管侧壁有调节孔，一手夹紧滴管下端的输液管，一手打开调节孔，滴管内溶液上升，升高至所需液面时，关闭调节孔，松开滴管下端的输液管。

2. 若滴管侧壁无调节孔，一手折叠滴管下端的输液管，一手挤压滴管，待液面升高至所需高度后，停止挤压，放松折叠部位。

（四）滴管液面自行下降

检查滴管或滴管以上部位衔接是否松动，输液管有无裂隙或漏气，必要时更换输液器。

六、输液反应与护理

（一）发热反应

1. 原因 因输入致热物质（致热原、死菌、游离的菌体蛋白等）引起，如输入的溶液或药物制品不纯，消毒灭菌保存不良，输液器清洁灭菌不彻底或被污染、超过有效期，操作过程中的液体配制、皮肤消毒等未能严格执行无菌技术操作，或空气质量不良等。发热反应是最常见的输液反应。

2. 症状 多见于输液后数分钟至 1 小时发生。患者表现为发冷、寒战和发热。轻者体温常在 38℃左右，停止输液数小时内体温可恢复正常。严重者初起寒战，继而高热，体温可高达 41℃，并伴有脉速、头痛、头晕、恶心、呕吐、烦躁、谵妄等症状。

3. 预防性护理

（1）输液前严格检查液体、药物和输液器质量，严格按照操作规程配制液体。

(2) 输液过程中，严格执行无菌技术操作规程，定期进行空气消毒。

(3) 根据患者评估资料严格控制输液速度，必要时将输注液体加温。

4. 症状护理

(1) 反应轻者可减慢滴注速度或停止输液，注意保暖，密切观察病情变化，并及时通知医生。

(2) 重者应立即停止输液，维持静脉通路，更换输液器和液体，保留剩余溶液和输液器进行检测，查找反应原因。

(3) 对症处理：寒战者给予保暖，高热者给予物理降温。必要时遵医嘱给予抗过敏药物或激素治疗。

(4) 安慰患者，给予心理支持，减轻紧张或恐惧情绪。

（二）循环负荷过重

1. 原因

(1) 短时间内输入过多液体，使循环血量急剧增加，心脏负荷过重。

(2) 患者心肺功能不良，尤其见于急性左心功能不全者。

2. 症状 患者突发呼吸困难、胸闷、气促，频繁咳嗽、咳粉红色泡沫样痰，严重时可由口、鼻涌出，烦躁不安。双肺可闻及湿啰音，心率增快，节律不齐，坐位时颈静脉怒张。

3. 预防性护理

(1) 详细评估患者年龄、病情，患者心、肺、肾脏功能和输注药物的性质。

(2) 严格控制液体的输入速度与输入量，对年老体弱、婴幼儿、心肺功能不良者应尤其慎重并加强观察。

4. 症状护理

(1) 立即停止输液，迅速通知医生，进行紧急处理。

(2) 若病情允许，安置患者取端坐位，双腿下垂，以减少下肢静脉回流，减轻心脏负荷。

(3) 给予高流量氧气吸入，一般氧流量为6～8L/min，以提高肺泡内氧分压，减少肺毛细血管漏出液的产生，从而增加氧的弥散，改善低氧血症；湿化瓶内加入20%～30%乙醇溶液，降低肺泡内泡沫的表面张力，使泡沫破裂、消散，从而改善肺部气体交换，迅速缓解缺氧症状。

(4) 遵医嘱使用镇静、强心、利尿、扩血管药物，以舒张周围血管，减少回心血量，减轻心脏负荷。

(5) 安慰患者，给予心理支持，减轻紧张或恐惧情绪。

(6) 必要时四肢轮扎。用止血带或血压计袖带适当加压四肢，以阻断肢体静脉血流，但保持动脉血流通畅，有效地减少回心血量。每5～10分钟轮流放松一个肢体上的止血带，症状缓解后，逐渐解除止血带，防止回心血量骤增，再次加重心脏负荷。

（三）静脉炎

1. 原因

(1) 长期由外周静脉输入高渗液体或对血管刺激性较强的药物可发生静脉炎。

(2) 穿刺针或套管针型号选择不当、固定不牢或留置时间过长也会发生静脉炎。另外，针体过粗可引起血管内皮细胞肿胀，导致血小板吸附，局部血管壁发生化学性炎症反应，形成静脉内血栓。

(3) 输液过程中，未严格执行无菌操作引起局部静脉感染导致静脉炎。

2. 症状 输液速度变慢，穿刺部位皮肤红、肿、热、痛，沿静脉走行出现条索状红线，可伴有畏寒、发热等全身症状。

3. 预防性护理

(1) 对血管壁有刺激性的药物应充分稀释后再使用，当输注高渗溶液或强刺激性药物时，尽量选择血容量充足的静脉，以便有足够的血液稀释，减慢输液速度，防止药物外渗。尽量避免使用下肢静脉，因其更易受到损伤。

（2）长期液体治疗的患者应有计划地选择静脉，变换输液部位，必要时采用外周中心静脉导管置入输液术。

（3）静脉内置管时，应该选择无刺激性或刺激性小的导管，选择明显小于穿刺血管腔的针头或套管针，且留置时间不宜过久。

（4）妥善固定针头，必要时适当约束患者肢体。

（5）严格无菌技术操作，遵守配药及输液操作规范。

（6）对须维持静脉通道的患者，应选择留置针间断输液，以减少持续输液对血管的刺激。

（7）密切观察患者局部反应，发现异常，立即拔管，及时对症处理。

4. 症状护理

（1）停止在此部位输液，患肢抬高并制动，局部用95%乙醇溶液或50%硫酸镁溶液湿热敷，每日2次，每次20分钟。或用超短波治疗，每日1次，每次15～20分钟。

（2）有感染症状者，遵医嘱给予抗生素治疗。

（3）进行中药治疗。将如意金黄散加醋调成糊状，局部外敷，具有清热、止痛、消肿的作用，每日2次。

（4）安慰患者，给予心理支持，减轻其紧张或恐惧情绪。

（四）空气栓塞

1. 原因

（1）输液前，输液管内空气未排尽，或输液导管连接不紧密，有漏气。

（2）加压输液、输血时无人看护，输液结束时未及时更换药液或拔针，均有发生空气栓塞的危险。

（3）拔出深静脉导管后，穿刺点封闭不严密。

空气一旦进入静脉，即随血流进入右心房、右心室。空气量较少时，则随心脏的收缩被压入肺动脉，继而分散到肺小动脉、最后经毛细血管吸收，危害较小。如果大量空气快速进入，则空气在右心室内阻塞肺动脉入口（图13-7），使血液不能进入肺内而造成严重的循环障碍和气体交换障碍，导致严重缺氧而立即死亡。

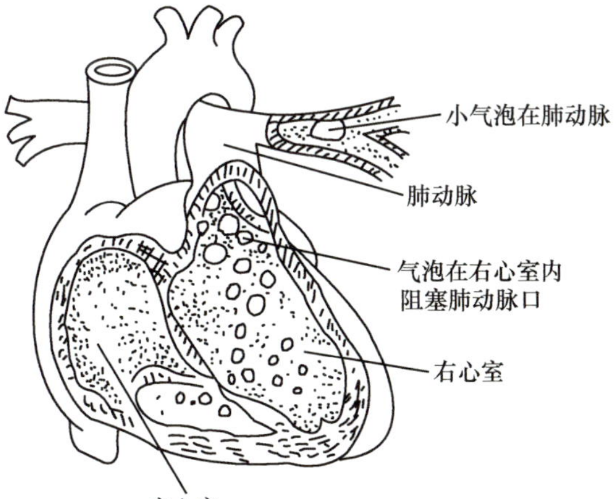

图13-7 空气在右心室内阻塞肺动脉口

2. 症状 患者突发胸闷、胸骨后异常不适或疼痛，随即出现呼吸困难、严重发绀、伴有濒死感，听诊心前区可闻及持续响亮的“水泡音”。心电图呈心肌缺血和急性肺心病的改变。

3. 预防性护理

（1）输液前认真检查输液器质量，排尽输液器滴管以下管道内的空气。

（2）输液中，加强巡视，密切监护输液过程，及时更换液体或拔针。

(3) 须加压输液输血时，应专人守护。

(4) 拔出深静脉导管后，立即严密封闭穿刺点。

4. 症状护理

(1) 立即通知医生并配合抢救，采取措施阻止气体继续进入静脉内。

(2) 将患者置于左侧头低足高位，使肺动脉的位置低于右心室，气泡向上漂移至右心室尖部，避开肺动脉入口(图 13-8)，随着心脏的舒缩，血液将较大的气泡打成泡沫，分次少量进入肺动脉内，逐渐被吸收。

(3) 给予高流量氧气吸入，提高血氧浓度，改善缺氧症状。

(4) 有条件者，使用中心静脉导管抽出空气。

(5) 密切观察病情，若有异常及时处理。

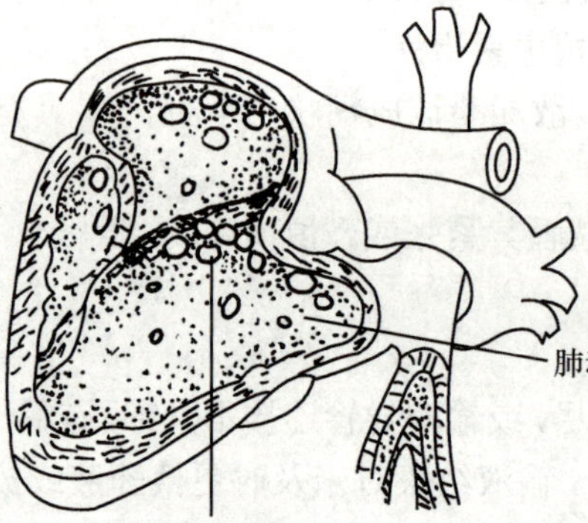

图 13-8 置患者于头低足高左侧卧位，使气泡避开肺动脉口

七、输液微粒污染与防护

(一) 概述

1. 输液微粒(infusion particle) 输液微粒是指输入液体中的非代谢性(不溶性)颗粒杂质，其直径一般为 1～15μm，少数大的可达 50～300μm。直径为 50μm 以上的微粒肉眼可见。液体的透明度与输液微粒在溶液中存在的多少有关，可借此判断溶液质量。

2. 输液微粒污染 指在输液过程中，输液微粒随液体进入人体，对人体造成严重危害的过程。

进入静脉系统的微粒，经右心房、右心室向肺动脉移动，一部分被肺部的毛细血管阻隔，一部分通过毛细血管，进入肺静脉到体循环。微粒可在肺部或其他部位造成阻塞而产生危害。

输液微粒污染危害主要取决于微粒的大小、形状、化学性质、堵塞血管的部位、血流阻断程度、人体对微粒的耐受程度等。肺、脑、肝、肾等器官最易受损伤。常见的危害如下。

(1) 堵塞血管：局部组织供血不足，导致组织缺血缺氧，甚至坏死。

(2) 形成血栓：微粒随液体进入血管后，与红细胞结合形成血栓，导致血管栓塞和静脉炎发生。

(3) 形成肺内肉芽肿：如微粒进入肺毛细血管，巨噬细胞增殖包围微粒，形成肺内肉芽肿，影响肺功能。

(4) 引起过敏反应和血小板减少症。

(5) 导致炎症或肿块：微粒刺激组织而导致炎症发生或肿块形成。

(二) 输液微粒的来源

1. 由于制作工艺环节不完善或管理不严，导致异物和微粒混入药液中，包括生产过程和包装容器造成的微粒污染。

2. 制剂存放过久导致瓶内壁及橡胶塞受药液浸泡时间过长，而腐蚀剥脱形成微粒。

3. 输液时所加药物中的不溶性杂质也是输液微粒的来源。

4. 加药液的过程，如切割安瓿、开瓶塞、反复穿刺橡胶塞等均可产生微粒，导致微粒污染。

5. 液体配制和输入过程中输液器具污染（输液器与注射器）和空气污染等。

（三）临床输液微粒的控制

1. 输液前认真检查液体质量，采用合格的密闭式一次性医用输液（血）器，不断改进输液器的通气装置（通气管内放置空气过滤器），减少污染机会。

2. 配液、输液过程中严格执行无菌技术操作，严格遵守液体配制技术操作规程。输液前认真仔细检查药液质量。

3. 输入的液体和药物应现配现用，避免久置导致药液污染。

4. 正确切割和折断安瓿。切割安瓿的锯痕不宜超过颈部的 1/4 周；开启安瓿前要用 75% 乙醇溶液擦拭颈部，并用乙醇棉球包裹折断，以减少开启瞬间安瓿内负压吸引作用导致的微粒污染。严禁使用镊子或其他物品敲击安瓿。

5. 如须加药时，应从注药管或加药孔注入，不可由针头处直接推入静脉，以防止未经过滤造成输液微粒污染。

6. 净化生产、配液、输液环境。设置静脉滴注药物配制中心，在高洁净环境下配制静脉滴注液及添加药物，有效防止细菌和微粒污染。

7. 采用全密闭式输液系统，以减少污染机会。

知识链接

静脉输液港

植入式静脉输液港（venous port access，VPA）是一种完全植入的、埋植于人体内的闭合输液系统，它为患者提供长期的静脉血管通道。VPA 既可以方便地进行注射，减少穿刺血管的次数，保护血管，减少药物外渗的机会，也可以长时间连续输液和采血，适用于高浓度的化学治疗药物、全肠外营养、血液制品的输注。

该系统包括一条中央静脉导管，导管末端连接一种装置称为穿刺座。利用小手术方法将导管经皮下穿刺置于人体大静脉中，如锁骨下静脉、上腔静脉，部分导管埋藏在皮下组织，将另一端的穿刺座留置在胸壁皮下组织中并缝合固定，愈合拆线后患者体表可触摸到一突出圆球。治疗时从此定位下针，将针经皮穿刺垂直进入到穿刺座的储液槽。因为导管末端在大静脉中，能够迅速稀释药物浓度，避免对血管壁的刺激和损伤，比一般静脉输液减少血管硬化的机会，可在人体内存留使用 5 年甚至更长的时间。因其操作简单，且为皮下埋植，从而降低了感染的风险。

第二节 静 脉 输 血

任务引入

【临床情景】

王先生，53 岁，因车祸入院。体检：BP 70/60mmHg，HR 120 次 /min，脉搏细弱，神志清楚，表情淡漠，出冷汗，躁动。诊断为“脾破裂，出血性休克”，欲行急诊手术治疗。医嘱：立即输血 200ml，输血 10 分钟后，王先生感到头疼，并出现恶心呕吐，腰背部剧痛。

思考：
1. 输血前须做哪些准备工作？
2. 王先生发生了什么反应？如何护理王先生？
3. 在输血之前应如何预防此反应发生？

静脉输血（blood transfusion）是将血液通过静脉输入体内的方法，是临床上常用的急救和治疗的重要措施之一。

一、静脉输血的目的

【目的】

1. 静脉输血可补充血容量，增加有效循环血量，增加心排血量，提升血压，常用于失血、失液所致的血容量减少或休克患者。

2. 静脉输血可增加血红蛋白，提高携氧能力，纠正贫血，常用于贫血患者和某些慢性消耗性疾病的患者。

3. 静脉输血可补充各种凝血因子和血小板，利于止血，改善凝血功能，常用于凝血功能障碍者及大出血的患者。

4. 静脉输血可补充抗体、补体，增强机体免疫力，提高机体抗感染能力，常用于严重感染的患者。

5. 静脉输血可补充血浆蛋白，增加蛋白质，维持血浆胶体渗透压，减少组织渗出，减轻水肿，常用于用于低蛋白血症及大手术、大出血的患者。

6. 静脉输血可排出有害物质，改善组织器官的缺氧状况，用于苯酚、一氧化碳等化学物质中毒。因为上述物质中毒时，血红蛋白失去了携氧能力或不能释放氧气以供机体组织利用。此外，溶血性输血反应及重症新生儿溶血病时，可采用换血法或置换血浆法以达到排出血浆中的自身抗体的目的。

二、血液制品的种类

血液由血细胞和血浆两大部分组成。随着输血技术的发展，从输全血到输成分血，血液制品的种类大大增加。

（一）全血

全血是指采集的血液未经任何加工而全部保存备用的血液，可分为新鲜血和库存血两种。

1. 新鲜血 是指在4℃环境下保存时间在1周内的血液，基本保留了血液中原有的各种成分，可以补充各种血细胞、凝血因子、血小板。新鲜血适用于血液病患者。

2. 库存血 在4℃环境下可保存2～3周，虽含有血液的各种成分，但随保存时间的延长而发生变化。其中白细胞仅能存活3～5天；血小板易凝聚破坏，24小时后逐渐减少，3天后无治疗价值；凝血酶原等成分破坏也较多；红细胞平均每天损坏率为1%。含保存液的血液pH为7.0～7.25，随着保存时间延长，葡萄糖分解，乳酸增高，pH逐渐下降，保存到21天时，pH约为6.8。由于红细胞、白细胞逐渐破坏，细胞内钾离子析出，使血浆钾离子含量增多，酸性增高。因此，大量输库存血时要防止酸中毒和高钾血症。库存血主要适用于各种原因引起的大出血。

（二）成分血

血液内含有许多功能不同的成分，因此具有多种生理功能。成分输血是根据血液比重不同，将血液的各种成分加以分离提纯，分别制成高浓度的制品，根据患者病情需要分别输入血液成分。其优点是一血多用，制品浓度高，针对性强，节约血源，输注剂量易于控制，疗效好，不良反应少，安全性高，便于保存、运输和使用。输注成分血是目前临床上常用的输血方法。

1. 红细胞　可提高携氧能力，适用于贫血患者。输血前充分混匀，用标准输血器进行输注，根据病情决定输注速度。成人可按 1～3ml/（kg·h）速度输注，但有心血管疾病的患者输血时应减慢输注速度，以免发生循环超负荷，而急性大量失血患者应加快输血速度。

（1）浓缩红细胞：新鲜全血经离心或沉淀分离血浆后的剩余部分，仍含少量血浆，故可直接输入。此种成分血液红细胞浓度高，血浆蛋白少，可减少血浆内抗体引起的发热及过敏反应。浓缩红细胞于 4℃保存，有效期为 21～35 天。其适用于携氧能力缺陷和血容量正常的贫血患者，如各种急慢性失血，心肺功能不全的患者。

（2）红细胞悬液：红细胞悬液是在浓缩红细胞的基础上添加红细胞保养液制成。红细胞悬液于 4℃保存，有效期为 21～35 天。其适用于战地急救及中小手术患者。

（3）洗涤红细胞：洗涤红细胞是由红细胞经 0.9% 氯化钠溶液离心洗涤数次后，加入适量 0.9% 氯化钠溶液制成。除去血浆中和红细胞表面吸附的抗体和补体、白细胞和红细胞代谢产物等，所含抗体物质少。洗涤红细胞适用于对血浆蛋白有过敏反应的贫血患者、免疫性溶血性贫血患者、阵发性睡眠性血红蛋白尿症患者、脏器或组织移植患者、反复输血患者以及原因不明的过敏反应或发热患者。洗涤后在 4℃环境下保存，24 小时内有效。

（4）除白细胞红细胞：这是用除白细胞滤器过滤 1 个单位的浓缩红细胞或悬浮红细胞的制品。除白细胞红细胞适用于已产生白细胞抗体的患者，过滤后应立即输入。

2. 白细胞浓缩悬液　新鲜全血经离心后取其白膜层的白细胞，保存于 4℃环境下，48 小时内有效。亦可将新鲜全血经血细胞分离机单采后制成粒细胞浓缩悬液，于 20～24℃下保存，有效期为 24 小时。白细胞浓缩悬液常用于粒细胞缺乏伴严重感染者。

3. 血小板浓缩悬液　是由新鲜全血离心后所得，于 22℃下保存，有效期为 24 小时。血小板浓缩悬液适用于因血小板减少或功能异常所致严重的自发性出血患者。输注前轻摇血袋，使血小板和血浆充分混匀。从血库或输血科（血站）取来的血小板应尽快输注，因故未及时输注的应放在室温下暂时保存。输注时应使用 Y 形标准输血器，并以患者可以耐受的最快速度输注。但在输注过程中应严密监测病情变化，婴幼儿、老年及心功能不全等患者，则应酌情减慢输注速度。

4. 血浆　是全血分离后所得的液体成分。其主要成分为血浆蛋白，不含血细胞，无凝集原。其作用主要是补充凝血因子，扩充血容量。要求与受血者 ABO 血型相同或相容。

（1）新鲜液体血浆：是采血后立即分离的血浆，含有新鲜血液中全部凝血因子、血浆蛋白、纤维蛋白原。新鲜液体血浆于 4℃下可保存 24 小时。其适用于凝血因子缺乏、大面积烧伤及创伤者。

（2）新鲜冰冻血浆：将抗凝全血于采血后 6～8 小时之内，在 4℃条件下离心可将血浆分出，并迅速在 −30℃冰箱速冻成块，即为新鲜冰冻血浆。要求 −20℃以下条件保存，有效期为 1 年。制品内含有全部凝血因子，主要用于各种凝血因子缺乏症患者的补充治疗。输注前垂直放置在 37℃恒温水浴箱中，不断轻轻摇动血袋使其在 10 分钟内快速融化，融化后立即采用标准输血器输注，速度应从慢到快逐步调节，一般控制在 5～10ml/min。

（3）普通冰冻血浆：是全血在保存期内或过期 5 天以内经自然沉降或离心后分出的血浆，立即放入 −30℃冰箱冰冻成块，即为普通冰冻血浆。要求 −20℃以下条件保存，有效期为 5 年。新鲜冰冻血浆保存期满 1 年，可改为普通冰冻血浆。该制品内含有全部稳定的凝血因子，但缺乏不稳定的凝血因子Ⅷ和凝血因子Ⅴ，主要用于凝血因子Ⅷ和凝血因子Ⅴ以外的因子缺乏症患者的治疗，使用时置于 37℃的温水中融化，并于 6 小时内输入。

（4）冷沉淀：是新鲜冰冻血浆在4℃溶解时不溶的沉淀物。-20℃以下能保存1年，含有Ⅷ因子、纤维蛋白原等。冷沉淀适用于甲型血友病、血管性血友病、纤维蛋白原缺乏症等。

（三）其他血液制品

1. 白蛋白液 从血浆提纯所得。临床上常用的是5%白蛋白液，其作用能提高机体血浆蛋白与胶体渗透压，适用于低蛋白血症患者，如外伤、烧伤、肝硬化及肾病等。

2. 纤维蛋白原 适用于纤维蛋白缺乏症，弥散性血管内凝血（disseminated intravascular coagulation，DIC）的患者。

3. 抗血友病球蛋白浓缩剂 适用于血友病患者。

三、静脉输血技术

静脉输血技术分为间接静脉输血术和直接静脉输血术。间接静脉输血术是指借助输血器将血液按静脉输液术输注给患者的方法。直接静脉输血术是指将供血者血液抽出后，立即输注给患者的方法。目前，直接输血因副作用多，在国内已经很少使用，只适用于无库存血而患者又亟须输血时，婴幼儿少量输血时也可使用；而间接静脉输血术是临床上最常用的静脉输血方法。

（一）输血前准备

1. 备血 根据医嘱仔细填写输血申请单，持输血申请单和贴好标签的试管，当面核对患者姓名、性别、年龄、住院号、病床号和诊断，确认无误后采集血标本2ml。将血标本与输血申请单一同送交血库，同血库工作人员进行逐项核对后，做血型鉴定、交叉配血试验和传染病全项免疫鉴定。凡输注全血、浓缩红细胞、红细胞悬液、洗涤红细胞、冰冻红细胞、浓缩白细胞、手工分离浓缩血小板等患者，应进行交叉配血试验；输入血浆前只须做血型鉴定。采血时禁忌同时采集两个患者的血标本，以免发生混淆。

2. 血库取血 根据输血医嘱，护士凭取血单到血库取血，并与血库工作人员共同进行“三查十一对”。三查：血液有效期、血液质量、输血装置是否完好。十一对：患者姓名、床号、性别、年龄、病区、住院号、血袋（瓶）号、血型、交叉配血试验结果、血液种类和血量。正常库存血分为上下两层，上层血浆半透明，呈淡黄色；下层血细胞呈均匀暗红色，两者边界清楚，无红细胞溶解。血袋标签模糊不清、血袋破损漏血，血浆中有明显气泡、絮状物或粗大颗粒且颜色呈暗灰色或乳糜状，血细胞呈暗紫色，血液中有明显凝块等都不可再使用。双方确认无误时，共同在登记本和输血记录单上签名后方可取血。

3. 取血后 血液取出后勿剧烈震荡，以免红细胞大量破坏而引起溶血。切勿将库存血加温，防止血浆蛋白凝固变性而引起不良反应，可在室温下放置15～20分钟后再输入。取出后的血液应4小时内输完。

4. 输血前查对 输血前，应由两名医护人员核对输血报告单和血袋标签的各项内容，检查血液制品质量，确认无误后备用。

（二）间接静脉输血

【评估】

1. 确定输血的目的，血液制品的种类、质量，交叉配血试验结果，输注要求。

2. 评估患者年龄、病情、意识状态、心肺肾功能、疾病史、输血史、过敏史等。

3. 评估患者对输血的认识、心理反应和合作程度。

4. 评估穿刺部位的皮肤状态、血管走行、充盈度。根据病情、输血量、患者年龄选用静脉。一般采用四肢浅静脉；亟须输血时多采用肘部的静脉；周围循环衰竭时，可采用颈外静脉、锁骨下静脉。

【计划】

1. 患者准备 患者能够了解输血的方法和目的，能积极配合，签署知情同意书，排空大小便，取舒适体位，为患者选择穿刺位置。

2. 用物准备 同周围静脉输液术；另备一次性输血器1套；0.9%氯化钠溶液适量；血液或血制品(按医嘱备用)。

一次性输血器和密闭式输液器大致相同，不同的地方是用滤血器替代茂菲氏滴管。滤血器的网孔，可去除大的细胞碎屑和纤维蛋白等微粒，而血细胞、血浆等均能通过滤网。

【实施】

详见表13-5。

表13-5 间接静脉输血操作步骤

操作流程	详细步骤	要点及说明
1. 双人核对	洗手，戴口罩，根据医嘱与另一名护士进行输血前“三查十一对”；在输血袋上注明姓名、床号	
2. 常规核对	携用物至床旁，核对患者床号、姓名、腕带	
3. 输注液体	使用一次性输血器，按照密闭式周围静脉输液方法，先输入少量0.9%氯化钠溶液	0.9%氯化钠溶液可防止溶血发生
4. 摇匀血液	再次核对；轻轻摇匀血液，戴无菌手套	以手腕旋转动作摇匀，避免剧烈振荡
5. 连接血袋	常规消毒血袋开口处，将输血器针头从0.9%氯化钠溶液瓶上拔下，插入输血器的输血接口；缓慢将血袋倒挂于输液架上；打开调节器，开始输血	血液制品及输血器内不可随意加入其他药物，如酸性或碱性药品、钙剂、高渗或低渗液体，以防发生凝集或溶解
6. 调节滴速	输血开始15分钟内速度宜慢，不超过20滴/min；如无不良反应，再根据年龄及病情需要调节输血速度，成人一般40～60滴/min，儿童酌减	较严重输血反应多发生在开始的15分钟内，故速度宜慢，这样可减轻输血反应
7. 核对整理	再次核对；清理用物，脱去手套，协助患者取舒适体位，整理床单位	
8. 交代嘱咐	向患者或家属交代输血过程中的有关注意事项、故障和不适表现；并将呼叫器置于易取处	嘱患者不可随意调节滴数，有胸闷、呼吸不畅等不适情况，及时汇报
9. 洗手记录	洗手，在输血卡上记录输血的时间、滴速、患者反应，并签全名	
10. 更换血袋	如须输两袋以上的血液时，两袋血之间应输入少量0.9%氯化钠溶液	防止两袋血接触而发生反应
11. 输血完毕	待血液输完后，继续输入少量0.9%氯化钠溶液，将管道内血液全部冲净，然后拔针	
12. 整理记录	整理床单位，清理用物，输血针头弃入锐器盒，洗手，记录输血的时间、种类、量、血型、血袋号、生命体征及有无输血反应	血袋保留24小时备查

【评价】

1. 患者理解输血的目的，有安全感，愿意接受。

2. 正确执行无菌操作和查对制度，操作规范。穿刺成功，输血部位无渗出、肿胀，未发生感染及其他输血反应。

3. 输血过程中无血液制品浪费现象。

（三）直接静脉输血

1. 用物准备 同静脉注射用物；另备50ml注射器（含9号或以上针头）数副；3.8%枸橼酸钠溶液适量；血压计袖带1副。

2. 操作步骤见表13-6。

表13-6 直接静脉输血操作步骤

操作流程	详细步骤	要点及说明
1. 评估解释	评估患者，向供血者和患者解释目的、过程和注意事项	
2. 认真核对	认真核对供血者和患者姓名、血型、交叉配血试验结果	
3. 安置体位	协助供血者和患者分别卧于相邻两张床上，露出供血、受血的一侧肢体	
4. 抽抗凝剂	用注射器抽取适量的抗凝剂	每50ml血中加入3.8%枸橼酸钠溶液5ml
5. 袖带充气	在供血者上臂缠上血压计袖带，并充气	压力维持在100mmHg，使静脉充盈
6. 抽注血液	选择穿刺静脉，常规消毒皮肤；用抽好抗凝剂的注射器抽取供血者的血液，立即静脉注射推注给患者，抽血、推注血液时均不可过快，并注意观察供血者和患者的反应；连续抽血时无须拔出针头，只更换注射器，放松供血者臂上的袖带，并用手指压迫穿刺部位前端静脉，以减少针头处出血	抽注血液：三人配合，一人抽血，一人传递，另一人推注，如此连续进行
7. 拔针按压	输血完毕，拔出针头，用无菌纱布按压穿刺点至不出血	
8. 整理记录	针头弃入锐器盒，清理用物；协助患者取舒适卧位，整理床单位；洗手，做好记录	

（四）自体输血

自体输血是指采集患者体内血液或手术中收集自体失血，经过洗涤、加工，供手术或大失血时回输给患者的方法。

自体输血是最安全的输血方法，无须做血型鉴定和交叉配血试验，不会产生任何过敏反应，可以避免因输血而引起的疾病传播，可以缓解血源紧张的矛盾。

1. 自体输血方式

（1）回收式自体输血：是指用血液回收装置，将患者创伤后体腔内积血、手术失血，经抗凝和过滤后再回输给患者的方式。自体失血回收的总量最好限制在3 500ml，大量回收时应适当补充新鲜血浆和血小板。目前多采用血液回收机收集失血，经过自动处理去除血浆和有害物质后，得到浓缩红细胞后，再回输。回收式自体输血可避免异体输血的并发症，且回收的洗涤红细胞的变形能力和携氧能力也要远强于库存血。回收式自体输血适用于异位妊娠输卵管破裂、外伤性脾破裂等造成的腹腔内出血等。

（2）预存式自体输血：指手术前若干日开始反复定期采集患者血液并贮存，待手术时或急需时再回输给患者的方法。采集自体血于术前1个月开始，每3～4分钟一次，每次300～400ml，直至手术前 3 天为止。自体血预存者应每天补充维生素 C、叶酸、铁剂和给予营养支持。预存式自体输血适用于择期手术估计术中出血量较大须输血的患者。

(3) 稀释式自体输血：指手术日手术开始前从患者一侧静脉采血，同时从另一侧静脉输入与血量等量或多于采血量的晶体或胶体溶液，维持患者血容量不变，降低血中的血细胞比容，使血液处于稀释状态，减少了术中红细胞的损失。所采集的血液在术中或术后回输给患者。

采血量取决于患者状况和术中可能的失血量，每次可采 800～1 000ml。待手术中失血量超过 300ml 就可以开始回输自体血。通常应先输最后采的血，因为最先采取的血液中含红细胞和凝血因子的成分最多，宜在最后输入。

2. 适应证与禁忌证

(1) 适应证：①估计术中出血量在 1 000ml 以上的择期手术患者；②稀有血型患者，难以找到供血者时；③胸腔或腹腔内大出血，如脾破裂、异位妊娠患者等。

(2) 禁忌证：①有严重心脏疾患、肝肾功能不良者；②胸腹腔开放性损伤超过 4 小时者；③血液受胃肠道内容物、消化液或尿液污染者；④有脓毒血症或菌血症患者；⑤贫血、出血及血压偏低、凝血因子缺乏者；⑥血液可疑被恶性肿瘤细胞污染者。

四、输血反应与护理

输血是具有危险性的治疗措施，严重者甚至危及患者生命。患者输注血液制品所导致的任何不良反应，均为输血不良反应。任何一种血液制品的输注在一定条件下都可能对受血者造成危险。因此，为了保证患者的安全，在输血过程中，护士必须密切观察，及时发现输血反应的征象，并积极采取有效的处理措施。

（一）发热反应

发热反应（febrile reaction）是输血过程中最常见的反应，发生率为 2%～10%。

1. 原因

(1) 血液、贮血袋或输血器等被致热原污染。

(2) 输血时违反无菌操作原则，造成输血各环节不同程度的细菌污染。

(3) 经产妇或多次输血者，在受血者血液中产生了白细胞和血小板抗体，当再次输血时，发生抗原抗体反应，即可引起发热。

2. 症状　多在输血过程中或输血后的 1～2 小时内出现发热反应。患者先表现为畏寒或寒战，继之高热，体温可高达 39～41℃，发热持续时间不等，轻者持续 1～2 小时可逐渐缓解，伴有头痛、恶心、呕吐、皮肤潮红等症状，严重者可出现呼吸困难、血压下降、抽搐，甚至昏迷。

3. 预防性护理

(1) 输血前详细评估患者的输血史，预测潜在的危险，做好防范措施。

(2) 认真检查血液制品和输血用具质量，严格按照无菌技术操作规程进行密闭式输血，有效去除致热原，防止污染。

(3) 必要时采用白细胞过滤器过滤所需血液制品。

4. 症状护理

(1) 轻者减慢输血速度，密切观察病情变化，症状可自行缓解。

(2) 若症状未能改善，应立即停止输血，更换输血器，以 0.9% 氯化钠溶液维持静脉通路。通知值班医生和血库人员，将输血器、剩余血和从患者另一侧手臂采集的血标本一同送往血库进行检验分析。

(3) 有畏寒、发冷时应注意保暖；体温超过 39℃时，按高热患者进行护理。

(4) 对症处理，遵照医嘱给予解热、镇静和抗过敏药物。

（5）严密观察患者的生命体征变化。

（二）过敏反应

过敏反应（anaphylaxis）的发生率为3%，一般发生在输血开始后数分钟内，也可在输血中和输血后发生。

1. 原因

（1）患者为过敏体质，对输入血液中的某些成分过敏。

（2）输入血液中含有致敏物质，如供血者在采血前服用了可致敏的食物或药物。

（3）供血者的变态反应性抗体随血液输给受血者，一旦与相应抗原接触，即可发生过敏反应。

（4）多次输血者体内产生白细胞和血小板抗体，再次输血时，抗原抗体相互作用而发生过敏反应。

2. 症状 反应程度轻重不一，通常与症状出现的早晚有关，症状出现越早，反应越重，大多数在输血后期或即将结束时发生。

（1）轻度反应：输血开始后数分钟内出现局限性或全身性的皮肤瘙痒、荨麻疹。

（2）中度反应：可出现血管神经性水肿，多见于颜面部，表现为眼睑、口唇高度水肿和关节痛，常在数小时后消退。也可发生喉头水肿，表现为呼吸困难，两肺可闻及哮鸣音。

（3）重度反应：发生过敏性休克，甚至昏迷、死亡。

3. 预防性护理

（1）正确管理血液和血制品。加强对供血者的选择、管理与教育，选用无过敏史、无服用或注射药物的供血者。

（2）在采血前4小时内，供血者应禁食高蛋白和高脂肪食物，禁酒。可饮用少量清淡饮食或糖水，避免血中含有致敏物质。

（3）对有过敏史的受血者，可于输血前30分钟遵医嘱给予抗过敏药物。

（4）应密切监护输血过程。

4. 症状护理

（1）症状轻者减慢输血速度，密切观察，遵照医嘱给予抗过敏药物。

（2）症状重者立即停止输血，通知医生，协助抢救。遵医嘱给药，可用0.1%盐酸肾上腺素注射液0.5～1ml做皮下注射，给予氢化可的松或地塞米松静脉滴注，更换输血器，以0.9%氯化钠溶液维持静脉通路。

（3）保留余血与输血装置送检，查明原因。

（4）严密观察患者病情变化，呼吸困难者给予氧气吸入，喉头水肿者协助医生进行气管插管或气管切开，发生过敏性休克时应给予抗休克治疗，必要时进行心肺复苏。

（三）溶血反应

溶血反应（hemolytic reaction）是指受血者的红细胞或受血者的红细胞发生异常破坏而引起的一系列临床症状，是最严重的输血反应。溶血反应分为血管内溶血（急性溶血反应）和血管外溶血（迟发性溶血反应）。

▲血管内溶血

1. 原因

（1）输入异型血：是输血反应中最严重的一种，即供血者与受血者血型ABO血型不合而造成血管内溶血。这种多由于申请单填写错误、采集血标本时贴错标签或血液注错试管，配血、取血、输血时未严格查对等造成。该反应发生迅速，一般输入10～15ml血液即可出现症状，后果极其严重。

（2）输入变质血：输血前红细胞已被破坏溶解变质，如血液贮存过久、保存温度不当、血液被细菌污染或受到剧烈振荡。

（3）血中加入低渗、高渗溶液或影响血液 pH 的药物，导致红细胞大量破坏溶解发生血管内溶血。

2. 症状 急性溶血反应的临床表现轻重不一，轻者类似发热反应，重者在输入血液 10～15ml 时，即可出现症状，病死率高。严重程度和发生反应的时间与输注的剂量有关，通常可将其临床表现分为三个阶段。

（1）第一阶段：输入血中红细胞的凝集原与受血者血浆中的凝集素发生凝集反应，红细胞凝集成团，阻塞部分小血管，造成组织缺血缺氧。输血部位疼痛、灼热，患者表现四肢麻木、头部胀痛、腰背部剧痛、胸闷、呼吸困难、恶心、呕吐等。

（2）第二阶段：凝集的红细胞溶解，大量血红蛋白释放到血浆中，出现黄疸和血红蛋白尿（尿液呈酱油色）。同时伴有寒战、高热、呼吸困难、发绀和血压下降等。第一阶段的症状加重。

（3）第三阶段：大量溶解的血红蛋白从血浆进入肾小管，遇酸性物质形成结晶体，阻塞肾小管；另外由于抗原、抗体的相互作用，引起肾小管内皮缺血、缺氧而坏死脱落，进一步阻塞肾小管，出现急性肾衰竭症状。患者出现少尿、无尿、管型尿、蛋白尿，高钾血症、酸中毒等症状时，严重者可迅速死亡。

3. 预防性护理

（1）严格执行血液采集、保存制度。

（2）采集血样时，严禁同时采集两个患者的血标本。认真做好血型鉴定和交叉配血试验。

（3）严格执行查对制度：取血和输血时，必须由两人逐项查对规定内容，核对无误两人签名后方可出库和输入。

（4）防止血液变质，杜绝使用变质血液，血液制品中不得加入除 0.9% 氯化钠溶液以外的任何药物，避免剧烈震荡和不当加温。

4. 症状护理

（1）立即停止输血，通知医生。更换输血器，以 0.9% 氯化钠溶液维持静脉通路。

（2）保持呼吸道通畅，给予氧气吸入。

（3）保留余血、连同输血器、尿标本和血标本一同送往血库进行检验分析。

（4）遵医嘱给予升压药、抗生素或其他药物治疗。

（5）保护肾脏，双侧腰部封闭，用热水袋热敷双侧肾区，解除肾血管痉挛。

（6）碱化尿液，遵医嘱给予静脉滴注 5% 碳酸氢钠溶液，以使血红蛋白在尿液中的溶解度增加，减少沉淀，避免阻塞肾小管。

（7）严密观察患者生命体征与尿量变化，检测每小时尿量，并做好记录。

（8）出现尿少、尿闭等患者，按急性肾衰竭护理。行腹膜透析或血液透析治疗，如出现休克症状，配合医生进行抗休克抢救。

（9）必要时行换血疗法，除去循环血中不合的红细胞、有害物质与抗原 - 抗体复合物。

（10）心理护理，安慰患者。

▲血管外溶血

血管外溶血主要为迟发性溶血反应，多因 ABO 血型相同，而 Rh 系统内抗 D 抗体、抗 E 抗体、抗 C 抗体不同所致溶血。临床上常见 Rh 系统血型反应中，大多数是 D 抗原与其相应的抗体反应所致。反应结果是红细胞破坏溶解，释放出的游离血红蛋白转化为胆红素，到达肝脏后迅速分解，最终通过消化道排出体外。一般在输血后一周或更长时间出现反应，症状较轻，表现为发热、黄疸、血胆红素升高及血红蛋白下降等。

（四）与大量输血有关的反应

大量输血是指 24 小时内紧急输入的血液等于或超过患者的循环血量。随着血液保存时间的延长，血液的生理生化特性不断发生变化，常见的与大量输血有关的反应有循环负荷过重、出血倾向和枸橼酸钠中毒反应。

1. 枸橼酸钠中毒

（1）原因：大量输入库存血时，随之输入了过量的枸橼酸钠溶液，超过机体的代谢速度和代偿能力。若患者肝功能不全、机体代谢障碍、低温、休克等情况下，枸橼酸钠不能完全氧化与排出，与血中的游离钙结合使血钙浓度降低，患者出现低血钙症状。

（2）临床表现：手足抽搐、血压下降、出血倾向，心电图出现 QT 间期延长、心室颤动、心率缓慢、心律不齐甚至心搏骤停。

（3）预防与处理：严密观察患者的反应，如无禁忌，遵医嘱常规每输入库存血 1 000ml，静脉注射 10% 葡萄糖酸钙或 10% 氯化钙 10ml，以补充钙离子，防止发生低血钙。

2. 出血倾向

（1）原因：库存血中的血小板和凝血因子破坏较多，从而引起出血；输入过多的枸橼酸钠溶液，导致凝血障碍。

（2）临床表现：皮肤黏膜瘀点或瘀斑、静脉穿刺部位出现大块瘀血、手术切口或伤口渗血、牙龈出血等，严重者可出现血尿。

（3）预防与处理：①严密观察患者意识、血压、脉搏等变化，注意皮肤黏膜或手术伤口处有无渗血；②严格掌握输血量，根据医嘱每输入 3～5 个单位库存血即输入 1 个单位新鲜血液，以补充足够的血小板和凝血因子。

3. 循环负荷过重 其临床表现、原因、护理措施及预防同静脉输液反应。

（五）其他反应

1. 空气栓塞 其原因、临床表现及护理同静脉输液反应。

2. 感染 即献血者的某些疾病通过输血传播给受血者，最常见的为病毒性肝炎，其他有艾滋病、梅毒和疟疾等。主要防治措施是净化血源，对献血者严格检查、筛选、管理；提高检测技术，对血液严格检测，保证每袋血的质量。

综上所述，预防输血反应的关键措施是要加强对血液制品的管理，把握好采血、贮血和输血操作的各个环节，层层严格把关，确保患者输血安全。

（徐国莲）

1303

扫一扫，测一测

复习思考题

1. 患者，女，35 岁。护士巡视病房时，发现静脉输液溶液不滴。

（1）静脉输液溶液不滴应考虑哪些原因？

（2）这种情况应如何处理？

2. 患者，男，因车祸外伤入院。医嘱给予 200ml 血液输入，输血 15 分钟后发生溶血反应。

（1）简述发生溶血反应的可能原因。

（2）对症护理措施有哪些？

3. 患者，女，24 岁。在静脉输液时，患者感到胸部异常不适和胸骨后疼痛，呼吸困难，听诊心前区可闻及响亮、持续的“水泡音”，请问：

（1）患者发生了什么反应？

（2）出现以上症状的原因有哪些？

（3）应做哪些处理？

第十四章　标 本 采 集

1401
PPT 课件

1402
知识导览

学习目标

掌握常用标本的采集；熟悉标本采集的原则；了解标本采集的意义。

在临床诊断和治疗的过程中，往往须借助物理、化学和生物学等实验室技术对患者的血液、分泌物、排泄物以及组织细胞等标本进行检验，以获得反映机体功能状态、病因、病理变化或治疗结果的客观资料，再结合患者其他临床资料进行综合分析判断。因此，标本采集对协助疾病诊断、观察病情、制订治疗方案和判断预后等有着重要意义。标本一般由护士采集，因此，护士应根据不同的检验目的，正确采集各种标本并及时送检，以保证标本检验的质量。

第一节　概　　述

任务引入

【临床情景】

张女士，32 岁，近日晨起恶心、呕吐，月经未按时来潮。疑为妊娠早期，为明确诊断，须采集尿标本进行人绒毛膜促性腺激素（human chorionic gonadotrophin，hCG）检测。

思考：

1. 护士如何做好采集前的准备工作？
2. 护士应如何保证标本的质量？

标本采集（specimens collection）是指采集患者少许血液、分泌物、排泄物、呕吐物及脱落细胞（食管、阴道）等样本，通过物理、化学或生物学的实验室技术和方法进行检验，将检查结果作为判断患者是否存在异常的依据。标本检验可在一定程度上反映机体的生理状况和病理改变。

一、标本采集的意义

尽管现代医学水平不断发展，诊断疾病的技术日益增多，但是，标本检验仍是临床最基本的诊断方法之一。标本采集具有协助诊断疾病，制订治疗与抢救方案，推测病程进展，观察病情变化等意义。标本采集的质量直接关系到检验结果的准确性，因此，掌握正确的标本采集方法极其重要，也是临床护士必须掌握的基本技能之一。

二、标本采集的原则

为了保证标本的质量，在采集各种检验标本时，除个别特殊要求外，均应遵循以下基本原则。

（一）遵照医嘱

采集各种标本均应按医嘱执行。护士应认真查对医生填写的检验申请单，申请单要求字迹清楚，目的明确，申请人签全名。护士如对申请单有疑问应核实无误后再执行。

（二）充分准备

1. 护士准备 采集前护士应明确标本采集的相关事宜，如检验目的、检验项目、采集方法、采集标本量及注意事项等。

2. 患者准备 采集标本前应评估患者的病情、心理反应及合作程度等，耐心向患者解释留取标本的目的和要求，消除其思想顾虑，取得患者的信任与合作。

3. 物品准备 根据检验项目选择适当的容器，容器外必须贴上标签，标明患者的科别、床号、姓名、检验项目及标本采集日期、时间。

4. 环境准备 采集标本时环境应安静整洁、光线适中、温湿度适宜，并注意保护患者隐私。

（三）严格查对

采集标本前应认真查对医嘱，核对检验申请单项目，患者的姓名、床号、住院号等，确认无误后方可进行。采集完毕及送检前再次查对。

（四）正确采集

为保证检验标本的质量，采集方法、采集量和采集时间、容器的选择要正确。采集细菌培养标本应在患者使用抗生素前进行，如已使用，应在血药浓度最低时采集，并在检验单上注明；采集时，严格执行无菌技术操作，标本须放入无菌容器内，不可混入防腐剂、消毒剂及其他药物；培养基应足量，无浑浊、变质，以确保检验结果的准确性。

（五）及时送检

标本采集后应及时送检，不得放置过久，以免影响检验结果。特殊标本须注明采集时间并立即送检。各类标本应区分运送容器，注意容器的密闭性和安全性。运送途中妥善放置，防止标本被污染、破坏、变质、丢失及混淆。

第二节 常用标本的采集

任务引入

【临床情景】

王先生，51岁。1周来晨起眼睑水肿，排尿不适，尿色发红，血压增高，疑为急性肾小球肾炎，须留12小时尿标本做爱迪计数。

思考：

1. 如何指导王先生正确留取标本？
2. 为防止尿液变质，尿液中应加入何种防腐剂？
3. 为进一步明确肾功能情况，须检测血中尿素氮含量，如何正确采集血标本？

不同标本的采集和处理要求不尽相同，采集方法会直接影响标本检测的结果。因此，标本的采集应遵照医嘱，充分准备，严格查对，运用正确的采集方法，以保证标本的质量。

一、血液标本的采集

血液检验是判断体内各种功能及异常变化的最重要的指标之一，是临床最常用的检验项目，不仅可反映血液系统本身的病变，也为疾病诊断、判断病情进展程度以及疾病治疗提供依据。

（一）静脉血标本的采集

静脉血标本分为三种：全血标本、血清标本、血培养标本。

【目的】

协助临床诊断疾病，为临床治疗提供依据。

1. 全血标本 用于检查血常规、红细胞沉降率和测定血液中某些物质的含量，如尿素氮、肌酐、尿酸、血氨、血糖等。

2. 血清标本 用于测定血清酶、脂类、电解质、肝功能等。

3. 血培养标本 用于查找血液中的病原菌。

【评估】

1. 核对医嘱和检验申请单，了解检验目的、检验项目、采血量及是否需要特殊准备。
2. 评估患者的病情、治疗情况、意识状态、肢体活动能力。
3. 评估患者对血标本采集的了解、认知水平、合作程度。
4. 评估患者有无情绪变化，如紧张、焦虑等；采血前有无运动、进食、吸烟、服用药物以及饮酒、饮茶或喝咖啡等。
5. 评估穿刺部位皮肤及血管情况，如皮肤有无瘢痕、水肿，血管充盈程度、管壁弹性等。

【计划】

1. 患者准备 取舒适卧位，暴露穿刺部位，采血局部皮肤清洁；患者明确采血的目的、注意事项及配合要点。

2. 用物准备 准备注射盘 1 套；无菌棉签 1 包；真空采血针（图 14-1）及真空采血管（图 14-2）或根据采血量准备一次性注射器及标本容器（干燥试管、抗凝管或血培养瓶）1 套；无菌手套 1 副；止血带 1 根；一次性垫巾 1 块；小垫枕 1 个；胶布 1 卷；检验申请单、标签或条形码按需准备。酌情备酒精灯、火柴。

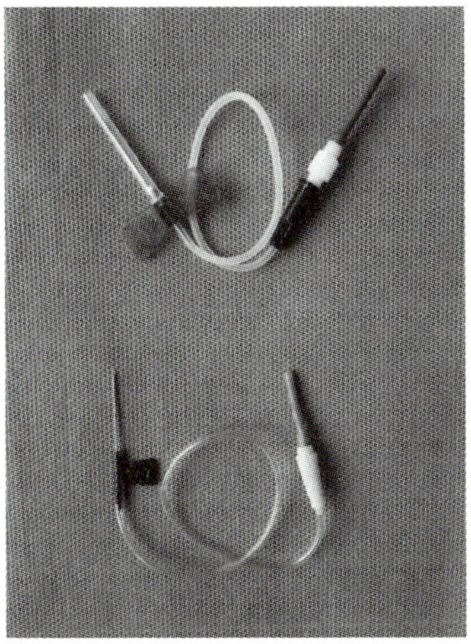

图 14-1 真空采血针

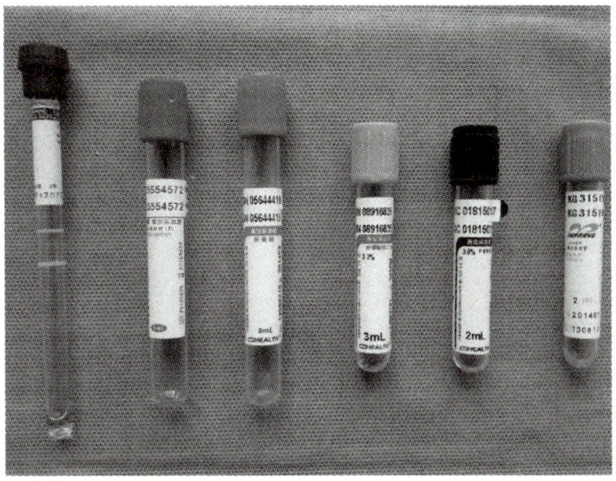

图 14-2 真空采血管

【实施】

详见表 14-1。

表14-1 静脉血标本的采集操作步骤

操作流程	详细步骤	要点及说明
1. 贴好标签	核对医嘱、检验申请单、标签（或条形码）及标本容器（或真空采血管），无误后贴标签（或条形码）于标本容器外壁上	防止发生差错
2. 认真核对	洗手，戴口罩，携用物至床旁，核对患者床号、姓名和腕带	确认患者，操作前查对；做生化检验，应在晨起空腹时采血，此时血液中各种化学成分应相对恒定；为确保检验结果准确，应提前通知患者禁食，以免影响检验结果
3. 选择静脉	选择合适的静脉，严禁在输液、输血的针头处抽取血标本，应在对侧肢体采集，以免影响检验结果；将一次性垫巾和小垫枕置于穿刺部位下	
4. 消毒皮肤	穿刺点上方约6cm处扎止血带，常规消毒局部皮肤；嘱患者握拳，使血管充盈	肘部采血时不要拍打患者前臂，止血带结扎时间不超过1分钟，时间过长可导致血液成分变化而影响结果
5. 再次核对	再次核对各项信息，确认无误	操作中查对
6. 静脉采血	▲真空采血器采血	
（1）静脉穿刺	持真空采血针，按静脉注射法行静脉穿刺；见回血后固定针柄（图14-3）	
（2）采集血液	将真空采血针的另一端刺入真空采血管，血液即迅速流入采血管内（图14-4）；自动留取至所需血量后，取下真空采血管	不可先将真空试管与采血针头相连，以免试管内负压消失而影响采血；如须多管采血，可再接另一真空采血管，采集顺序：微生物学标本—无添加剂标本—凝血试验标本—含抗凝剂标本—含促凝剂标本
（3）拔针按压	当采血即将完毕时，松开止血带，嘱患者松拳，以无菌干棉签轻压穿刺部位，迅速拔出针头，按压1～2分钟	采血结束，先拔真空管，后拔针头，再按压止血
	▲注射器采血	
（1）静脉穿刺	手持一次性注射器，按静脉注射法行静脉穿刺	
（2）采集血液	见回血后，抽取所需血量	
（3）拔针按压	采血毕，松开止血带，嘱患者松拳，以无菌干棉签轻压穿刺部位，迅速拔出针头，按压1～2分钟	
（4）注入瓶内		
1）血培养标本	先去除血培养瓶的瓶盖，常规消毒瓶塞待干，采血后更换针头将血标本注入血培养瓶，轻轻摇匀	严格执行无菌技术操作，以防污染；同时抽取不同种类的血标本，应先将血液注入血培养瓶，然后注入抗凝管，最后注入干燥试管；血培养瓶如有多种，先注入厌氧瓶，再注入需氧瓶
2）血清标本	取下针头，将血液沿管壁缓慢注入干燥试管内（严禁将泡沫注入），避免振荡，防止红细胞破裂而造成溶血	
3）全血标本	取下针头，将血液沿管壁缓慢注入加有抗凝剂的试管内（严禁将泡沫注入），轻轻摇动，使血液与抗凝剂充分混匀，防止血液凝固	
7. 整理归位	取下一次性垫巾和小垫枕；协助患者取舒适卧位，整理床单位；用物处置	

续表

操作流程	详细步骤	要点及说明
8. 再次核对	再次核对检验申请单、患者、标本	操作后查对
9. 标本送检	洗手，记录，标本及时送检，以免影响结果	标本应在使用抗生素前或伤口局部治疗前、高热寒战期进行采集，已使用抗生素，应予以注明；一般血培养标本采血量为5ml；为提高培养阳性率，亚急性细菌性心内膜炎患者采血量须增至10～15ml

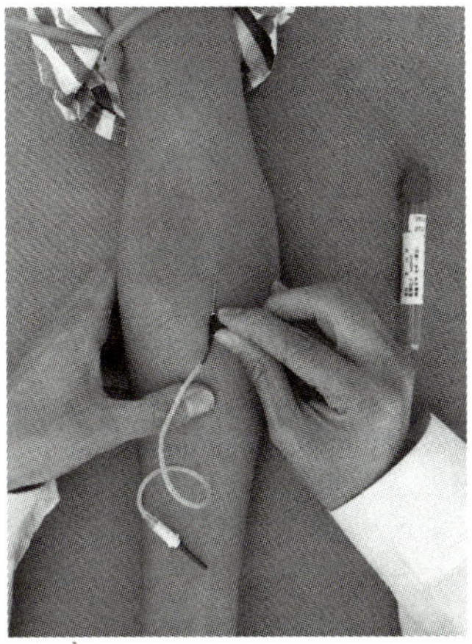

图14-3 真空采血针穿刺

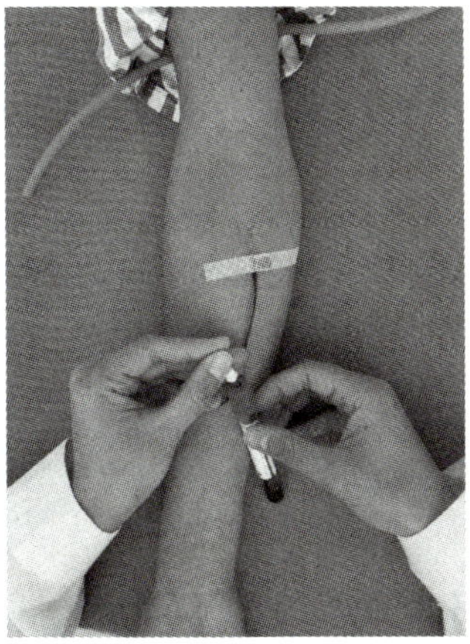

图14-4 连接真空采血管

【评价】

1. 严格按照无菌操作原则采集标本。
2. 采集的血标本符合检查项目要求。
3. 护患沟通有效，患者积极配合。

知识链接

毛细血管采血法

毛细血管采血法是自外周血或末梢血采集标本的方法。耳垂血、指尖血以及足跟血统称为末梢血。末梢血的成分包括动脉血、静脉血、毛细血管血以及组织液。通过末梢采血技术可以获得少量但足够用于实验室检测的末梢血标本。由于采血量少，取血方便，多用于一些用血量少、测定快速的检查。较为常用的项目有血常规、动脉血液气体分析、电解质、新生儿胆红素检测，新生儿筛查，以及即时检验（point-of-care testing，POCT）项目，如微量血糖、C反应蛋白、病原体抗体快速检测等。末梢血的诊断手段可使临床医师获取快速、准确的检查结果，对于疾病的诊断鉴别起着非常重要的作用，易被医师采纳和推广使用。末梢血采集适用于新生儿、婴幼儿及部分成人患者。

（二）动脉血标本的采集

【目的】

动脉血标本的采集可用于血液气体分析。

【评估】

1. 评估患者的病情、治疗情况、意识状态、肢体活动能力。

2. 评估患者对动脉血标本采集的认知及合作程度。

3. 评估患者穿刺部位的皮肤及血管情况。

4. 评估用氧或呼吸机使用情况。

【计划】

1. 患者准备 了解采血目的、方法、临床意义、注意事项及配合要点；取舒适卧位，暴露穿刺部位，进行局部皮肤清洁。

2. 物品准备 准备注射盘1套；一次性注射器（2ml或5ml）1副；动脉血气针1副（图14-5）；无菌棉签1包；止血带1根；一次性垫巾1块；小垫枕1个；肝素适量；无菌纱布数块；无菌橡胶塞1个；无菌手套1副；标签或条形码、检验申请单、标本容器按需准备；必要时备小沙袋1个。

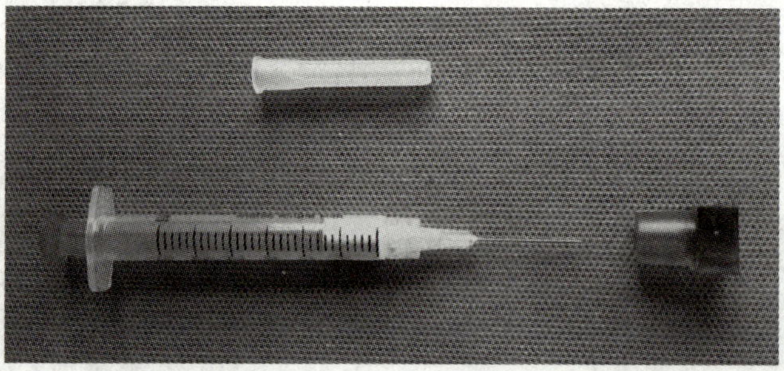

图14-5 动脉血气针

【实施】

详见表14-2。

表14-2 动脉血标本的采集操作步骤

操作流程	详细步骤	要点及说明
1. 贴好标签	核对医嘱、检验申请单、标签（或条形码）及标本容器、动脉血气针（或一次性注射器），无误后贴标签（或条形码）于标本容器外壁上	防止发生差错
2. 认真核对	洗手，戴口罩，携用物至床旁，核对患者床号、姓名和腕带	确认患者，操作前查对
3. 选择动脉	协助患者取舒适体位，选择合适的动脉，将一次性垫巾及小垫枕置于穿刺部位下；夹取无菌纱布放于一次性垫巾上，打开橡胶塞（一次性注射器采血时）	一般选择股动脉或桡动脉；桡动脉穿刺点为前臂掌侧腕关节上2cm动脉搏动明显处；股动脉穿刺点在腹股沟股动脉搏动明显处；新生儿宜选择桡动脉穿刺，因股动脉穿刺垂直进针时易伤及髋关节
4. 消毒皮肤	常规消毒皮肤，直径至少8cm，戴无菌手套或常规消毒术者左手示指和中指	严格遵守无菌技术操作原则
5. 再次核对	再次核对各项信息，确认无误	操作中查对
6. 采集标本		
	▲注射器采血	
（1）采集血液	左手示指、中指稍分开，固定动脉；右手持注射器，在两指间垂直或与动脉走向成45°刺入动脉，见有鲜红色血液流入注射器内，抽取所需血量	穿刺前先抽吸肝素0.5ml，湿润注射器内壁后弃去余液，以防血液凝固

续表

操作流程	详细步骤	要点及说明
(2) 拔针按压	快速拔出针头，局部用无菌纱布加压止血 5～10 分钟；必要时用沙袋压迫止血	凝血功能障碍者拔针后按压时间延长；有出血倾向的患者慎用动脉穿刺法采集动脉血标本
(3) 混匀抗凝	针头拔出后立即刺入橡胶塞，以隔绝空气；轻轻搓动注射器使血液与肝素混匀	血气分析标本必须与空气隔绝
	▲动脉血气针采血	
(1) 采集血液	取出并检查动脉血气针，将血气针活塞拉至所需血量的刻度，针筒内自动形成吸引等量血液的负压；穿刺法同注射器采血，见有鲜红色回血，固定血气针，血气针自动抽取所需血量	3ml 动脉采血器预设至 1.6ml；1ml 动脉采血器预设至 0.6ml
(2) 拔针按压	同注射器采血	
(3) 混匀抗凝	将动脉采血器针头垂直插入配套的橡皮针塞中，按照医院规定丢弃针头和针塞，如须排除气泡，螺旋拧上安全针座帽，颠倒混匀 5 次，手搓样品管 5s	
7. 整理归位	取下一次性垫巾，协助患者取舒适卧位，指导患者，整理床单位，处置用物	
8. 再次核对	再次核对检验申请单、患者、标本	操作后查对
9. 标本送检	洗手，记录，标本送检	标本及时送检，以免影响结果

【评价】

1. 患者理解采集标本的目的，有安全感并愿意接受。
2. 操作过程中严格按照采血原则进行，穿刺部位无血肿及感染等发生。
3. 护患沟通有效，患者积极配合。

二、尿标本的采集

尿液的成分和性状反映机体的代谢状况，不仅与泌尿系统疾病直接相关，同时也受机体各系统功能状态的影响。临床常采集尿标本做物理、化学、细菌学等检查，以了解病情、协助诊断、观察疗效。

尿标本分为三种：常规标本、培养标本和 12 小时或 24 小时标本。

【目的】

1. 常规标本 用于检查尿液的颜色、透明度、有无细胞及管型、测定尿比重、尿蛋白及尿糖定性检测等。

2. 培养标本 用于尿液细菌培养或药物敏感试验，以了解病情，协助临床诊断和治疗。

3. 12 小时或 24 小时标本 用于检查尿液所含成分，如钠、钾、氯、17- 羟类固醇、17- 酮类固醇、肌酸、肌酐、尿蛋白及尿糖定量或尿浓缩查结核分枝杆菌等。

【评估】

1. 评估患者的病情、意识状态、诊断和治疗情况，须做的检查项目及目的。
2. 评估患者的心理状态、理解能力及合作程度。

【计划】

1. 患者准备 能理解采集标本的目的、方法和配合要点。

2. 用物准备 准备检验申请单、标签或条形码，另根据检验目的须准备如下用物。

（1）常规标本：一次性尿常规标本容器 1 个；必要时备便盆或尿壶 1 个。

（2）培养标本：无菌标本瓶 1 个；无菌手套 1 副；无菌棉球适量；消毒液 1 瓶；治疗碗（内盛消毒液棉球）1 个；棉签 1 包；试管夹 1 个；酒精灯 1 个；火柴 1 盒；便器及便器巾 1 套；必要时备导尿用物。

（3）12 小时或 24 小时标本：容量为 3 000～5 000ml 的清洁广口集尿瓶 1 个；防腐剂适量（表 14-3）。

表 14-3 常用几种防腐剂的作用及用法

名称	作用	用法	用途举例
甲醛	固定尿中有机成分，防腐	每 100ml 尿液中加入 400mg/L 的甲醛 0.5ml	12 小时尿细胞计数（爱迪计数）
浓盐酸	防止尿中激素被氧化	每升尿液中加浓盐酸 10ml	17- 酮类固醇 17- 羟类固醇
甲苯	保持尿液中化学成分不变	每 100ml 尿液中加入甲苯 0.5ml（甲苯浓度为 5～20ml/L）	尿液中蛋白、糖、钠、钾、氯、肌酐、肌酸的定量检验

【实施】

详见表 14-4。

表 14-4 尿标本的采集操作步骤

操作流程	详细步骤	要点及说明
1. 贴好标签	核对医嘱、检验申请单、标签（或条形码）及标本容器，无误后贴标签（或条形码）于标本容器外壁上	防止发生差错
2. 认真核对	洗手，戴口罩，携用物至床旁，核对患者床号、姓名和腕带	确认患者，操作前查对；女性患者月经期间不宜留取尿标本
3. 环境准备	必要时使用隔帘遮挡患者，请无关人员回避	保护患者隐私
4. 收集标本		
	▲常规标本	
（1）能自理者	嘱其留取晨起第一次尿液于标本容器中，如测定尿比重须留 100ml，其余检验留取 30～50ml	晨尿浓度较高，未受饮食影响，检验结果较准确；做早孕诊断试验应留取晨尿；分泌物过多时，先清洗会阴部再收集标本
（2）行动不便者	协助其床上使用便器，收集尿液于尿标本容器中	
（3）留置导尿者	于集尿袋下方引流孔处打开橡胶塞收集尿液	
	▲培养标本	
（1）中段尿法	在患者膀胱充盈时留取，清洗会阴并按导尿术消毒外阴部，嘱患者自行排尿，弃去前段尿，用试管夹夹住试管，于酒精灯上消毒试管口后，接取中段尿 5～10ml，再次消毒试管口和盖子，盖紧盖子	应严格执行无菌操作，防止标本污染，影响检验结果
（2）导尿术法	依照导尿术，插入导尿管将尿液引出，留取尿标本	

续表

操作流程	详细步骤	要点及说明
	▲12 小时或 24 小时标本	
(1) 注明时间	在容器标签上注明留取的起止时间	
(2) 收集标本	嘱患者于晚 7 时或晨 7 时排空膀胱后，开始留取，至次晨 7 时留完最后一次尿，将 12 小时或 24 小时的全部尿液留在集尿瓶内，然后再倒入标本容器中	12 小时尿标本：自晚 7 时至次晨 7 时留取；24 小时尿标本：自晨 7 时至次晨 7 时留取
(3) 加防腐剂	根据检验要求，在尿中加防腐剂；检验单上注明 12 小时或 24 小时尿液总量	为避免尿液变质，应将集尿瓶置阴凉处，根据检验目的添加防腐剂，并做好交班，督促检查患者正确留取尿标本
5. 整理归位	协助患者取舒适卧位，指导患者，整理床单位，处置用物	
6. 再次核对	再次核对检验申请单、患者、标本	操作后查对
7. 标本送检	洗手，记录，标本送检	标本及时送检，以免影响结果

【评价】

1. 根据检查的项目，正确采集尿液标本，操作规范，及时送检。
2. 护患沟通有效，患者积极配合。

三、粪便标本的采集

粪便标本的检验结果有助于评估患者的消化系统功能，协助诊断、治疗疾病。标本的留取方法与检验结果密切相关。所以应根据不同的检验目的，选择合适的留取方法和容器。

粪便标本分四种：常规标本、培养标本、隐血标本和寄生虫或虫卵标本。

【目的】

1. 常规标本 检查粪便的性状、颜色、细胞等。

2. 培养标本 检查粪便中的致病菌。

3. 隐血标本 检查粪便内肉眼不能察觉的微量血液。

4. 寄生虫或虫卵标本 检查粪便中的寄生虫成虫、幼虫及虫卵。

【评估】

1. 评估患者的病情、临床诊断、治疗、排便情况、检验目的。
2. 评估患者的意识状态、心理状态及合作程度。

【计划】

1. 患者准备 了解收集标本的目的和方法。

2. 用物准备 检验申请单、标签或条形码、手套，另根据检验目的准备：

(1) 常规标本：检便盒(内附检便匙或棉签)1 个；清洁便盆 1 个。

(2) 培养标本：无菌检便盒 1 个；无菌检便匙 1 个或无菌长棉签 1 根；无菌生理盐水 1 瓶；消毒便盆 1 个。

(3) 隐血标本：检便盒(内附检便匙或棉签)1 个；清洁便盆 1 个。

(4) 寄生虫或虫卵标本：检便盒(内附检便匙或棉签)1 个；透明胶带或载玻片(查找蛲虫)1 个、清洁便盆 1 个。

【实施】

详见表14-5。

表14-5 粪便标本的采集操作步骤

操作流程	详细步骤	要点及说明
1. 贴好标签	核对医嘱、检验申请单、标签（或条形码）及标本容器，无误后贴标签（或条形码）于标本容器外壁上	防止发生差错
2. 认真核对	洗手，戴口罩，携用物至床旁，核对患者床号、姓名和腕带	确认患者，操作前查对
3. 环境准备	必要时隔帘遮挡患者	保护患者隐私
4. 收集标本		
	▲常规标本	
	嘱患者排大便于清洁便盆内，用检便匙取中央部分或黏液脓血部分约5g，置于检便盒内送检	约蚕豆大小；腹泻时，水样便盛于容器内送检
	▲培养标本	
（1）自行排便	嘱患者排大便于消毒便盆内，用无菌检便匙取粪便中央部分或黏液脓血部分粪便2～5g，置于培养瓶中送检	
（2）无便意者	如患者无便意，用无菌长棉签蘸无菌生理盐水，由肛门插入6～7cm，顺一个方向边旋转边退出棉签，将棉签置于无菌培养瓶中，盖紧瓶盖	
	▲隐血标本	
	按常规标本留取；嘱患者检查前3天禁食肉类、动物肝脏、血、绿色蔬菜等含铁丰富的食物和药物，3天后采集标本	以免造成假阳性
	▲寄生虫或虫卵标本	
（1）寄生虫及虫卵	用检便匙取不同部位带血或黏液的粪便5～10g送检	
（2）检查蛲虫	嘱患者睡觉前或清晨未起床前将透明胶带贴在肛门周围处，取下后将透明胶带对合或贴在载玻片上送检	蛲虫常在午夜或清晨时爬到肛门处产卵
（3）服驱虫剂后或做血吸虫孵化检查	服驱虫剂后或做血吸虫孵化检查，应留取全部粪便及时送检	
（4）查阿米巴原虫	在采集标本前将便盆加温至接近人体的体温，便后30分钟内连同便盆立即送检，以保持阿米巴原虫的活性，防止阿米巴原虫在低温环境下失去活力或死亡，以至于难以查到	检查阿米巴原虫，在采集标本前几天，避免给患者服用钡剂、油质或含金属的泻剂，以免金属制剂影响阿米巴虫卵或胞囊的显露
5. 整理归位	协助患者取舒适卧位，指导患者，整理床单位，处置用物	
6. 再次核对	再次核对检验申请单、患者、标本	操作后查对
7. 标本送检	洗手，记录，标本送检	标本及时送检，以免影响结果

【评价】

1. 根据检查的项目和目的，正确采集粪便标本，操作规范，标本及时送检。
2. 护患沟通有效，患者积极配合。

四、痰标本的采集

痰液为气管、支气管、肺泡的分泌物，正常情况下分泌很少。当呼吸道黏膜受到刺激，分泌物增多，痰量也增多。痰液主要由黏液和炎性渗出物组成。临床上为协助诊断呼吸系统的某些疾病，如肺部感染、肺结核、肺癌、支气管哮喘等，常采集痰标本做细胞、细菌、寄生虫等检查。痰液的颜色、性质、气味和量对疾病的诊断具有重要的意义。

常用的痰标本检查有三种：常规标本、培养标本和24小时标本。

【目的】

1. 常规标本 检查痰液中的细菌、癌细胞、虫卵等，协助诊断某些呼吸系统疾病。

2. 培养标本 检查痰液中的致病菌，为抗生素的选择提供依据。

3. 24小时标本 检查24小时痰量，观察性状，协助诊断或做浓集结核分枝杆菌检查等。

【评估】

1. 评估患者的病情、临床诊断、治疗、检验目的。
2. 评估患者的意识状态、心理状态与合作程度。

【计划】

1. 患者准备 患者了解收集痰标本的目的、方法、注意事项及配合要点。

2. 用物准备 检验申请单、标签或条形码，另根据检验目的准备：

（1）常规痰标本：痰盒1个。

（2）痰培养标本：无菌痰盒1个、漱口液1瓶。

（3）24小时痰标本：广口大容量集痰瓶1个。

（4）无力咳痰或不合作者：集痰器1个；吸痰用物1套；手套1副。如收集痰培养标本须备无菌用物。

【实施】

详见表14-6。

表14-6 痰标本的采集操作步骤

操作流程	详细步骤	要点及说明
1. 贴好标签	核对医嘱、检验申请单、标签（或条形码）及标本容器，无误后贴标签（或条形码）于标本容器外壁上	防止发生差错
2. 认真核对	洗手，戴口罩，携用物至床旁，核对患者床号、姓名和腕带	确认患者，操作前查对
3. 收集标本		
	▲常规标本	
（1）自行留痰	嘱患者晨起漱口，深呼吸后用力咳出气管深处痰液于痰盒内	不可将唾液、漱口水、鼻涕等混入痰液内
（2）无力咳痰	无力咳痰或不合作者将集痰器连接吸痰管，按吸痰法吸痰入集痰器内（图14-6）	
（3）痰液黏稠	痰液黏稠不易咳出者，可配合雾化吸入等方法，以协助排痰	湿化痰液，以利痰液咳出
	▲培养标本	
（1）自行留痰	能自行留痰者，晨起用漱口液漱口后，再用清水漱口，深呼吸数次后用力咳嗽，将痰排入无菌集痰盒内	
（2）无力咳痰	无力咳痰或不合作者，同常规痰标本的收集	

续表

操作流程	详细步骤	要点及说明
	▲24小时标本 在集痰瓶标签上注明起止时间；嘱患者自晨起漱口后（7时）第一口痰开始，至次晨起漱口后（7时）第一口痰结束，将24小时全部痰液排于集痰瓶内	收集24小时痰标本，容器内可预先加入少许清水并记录清水量，以便在记录痰量时扣除清水量，必要时加入少许苯酚以防腐
4. 整理归位	协助患者取舒适卧位，指导患者，整理床单位，处置用物	
5. 再次核对	再次核对检验申请单、患者、标本	操作后查对
6. 标本送检	洗手，记录，标本送检	标本及时送检，以免影响结果，如留痰标本查找癌细胞应立即送检，或用95%乙醇溶液或10%甲醛溶液固定后立即送检

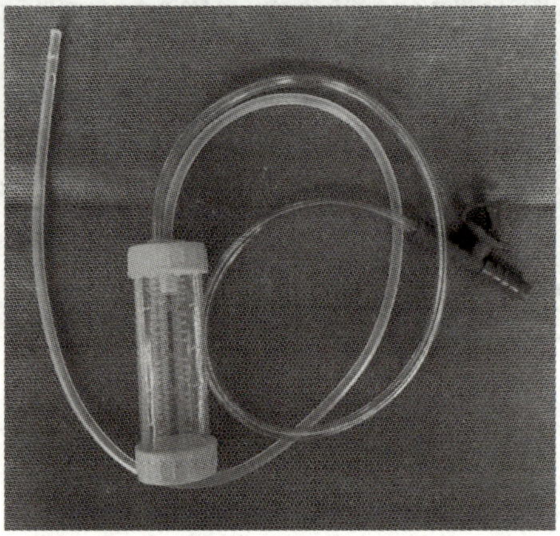

图14-6 集痰器

【评价】

1. 根据检验项目正确采集痰标本，操作规范，及时送检。
2. 留取痰培养标本能严格执行无菌操作。
3. 护患沟通有效，患者积极配合。

五、咽拭子标本的采集

正常人咽峡部有口腔正常菌群，无致病菌生长。咽部细菌均来自外界，正常情况下不致病，当机体抵抗力下降或其他外部因素作用下可能出现感染等而导致疾病。咽拭子细菌培养能分离出致病菌，有助于白喉、化脓性扁桃体炎、急性咽喉炎等疾病的诊断。

【目的】

取患者咽部及扁桃体分泌物做细菌培养或病毒分离，以协助诊断、治疗。

【评估】

1. 评估患者病情、年龄、治疗情况、口腔黏膜和咽部感染情况。
2. 评估患者的意识状态、心理状态及合作程度。

【计划】

1. 患者准备 患者了解留取咽拭子标本的方法、目的和注意事项。

2. 用物准备 准备无菌咽拭子培养管1个（图14-7）；酒精灯1个、火柴1盒、无菌压舌板1个；手电筒1个；手套1副；检验申请单、标签或条形码按需准备。

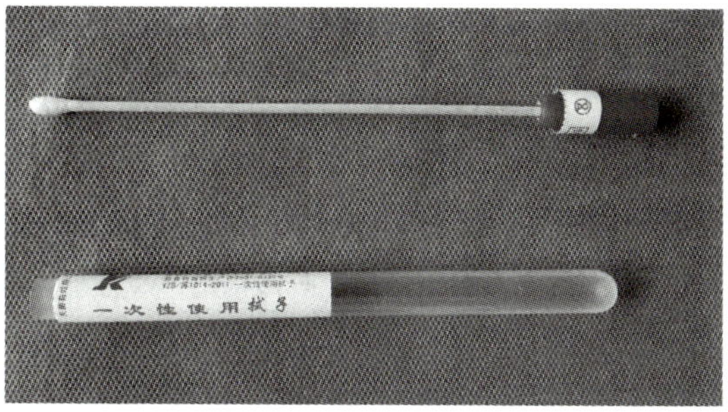

图14-7 无菌咽拭子培养管

【实施】

详见表14-7。

表14-7 咽拭子标本的采集操作步骤

操作流程	详细步骤	要点及说明
1. 贴好标签	核对医嘱、检验申请单、标签（或条形码）及标本容器，无误后贴标签（或条形码）于标本容器外壁上	防止发生差错
2. 认真核对	洗手，戴口罩，携用物至床旁，核对患者床号、姓名和腕带	确认患者，操作前查对
3. 收集标本		
（1）采分泌物	点燃酒精灯，按无菌操作要求从培养试管中取出无菌长棉签，并用无菌生理盐水蘸湿，嘱患者发“啊”音，用长棉签轻柔、敏捷地擦拭两侧腭弓、咽及扁桃体上的分泌物	避免在进食后2小时内采集标本，以免引起呕吐；棉签不可触及其他部位，防止污染标本，影响检验结果；做真菌培养时应在口腔溃疡面上采集分泌物；必要时可用压舌板充分暴露咽部；操作过程中应注意消毒瓶口，保持容器无菌
（2）封好管口	将试管口和塞子在酒精灯火焰上烧灼，然后将棉签插入试管中，再次烧灼试管口后塞紧塞子	
4. 整理归位	协助患者取舒适卧位，指导患者，整理床单位，处置用物	操作后查对
5. 再次核对	再次核对检验申请单、患者、标本	以免影响结果
6. 标本送检	洗手，记录，标本及时送检	

【评价】

1. 采集标本方法正确，患者无恶心、呕吐等不适。
2. 护患沟通有效，患者积极配合。

六、呕吐物标本的采集

留取呕吐物标本可用于观察呕吐物的颜色、性质、气味、次数和量，也可用于明确毒物的性质和种类，以协助诊断或提供法律上的证据。采集标本可在患者呕吐或洗胃前进行，用弯盘或痰杯接取呕吐物后，在容器外贴好标签，立即送检。

（韩双双）

1403

扫一扫，测一测

复习思考题

1. 患者，男，20岁。9天前因发热、腰痛来院就诊。患者呈急性面容，T 39.2℃，P 135次/min，BP 106/73mmHg，全身皮肤有多处出血斑点，脾大，心脏听诊有杂音，怀疑为“亚急性细菌性心内膜炎”。

请问：

（1）为明确诊断，应为患者留取何种血液标本？

（2）为患者抽取血液标本时，采血量应为多少？操作中有哪些注意事项？

2. 患者，女，26岁。以“肾小球肾炎”入院，医嘱：尿液爱迪计数检查。

请问：

（1）护士接到此医嘱时，应准备哪些用物？

（2）护士应指导患者如何正确留标本？

3. 患者，男，48岁，近期无明显原因消瘦，并有刺激性咳嗽，痰中带血，疑为肺癌收入院。医嘱留取常规痰标本，查找癌细胞。

请问：

（1）护士应如何进行常规痰标本采集？

（2）留取后痰标本应选择何种溶液固定？

第十五章　病情观察及危重患者的抢救与护理

1501

PPT课件

1502

知识导览

学习目标

掌握病情观察的内容、常用抢救技术；熟悉抢救工作的组织管理与抢救设施、危重患者的支持性护理；了解病情观察的目的与要求、病情观察的方法、各类患者的观察重点及要求。

病情观察是医护人员对患者的病史和现状进行全面系统地了解后，对病情做出综合判断的过程。危重患者是指病情严重，随时可能发生生命危险的患者，如大出血、突发（突然）昏迷、心搏骤停、窒息等。

病情观察是护理危重患者的先决条件。患者生命体征的变化、瞳孔及意识的变化、精神状态的紊乱、排泄物的异常等都提示危重患者的身心状况发生变化，并能帮助识别危重患者。因此，护理人员必须具有广博的医学知识和训练有素的观察能力，通过感觉器官和仪器设备来提高观察效果，为诊断、治疗、抢救及护理提供依据。

抢救与配合是护理危重患者的关键，如缺氧患者的吸氧、窒息患者的气道吸引、服毒患者的洗胃等，都对患者的预后及转归起着决定性的作用。

第一节　病情观察

任务引入

【临床情景】

吴先生，39岁。因头颅外伤伴昏迷半小时入院，颅顶部偏右侧有一长约3.5cm伤口，创面深达颅骨，污染，表面出血不止。体检：BP 180/100mmHg，R 35次/min，SaO_2 88%；瞳孔等大、等圆，直径为2mm，对光反射迟钝；双肺呼吸音粗，可闻及明显痰鸣音；P 110次/min，律齐，未闻及病理性杂音；腹部及四肢未见明显外伤；膝反射、跟腱反射减弱，病理征未引出。

思考：

1. 对该患者应运用哪些方法进行病情观察？
2. 应重点观察吴先生哪些生命体征？
3. 如何做好观察后的记录？

病情观察（observation of disease）是护理人员在工作中积极启动感觉器官以及辅助工具，有目的、有计划地了解和观察患者的生理、病理变化和心理反应的知觉过程。

一、病情观察的目的与要求

（一）病情观察的目的

病情观察是护理工作中的一项重要内容。护士和患者的接触最密切，在护理工作中，护理人员要利用与患者尤其是危重患者接触的一切机会，通过细致入微地观察，从体征到症状、从躯体到心理，及时、准确地掌握或预见其病情变化，为诊断、治疗和护理提供依据，为救治患者生命赢得抢救时间。因此，病情观察是护理人员必须掌握的一种技能，是一切科学工作的基础。

（二）要求

一名优秀的护理人员，应该随时都在观察患者病情，且能机警、敏锐地以适当的方式反应。这就要求护士必须具备广博的医学知识，严谨的工作作风，一丝不苟、高度的责任心及训练有素的观察能力，做到“五勤”，即勤巡视、勤观察、勤询问、勤思考、勤记录。通过有目的、有计划、认真、细致地观察，及时、准确地掌握或预见病情变化，为危重患者的抢救赢得时间。护士要提高病情观察的能力，应做到以下几点。

1. **加强学习** 要自觉加强专业理论学习，为及时准确地观察和判断病情打好坚实的基础。
2. **培养职业敏感** 提高职业敏感性，做到能从细微处及时、准确地发现患者的病情变化。
3. **经常巡视病房** 利用一切机会观察病情，做观察病情的有心人。
4. **观察病情** 应熟悉患者的病情和当前治疗护理的要求，有计划、有目的地进行病情观察。

二、病情观察的方法

病情观察是医务人员利用感觉器官，通过视、触、叩、嗅、听等方法或借助医疗仪器设备来获得患者资料的过程。

1. **视诊（inspection）** 是利用视觉观察患者的全身和局部情况。视诊能观察到周围环境状况及患者的全身和局部情况，如病房光线、温湿度、有无安全隐患；观察到患者年龄、性别、发育、营养状态、面色、呼吸频率、肢体活动、姿势体位、意识状态、面容表情、皮肤黏膜颜色等，以及患者分泌物、引流物、呕吐物、排泄物的颜色、性状、量等。视诊时光线应充足。

2. **触诊（palpation）** 是通过手的感觉感知患者身体某部位的情况，可用手直接触摸或按压某些部位。通过触诊可了解患者皮肤的温湿度、弹性、光滑度和脉搏，某些脏器的大小和形状，肿瘤的位置、大小和性质等。触诊时，需要患者放松受检部位。

3. **叩诊（percussion）** 是利用手指叩击或手掌拍击患者身体某部，使之震动产生音响，以此来确定局部有无病变和病变性质的观察方法。叩诊主要用于观察及确定患者的脏器大小、形状、位置及密度，有无腹水及腹水的量等。

4. **听诊（auscultation）** 是利用耳或借助听诊器等其他设备来分辨患者身体不同部位所发出的声音有无异常。听诊主要用于观察患者的语调、咳嗽声、呼吸音、心音、肠鸣音等。

5. **嗅诊（smelling）** 是利用嗅觉来辨别患者的各种气味，以了解其临床意义的观察方法，如辨别来自患者皮肤黏膜、呼吸道、胃肠道的排泄物、分泌物、呕吐物、脓液等的气味。

6. **查询** 是通过查阅病历、检验报告、会诊报告及其他相关文献资料，以及通过与患者及家属的交流、床边和书面交接班等方式获取病情信息的观察方法。

三、病情观察的内容

（一）一般情况的观察

1. **发育和体型** 发育通常以年龄、身高、智力、体重及第二性征之间的关系来比较是否正常。正常发育与遗传、营养代谢、体育活动、生活条件等因素有密切的关系。成人发育正常的判断标准：胸围等于身高的一半，坐高等于下肢的长度，两上肢展开的长度约等于身高。临床上的病态发育与内分泌最为密切，如发育成熟前发生垂体前叶功能亢进时，体格可异常高大称为巨人症；反之，垂体功能减退时，体格可异常矮小，称为垂体性侏儒症。体型是身体各部发育的外观表现，包括骨骼肌肉的成长与脂肪分布状态等，临床上成人体型有三种：①匀称型/正力型。身体各部分匀称适中，一般正常人多为此型。②瘦长型/无力型。身体瘦长，颈长肩窄，胸廓扁平，腹上角小于90°。③矮胖型/超力型。身短粗壮，颈粗肩宽，胸廓宽厚，腹上角常大于90°。

2. 表情与面容 疾病可使人的表情与面容出现痛苦、忧虑、疲惫等变化，某些疾病发展到一定程度，可出现特征性的面容与表情。

（1）急性病容：如面颊潮红、兴奋不安、呼吸急促、鼻翼扇动、口唇疱疹等征象为急性病容，多见于急性感染性疾病。

（2）慢性病容：精神萎靡、目光暗淡、面容憔悴、脸色苍白或晦暗、双眼无神、消瘦无力等为慢性病容，多见于肺结核、恶性肿瘤等慢性消耗性疾病的患者。

（3）病危面容：面容枯槁、面色苍白或铅灰、表情淡漠、眼眶凹陷，多见于大出血、严重休克、脱水等患者。

3. 姿势与步态 姿势是指举止的状态。患者因休息或适应医疗护理的需要而采取的卧床姿势，称为卧位。不同的疾病可使患者采取不同体位，如自动体位、被动体位、强迫体位等。胸膜炎或胸腔积液的患者，大多取患侧卧位，使患侧的呼吸运动减少，减轻疼痛，同时减轻积液压迫肺脏，让健侧肺的呼吸活动增强，达到代偿的目的。

步态是指患者走路时所表现出的姿态。正常人行走自如，步态平稳。某些疾病可表现出特征性的步态，如小脑疾患、巴比妥中毒的患者走路时躯干重心不稳、步态紊乱如醉酒状为醉酒步态；双侧先天性髋关节脱位、进行性肌营养不良的患者，走路时身体左右摇摆称为蹒跚步态。突然发生的步态改变是病情变化的征兆之一，如高血压患者突然出现跛行，则提示有发生脑血管意外、偏瘫的可能。

4. 饮食与营养 饮食在疾病治疗方面起着重要作用。护士应观察患者的食欲、食量、饮食习惯、有无特殊嗜好或偏食等。营养状况可通过体重指数、皮下脂肪厚薄、肌肉的发育、皮肤弹性和毛发指甲的光泽度等进行判断。临床上用良好、中等、不良三个等级来判断患者的营养状态。

5. 皮肤与黏膜 应观察患者皮肤、黏膜的颜色、温湿度、弹性，有无出血、皮疹、水肿、黄疸、发绀等情况，这也是反映身体健康状况的指标。贫血患者皮肤苍白；休克患者皮肤常苍白、湿冷；肝胆疾病患者常有巩膜和皮肤黄染；严重缺氧患者常表现为口唇、指、趾发绀；脱水患者常出现皮肤弹性减弱；造血系统疾病患者常出现皮肤黏膜的出血点、紫癜、瘀斑等；肾性水肿患者多见晨起眼睑、颜面水肿；心源性水肿患者则表现为下垂性水肿等。

6. 睡眠 注意观察患者睡眠的深浅度、时间等，应注意患者有无失眠、睡眠过度等异常现象。

7. 呕吐物与排泄物 呕吐是指胃内容物经口吐出体外的一种复杂的反射动作。对呕吐者，应注意观察呕吐方式及呕吐物的性状、色、量、味等。

（1）性状：一般呕吐物为消化液和食物。

（2）方式：颅内压增高时呕吐呈喷射状。

（3）颜色：在胃内滞留时间短、出血量较多时呕吐物呈鲜红色，混有滞留在胃内时间较长的血液时呈咖啡色，有胆汁反流时呈黄绿色。

（4）量：成人胃内容量约为300ml，如呕吐量超过胃容量，应考虑有无幽门梗阻或其他异常情况。

（5）味：一般情况下呕吐物呈酸味，滞留胃内时间较长时呈腐臭味，含有大量胆汁时呈苦味，出现低位肠梗阻时呈粪臭味，胃出血时呈腥味。护士应仔细观察呕吐物情况，做好记录，必要时收集标本送验，以协助诊断。排泄物包括粪、尿、汗液、痰液、引流液等，应注意观察其性质与数量。

（二）生命体征的观察

详见第八章“生命体征的评估及护理”。

（三）意识状态的观察

意识是大脑高级神经中枢功能活动的综合表现，是对内外环境的知觉状态。凡影响大脑活动的疾病均会引起不同程度的意识改变，这种状态称为意识障碍。根据障碍的程度，意识障碍可分为以下几种。

1. 嗜睡 是轻度的意识障碍。患者持续地处于睡眠状态，能被唤醒，醒后能正确回答问题，但反应迟钝，停止刺激后很快入睡。

2. 意识模糊 意识障碍程度较嗜睡深，对周围环境漠不关心，答话简短、迟钝，表情淡漠，对时间、地点、人物的定向力完全或部分障碍。

3. 昏睡 接近不省人事的意识状态，患者处于熟睡状态不易唤醒，受较强的刺激可被唤醒，醒后答非所问，且很快又入睡。

4. 谵妄 是一种以兴奋为主的意识模糊，伴有知觉障碍（幻觉、错觉）等，表现为意识不清、定向力消失、感觉错乱、乱语躁动。谵妄见于高热期、药物中毒、酒精中毒等。

5. 昏迷 是严重的意识障碍，也是病情危急的信号。按其程度可分为浅昏迷、深昏迷。

（1）浅昏迷：意识大部分丧失，无自主运动，对周围事物及声光刺激（如呼吸或语言刺激）均无反应，但强烈刺激（如压迫眶上神经）可出现痛苦表情。患者各种反射如角膜反射、瞳孔对光反射、咳嗽反射、吞咽反射等均存在。生命体征一般无明显改变，可有大小便失禁或尿潴留。

（2）深昏迷：意识完全丧失，各种刺激均无反应，全身肌肉松弛，深浅反射均消失，呼吸不规律，血压可有下降，大小便失禁或尿潴留，机体仅能维持呼吸与循环的最基本功能。

护士对意识状态的观察，可根据患者的语言反应，了解其思维、反应、情绪活动、定向力等。必要时，可通过神经反射如观察瞳孔对光反应、角膜反射、对强刺激（如疼痛）的反应、肢体活动等，来判断其有无意识障碍及意识障碍的程度。临床上也可以使用格拉斯哥昏迷评分量表（Glasgow Coma Scale，GCS）对患者意识障碍及其程度进行观察与测定（表 15-1）。GCS 能客观反映患者意识状态，包括睁眼反应、语言反应、运动反应 3 个项目。GCS 量表总分范围为 3～15 分，分数越高，意识状态越好。按意识障碍的差异分为轻、中、重三度，轻度 13～14 分，中度 9～12 分，重度 3～8 分；低于 8 分者为昏迷，低于 3 分者为深昏迷或脑死亡。在应用 GCS 量表评估患者时，还应对其伴随症状及生命体征、营养、大小便、水和电解质、活动和睡眠、血气分析的变化等进行观察。

表 15-1 格拉斯哥昏迷评分量表

项目	状态	分数
睁眼反应	自发性的睁眼反应	4
	声音刺激有睁眼反应	3
	疼痛刺激有睁眼反应	2
	任何刺激均无睁眼反应	1
语言反应	对人物、时间、地点等定向问题清楚	5
	对话混淆不清，不能准确回答有关人物、时间等定向问题	4
	言语不流利，但可分辨字意	3

续表

项目	状态	分数
语言反应	言语模糊不清，对字意难以分辨	2
	任何刺激均无语言反应	1
运动反应	可按指令动作	6
	能确定疼痛部位	5
	对疼痛刺激有肢体退缩反应	4
	疼痛刺激时肢体过屈（去皮质强直）	3
	疼痛刺激时肢体过伸（去大脑强直）	2
	疼痛刺激时无反应	1

（四）瞳孔的观察

瞳孔的变化是颅内疾病、药物中毒等病情变化的一个重要指征。观察瞳孔应注意两侧瞳孔的形状、大小、边缘对称性及对光反射等。

1. 正常瞳孔　正常瞳孔呈圆形，位置居中，两侧等大等圆，边缘整齐，在自然光线下直径为2～5mm，对光反射灵敏。

2. 瞳孔大小异常

（1）瞳孔缩小：瞳孔直径小于2mm称为瞳孔缩小，小于1mm为针尖样瞳孔。瞳孔缩小见于有机磷、吗啡、氯丙嗪等药物中毒，单侧瞳孔缩小常提示同侧小脑幕裂孔疝等情况的发生。

（2）瞳孔扩大：瞳孔直径大于5mm称为瞳孔扩大，见于阿托品等药物反应、颅内压增高、濒死状态、双侧小脑幕裂孔疝、枕骨大孔疝等。

（3）双侧瞳孔不等大：见于脑外伤、脑肿瘤等。

3. 瞳孔对光反射　用拇指和示指分开上、下眼睑，露出眼球，用聚光手电筒直接照射瞳孔，以观察瞳孔对光线的反应是灵敏、迟钝还是消失。正常人对光线反应灵敏，当光线照射瞳孔时瞳孔立即缩小，移去光线或闭合眼睑后又可增大。用手电筒直接照射瞳孔时，瞳孔的大小不随光线刺激而变化，称为瞳孔对光反应消失，见于危重或深昏迷的患者。

（五）特殊治疗后的观察

危重患者常须进行一些特殊的治疗，如吸痰、吸氧、输血、手术等，无论给予何种特殊的治疗都必须仔细观察。如吸痰时要观察患者的缺氧情况，吸氧后要观察患者缺氧程度的改善，输血要观察有无输血反应，放置引流管要观察引流液的颜色、性质及量，手术后应监测血压，观察伤口有无出血等。

（六）特殊用药后的观察

进行药物治疗后应注意观察药物疗效及不良反应，如应用利尿剂的患者尿量多少、有无电解质代谢紊乱的表现，应用胰岛素治疗的患者有无出冷汗、心悸、神志不清等低血糖反应，使用血清类和青霉素类药物时应注意有无过敏反应等。

（七）中心静脉压的观察

中心静脉压（central venous pressure，CVP）代表右心房或胸腔段腔静脉内的压力，主要反映全身血容量与右心功能。CVP的正常值是5～12cmH$_2$O。当CVP<5cmH$_2$O时，表示血容量不足；CVP>15cmH$_2$O时，表示心功能不全、静脉血管床过度收缩或肺循环阻力增高；CVP>20cmH$_2$O时，表示存在充血性心力衰竭。

（八）心理状态的观察

心理状态的观察包括对患者的语言与非语言行为、情感反应、对疾病的认识、价值观及信念等方面的观察。危重患者的情感反应常见的有焦虑、恐惧与忧郁。应观察患者有无记忆力减退，思维混乱，反应迟钝，语言、行为怪异等情况，以及有无焦虑、忧郁、恐惧、绝望等情绪状态。

四、各类患者的观察重点及要求

（一）新入院患者

1. 初步估计病情轻重，确定重点观察的内容 新入院患者病情轻重缓急不一，诊断也不尽明确。护士应根据患者的病史、各种检查结果，结合患者的入院方式和一般状况等，对病情及其轻重做出初步估计，确定重点观察的内容。对大面积烧伤、创伤患者应重点观察生命体征尤其是血压的变化，以警惕早期休克的发生；对肝硬化患者要重点观察饮食、意识状况，以警惕肝性脑病的发生。

2. 注意观察潜在或继发病症 新入院患者往往诊断尚未明确，病情尚在发展中，护士应注意观察其潜在或继发的病症，以防忽略病情。如有些创伤患者在外观上只表现为机体局部组织的破损或出血，但护士仍应严密观察其血压和神志变化，警惕有无内脏潜在或继发出血的可能。

3. 注重心理状态的观察 新入院患者对医院的环境、人员及各种规章制度等都很陌生，对自身疾病的治疗期望值很高，容易出现很多复杂的心理问题。护士应注意观察并给予针对性的心理疏导，帮助患者尽快熟悉和适应住院生活，从而积极主动地配合，参与到治疗护理中来。

（二）老年患者

1. 注意观察症状、体征不典型的病情 老年患者新陈代谢低下，感觉迟钝，患重病时往往反应不明显。有些老年人患肺炎时，体温、血液白细胞计数常不高。因此，护士应注意细致、全面地对不典型的症状、体征进行观察，及时、准确地判断病情变化。

2. 注意观察有无心脑血管意外的先兆症状 老年患者容易发生心脑血管意外。一旦发生，往往来势凶猛，病情危重。护士应注意观察其先兆症状，以便尽早发现病情变化，及时采取防治措施。如冠心病患者频繁发作心绞痛，且程度加重，持续时间延长，服用硝酸甘油无效，则应考虑是否发生心肌梗死，并进一步严密观察和处理。

3. 注意观察并发症 老年患者起病隐匿、病程迁延、抵抗力差，疾病恢复慢，容易出现并发症，护士应加强观察。对卧床患者应注意观察局部皮肤改变，以预防压疮的发生，对术后患者应观察其呼吸、排痰情况以警惕肺部感染的发生。

4. 注意观察并做好心理疏导 老年患者心理状态复杂多变，护士应做到尊重患者，细心观察，并给予有针对性的疏导。此外，由于老年患者感官功能减退，记忆力下降，反应迟钝，护士在观察病情时应耐心听取其主诉，并认真核实以准确掌握病情。

（三）小儿患者

小儿患者对生疏的医院环境适应性差，易产生恐惧心理，加之表达能力差，不能具体述说病情。因此，护士应重点观察患儿的精神状态、饮食量、大小便的性状及颜色、啼哭的声音等。如小儿哭闹不止时，应考虑其是否存在饥饿、口渴、过热、过冷、尿垫潮湿或是腹痛、感染病灶等引起的不适；给患儿测体温或更换尿垫时，若发现果酱样血便但肛门周围及外阴无损伤，应考虑有无肠套叠的可能。此外，小儿患者由于各器官发育尚未完善，病情变化快而剧烈，轻微的炎症就可能引起高热甚至发生惊厥，护士观察病情必须及时、准确地进行适当处理。

（四）危重患者

危重患者病情重、复杂、变化快，观察病情应全面、连续、细致、及时。若不及时发现病情变化，则可能延误抢救而影响预后甚至威胁生命。因此，护士应重点观察患者生命体征及相关的症状、体征，以期尽早发现或预见病情变化，及时采取预防或应急措施抢救患者生命。如对慢性肺源性心脏病患者，应重点观察其呼吸、血压、脉搏的变化，同时还应密切观察患者的神志、意识状态，若发现患者出现头痛、烦躁不安、语言障碍或嗜睡，则可能是发生了肺性脑病。

五、观察后的处理

（一）一般病情变化的处理

护士可在护理职责范围内给予适当处理以减轻或解除患者的痛苦，并通过口头或书面的形式通知医生，也可先通知医生再做处理。如高热患者可先给予物理降温；一般术后患者夜间发生尿潴留时，可让患者听流水声或用温水冲洗尿道口，进行诱导排尿等。

（二）重要病情变化的处理

当发现病情恶化或有严重并发症的先兆时，如消化道溃疡患者排出黑便、心脏病患者出现呼吸困难等，护士应继续严密观察病情，安慰患者，并给予相应的处理，如给氧、建立静脉通道、准备急救用品等。同时，要及时通知医生。

（三）紧急病情变化的处理

如发现患者突然发生心搏骤停或呼吸停止等紧急病情变化，护士应当机立断采取必要的应急措施，如给氧、胸外心脏按压、人工呼吸等。同时，设法请人去通知医生。待医生到现场后，按医嘱配合医生进行抢救。抢救过程中的各项抢救措施及病情变化均应详细记录，以便进一步观察分析病情、判断抢救治疗后的效果。

第二节　危重患者的抢救与护理

任务引入

【临床情景】

张先生，58 岁。患高血压 10 余年，间歇胸闷、胸痛发作 2 年，医生诊断为高血压、冠心病。今晨上洗手间后，突然出现胸闷、气短、咳粉红色泡沫样痰。查体：端坐呼吸，P 110 次 / min，双肺可闻及水泡音，双下肢无水肿。

思考：

1. 张先生目前最可能的诊断是什么？
2. 医生到来前，应采取哪些急救措施？
3. 如何吸氧？采取哪些护理措施以缓解症状？

抢救危重患者是医疗护理工作中的一场争分夺秒的战斗，抢救的质量直接关系到患者的生命和生存质量。因此，病区必须从组织上、物质上做好充分准备，常备不懈。遇有危重患者，要当机立断，采取紧急措施，积极进行抢救。

一、抢救工作的组织管理与抢救设施

抢救工作应有严密的组织、合理的分工和完善的设备，建立严格的抢救组织和管理制度是保证高质量、高效率抢救患者的重要措施之一。

（一）抢救工作的组织管理

1. 病区应立即指定抢救负责人，组成抢救小组。
2. 即刻制订抢救方案。医生、护士共同参与制订，应全面部署，统一指挥，明确分工，互相

配合，使危重患者能及时、迅速地得到抢救。

3. 制订抢救护理计划。

4. 做好查对和抢救记录工作。各种急救药物须经两人核对后方可使用；口头医嘱须向医生复述一遍，双方确认无误后方可执行；抢救中的安瓿、输液空瓶、输血空袋等均应集中放置，以便统计查对。抢救完毕后，请医生及时（6 小时内）补写医嘱和处方；认真做好抢救记录，要求字迹清晰、及时准确、详细全面。

5. 安排护士随医生参加每次查房、会诊、病例讨论，了解危重患者的抢救过程，配合治疗和护理。

6. 一切抢救用品均应定点放置，以保证应急使用。护士应熟悉抢救物品的性能和使用方法，并能排除一般故障。

7. 严格执行交接班制度。

（二）抢救设施

1. 抢救室 急诊室和病区应设抢救室。病区抢救室应设在靠近护士办公室的单独房间内。抢救室要宽敞、明亮、安静、整洁，科学管理。

2. 抢救床 最好选用能升降的多功能床。另备木板一块，以备胸外心脏按压时使用。

3. 抢救车 须准备下列物品。

（1）急救药品：详见表 15-2。

表 15-2 常用急救药品

类别	药物
中枢兴奋药	尼可刹米、洛贝林
升压药	多巴胺、去甲肾上腺素、盐酸肾上腺素、间羟胺等
强心药	去乙酰毛花苷、毒毛花苷 K 等
平喘药	氨茶碱、多索茶碱等
降压药	硝普钠、利血平、盐酸尼卡地平等
止血药	垂体后叶激素、维生素 K_1、卡巴克络、酚磺乙胺等
抗心绞痛药	硝酸甘油、硝酸异山梨酯等
抗心律失常药	利多卡因、维拉帕米、普鲁卡因胺等
血管扩张药	硝普钠、硝酸甘油等
止痛镇静药	哌替啶、吗啡、苯巴比妥钠、氯丙嗪、硫酸镁等
抗过敏药	异丙嗪、苯海拉明、氯苯那敏
脱水利尿药	20% 甘露醇溶液、25% 山梨醇溶液、呋塞米、依他尼酸等
解毒药	阿托品、碘解磷定、氯解磷定、硫代硫酸钠、乙酰胺等
抗惊厥药	地西泮、苯巴比妥钠、硫喷妥钠、苯妥英钠、硫酸镁等
碱性药	5% 碳酸氢钠溶液、11.2% 乳酸钠溶液
其他	氢化可的松、地塞米松、0.9% 氯化钠溶液、各种浓度的葡萄糖溶液、低分子右旋糖酐、平衡液、10% 葡萄糖酸钙溶液、氯化钾、氯化钙、羧甲基淀粉（代血浆）等

（2）各种无菌急救包：导尿包、静脉切开包、气管插管包、气管切开包、各种穿刺包等。

（3）一般用物：治疗盘、血压计、听诊器、温度计、开口器、压舌板、舌钳、手电筒、输液器、输血器、各种注射器及针头、各种型号及用途的橡胶或硅胶导管、止血带、皮肤消毒用物、绷带、夹板、无菌敷料、无菌手套、多用电源插座等。

4. 急救器械　心电监护仪、电除颤器、心脏起搏器、简易呼吸器、呼吸机、氧气筒、给氧装置、中心供氧系统、电动吸引器或中心负压吸引装置、洗胃机等。

为了不贻误抢救时机，应严格执行抢救物品的“五定”制度，即“定数量品种、定点安置、定人保管、定期消毒灭菌和定期检查维修”，保证急救物品的完好率达100%。

二、危重患者的支持性护理

危重患者病情危重而复杂，变化快，随时可能发生生命危险。护士必须认真、缜密地监测病情，给予患者全面的监测、治疗和支持性护理，以挽救患者的生命。

（一）危重患者的病情监测

对危重患者各系统功能进行持续监测，以评估患者整体状态、疾病危险程度以及各系统脏器的损害程度，给予及时的诊断和抢救处理是极为重要的。最基本的是对中枢神经系统、循环系统、呼吸系统和肾功能等的监测。

1. 中枢神经系统监测　包括意识水平监测、电生理监测、脑电图、影像学监测，如CT与MRI、颅内压测定和脑死亡的判定等。其中，最重要的是意识水平监测。颅内压的测定可评估脑积液压力的动态变化，从而了解其对脑功能的影响。

2. 心血管系统（循环系统）监测　通过监测心率、心律、无创和有创血压、心电功能、中心静脉压、肺动脉压、心排出量及心脏指数等评估患者心功能的等级。

3. 呼吸系统监测　监测患者的呼吸运动、频率、节律、呼吸音、潮气量等，评估痰液的性质、量、痰培养的结果等，进行血气分析、拍胸片等。其中，血气分析是较重要的监测手段之一，护士应了解其各项指标的正常值及其意义。

4. 肾功能监测　肾脏是调节体液的重要器官，对维持机体内环境的稳定具有重要的意义。通过监测患者的尿量，血、尿钠浓度，血、尿的尿素氮，血、尿肌酐，血肌酐清除率测定等，评估患者的肾功能。

5. 生命体征监测　生命体征是衡量危重患者机体身心状况的可靠指标。护士要严密、细致地观察其生命体征，了解其机体重要脏器的功能活动情况，为急危重症的预防、诊断、治疗及护理提供准确依据。

（二）危重患者的支持性护理

1. 保持呼吸道通畅　昏迷患者常因呼吸道分泌物及唾液等积聚喉头，引起呼吸困难甚至窒息，故应使患者头偏向一侧，及时吸出呼吸道分泌物，保持呼吸道通畅。长期卧床患者易患坠积性肺炎，应经常帮助患者变换卧位；清醒者应鼓励定时做深呼吸或轻拍背部以助分泌物咳出，防止坠积性肺炎的发生。

2. 加强临床基础护理

（1）眼睛的保护：眼睑不能自行闭合的患者，由于眨眼少、角膜干燥，易发生溃疡并发结膜炎。可涂金霉素眼膏或盖凡士林纱布，以保护角膜。

（2）口腔护理：保持口腔清洁、湿润，以刺激食欲、增进舒适、预防并发症的发生。

（3）皮肤护理：危重患者由于长时间卧床、大小便失禁、大量出汗及营养不良等原因，容易发生压力性损伤。因此，必须加强皮肤护理，维护皮肤的完好状态。

（4）加强肢体被动锻炼：病情许可时，应尽早协助患者进行被动肢体运动，每日2～3次；轮流协助患者进行肢体的伸屈、内收、外展、内旋、外旋等活动；做按摩以促进血液循环，增加肌肉张力，帮助恢复功能，同时也可预防深静脉血栓形成。

（5）补充营养和水分：危重患者分解代谢增强，机体消耗大。因此，须补充营养和水分。对不能进食者，可经胃肠外给予静脉高营养支持。对水分丧失较多的患者（如有大量引流液或额外体液丧失者），应补充足够的水分。

（6）维持排泄功能：对发生尿潴留的患者，可采取措施帮助患者排尿以减轻患者痛苦，必要时可在无菌操作下导尿。对于留置导尿者，要注意引流通畅，防止泌尿系统感染。如患者发生便秘，可用灌肠法协助其排出粪便，必要时护士可戴手套帮助取出粪便。

（7）保持各类导管通畅：危重患者身上有时可有多种引流管，如导尿管、胃肠减压管、伤口引流管等，护士应将各种管道妥善固定，安全放置，防止管道堵塞、扭曲、脱落，并保持通畅，使其发挥应有的效能。

（8）确保患者安全：对意识丧失、谵妄、躁动的患者要确保其安全，正确使用保护具以防止坠床摔伤并维持患者舒适。对牙关紧闭、抽搐的患者，要用压舌板裹上数层纱布放于上、下磨牙之间，以免因咀嚼肌痉挛而咬伤舌头。同时，室内光线宜暗，工作人员动作要轻，避免因外界刺激而引起抽搐。

3. 心理护理 要把握危重患者复杂的心理特点，根据具体情况给予及时、安全、有效的整体护理，满足其身心需要。在对患者进行护理时，态度要和蔼、宽容、诚恳、富有同情心，语言应精练、贴切、易于理解，举止应沉着、稳重，操作应娴熟、认真、一丝不苟，给患者充分的信赖和安全感。

三、常用抢救技术

急救的基本目的就是挽救生命。护理人员必须熟练掌握吸氧、吸痰、洗胃等常用抢救技术，以提高危重患者的抢救成功率。

（一）氧气吸入

氧气是维持生命所必需的重要物质。当组织得不到足够的氧或利用氧发生障碍时，就会使机体的代谢、功能和组织形态结构发生异常改变，这种情况称为缺氧。氧气吸入技术是临床上常用的改善呼吸状况的技术之一。

氧气吸入是通过为患者吸入氧气，提高动脉血氧分压（PaO_2）和动脉血氧饱和度（SaO_2），增加动脉血氧含量（CaO_2），从而预防和纠正各种原因造成的组织缺氧。

1. 缺氧的分类 根据缺氧的原因和血氧变化特征可将缺氧分为四种类型。

（1）低张性缺氧：低张性缺氧是指由于吸入气体中氧气浓度过低、外呼吸功能障碍、静脉血分流入动脉而引起的缺氧。其特点是动脉血氧分压降低，动脉血氧饱和度降低，组织供氧不足。低张性缺氧常见于慢性阻塞性肺部疾病、先天性心脏病，如法洛四联症、高山病等。

（2）血液性缺氧：血液性缺氧是指由于血红蛋白数量减少或性质改变，造成血氧含量降低或血红蛋白结合的氧不易释放引起的缺氧。其特点是血氧含量降低，血氧分压、血氧饱和度一般正常。血液性缺氧常见于贫血、一氧化碳中毒、高铁血红蛋白血症、输入大量库存血等。

（3）循环性缺氧：循环性缺氧是指由于组织血流量减少，使组织供氧量减少所致的缺氧。其特点是动脉血氧分压、动脉血氧饱和度、血氧含量正常，而动静脉氧压差增加。循环性缺氧常见于心力衰竭、休克等。

（4）组织性缺氧：组织性缺氧是指由于组织细胞利用氧发生障碍而导致的缺氧。其特点是动脉血氧分压、动脉血氧饱和度、血氧含量正常，而静脉血氧分压、氧饱和度、氧含量高于正常。组织性缺氧常见于氰化物、硫化物中毒，大量放射线照射，维生素严重缺乏等。

吸氧能迅速提高动脉血氧分压、动脉血氧饱和度和血氧含量。以上四种类型的缺氧中，氧疗对低张性缺氧的疗效最好，对心功能不全、严重贫血、一氧化碳中毒、休克等患者也有一定的疗效。

2. 缺氧的症状和程度判断 根据临床上患者的缺氧症状和血气分析检查结果来判断缺氧程度（表 15-3）。

表15-3 缺氧的症状和程度判断

程度	发绀	呼吸困难	神志	动脉血氧分压(PaO_2)/mmHg	动脉血氧饱和度(SaO_2)/%
轻度	不明显	不明显	清楚	>50	>80
中度	明显	明显	正常或烦躁不安	30～50	60～80
重度	显著	严重，三凹征明显	昏迷或半昏迷	<30	<60

轻度缺氧者一般无须氧疗，如有呼吸困难，可低流量低浓度给氧(1～2L/min)；中度缺氧须氧疗；重度缺氧是氧疗的绝对适应证。

3. 吸氧的适应证 氧气吸入可用于各种原因引起的缺氧。血气分析检查的结果是用氧的最可靠指标，当患者动脉血氧分压低于50mmHg时，则应给予吸氧。

(1) 肺活量减少：因呼吸系统疾患而影响肺活量者，如哮喘、支气管肺炎或气胸等。

(2) 心肺功能不全：因肺部充血而致呼吸困难者，如心力衰竭时出现的呼吸困难。

(3) 各种中毒引起的呼吸困难：氧不能由毛细血管渗入组织而产生缺氧，如巴比妥类药物中毒、麻醉剂中毒、CO中毒等。

(4) 昏迷患者：如脑血管意外或颅脑损伤患者。

(5) 其他：某些外科手术前后患者、大出血休克患者，分娩时产程过长的产妇或心音不良的胎儿等。

4. 供氧装置

(1) 氧气筒及氧气表装置(图15-1)。

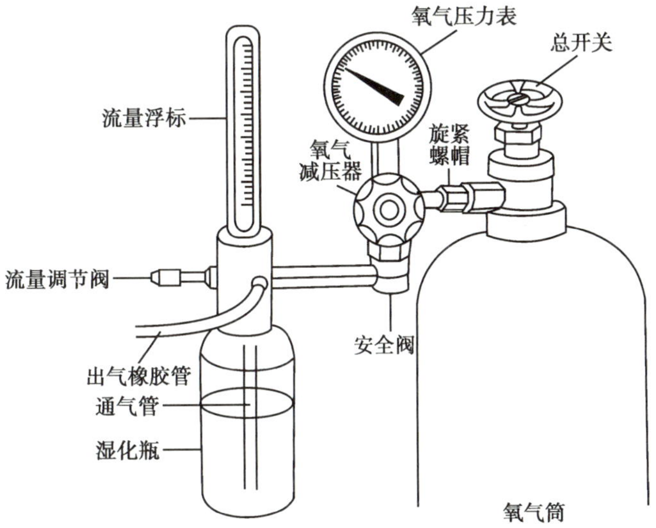

图15-1 氧气筒及氧气表装置

▲氧气筒

氧气筒为一圆柱形无缝钢筒，可耐受14.7MPa(150kg/cm^2)的高压，容积为40L，可容纳氧约6 000L。

1) 总开关：总开关在氧气筒的顶端，可控制氧气的放出。使用时，将总开关向逆时针方向旋转1/4周即可放出足够的氧气。

2) 气门：气门在氧气筒的侧面，有一气门可与氧气表相连，是氧气自筒内输出的途径。

▲氧气表

由以下五部分组成。

1）压力表：压力表能测知氧气筒内氧气的压力，以 MPa 或 kg/cm^2 表示，压力越大，说明氧气贮存量越多。

2）减压器：减压器是一种弹簧自动减压装置，可将来自氧气筒内的压力减至 0.2～0.3MPa（2～3kg/cm^2），使流量保持平稳，保证安全。

3）流量表：流量表能测量每分钟氧气的流出量。流量表内装有浮标，当氧气通过流量表时浮标被吹起，从浮标上端平面所指刻度可以测知每分钟氧气的流出量，用 L/min 表示。

4）湿化瓶：湿化瓶用于湿化氧气，以免呼吸道黏膜被干燥的气体所刺激。瓶内装入一次性或内装 1/3～1/2 灭菌蒸馏水，通气管浸入水中，湿化瓶出口和鼻导管相连。

5）安全阀：当氧气流量过大，压力过高时，安全阀的内部活塞即自行上推，使过多的氧气由四周小孔流出，以保证安全。

（2）中心供氧装置：医院的氧气供应可集中由供应站供给，设管道通至各病区、门诊和急诊室。供应站有总开关进行管理，各用氧单位配有氧气表，打开流量表开关即可为患者吸氧（图 15-2）。

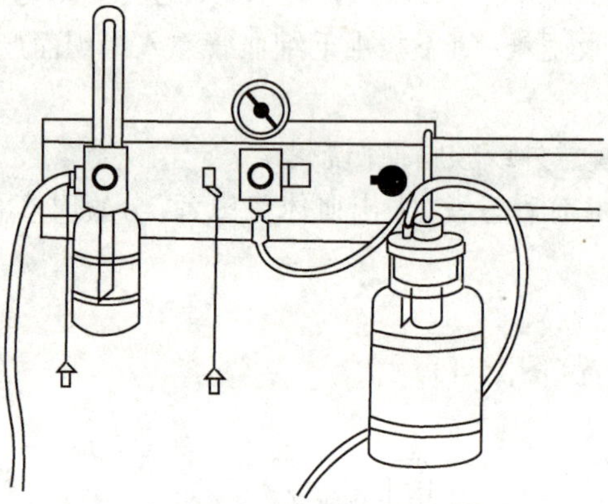

图 15-2　中心供氧装置和中心负压吸引装置

（3）氧气枕：氧气枕为一长方形橡胶枕，枕的一角有一橡胶管，上有调节器以调节氧流量，使用时将氧气充满氧气枕内，接上湿化瓶、导管，让患者头部枕于氧气枕上，借重力使氧气流出。在家庭氧疗、抢救危重患者或转运患者途中，由于来不及准备氧气筒或携带氧气装置不方便，可用氧气枕（图 15-3）代替氧气装置。

新购的氧气枕因枕内含有粉尘，充气前应用自来水灌满氧气枕，在枕外用手反复揉捏直至放出的水洁净为止，以防引起吸入性肺炎甚至窒息。

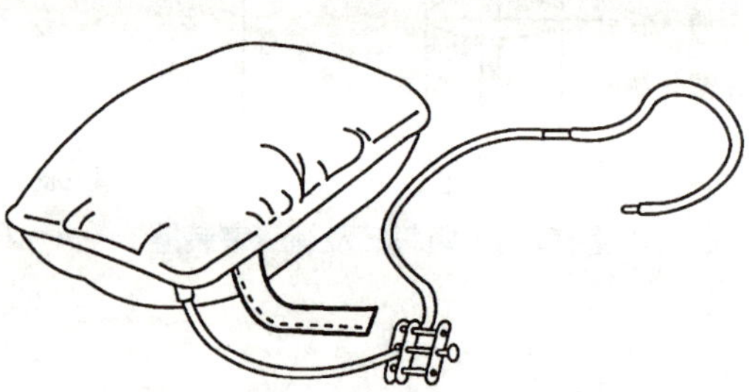

图 15-3　氧气枕

（4）高压氧舱：高压氧舱为一圆筒形耐压舱体，分手术舱、治疗舱和过渡舱三部分，舱内充满高压氧气。利用特殊的加压舱，使患者处于高于一个大气压的环境中吸入高浓度氧。高压氧舱临床用于机体全身性或局部性缺氧、急性或慢性缺氧引起的各种缺氧性疾病，如一氧化碳中毒迟发性脑病、心脏呼吸骤停复苏后、各种意外事故（溺水、窒息、自缢、触电等）造成的急性缺氧、高原反应等。

知识链接

湿化用抑菌液

用0.1%硫酸铜溶液湿化氧气，3天更换一次，代替每天更换的蒸馏水，可减少湿化液的带菌率和带菌量，其效果优于蒸馏水湿化的传统吸氧法，对患者而言安全、实用，而且能延长更换时间，减轻护理工作量。

5. 给氧技术

（1）鼻导管给氧

【目的】

通过供给患者氧气，纠正各种原因造成的缺氧状态，提高动脉血氧分压和动脉血氧饱和度，增加动脉血氧含量，促进组织的新陈代谢，维持机体的生命活动。

【评估】

1）评估患者目前病情、缺氧程度及用氧目的。

2）评估患者的意识状态、心理反应及合作程度。

3）评估患者的鼻腔状况，如有无分泌物堵塞，有无鼻中隔偏曲等。

【计划】

1）患者准备：体位舒适，情绪稳定，向患者做好解释，使其了解吸氧目的、操作方法和注意事项，愿意配合。

2）用物准备：准备供氧装置（氧气筒或中心供氧装置）1套；鼻导管1根；镊子1把；小药杯（内盛凉开水）1个；纱布数块；棉签1包；弯盘1个；胶布1卷；用氧记录单1套；用氧标识1张。

【实施】

▲双侧鼻导管给氧

详见表15-4。

表15-4　双侧鼻导管给氧操作步骤

操作流程	详细步骤	要点及说明
1. 正确装表	▲氧气筒装表法	
（1）清洁气门	将氧气筒置于架上，取下氧气筒帽，打开总开关，使少量气体从气门处流出，随即迅速关好总开关	以达到清洁气门的目的，避免灰尘吹入氧气表内
（2）装氧气表	将氧气表接于氧气筒的气门上，使表稍后倾，用手初步旋紧，再用扳手旋紧	使氧气表直立于氧气筒旁
（3）接湿化瓶	接好湿化瓶，使流量调节阀处于关闭状态	
（4）检查装置	打开氧气筒总开关，再打开流量调节阀，检查氧气装置有无漏气；查看筒内压力值：氧气筒内氧气不可用尽，压力表上指针降至5kg/cm^{2}时即不可再用，以防灰尘进入筒内，在再次充气时引起爆炸	未用或已用空的氧气筒，应分别悬挂“满”或“空”的标志，避免急用时搬错而影响抢救
（5）关氧备用	最后关上流量调节阀，推至病室备用	
	▲中心供氧装表法	
（1）接流量表	将流量表与中心供氧装置连接	
（2）接湿化瓶	接好湿化瓶，检查是否漏气	
（3）开调节阀	打开流量调节阀，查看浮标是否能达到既定流量	
2. 认真核对	携用物至床旁，核对患者床号、姓名和腕带	严格查对，确认无误

续表

操作流程	详细步骤	要点及说明
3. 环境准备	氧气应安置在阴凉处，周围严禁烟火和易燃品，至少离火炉5m，暖气片1m，以防引起燃烧	切实做好“四防”：防震、防火、防热、防油
4. 舒适体位	协助患者取舒适体位	保持呼吸道通畅
5. 清洁鼻腔	用湿棉签清洁双侧鼻腔	
6. 连接导管	将鼻导管连接于湿化瓶的出口上，并确认氧气流出通畅	
7. 调节流量	打开流量调节阀，调至所需流量	应带氧插管，即插管前先调好流量；中途调节流量时，应将氧气和鼻导管分离，调节好流量后再接上，以免操作不当时大量氧气冲入呼吸道造成损伤
8. 湿润导管	将鼻导管前端放入小药杯冷开水中湿润，并再次检查鼻导管是否通畅	
9. 轻柔插管	将鼻导管插入患者鼻孔1cm（图15-4）	动作轻柔，以免引起黏膜损伤
10. 固定导管	将导管环绕患者耳部向下放置并调节松紧度	松紧适宜，防止导管过紧导致不适
11. 核对嘱咐	再次核对患者信息，并嘱咐其及家属用氧期间禁止吸烟、勿擅自调节氧流量等	保证用氧安全
12. 洗手记录	洗手，记录给氧时间、氧流量、患者反应等，贴用氧标识于湿化瓶上	
13. 巡视观察	观察患者呼吸、神志、缺氧症状是否得到改善、氧气装置是否漏气并通畅、有无氧疗不良反应等	根据血压、脉搏、神志状态、皮肤颜色、温度、呼吸方式等情况判断氧疗效果，还可根据动脉血气分析结果决定用氧浓度
14. 停止用氧	核对患者信息，并向患者做好解释；取下鼻导管，纱布擦净鼻部	应带氧拔管，即停氧前取下鼻导管，以免操作不当时大量氧气冲入呼吸道造成损伤
15. 安置整理	协助患者取舒适体位，并整理床单位	
16. 正确卸表	▲氧气筒卸表法	
(1) 关总开关	关闭氧气筒上的总开关	
(2) 放出余氧	打开氧气流量调节阀，放出余气，再关好流量调节阀，卸下湿化瓶	非一次性湿化瓶，应每日更换；一次性湿化瓶应按说明及时更换
(3) 卸氧气表	一手持表，一手用扳手将表的螺帽旋松，然后再用手旋开，将表卸下	
	▲中心供氧卸表法	
(1) 关调节阀	关闭流量调节阀	
(2) 卸流量表	将流量表从中心供氧装置上卸下	
17. 整理记录	整理用物，洗手，并记录停止用氧的时间及效果	正确处理用物，防止交叉感染

▲单侧鼻导管给氧

单侧鼻导管给氧术是将鼻导管从一侧鼻腔插入至鼻咽部，末端连接氧气的给氧技术。鼻导管插入长度约为鼻尖至耳垂长度的2/3（图15-5）。此法节省氧气，但对鼻黏膜刺激性较大，长时间应用患者感觉不适，因此不宜长时间应用。

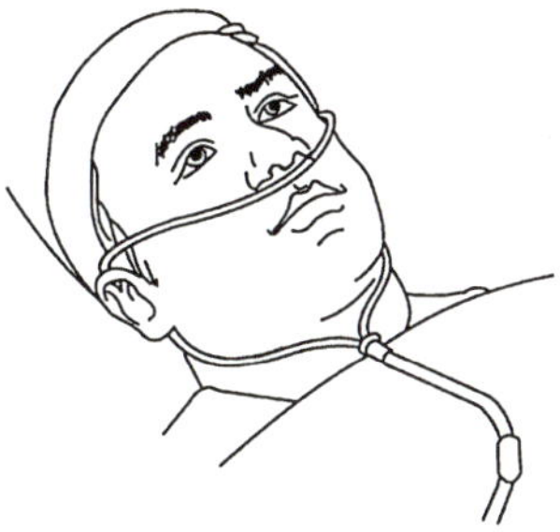

图15-4　双侧鼻导管

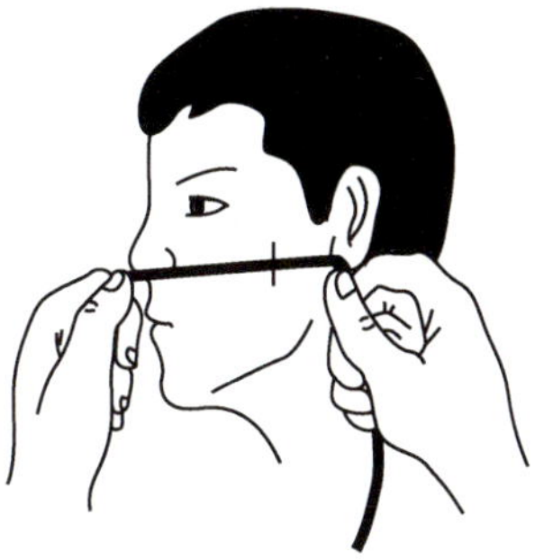

图15-5　鼻导管插入长度

【评价】

1）患者能积极配合氧疗。

2）操作规范，用氧安全。

3）患者缺氧症状得到改善。

（2）鼻塞给氧：鼻塞是一种塑料制成的球状物，有单侧和双侧两种。使用时将鼻塞塞入鼻前庭，代替鼻导管给氧，鼻塞大小以塞住鼻孔为宜。此法对鼻腔黏膜刺激小，患者感觉舒适，且使用方便，适用于长时间用氧的患者（图15-6）。每天更换一次鼻塞。

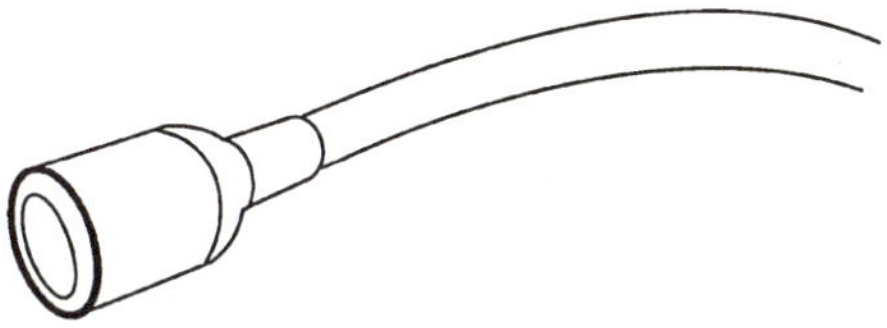

图15-6　鼻塞给氧法

（3）面罩给氧：将面罩置于患者口鼻部，用松紧带固定，氧气自下端输入，呼出气体从面罩侧孔排出，调节氧流量6～8L/min。此法口腔、鼻腔都能吸入氧气，对张口呼吸、病情较重、氧分压明显下降者效果较好；对气道黏膜刺激性小，简单易行，患者感觉较舒适（图15-7），每4～8小时更换一次面罩。

（4）头罩给氧：适用于新生儿、婴幼儿的供氧，将患儿头部置于氧气罩内，将氧气接于进气孔上，可以保证罩内一定的氧浓度。此法简便，无刺激性，透明的头罩易于观察病情变化（图15-8）。

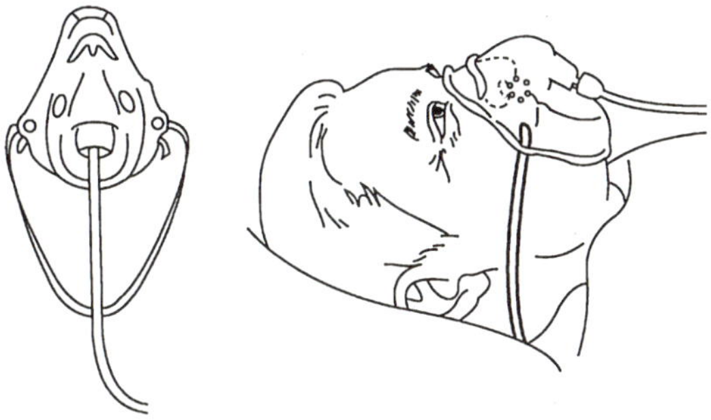

A　B

图15-7　面罩给氧法

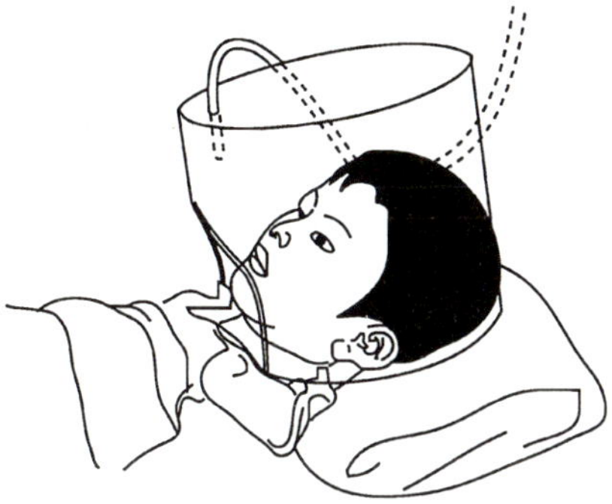

图15-8　头罩给氧法

（5）家庭供氧：随着家庭用氧的发展，便携式供氧装置纷纷面世。家庭氧疗主要用于慢性呼吸系统疾病和持续低氧血症的患者。家庭氧疗一般采用制氧器、小型氧气瓶及氧气枕等方法。

1）便携式制氧器：由制氧剂和催化剂在反应仓中与水发生化学反应制造出氧气。其特点是制氧纯度高（>99.0%），供氧快、立用立得，便于操作，易携带。但维持时间短（一次反应所制出的氧气仅能维持 20 分钟），反复用氧者须不断更换制剂。

2）小型氧气瓶：它是小型瓶装医用氧，具有安全、小巧、经济、实用、方便等特点。有 2～15L 不同容量的氧气瓶。小型氧气瓶适用于肺心病、冠心病、哮喘、肺气肿等慢性疾病患者的家庭氧疗。

6. 氧疗的不良反应及预防

（1）氧中毒：当患者长时间高浓度给氧时，肺泡气和 PaO_2 升高，使血液与组织细胞之间氧分压差升高，氧弥散加速，组织细胞因获氧过多而中毒。患者主要表现为胸骨后锐痛、烧灼感、干咳和进行性呼吸困难、恶心、呕吐、烦躁不安，也可出现抽搐、晕厥，严重者可昏迷、死亡。

预防措施：预防氧中毒的关键是避免长时间高浓度氧气吸入，氧浓度 60% 以下是安全的，60%～80% 的氧吸入时间不能超过 24 小时，100% 的氧吸入时间不能超过 4～12 小时。给氧期间应经常监测动脉血氧分压和氧饱和度，密切观察给氧的效果和不良反应。

（2）肺不张：患者吸入高浓度氧后，肺泡内大量氮气（不能被吸收）被置换，如果发生支气管堵塞，肺泡内的氧气易被肺循环的血流迅速吸收，导致肺泡塌陷，引起肺不张。患者主要表现为烦躁不安，呼吸、心率加快，血压上升，呼吸困难，发绀，甚至昏迷。

预防措施：可采取控制吸氧浓度，鼓励患者做深呼吸、咳嗽，经常翻身拍背等促进排痰的措施。

（3）呼吸抑制：多见于低氧血症伴二氧化碳潴留，由于动脉血二氧化碳分压长期升高，呼吸中枢失去了对 CO_2 的敏感性，呼吸的调节主要依靠缺氧对周围化学感受器（颈动脉体和主动脉体）的刺激来维持呼吸，若吸入高浓度氧气，虽然缺氧得到某种程度的改善，但缺氧反射性刺激呼吸的作用消失，导致呼吸抑制，甚至呼吸停止。

预防措施：低浓度、低流量持续吸氧，监测 PaO_2 的变化，维持患者的 PaO_2 在 60mmHg 即可。

（4）眼晶状体后纤维组织增生：仅见于新生儿，尤其是早产儿。当患儿吸入过高浓度氧气时，可导致患儿视网膜小动脉收缩，从而发生视网膜纤维化，最后发展为视网膜剥离而致失明。

预防措施：新生儿吸氧浓度应严格控制在 40% 以下，并控制吸氧的时间。

（5）呼吸道黏膜干燥：因持续吸入未经湿化且浓度较高的氧气，可使呼吸道黏膜干燥、分泌物黏稠不易咳出。

预防措施：氧气吸入前一定要先湿化，必要时配合做超声波雾化吸入。

7. 氧气成分和浓度、吸氧浓度与氧流量的换算

（1）氧气成分：一般用 99% 氧气或 5% 二氧化碳和纯氧混合的气体。

（2）氧气吸入浓度：掌握吸氧浓度对纠正缺氧起着重要作用。氧气在空气中的浓度为 20.93%。为达到治疗效果，吸氧浓度必须高于空气中氧浓度。低于 25% 的氧浓度和空气中的氧含量相近，无治疗价值；高于 60% 的氧浓度，持续时间超过 24 小时，则会发生氧中毒，表现为恶心、烦躁不安、面色苍白、进行性呼吸困难。

临床上根据吸入氧浓度将氧疗分为低浓度、中等浓度、高浓度和高压氧疗四类。

1）低浓度氧疗：又称为控制性氧疗，吸入氧浓度低于 40%，应用于低氧血症伴二氧化碳潴留的患者。如慢性阻塞性肺疾病和慢性呼吸衰竭，呼吸中枢对二氧化碳增高的反应很弱，呼吸的维持主要依靠缺氧刺激外周化学感受器。如果给予高浓度的氧气吸入，低氧血症迅速解除，同时也解除了缺氧兴奋呼吸中枢的作用，导致进一步呼吸抑制，加重二氧化碳的潴留甚至发生二氧化碳麻醉；另外，由于缺氧的消除，通气低下部位的血流反而增加，使已失调的通气与血流灌注比值失衡更为严重，导致 $PaCO_2$ 进一步增高。所以，这类患者须采用控制性氧疗。

2）中等浓度氧疗：吸入氧浓度为 40%～60%。中等浓度氧疗主要用于有明显通气与血流灌注比值失调或显著弥散障碍的患者，特别是血红蛋白浓度很低或心排血量不足者，如肺水肿、心肌梗死、休克等。

3）高浓度给氧：吸氧浓度在60%以上。高浓度给氧应用于单纯缺氧而无二氧化碳潴留的患者，如成人型呼吸窘迫综合征、心肺复苏后的生命支持阶段。

4）高压氧疗：是指在特殊的加压舱内，以0.2～0.3MPa（2～3kg/cm²）的压力给予100%的氧吸入。高压氧疗主要用于一氧化碳中毒、气性坏疽等。

（3）氧浓度和氧流量的换算法：吸氧浓度（%）=21+4×氧流量（L/min）。

8. 氧气筒内氧气的储存量和可供应时数的计算　氧气筒内的氧气供应时间可按下列公式计算：

$$\frac{\text{氧气筒容积(L)}\times[\text{压力表所指压力}(kg/cm^2)-\text{应保留压力}5(kg/cm^2)]}{\text{氧流量(L/min)}\times60(min)\times\text{一个大气压}(kg/cm^2)}$$

1kg/cm² 相当于1个大气压，1kg/cm² ≈ 0.1MPa。

例如：已知氧气筒容积为40L，压力表所指压力为95kg/cm²，应保留压力为5kg/cm²，若患者用氧流量为3L/min，问氧气筒内氧气可供应多长时间？

代入公式为：

$$\frac{40\times(95-5)}{3\times60\times1}=\frac{40\times90}{180}=20(h)$$

知识链接

高氧输液治疗

高氧输液治疗是指使用高氧医用液体治疗仪提高静脉输注液体含氧量，将医院常用的静脉输注液体（平衡盐液、生理盐水、葡萄糖液等）溶氧活化处理后制备成高氧液，使其氧分压达到≥80kPa。

高氧输液治疗临床应用十分广泛。其适用于心脑血管疾病、休克、一氧化碳中毒、慢性肺心病等的治疗。在神经外科治疗中，针对颅脑损伤、脑卒中、颅内肿瘤、开颅手术后等所致的脑水肿以及颅内压增高引起的脑缺氧，尤其是危重患者和并发呼吸道疾病所致的通气障碍，均有一定疗效。

（二）吸痰

吸痰是指利用负压吸引作用，用导管经口、鼻腔或人工气道将呼吸道的分泌物吸出，以保持呼吸道通畅。吸痰适用于危重、昏迷、年老体弱、麻醉未清醒、气管切开等不能进行有效咳嗽的患者。

临床上常用的吸痰装置如下。

1. 电动吸引器　电动吸引器由马达、偏心轮、气体过滤器、压力表、安全瓶、贮液瓶组成（图15-9）。安全瓶和贮液瓶可贮液1 000ml，瓶塞上有两个玻璃管，并有橡胶管相互连接。接通电源后，马达带动偏心轮，从吸气孔吸出瓶内的空气，并由排气孔排出，如此不断循环转动，使瓶内产生负压，将痰液吸出。

2. 中心负压吸引装置　目前大医院均设中心负压吸引装置（图15-2）。吸引管道连接到各病床单位，使用十分方便。

3. 注射器　在紧急情况下，可用注射器吸痰。

【目的】

1. 清除呼吸道分泌物，保持呼吸道通畅。
2. 预防肺不张、坠积性肺炎、窒息等并发症的发生。

【评估】

1. 评估患者的年龄、病情、意识及治疗情况。

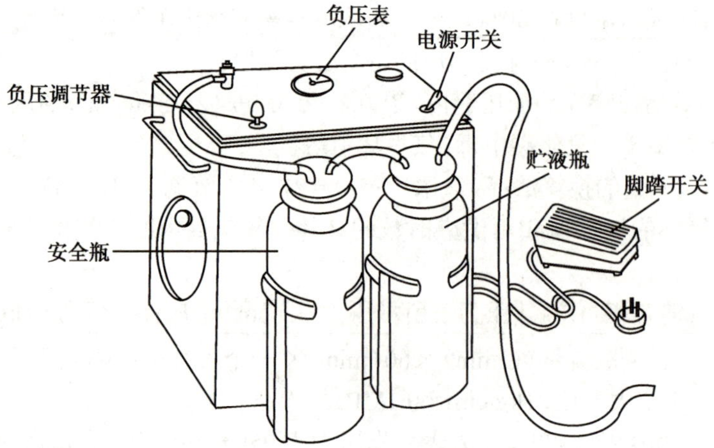

图15-9 电动吸引器

2. 评估患者有无将呼吸道分泌物排出的能力。

3. 评估患者对吸痰的认识情况、心理反应及合作程度。

【计划】

1. 患者准备 向患者做好解释，使其了解吸痰的目的、操作方法和注意事项，并愿意配合。

2. 用物准备 准备电动吸引器（或中心吸引装置）1台；无菌有盖罐（内盛无菌生理盐水）2只；一次性无菌吸痰管数根；无菌手套1副；干燥瓶1个；弯盘1个；无菌纱布适量；无菌血管钳或镊子1把；治疗巾1块。必要时备压舌板、开口器、听诊器、舌钳、手电筒、电源插座、痰标本容器等。

【实施】

▲电动吸引器吸痰

详见表15-5。

表15-5 电动吸引器吸痰操作步骤

操作流程	详细步骤	要点及说明
1. 认真核对	洗手，戴口罩，携用物至床旁，核对患者床号、姓名和腕带	确认患者
2. 检查设备	接通电源，打开开关，检查吸引器性能，各管道连接要准确	电动吸引器应有专人保管、维修，定期检查其性能
3. 调节负压	一般成人40.0～53.3kPa，儿童<40.0kPa	负压过大会损伤呼吸道黏膜
4. 检查患者	检查患者的口、鼻腔，如有活动义齿应取下，听诊呼吸音，必要时进行背部叩击，以利于痰液吸出	如口腔吸痰有困难，可由鼻腔吸引；昏迷患者，可以用压舌板或张口器帮助其张口
5. 安置体位	协助患者取舒适体位，并将患者头部转向操作者一侧，略向后仰，铺治疗巾于其颌下	
6. 连吸痰管	将干燥瓶固定于床头；检查吸痰管包后将其外包装前端撕开；戴无菌手套；将负压管与吸痰管连接，并在试吸罐中试吸少量生理盐水	检查吸痰管是否通畅，同时润滑导管前端；一根吸痰管只用一次；治疗盘内用物应每日更换1～2次
7. 正确吸痰	一手反折吸痰管末端，另一只手持吸痰管前端，插入口（鼻）咽部（10～15cm），然后放松导管末端；先吸口（鼻）咽部分泌物，再更换吸痰管，在患者吸气时顺势将吸痰管插入气管一定深度（约15cm），吸气管内分泌物；由深部左右旋转、向上提拉吸尽痰液；气管切开者应先吸气管切开处，再吸口（鼻）咽部，并注意无菌操作	操作时注意动作轻柔；插入吸痰管时要阻断负压，以免引起呼吸道黏膜损伤；每次吸痰时间不超过15秒，以免缺氧

续表

操作流程	详细步骤	要点及说明
8. 退管冲洗	吸痰管退出时，在冲洗罐中用生理盐水抽吸	避免分泌物堵塞吸痰导管
9. 密切观察	观察气道是否通畅；患者的面色、呼吸、心率、血压等；吸出液的色、质、量等	根据患者情况，必要时重复吸引，直到吸引干净
10. 撤吸痰管	吸痰完毕后，关闭吸引器开关，撤下吸痰管置于医疗垃圾袋内，将吸引管插入干燥瓶中备用	
11. 安置整理	拭净患者口、鼻、面部，必要时做口腔护理；协助患者取舒适体位，整理床单位；处理用物	吸痰管每次更换，避免交叉感染；贮液瓶内液体达 2/3 满时应及时倾倒
12. 洗手记录	洗手；记录吸痰时间，痰液的颜色、性状、量及患者的情况等	颅底骨折患者严禁从鼻腔吸痰，以免感染及脑脊液被吸出

▲中心吸引装置吸痰

使用时，只须将吸痰管和负压吸引管道相连接，开动吸引开关，即可抽吸痰液。

▲注射器吸痰和口对口吸痰

紧急状态下，可用 50～100ml 注射器连接吸痰管进行抽吸；也可由操作者托起患者下颌，使其头后仰并捏住患者鼻孔，口对口吸出呼吸道分泌物，以尽快解除呼吸道梗阻。

知识链接

体外振动排痰机

体外振动排痰机集叩击、振动和挤推三种功效于一身，有极强的穿透性，对于深度痰液的排出有着人工手法无可比拟的优势。患者在综合治疗力的作用下，不仅能排出痰液，有效清除呼吸系统的分泌物，减少细菌感染的程度，而且还能起到改善肺部血液循环、预防静脉淤滞的作用，从而起到治疗和预防呼吸系统疾病的效果。排痰机产生的治疗力比人工手法方式更稳定，更缓和，作用更持久，更易被患者接受。

【评价】

1. 患者呼吸道内分泌物及时清除，气道通畅，缺氧症状得到改善，患者安全、舒适。
2. 操作中呼吸道黏膜无损伤现象发生。

（三）洗胃

洗胃（gastric lavage）是指用催吐的方式或将胃管由口腔 / 鼻腔插入胃内，反复灌入和吸出一定量的洗胃液，以冲洗胃腔并排出胃内容物的技术。

强腐蚀性毒物（如强酸、强碱）中毒、肝硬化伴食管 - 胃底静脉曲张、胸主动脉瘤、近期内有上消化道出血及胃穿孔等患者应禁忌洗胃；上消化道溃疡、胃癌等患者不宜洗胃；昏迷患者应谨慎洗胃。

【目的】

1. 解毒　清除胃内毒物或刺激物，减少毒物吸收，还可利用不同灌洗液进行中和解毒，用于药物或食物引起的急性中毒。一般口服毒物后 6 小时内洗胃最有效。

2. 减轻胃黏膜水肿　幽门梗阻患者饭后常有滞留现象，引起上腹胀满、恶心、呕吐等不适症状，通过洗胃将胃内滞留食物洗出，可减轻胃黏膜水肿和炎症，以减轻患者的痛苦。

3. 为手术或某些检查做准备　如为食管下段、胃及十二指肠手术前做准备等。

【评估】

1. 评估患者的中毒情况，如摄入毒物的种类、浓度、量、中毒时间、途径等，来院前的处理措施，是否曾经呕吐过及有无洗胃禁忌。

2. 评估患者的生命体征、意识状态及瞳孔的变化，口鼻腔黏膜情况，口中有无异味等。

3. 评估患者的心理状态及合作程度。

【计划】

1. 患者准备

（1）解释操作目的和程序，让清醒且能合作的患者知道怎样配合操作，以减轻痛苦。

（2）帮助患者取合适体位，有义齿者应取下。

2. 用物准备

（1）口服催吐法：准备量杯 1 个；水温计 1 支；压舌板 1 个；水桶 2 只（1 只盛洗胃液，1 只盛污水）；塑料围裙或橡胶单 1 条；洗胃溶液（表 15-6）10 000～20 000ml，温度 25～38℃。

表 15-6 常用洗胃溶液

毒物种类	常用溶液	禁忌药物
酸性物	镁乳、蛋清水①、牛奶	强酸药物
碱性物	5% 醋酸溶液、白醋、蛋清水、牛奶	强碱药物
氰化物	3% 过氧化氢溶液②引吐后，使用 1∶(15 000～20 000) 高锰酸钾溶液	
敌敌畏	2%～4% 碳酸氢钠溶液、1% 生理盐水、1∶(15 000～20 000) 高锰酸钾溶液洗胃	
1605、1059、4049（乐果）等	2%～4% 碳酸氢钠溶液洗胃	高锰酸钾③
敌百虫	1% 生理盐水或清水洗胃、1∶(15 000～20 000) 高锰酸钾溶液洗胃	碱性药物④
滴滴涕（灭害灵）、666	温开水或生理盐水洗胃、50% 硫酸镁溶液导泻	油性药物
酚类	用温开水、植物油洗胃至无酚味为止，洗胃后多次服用牛奶、蛋清水保护胃黏膜，50% 硫酸镁溶液导泻	液体石蜡
苯酚	1∶(15 000～20 000) 高锰酸钾溶液洗胃	
巴比妥类（安眠药）	1∶(15 000～20 000) 高锰酸钾溶液洗胃，硫酸钠溶液导泻⑤	硫酸镁
异烟肼	1∶(15 000～20 000) 高锰酸钾溶液洗胃，硫酸钠溶液导泻	
磷化锌（灭鼠药）	1∶(15 000～20 000) 高锰酸钾溶液洗胃，0.5% 硫酸铜溶液洗胃；0.5%～1% 硫酸铜⑥溶液每次 10ml，每 5～10 分钟服一次，配合用压舌板等刺激舌根引吐	鸡蛋、牛奶、脂肪及其他油类食物
百草枯 发芽马铃薯、河豚、生物碱等	碱性溶液洗胃，口服白陶土、活性炭等吸附 1% 活性炭悬浮液、1%～3% 鞣酸溶液	高浓度氧疗

注：①蛋清水可黏附于黏膜或创面上，从而起保护作用，并可使患者减轻疼痛。②氧化剂可将化学性毒物氧化，改变其性能，从而减轻或去除其毒性。③ 1605、1059、4049（乐果）等禁用高锰酸钾溶液洗胃，否则可氧化成毒性更强的物质。④敌百虫遇碱性药物可分解出毒性更强的敌敌畏，其分解过程随碱性的增强和温度的升高而加速。⑤巴比妥类药物采用硫酸钠溶液导泻，是利用其在肠道内形成的高渗透压，而阻止肠道水分和残存的巴比妥类药物的吸收，促其尽早排出体外。硫酸钠对心血管和神经系统没有抑制作用，不会加重巴比妥类药物的中毒。⑥磷化锌中毒时，口服硫酸铜可使其成为无毒的磷化铜沉淀，阻止吸收，并促进其排出体外。磷化锌易溶于油类物质，忌用脂肪性食物，以免促使磷的溶解吸收。

（2）漏斗胃管洗胃法：另备胶布1卷；弯盘1个；润滑油适量。消毒洗胃包（内含漏斗胃管1根、短镊1把、纱布2块、血管钳1把）1个。酌情备开口器、牙垫、舌钳（昏迷者用）1套。

（3）电动吸引器洗胃法：另备电动吸引器1台；消毒洗胃包（普通胃管）1个；输液架、输液瓶、输液器1套；调节夹或止血钳2把；Y形三通管1个。余同漏斗胃管洗胃。

（4）自动洗胃机洗胃法：另备自动洗胃机（图15-10）1台；消毒洗胃包（普通胃管）1个。余同漏斗胃管洗胃。

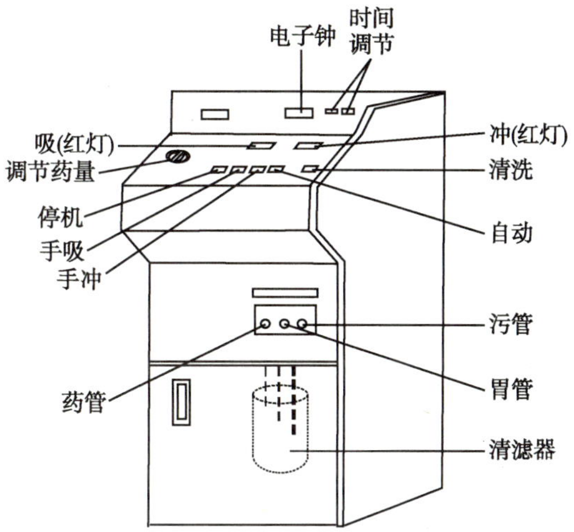

图15-10 自动洗胃机

【实施】

详见表15-7。

表15-7 洗胃操作步骤

操作流程	详细步骤	要点及说明
1. 认真核对	洗手，戴口罩，携用物至床旁，核对患者床号、姓名和腕带	严格查对，确认无误
2. 选洗胃液	了解患者病情，根据毒物性质选择洗胃溶液，中毒物性质不明确时，应抽出胃内容物送检，洗胃液可先选用温开水或生理盐水	了解中毒的时间、途径、毒物种类、性质、量；对吞服强酸或强碱等腐蚀性药物者，禁忌洗胃，以免穿孔，可给予牛奶、豆浆、蛋清水、米汤等，以保护胃黏膜
3. 开始洗胃	▲口服催吐法	适用于清醒且能配合的患者
（1）安置体位	患者取坐位，围好围裙或橡胶单；污水桶放于患者座位前或床旁；如有义齿须取出	防止污染衣物
（2）自饮引吐	嘱患者自饮洗胃液300～500ml，然后用压舌板压其舌根催吐，反复进行直至吐出的灌洗液澄清无味为止	灌洗液澄清无味表示毒物已基本干净
	▲漏斗胃管洗胃法	
（1）安置体位	协助患者取合适体位：中毒较轻者取坐位或半坐位；中毒较重者取左侧卧位；昏迷患者取去枕仰卧位，头偏向一侧	中毒较重取左侧卧位可减缓毒物进入肠道，减轻中毒；昏迷患者取去枕平卧头偏向一侧，以防止分泌物或灌洗液吸入气管引起窒息

续表

操作流程	详细步骤	要点及说明
(2) 插入胃管	同鼻饲技术经口腔插入漏斗胃管，确定胃管在胃内后，用胶布固定	
(3) 抽内容物	置漏斗低于胃部的位置，挤压橡胶球抽尽胃内容物	
(4) 反复灌洗	举漏斗高过头部 30～50cm，将洗胃液缓慢倒入漏斗 300～500ml，当漏斗内尚余少量溶液时，迅速将漏斗降至低于胃的位置，引出胃内灌洗液至污水桶内，反复灌洗直至洗出液澄清无味为止	利用虹吸原理；每次灌入量<500ml，如灌入量太多，使胃内压升高，液体可从口鼻腔内涌出，有引起窒息的危险，并促使毒物进入肠道，增加毒物吸收；突然胃扩张又使迷走神经兴奋，可致反射性心搏骤停
	▲电动吸引器洗胃法	
(1) 检查设备	接通电源，检查吸引器性能，调节负压	负压应保持在 13.3kPa
(2) 安置体位	同漏斗胃管洗胃法	
(3) 插入胃管	同鼻饲技术经口腔插入胃管，确定胃管在胃内后，用胶布固定	选择较大口径胃管
(4) 连接各管	将输液管与 Y 形管主管相连，洗胃管末端和储液瓶的引流管分别与 Y 形管两分支连接，输液瓶内倒入洗胃液，夹闭输液管，挂输液架上	
(5) 开吸引器	开动吸引器，吸出胃内容物	
(6) 反复灌洗	夹住引流管，开放输液管，使溶液流入胃内 300～500ml，夹住输液管，开放引流管，开动吸引器，吸出灌入液体，反复灌洗直至洗出液澄清无味为止（图 15-11）	每次灌入量与吸出量基本相等，以免造成胃潴留
	▲自动洗胃机洗胃法	
(1) 检查设备	接通电源，检查自动洗胃机性能，将 3 根橡胶管分别与机器的药管、污水管、胃管相连	
(2) 插入胃管	同电动吸引器洗胃法步骤(2)～(3)	
(3) 连好各管	将已配好的洗胃溶液倒入水桶内，药管的另一端放入洗胃液桶内，污水管的另一端放入空水桶内，胃管的另一端与已插好的患者胃管连接，调节药量流速	药管管口必须始终浸没在洗胃液的液面下
(4) 反复灌洗	按“手吸”键吸出胃内容物后，按“自动”键，即开始自动反复冲洗，直至洗出的液体澄清无味	冲洗时，“冲”灯亮，吸引时“吸”灯亮
(5) 处理异常	如发现食物堵塞管道、水流缓慢引流不畅或发生故障，可交替按“手冲”和“手吸”键，重复冲吸数次直至管道通畅，再按“手吸”键，吸出胃内残留液体后，按“自动”键，自动洗胃可继续进行	
(6) 冲洗管道	洗胃完毕须冲洗各管腔，将药管、污水管和胃管同时放入清水中，手按“清洗 / 自动”键，机器自动清洗各管腔，清洗完毕后，将各管同时取出，待自动洗胃机内的水完全排尽后，按“停机”键关机	以免各管道被污物堵塞或腐蚀

续表

操作流程	详细步骤	要点及说明
4. 密切观察	洗胃过程中，随时注意观察吸出液的性质、颜色、气味、量及患者面色、脉搏、呼吸和血压的变化等	如患者感到腹痛、吸出血性液体或出现休克征象，应立即停止洗胃，及时报告医生
5. 保留胃管	洗胃完毕，反折胃管末端，并用纱布包好，酌情保留一定的时间，以备再次洗胃	有机磷农药中毒患者应保留胃管24小时
6. 拔出胃管	待不再洗胃后，拔出胃管；协助患者漱口并拭净面部，嘱其卧床休息；整理床单位，清理用物	
7. 观察记录	洗手，记录洗胃液的名称、量，洗出液的性质、气味、颜色和量，观察并询问患者反应	幽门梗阻者洗胃，可用注洗器洗胃，在饭后4～6小时或空腹时进行；记录胃内潴留量，便于了解梗阻程度：胃内潴留量 = 灌入量 − 洗出量

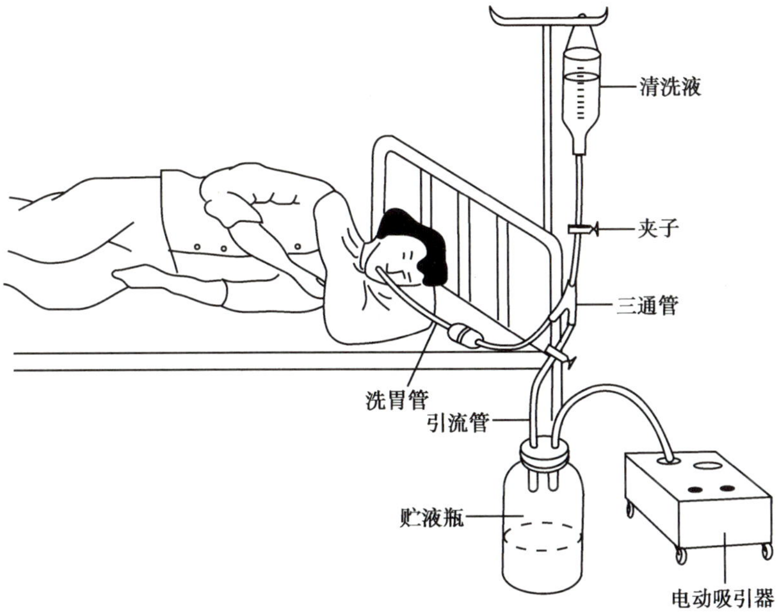

图15-11　电动吸引器洗胃示意图

【评价】

1. 患者胃内毒物得到最大限度的清除。
2. 患者能配合操作，无误吸发生。
3. 患者中毒症状得以缓解或控制，康复信心增强。

（四）简易呼吸器的使用

简易呼吸器又称为加压给氧气囊，是进行人工通气的简易装置。简易呼吸器具有操作简单，携带方便，通气效果好等特点。其适用于患者病情危急，来不及气管插管或者现场急救等情况。

【目的】

1. 维持和增加机体通气量。
2. 纠正威胁生命的低氧血症。

【评估】

1. 评估患者有无自主呼吸，呼吸形态，呼吸道是否通畅。

2. 评估患者的意识、脉搏、血压、血气分析等情况。

3. 评估患者及家属对简易呼吸器的了解程度。

【计划】

1. 患者准备 向患者或家属做好解释，使其了解使用简易呼吸器的目的、意义和操作方法，并愿意配合。

2. 用物准备

（1）简易呼吸器：由呼吸囊、呼吸活瓣、面罩、储氧袋及衔接管组成（图 15-12）。

（2）必要时准备氧气装置。

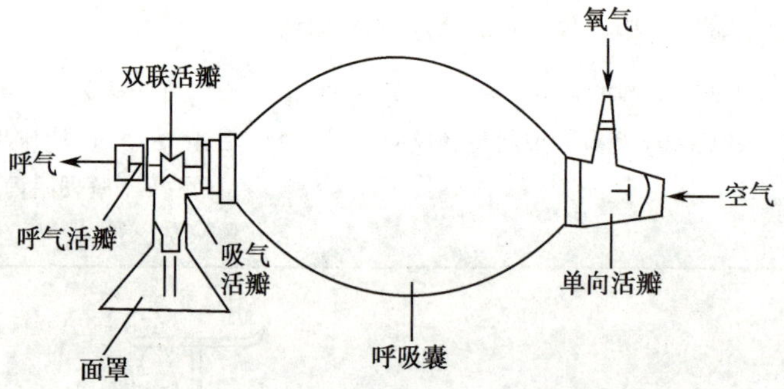

图 15-12 简易人工呼吸器

【实施】

详见表 15-8。

表 15-8 简易呼吸器操作步骤

操作流程	详细步骤	要点及说明
1. 认真核对	洗手，戴口罩，携用物至床旁，核对患者床号、姓名和腕带	患者或家属愿意接受辅助呼吸
2. 安置体位	患者去枕仰卧，头后仰，头颈躯干平直无扭曲，双手放于躯干两侧；解开其衣领、腰带	
3. 开放气道	清除口鼻腔分泌物，取下活动义齿，操作者站在患者头侧，托起下颌使患者头后仰	保持呼吸道通畅
4. 挤压通气	将面罩紧扣于口鼻部一手以“EC”手法固定面罩，另一手有规律地挤压简易呼吸器气囊，使空气或氧气自气囊进入肺部；然后放松气囊，肺内气体经呼气活瓣排出，反复有规律地挤压与放松；如患者有自主呼吸，挤压气囊应与自主呼吸同步	挤压频率 10 次 /min，每次送气 500ml 左右（挤压 1L 成人球囊 1/2～2/3 量或 2L 成人球囊 1/3 量），每次送气时间应长于 1 秒
5. 记录清理	记录简易呼吸器使用的时间，缺氧情况的改善等；清理用物	正确处理用物，防止交叉感染

【评价】

1. 患者能适应所选用的辅助呼吸方法，各检测数据支持通气功能良好，气体交换有效。

2. 患者呼吸道通畅，无并发症发生。

（董翠红）

复习思考题

1. 为急性中毒患者洗胃时，每次灌入量应为多少？为什么？

2. 患者，女，76岁，因慢性阻塞性肺疾病入院。患者呼吸困难，发绀明显，神志清，较烦躁，其氧分压在40～50mmHg，二氧化碳分压大于70mmHg。

请问：

（1）患者缺氧程度如何？

（2）应采取何种方式给氧？为什么？

3. 患者，女，32岁，因家庭琐事与婆婆发生争吵后口服大量的对硫磷（1605）农药，入院时意识丧失，护士遵医嘱给予电动洗胃机洗胃。

请问：

（1）应选用何种洗胃溶液？

（2）患者应采取何种体位？

（3）洗胃时应注意什么问题？

1503

扫一扫，测一测

PPT 课件

知识导览

第十六章　临终护理

学习目标

掌握临终关怀的概念、死亡的标准、临终患者的心理反应与护理；熟悉死亡过程的分期、临终患者的生理变化与护理、死亡后的护理；了解临终关怀的发展历程、意义及原则、组织形式，临终患者家属的心理反应与护理。

生老病死是人生必然经历的过程，死亡作为一种不可避免的客观存在，是每个人都无法抗拒的命运。而临终是死亡前最后的生命阶段，在人生的最后旅途中最需要的是关爱和帮助。《"健康中国 2030"规划纲要》中提出要覆盖全生命周期，实现从胎儿到生命终点的全程健康服务和健康保障，全面维护人民健康。人们不仅注重优生，也重视优逝。护理人员在临终关怀中发挥着重要的作用，应掌握相关的理论知识和技能，帮助临终患者减轻痛苦以提高其生存质量，引导患者树立正确的死亡观，使其正确面对死亡，并能安详、无痛苦、有尊严、平静地接受死亡；同时，护理人员也须对临终患者的家属给予疏导和安慰，以使其保持良好的身心健康。

第一节　临终关怀概述

任务引入

【临床情景】

李大爷，82 岁，退休工人。在年终体检时确诊肺癌晚期，当即在市医院胸外科住院，近期病情变化迅速，医生告知家属癌细胞已扩散，不能手术，李大爷的病无法治愈。

思考：

1. 李大爷目前还应该在胸外科继续接受治疗吗？为什么？
2. 作为护士，你应为李大爷提供什么护理服务？

一、相关概念

1. 临终关怀（hospice care）　也称为善终服务、安宁照顾、终末护理、安息护理等，是指由社会各层次（护士、医生、社会工作者、志愿者以及政府和慈善团体人士等人员）组成团队向临终患者及其家属提供一种全面的照料，包括生理、心理、社会等方面，使临终患者的生命得到尊重，症状得到控制，生命质量得到提高，能够无痛苦、安宁、舒适地走完人生的最后旅程。

2. 安宁疗护（palliative care/hospice palliative care）　最初引入我国时被译为临终关怀，在中国台湾、中国香港等地区也被学者称为安宁疗护、缓和医疗等。2015 年世界卫生组织对安宁疗护重新定义：安宁疗护是一种改善面临威胁生命疾病的患者及其家属的生活质量的方法，主要通过早期识别、评估和治疗疼痛及其生理、心理、社会和灵性问题，预防和缓解他们的痛苦。自2017年起，国家卫生健康委员会在政策层面上将临终关怀、缓和医疗等概念统称为安宁疗护，既包含缓和医疗中减轻患者痛苦的医学治疗，也包含了临终关怀对患者在生理、心理、社会和灵性上的照护与关切，强调医学学科视角下的医疗照护服务体系，其涵盖面更广。

二、临终关怀的发展历程

1. 古代的临终关怀 在西方可以追溯到中世纪西欧的修道院和济贫院，当时那里作为提供照料的场所，使重病濒死的朝圣者、旅游者得到最后的安宁；在中国则可以追溯到两千多年前春秋战国时期人们对年老者、濒死者的关怀和照顾。

2. 现代的临终关怀 现代意义的临终关怀起源于20世纪60年代，西塞丽·桑德斯（Cicely Saunders，1918—2005）于1967年在伦敦西南部创办的圣克里斯多弗临终关怀院，这是世界上第一所现代意义上的临终关怀机构，它被誉为“点燃了世界临终关怀运动的灯塔”。20世纪80年代中期，英国已经建立起430多个临终关怀机构，遍及全国城乡。

3. 我国临终关怀的发展 我国临终关怀起步较晚，1988年7月我国天津医学院成立了中国第一个临终关怀研究中心，同年10月上海诞生了中国第一家临终关怀医院——南汇护理院。我国的临终关怀事业正在朝着理论深入化、教育普及化、实施适宜化和管理规范化方向发展。2006年4月中国生命关怀协会在北京人民大会堂宣告成立，旨在协助政府有关部门开展临终关怀的立法和政策研究。实施行业规范化管理，推进临终关怀学的标准化、规范化、科学化、系统化的发展。生命关怀协会的成立标志着中国的临终关怀事业迈出了历史性一步，是我国临终关怀事业的里程碑。自2015年以来，国家相继出台了一系列安宁疗护政策。2017年10月，国家卫生和计划生育委员会办公厅发布了《国家卫生计生委办公厅关于开展安宁疗护试点工作的通知》，选定北京市海淀区、上海市普陀区等五个地区作为全国第一批安宁疗护工作试点市（区）。2019年5月，印发《国家卫生健康委办公厅关于开展第二批安宁疗护试点工作的通知》，在上海市和北京市西城区等地启动第二批试点。2023年7月，颁布了《国家卫生健康委办公厅关于开展第三批安宁疗护试点工作的通知》，确定北京市、浙江省、湖南省为第三批国家安宁疗护试点省（市），天津市南开区等61个市（区）为第三批国家安宁疗护试点市（区）。截至2023年，全国设有安宁疗护科的医疗卫生机构超4 000家，安宁疗护试点地区增至152个。

三、临终关怀的意义及原则

（一）临终关怀的意义

1. 对临终患者的意义 通过对临终患者实施全面照料，使他们的生命得到尊重，不适的症状得以控制，生命质量得到提高，使其在临终时能够没有痛苦、安宁、舒适地走完人生的最后旅程。

2. 对患者家属的意义 能够减轻患者家属在亲人临终阶段以及亲人死亡所带来的精神痛苦，并可以帮助他们接受亲人死亡的现实，顺利度过居丧期，尽快适应失去亲人的生活，缩短悲伤过程，还可以使家属的权利和尊严得到保护，获得情感支持，保持身心健康。

3. 对医学的意义 临终关怀是以医学人道主义为出发点，以提高人的生命质量为服务宗旨的医学人道主义精神和生物-心理-社会医学模式的具体体现。临终关怀作为一种新的医疗服务项目，是对现行医疗服务体系的补充，是一项利国利民的社会工程。

4. 对社会的意义 临终关怀是全程健康服务的最后一公里，是实现生命尊严与保证生命质量的重要服务。临终关怀能反映人类文化的时代水平，它是非物质文化中的信仰、价值观、伦理道德、审美意识、宗教、风俗习惯、社会风气等的集中表现。从优生到优死的发展是人类文明进步和发展的重要标志。

（二）临终关怀的原则

1. 以照料为主的原则 临终关怀是对治疗无效或生命即将结束者给予姑息性治疗和护理，由以治愈为主的治疗转为以对症为主的照顾，控制症状，缓解疼痛，使其最后得到安宁的照料。

2. 尊重生命的原则 临终患者只要未进入昏迷状态，就仍有意识、情感、个人的尊严和权利。患者临终前，医护人员应注意维护和保持他们的权利及尊严，始终贯穿医护人员热情的关怀和照顾。

3. 注重心理支持的原则 心理护理是临终护理的重要内容，贯穿于护理的全过程。随着患者生命走向死亡，其内心的恐惧、焦虑与日俱增，需要医护人员给予安慰和情感的支持，使其能够坦然地接受死亡。与此同时，医护人员也要对患者家属给予同情、关怀和帮助，使其在精神上得到慰藉，缓解悲伤。

4. 提高生存质量 临终关怀不以延长临终患者的生存时间为目的，而以提高临终阶段的生存质量为宗旨。对濒死患者的生命质量的照料是临终关怀的重要环节，减轻痛苦使生命质量得到提高，给临终患者提供一个舒适、有意义、有希望的生活，在可控制的病痛下与家人共度温暖时光，使患者在人生的最后阶段能够体验到人间的温情。

四、临终关怀的组织形式

1. 独立的临终关怀专门机构 是指不隶属于任何医疗、护理或其他医疗保健服务机构的临终关怀服务机构。除了具备较为完整的医疗护理设备、家庭化的危重病房和一定的娱乐设施外，还应有一定数量的专业技术人员，为临终患者提供临终服务。我国临终关怀机构有上海南汇护理院、北京的松堂关怀医院、香港的白普理宁养中心等。

2. 附设临终关怀机构 属于非独立性临终关怀机构，是指在医院、养老院、护理院、社区卫生保健中心等机构中设置的“临终关怀病区”“临终关怀病房”“临终关怀单元”或“附属临终关怀院”等。附设的临终关怀机构是最常见的临终关怀服务机构类型，主要为临终患者提供医疗、护理及生活照料。如北京中国医学科学院肿瘤医院的“温馨病房”、天津医科大学肿瘤医院关怀科、四川大学华西第四医院姑息医学科等。

3. 居家式临终关怀 是临终关怀基本服务方式之一，不愿意离开自己家的临终患者，也可以得到临终关怀服务。居家式临终关怀是以社区为基础、以家庭为单位开展的临终关怀服务。医护人员根据临终患者的病情每日或每周进行数次访视，并提供临终照料，或是在医护人员的指导下，由患者家属做基本的日常照料，在家里照顾患者，使他们能感受到亲人的关心和体贴，从而减轻生理上和心理上的痛苦，最后安宁舒适地离开人间。

4. 癌症患者俱乐部 这是一个具有临终关怀性质的群众性自发组织，而不是医疗机构。其宗旨是促进癌症患者互相关怀、互相帮助，愉快地度过生命的最后旅程。

第二节 濒死与死亡

任务引入

【临床情景】

王先生，58 岁，有糖尿病史 5 年。近期未按时服用降糖药，突然昏迷，急诊入院。查体：神志不清，无自主运动，双下肢轻度凹陷性水肿。体形消瘦，T 36.2℃，P 150 次 /min，

R 22 次 /min，BP 140/92mmHg，查尿糖（+++），尿酮体（+++），血糖高达 41mmol/L，诊断为糖尿病酮症酸中毒，予以降血糖、纠正酮症酸中毒等治疗。入院第二天 11 时 52 分患者突然出现呼吸、心脏停搏，血压测不到，无颈动脉搏动，心音听不到，持续吸氧，并予胸外心脏按压及药物复苏等治疗。王先生于 12 时 25 分因抢救无效宣布患者死亡。

思考：

1. 死亡的标准是什么？
2. 死亡过程可以分为哪几期？

临终护理应以死亡学的知识为基础。护理人员只有熟悉和掌握死亡的概念、死亡过程的分期及各分期不同的特征，才能更好地在感情上支持、行为上关怀临终患者，为临终患者提供优质的护理服务。

一、濒死与死亡的定义

1. 濒死 濒死（dying）又称为临终，一般指由于各种疾病或损伤而造成人体主要器官功能趋于衰竭，经积极治疗后仍无生存希望，各种迹象显示生命活动即将终结的状态。濒死阶段是生命的最后阶段，具体时间尚无统一标准。在美国，最后只能存活 6 个月者被认为是临终患者；我国则没有限制具体的时间，当患者出现生命体征和代谢等各方面紊乱表现的时候则判断为进入濒死期。

2. 死亡 死亡（death）是生命活动不可逆的终止，是人的本质特征的永久消失，是机体完整性的破坏和新陈代谢的停止。

二、死亡的标准

死亡是指机体作为一个整体的功能的永久停止，但这并不意味着各器官组织均同时死亡。1968 年，在世界第 22 次医学大会上，美国哈佛医学院特设委员会发表报告，提出了新的死亡概念，即脑死亡（brain death），又称为全脑死亡，包括大脑、中脑、小脑和脑干的不可逆死亡，将“脑功能不可逆性丧失”作为新的死亡标准，并制定了世界上第一个脑死亡的诊断标准，指出不可逆的脑死亡是生命活动结束的象征。其诊断标准有以下四点。

1. 无感受性和反应性 对刺激完全无反应，即使剧痛刺激也不能引出反应。

2. 无运动、无呼吸 观察 1 小时后撤去人工呼吸机 3 分钟仍无自主呼吸。

3. 无反射 瞳孔散大、固定，对光反射消失；无吞咽反射；无角膜反射；无咽反射和跟腱反射。

4. 脑电波平坦。

上述四条标准 24 小时内多次复查后结果无变化，并应当排除两种情况，即体温过低（<32℃）和刚服用过巴比妥类药物等中枢神经系统抑制剂的影响，其结果才有意义，即可宣告死亡。

三、死亡过程的分期

大量医学科学和临床资料表明，死亡不是生命的骤然结束，而是一个从量变到质变的过程。医学上一般将死亡过程分为三期：濒死期、临床死亡期及生物学死亡期。

（一）濒死期

濒死期（agonal stage）又称为临终期。此期的主要特点是中枢神经系统脑干以上部位的功能处于深度抑制状态或丧失状态，而脑干功能依然存在。身体重要器官或功能发生严重紊乱和衰竭。

表现为意识模糊或丧失，各种反射减弱或逐渐消失，肌张力减退或消失。循环系统功能减退，心跳减弱，血压下降，患者表现为四肢发绀，皮肤湿冷。呼吸系统功能进行性减退，表现为呼吸微弱，出现潮式呼吸或间断呼吸。代谢障碍，肠蠕动逐渐停止。感觉消失，视力下降。各种迹象表明生命即将终结，是死亡过程的开始阶段。但某些猝死患者可不经过此期而直接进入临床死亡期。

（二）临床死亡期

临床死亡期（clinical death stage）是临床上判断死亡的标准，此期中枢神经系统的抑制过程已由大脑皮质扩散到皮质以下部位，延髓处于极度抑制状态。表现为心跳、呼吸完全停止，各种反射消失，瞳孔散大，但各种组织细胞仍有微弱而短暂的代谢活动。此期一般持续 4 分钟，若得到及时有效的抢救治疗，生命有复苏的可能。若超过这个时间，大脑将发生不可逆的变化。但大量的临床资料证明，在低温条件下，临床死亡期可延长至 1 小时或更久。

（三）生物学死亡期

生物学死亡期（biological death stage）是指全身器官、组织、细胞生命活动停止。此期从大脑皮质开始，整个中枢神经系统及各器官新陈代谢完全停止，并出现不可逆变化，整个机体无任何复苏的可能。随着生物学死亡期的进展，相继出现尸冷、尸斑、尸僵及尸体腐败等现象。

1. 尸冷 是死亡后最先发生的尸体现象。死亡后因体内产热停止，散热继续，故尸体温度逐渐下降，称为尸冷。一般情况下死亡后 10 小时内尸温下降速度约为每小时 1℃，10 小时后为每小时 0.5℃，大约 24 小时，尸温与环境温度相同。测量尸温常以直肠温度为标准。

2. 尸斑 死亡后由于血液循环停止及地心引力的作用，血液向身体的最低部位坠积，皮肤呈现暗红色斑块或条纹状，称为尸斑。一般尸斑出现的时间是死亡后 2～4 小时，最易发生于尸体的最低部位。若患者死亡时为侧卧位，则应将其转为仰卧位，以防面部颜色改变。

3. 尸僵 尸体肌肉僵硬，关节固定称为尸僵。三磷酸腺苷（adenosine triphosphate，ATP）学说认为死后肌肉中 ATP 不断分解而不能再合成，致使肌肉收缩，尸体变硬。尸僵首先从小块肌肉开始，表现为先从咬肌、颈肌开始，向下至躯干、上肢和下肢。一般于死后 1～3 小时出现，4～6 小时扩延到全身，12～16 小时发展至最硬，24 小时后开始缓解，3～7 天后完全缓解。

4. 尸体腐败 死亡后机体组织的蛋白质、脂肪和酸水化合物因腐败细菌作用而分解的过程称为尸体腐败。尸体腐败常见的表现有尸臭、尸绿等。尸臭是肠道内有机物分解，从口、鼻、肛门逸出腐败气体。尸绿是尸体腐败时出现的色斑。一般死后 24 小时先在右下腹出现，逐渐扩展至全腹，最后波及全身。

第三节　临终患者及家属的护理

任务引入

【临床情景】

王先生，48 岁，某单位后勤处处长，平时工作较为繁忙，经常加班，烟酒史 10 年，肝硬化 4 年。近 1 周身体虚弱，疲倦无力，食欲减退，入院诊断为肝癌晚期。住院后患者情绪极其不稳定，抱怨上天不公，上有 80 岁老母亲偏瘫在床要孝敬，下有正在知名大学求学的儿子要抚养。王先生经常抱怨，并与家属争吵。

思考：

1. 王先生此时处于心理反应的哪一期？
2. 护士应为王先生提供怎样的心理护理？
3. 护士应如何帮助王先生家属？

对临终患者及家属的护理应体现出护理的关怀和照顾，用护士的责任心、爱心、细心、耐心、同情心，以尊重生命、尊重患者的尊严及权利为宗旨，了解患者和家属的需求并给予满足，对他们表示理解和关爱，营造安详和谐的环境，使临终患者及家属获得帮助和支持。

一、临终患者的生理变化与护理

1. 呼吸功能减退

（1）临床表现：由于呼吸中枢麻痹，呼吸肌收缩无力，表现为呼吸频率由快变慢，呼吸深度由深变浅，出现鼻翼扇动、潮式呼吸、张口呼吸等，最终呼吸停止。由于支气管内分泌物无力咳出，患者常出现痰鸣音或鼾式呼吸。

（2）护理：①保持室内空气清新，每日定时开窗通风。②神志清醒者采用半坐卧位，扩大胸腔容量，减少回心血量，增加肺活量。昏迷者采用仰卧位，头偏向一侧或侧卧位，防止呼吸道分泌物误入气管引起窒息或肺部并发症。③使用拍背法或体外震动排痰仪、雾化吸入，协助患者排痰，必要时使用吸引器吸出痰液。④根据呼吸困难程度给予氧气吸入，纠正缺氧状态，改善呼吸功能。

2. 循环功能减退

（1）临床表现：皮肤苍白，四肢发绀，大量出汗，脉搏细弱而快、不规则或测不出，心率或心律出现紊乱，血压下降或测不出。

（2）护理：①密切观察体温、脉搏、呼吸、血压、四肢颜色和温度变化等；②注意保温，可维持室温为22～24℃，必要时给予热水袋保暖。

3. 胃肠道蠕动减弱

（1）临床表现：胃肠蠕动逐渐减弱导致消化不良，气体积聚于胃肠不易排出，因而患者表现为恶心、呕吐、食欲减退、腹胀、便秘、脱水、口干及体重减轻等症状。

（2）护理：①为患者做好心理卫生辅导，解释恶心、呕吐等不适的原因，避免不良情绪的刺激；②了解患者的饮食习惯，调整饮食，少食多餐，加强营养，给予高蛋白、高热量饮食，嘱其多吃蔬菜、水果；③给予易于消化饮食，如流质或半流质饮食，必要时使用鼻饲法或全肠外营养，保证患者营养供给；④营造良好的进食环境，增进患者食欲。

4. 肌肉张力丧失

（1）临床表现：大小便失禁，吞咽困难，肢体软弱无力，不能进行自主躯体活动，无法维持良好舒适的功能体位。临终患者脸部外观改变呈希氏面容，即病危面容，面部消瘦、呈铅灰色、眼眶凹陷、目光无神、下颌下垂、嘴微张等。

（2）护理：①维持肢体良好的功能位，定时翻身，避免局部皮肤长期受压，促进血液循环，预防压力性损伤；②大小便失禁者，注意保持皮肤清洁、干燥，勤换衣裤，并保持床单位清洁平整、无碎屑；③重视口腔护理，每天2～3次，注意观察口腔黏膜，口唇干燥者可适量喂水，口唇干裂者可涂液状石蜡，也可使用湿棉签湿润口唇或用湿纱布覆盖口唇。

5. 感知觉、意识改变

（1）临床表现：表现为视觉逐渐减退，由视觉模糊发展到只有光感，最后视觉消失。眼睑干燥，分泌物增多。听觉是临终患者最后消失的一种感觉，许多人在死亡的前一刻仍有听觉。意识改变可表现为嗜睡、意识模糊、昏睡、昏迷等。

（2）护理：①提供良好的环境，具备一定的保暖设施，适当照明，避免临终患者因视觉模糊而产生恐惧心理，增强其安全感。②可用温湿毛巾或纱布清洁眼部分泌物，禁用肥皂水洗眼，如眼睑不能闭合者，可覆盖凡士林纱布或涂金霉素、红霉素眼膏，以保护角膜，防止角膜干燥发生溃疡或结膜炎。因听觉最后消失，护理人员在与患者交谈时语调应柔和，语言要清晰，也可采用触摸患者的非语言交谈方式，让临终患者感到即使在生命的最后时刻也并不孤独。

6. 疼痛

（1）临床表现：大部分临终患者主诉全身不适或疼痛，表现为烦躁不安，血压和心率发生变化，呼吸过快或减慢，大声呻吟，出现疼痛面容，如五官扭曲、眉头紧锁、眼睛睁大或紧闭、神情呆滞、咬牙等。

（2）护理：①观察疼痛的性质、部位、程度及持续时间。②指导家属多与患者沟通交流。转移患者注意力，从而减轻患者疼痛感。③协助患者选择减轻疼痛的最有效办法。非药物控制方法有松弛疗法、音乐疗法、外周神经阻滞术、意向干预法、针灸疗法、生物反馈法等，药物止痛法可采用 WHO 建议的三阶梯止痛疗法，注意观察用药后的反应，把握好用药的阶段，选择合适的剂量和给药方式，达到控制疼痛的目的。

二、临终患者的心理反应与护理

临终患者接近死亡时会产生十分复杂的心理和行为反应。护士应及时评估临终患者的心理需求，同情和关爱患者，倾听患者的诉说，满足临终患者的心理需求。多年来，很多西方研究者在探讨临终患者的心理状况时最常引用的是美国精神病学专家伊丽莎白·库伯勒·罗斯于 1969 年所著的 *On Death and Dying* 一书中的内容。罗斯在书中将身患绝症患者从获知病情到临终整个阶段的心理反应过程总结为五个阶段。

1. 否认期 患者难以接受自己患不治之症的事实，其心理反应是“不，这不会是我，那不是真的”，以此极力否认、拒绝接受事实，他们怀着侥幸的心情四处求医，希望是误诊。患者表现的否认心理是一种心理防御机制，一定程度上可缓解心理上的应激，避免过多不良信息对患者的刺激，以使患者躲避残酷的事实所产生的强烈压迫感，争取较多的时间调整自己面对死亡。对这种心理应激的适应时间长短因人而异，大部分患者能很快停止否认，而有些人甚至会持续地否认直至死亡。这一阶段，护理人员应注意不要揭穿患者的防卫机制，也不要欺骗患者，应坦诚、温和地回答患者的询问，且注意医护人员对患者病情言语的一致性。鼓励家人经常陪伴在患者身旁，注意非语言交流，协助患者满足心理方面的需要，让患者感到他并没有被抛弃，而是时刻感受到来自家人和护理人员的关心。

2. 愤怒期 当患者经过短暂的否认而确定无望时，产生“为什么是我？老天太不公平了”的心理，愤怒、怨恨的情绪油然而起。此期的患者易将不满的情绪转移到医护人员和家人身上，充满嫉妒与怨恨的心理，对医护人员的治疗和护理不满，抱怨亲属没有照顾好自己，以此将自己内心的不满、怨恨发泄出来。愤怒在一定程度上可缓解患者内心的痛苦和无奈，但是持续的愤怒对患者是有害的。此期护士应将患者的发怒看成是一种有益健康的正常行为，但应注意预防意外事件的发生。护理人员应耐心倾听患者内心痛苦，允许患者以愤怒、抱怨、不合作行为来宣泄内心的不适。同时做好患者家属的工作，给予患者宽容、关爱和理解。

3. 协议期 此期患者开始接受现实，为延长生命，许多患者会做出各种“协议”，承诺积极配合治疗以缓解症状，延长生命。出现“请让我好起来，我一定……”的心理。处于这一时期的患者对治疗是积极的，因为其抱有希望，试图通过自己的合作、友善的态度改变命运，延长生命。护理人员应当给予指导和关心，加强护理，尽量满足患者合理的要求，使其更好地配合治疗，以减轻痛苦，控制症状。

4. 忧郁期 尽管经过多方面的努力，但病情的日益恶化，让患者清醒地意识到死亡已不能避免，产生很强烈的失落感，“好吧，那就是我”，出现悲伤、退缩、情绪低落、沉默、哭泣等反应，心情极度伤感，郁郁寡欢。此时患者很关心死后家人的生活，并急于交代后事。护理人员应多给予同情和照顾，经常陪伴患者，允许其用不同方式宣泄情感，如忧伤、哭泣等。给予精神支持，尽量满足患者的合理要求，安排亲朋好友见面、相聚，并尽量让家属陪伴在身旁。注意安全，预防患者的自杀倾向。

5. 接受期 患者已做好接受死亡降临的准备，情绪显得平和、安静，产生“好吧，既然是我，那就去面对吧”的心理，接受即将面临死亡的事实。精神和躯体极度疲劳、衰弱，常处于嗜睡状态，表情淡漠。护理人员应尊重患者，不要强迫与其交谈，给予临终患者一个安静、明亮、单独的环境，减少外界干扰。继续保持对患者的关心、支持，加强生活护理，让其安详、平静地离开人间。临终患者心理活动的五个发展阶段并非绝对前后相继，它们可能重合，可能提前或推后，亦可能停留在某一阶段。

三、临终患者家属的心理反应与护理

（一）临终患者家属的心理反应

当得知患者的疾病严重恶化无法医治时，临终患者家属的心情会很悲痛，又因无助而烦躁不安，常会出现一系列心理和行为方面的改变。

1. 个人需求的推迟或放弃 一人生病，牵动全家，尤其是面对临终患者的治疗支出，更会造成经济条件的改变、平静生活的失衡、精神支柱的倒塌。家庭成员在考虑整个家庭的状况后，会对自我角色与承担的责任进行调整，如面临的升学、就业、婚姻等。

2. 家庭中角色与职务的调整及再适应 家庭重新调整有关成员的角色，如慈母兼严父、长姐如母、长兄如父，以保持家庭的相对稳定。

3. 压力增加，社会性互动减少 家属在照料临终患者期间，因精神的悲伤，体力、财力的消耗而感到身心疲惫，可能对患者产生欲其生又欲其死的矛盾心理，这也常引起家属的内疚与罪恶感。长期照料患者减少了家属自身与亲友、同学间的互动，再加上传统文化的影响，大多数家属倾向于对患者隐瞒病情，避免患者知晓后产生不良后果而加速病情的发展。因此家属既要承担巨大的精神痛苦，又要不断地在患者面前强颜欢笑，努力地隐瞒病情，更加重了家属的身心压力。

（二）临终患者家属的护理

1. 满足家属照顾患者的需要 在护理临终患者时，要深入了解家属需求，告知家属患者病情、预后及相应的护理计划，教会家属一些简单的护理方法，使家属在患者辞世前充分尽到义务，在照顾过程中得到精神上的慰藉。1986 年，费尔斯特和霍克提出临终患者家属的七大需要。

（1）了解患者病情、照顾等相关问题的发展。

（2）了解临终关怀医疗小组中哪些人会照顾患者。

（3）参与患者的日常照顾。

（4）知道患者受到临终关怀医疗小组的良好照顾。

（5）被关怀与支持。

（6）了解患者死亡后的相关事宜（处理后事）。

（7）了解有关资源：经济补助、社会资源、义工团体等。

2. 鼓励家属表达情感 护理人员要注意与家属沟通，建立良好的关系，取得家属的信任。与家属会谈时，应提供安静、隐私的环境，耐心倾听，鼓励家属宣泄内心的感受与遇到的困难，进行积极安抚和疏导，帮助他们解决实际困难，给予情感上的支持，使他们感受到温暖。

3. 协助维持家庭的完整性 尽量给患者提供一个温馨的家庭病房，协助安排家属在医院环境中的日常家庭活动，以增进患者的心理调适，保持家庭完整性，如共进晚餐、看电视等娱乐活动。

第四节 死亡后的护理

任务引入

【临床情景】

张先生，62岁，有心脏病史6年。今晨突发严重呼吸困难、面色灰白、发绀、大汗、意识模糊、血压持续下降等。入院后张先生于7:00因抢救无效宣布患者死亡。

思考：

1. 如何实施尸体护理？
2. 患者死亡后如何做好丧亲者护理？

一、尸体护理

【目的】

1. 使尸体清洁，维持良好的尸体外观，易于辨认。
2. 安慰家属，减少哀痛。

【评估】

1. 接到医生开出的死亡通知后，进行再次核实。
2. 评估患者的诊断、治疗、抢救过程、死亡原因及时间。
3. 评估尸体清洁程度，有无伤口、引流管等。
4. 了解死者家属对死亡的态度并解释尸体护理的目的、方法、注意事项及配合要点等。

【计划】

1. 家属准备 解释尸体护理的目的，取得家属的信任，劝慰家属，暂离病房。

2. 用物准备 准备血管钳1把；剪刀1把；绷带1卷；不脱脂棉球数个；尸体识别卡（图16-1）3张；梳子1把；尸单、尸袍（或尸体衣裤、鞋等）1套；有伤口者备换药敷料、胶布适量。必要时备隔离衣1件；手套1副；消毒液适量；松节油1瓶。

姓名______ 住院号______ 年龄______ 性别______

病室______ 床号______ 籍贯______ 诊断______

住址______________________________

死亡时间______年______月______日______时______分

护士签名______

______医院

图16-1 尸体识别卡

【实施】

详见表16-1。

表16-1 尸体护理操作步骤

操作流程	详细步骤	要点及说明
1. 备物填卡	洗手，戴口罩，分别填写3张尸体识别卡，携用物至床旁	必须由医生开具死亡通知，并得到家属的允许后方可进行尸体护理
2. 劝慰家属	隔帘遮挡，请家属暂离病房；若家属不在须尽快通知	患者死亡后须及时进行尸体护理，以防僵硬
3. 安放尸体	撤去全部治疗用物（如输液管、氧气管、导尿管等），将床放平，使尸体仰卧，头下垫一软枕，防止面部淤血变色，双臂放于身体两侧，用一大单遮盖尸体	尊重死者，不可暴露尸体，维护死者隐私，严肃认真地完成尸体护理
4. 处理伤口	有伤口者更换敷料，有引流管者须拔出后缝合伤口或用蝶形胶布封闭并包扎	
5. 清洁尸体	清洁面部，擦洗全身，更衣梳发；闭合口、眼；若眼睑不能闭合，可用毛巾湿敷或在上眼睑下垫少许棉花；若嘴不能闭紧，轻揉下颌或用四头带托起下颌固定	有义齿者代为装上；必要时用松节油擦净胶布痕迹；传染病患者的尸体应使用消毒液擦洗
6. 填塞孔道	用血管钳将不脱脂棉花填塞于口、鼻、耳、阴道、肛门等孔道	防止体液外溢，但棉花勿外露；传染病患者用消毒液浸泡的棉球填塞各孔道
7. 包裹尸体	将第1张尸体识别卡系在尸体右手腕部，用尸单包裹尸体，先将尸单两端遮盖头部和脚，再将两边整齐地包好；用绷带将尸体胸部、腰部、踝部固定牢固；将第2张尸体识别卡系在尸体腰前尸单上	
8. 运送尸体	移尸体于平车上，盖上大单，送往太平间，置于停尸屉内，将第3张尸体识别卡系于尸屉外面	将大单带回，连同其他被单一并消毒、清洗
9. 处理文件	填写死亡通知书，完成各项记录，在当日体温单上记录死亡时间，注销一切治疗单（治疗、药物、饮食卡等），整理病历，归档，按出院手续办理结账	
10. 整理遗物	整理患者遗物交家属	若家属不在，应由两人共同清点，列清单交护士长保管
11. 终末处理	非传染病患者按一般出院患者方法处理；传染病患者须按传染病患者终末消毒方法处理	

【评价】

1. 尸体整洁、无渗液，外观良好，易于辨认。
2. 家属了解尸体护理目的，对尸体护理表示满意。
3. 给予死者家属有效的劝慰，能够减轻其哀痛。

二、丧亲者护理

丧亲者即死者家属，主要是指失去父母、配偶、子女者（直系亲属）。失去最亲近的亲人是人生非常痛苦的经历，丧亲者在居丧期的痛苦是巨大的，他们承受痛苦的时间比患者还长，因为多数情况下是家属首先得知病情。其痛苦在患者去世后相当的一段时间都持续存在。这种悲伤的过程对其身心健康、生活、工作均有很大的影响，因此居丧期的护理也是非常重要的。

（一）丧亲者的心理反应

丧亲者的心理反应主要表现为悲伤。1964 年安格乐（Engel）提出了悲伤过程的六个阶段。

1. 冲击与怀疑期 此期特点是拒绝接受丧亲。这是一种防卫机制，通过将死亡事件暂时拒之门外，让自己有充分的时间加以调整。此期在急性意外死亡事件中表现得最为明显。

2. 逐渐承认期 意识到亲人确实已死亡，痛苦、空虚、气愤情绪伴随而来，哭泣常是此期的特征。

3. 恢复常态期 家属带着悲痛的情绪着手处理死者的后事，准备丧礼。

4. 克服失落感期 设法克服痛苦的空虚感，但仍不能以新人代替失去的、可依赖支持的人，常回忆过去的事情。

5. 理想化期 此期死者家属产生想象，认为逝去的人是完美的，为过去对已故者不好的行为感到内疚、自责。

6. 恢复期 此期机体大部分功能恢复，但悲哀的感觉不会简单消失，常忆起逝者，并永远地怀念。恢复期的速度受所失去人的重要性、对自己的支持程度、原有的悲哀体验等因素的影响。

丧亲者的心理反应阶段持续时间不定，一般约需 1 年，丧偶者可能需两年或更久的时间。

（二）影响丧亲者心理调适的因素

影响丧亲者心理调适的因素是多方面的。护理人员应了解此方面的内容，做好有针对性的护理。

1. 对死者的依赖程度 家人对死者经济上、生活上、情感上依赖性越强、关系越亲密者，面对患者死亡后的悲伤程度越重，调适也越困难。家人对死者依赖性强的情况常见于配偶关系。

2. 病程的长短 急性死亡者，其家人对突发事件毫无心理准备，易产生自责、内疚心理；慢性死亡者，其家人早已有心理准备，悲伤程度相对较轻，较能调适。

3. 死者的年龄与家人的年龄 死者的年龄越轻，家人越易产生惋惜和不舍，增加内疚和罪恶感。在我国社会中“白发人送黑发人”历来是最悲哀的感觉。家属的年龄反映人格的成熟，影响到解决处理后事的能力。

4. 其他支持系统 家属存在其他支持系统，如亲朋好友、各种社会活动、宗教信仰等，如能满足其需要，较易调整悲哀期。

5. 失去亲人后的生活改变 失去亲人后生活改变越大，越难调适，如中年丧偶、老年丧子。

（三）对丧亲者的护理

1. 做好尸体护理 体现对死者的尊重，也是对家属精神上的慰藉。

2. 鼓励家属宣泄感情 死亡是患者痛苦的结束，而对丧亲者则是悲哀的高峰，必将影响其身心健康和生存质量。护理人员要同情家属，耐心倾听家属的哭诉，并表示理解，让家属感受到亲人般的温暖，从而信任医护人员，愿意倾诉衷肠，以减少丧亲对家属健康的影响。

3. 心理疏导，精神支持 安慰家属面对现实，指导家属学会发挥独立生活的潜能，树立生活的信心和勇气，使其意识到安排好未来的工作和生活是对亲人最好的悼念，以使家属的身体状况和心理情绪尽快恢复到正常水平。

4. 提供生活指导与建议 针对家属遇到的实际困难，给予指导和帮助，如经济问题、家庭组合、子女问题等，鼓励多参加社会活动，以获取社会支持，使丧亲者感受人世间的温情。

5. 丧亲者随访 临终关怀机构通过信件、电话、家庭访视对死者家属进行追踪随访，以保证对丧亲者的持续性关爱和支持。

（熊　琼）

复习思考题

1. 患者，男，78 岁，以“肝癌晚期”收入某三级甲等医院的临终关怀病房，家属希望患者在临终阶段能得到较好的照顾，避免患者遭受痛苦。

请思考：

（1）什么是临终关怀？

（2）临终关怀的基本原则是什么？

2. 患者呼吸心脏停搏，是否可以诊断为死亡？为什么？

3. 患者，女，57 岁，肺癌骨转移收入某医院，疗效不佳，呼吸困难显著，疼痛剧烈。患者感到痛苦、悲哀，并试图自杀。

请思考：

（1）该患者的心理反应属于哪一个心理反应阶段？

（2）护士应对吴女士采取哪些护理措施？

1603

扫一扫，测一测

1701

PPT课件

1702

知识导览

第十七章　医疗与护理文件记录

学习目标

掌握病历排列顺序、医嘱的种类及处理；熟悉危重患者护理记录、出入液量记录、病室交班报告和护理病历的书写；了解医疗与护理文件记录的意义、要求和管理。

医疗与护理文件是医院和患者的重要档案资料，也是医疗护理、教学科研、医院管理和法律上的重要资料。它一方面记录了患者疾病发生、发展、康复或死亡的全过程，另一方面也记录了患者在住院期间各项诊疗措施的落实以及护理措施的执行情况。医疗护理文件的书写和记录是临床护理工作的重要组成部分，护士在记录、书写和管理中必须实事求是、认真、细致、负责，并遵守专业技术规范的要求。

第一节　概　　述

任务引入

【临床情景】

李女士，65岁。因"心慌、胸闷1周"入院，查体：神志清楚，一般状态尚可，BP 140/90mmHg，P 96次/min，R 24次/min，T 37.2℃。诊断：病毒性心肌炎。医嘱：一级护理，半流质饮食，吸氧，5%葡萄糖溶液250ml+丹参10ml，静脉滴注1次/d，心肌酶测定，心电图检查等。护理要点：加强生活护理。

思考：

1. 如何填写李女士的护理记录单？
2. 如何管理李女士的病历？
3. 病历的排列顺序是什么？

医疗与护理文件包括病历、医嘱、体温单、护理记录单及病室交班报告等。医疗与护理文件正确记录了患者疾病的发生、发展、康复或死亡的全过程，对疾病的诊断和治疗有着重要的价值，是医院和患者重要的档案资料，也是教学、科研、管理以及法律上的重要资料。因此，必须按照国家《病历书写基本规范(试行)》的要求进行书写并妥善管理，以保证其原始性、正确性和完整性。虽然目前全国各医院医疗与护理文件记录的方式不尽相同，但应遵循的原则是一致的。

一、记录的意义

(一)提供患者的信息资料

医疗与护理文件是对患者病情变化、诊断治疗和护理及疾病的转归过程的客观、全面、及时动态、系统的科学记载，是医护人员进行正确诊疗和采取有效护理措施的依据，同时也是加强各级医护人员之间交流与合作的纽带，也为患者再次入院的诊疗和护理提供重要的线索。医疗与护理文件在书写记录过程中有利于护患、医护人员之间的沟通，同时为各班次的护理人员及时传达了患者的信息，以维持护理工作的完整性和连续性。

（二）提供教学与科研资料

标准、完整的护理记录体现了护理人员将护理理论应用于具体临床护理实践，是最好的教学资料。一些特殊病历还可以作为进行个案教学分析与讨论的良好素材。完整的病案资料是医护教学的重要资料，对回顾性研究具有重要的参考价值，也是科研工作的重要资料。护理记录为疾病的调查、流行病学的研究、传染病管理等提供了医学统计的原始资料，同时也是国家卫生行政管理部门制定和调整政策的重要依据。

（三）提供法律依据

医疗与护理文件记录是合法的具有法律效力的文件，为法律认可的证据。其内容反映患者住院期间所接受治疗护理的具体情形，在法庭上可作为医疗纠纷、人身伤害、保险索赔、犯罪刑事案件、遗嘱和伤情查验的证明。凡涉及以上诉讼案件，调查处理时都要将医疗与护理文件记录作为依据加以判断，明确医院与医护人员有无法律责任。因此，只有对患者住院期间的病情、治疗、护理做到及时、准确、完整地记录，才能为法律提供有效的依据，维护医护人员及患者各自的合法权益。

（四）提供评价依据

各项医疗护理文件的书写记录，如护理记录单、危重患者护理记录等的书写在一定程度上较全面地反映出一个医院的医疗护理服务质量、医院管理、学术及技术水平。因而，它既是医院护理管理的重要信息资料，又是医院进行等级评定及对护理人员考核的参考资料。

二、记录要求

医疗与护理文件书写的基本要求是及时、准确、完整、简要、清晰。医疗护理文件应按规定的内容进行书写，并由相应医务人员签名。上级医务人员有审查、修改下级医务人员书写的病历的责任；实习医务人员、试用期医务人员书写的病历，应当经过本医疗机构注册的医务人员审阅、修改并签名；进修医务人员由医疗机构根据其胜任本专业工作实际情况认定后再书写病历。

（一）及时

医疗与护理文件记录必须及时，不得延期或提前，更不能漏记、错记，以保证记录的时效性和准确性，维持最新资料。如因抢救急、危重症患者未能及时记录的，相关医护人员应在抢救结束后 6 小时内据实补记，并注明抢救完成时间和补记时间。

（二）准确

医疗与护理文件记录准确是指记录的内容必须在时间、内容及可靠程度上准确、真实、无误，记录内容应为客观事实，而不是医务人员的主观看法和解释，尤其是对患者的主诉和行为应根据实际情况描述。主诉内容用引号标明，同时应注意补充相应的客观资料。

（三）完整

医疗与护理记录应包括患者的所有信息，各项记录的眉栏、页码必须填写完整，各项记录应按要求逐项填写，记录应连续，不留空行或空白。记录者签全名，以示负责。如果患者出现病情恶化、拒绝接受治疗和护理、有自杀倾向、出现意外、请假外出、并发症先兆等特殊情况，应进行详细记录并及时汇报，做好交接班等。

（四）简要

记录内容应简明扼要，重点突出，语句通顺，使用医学术语和公认的外文缩写，避免笼统、含糊不清或过多修辞，以方便医护人员快速获取所需信息。此外，护理文件均可以采用表格式，节约书写时间，使护理人员有更多的时间和精力为患者提供更优质的护理服务。

（五）规范

按要求分别使用红、蓝（黑）笔书写；记录者必须是执行者；使用医学术语、通用的中文和外文缩写；采用国家法定的计量单位；其书写的记录时间应为实际的治疗、护理时间，而不是事先安排的时间；一律使用阿拉伯数字书写日期和时间，采用24小时制记录；书写有错误时，应在错字上划双线并在上面签署姓名与时间，不得采用刮、粘、涂等方法掩盖或去除原来的字迹；字迹清楚，字体端正，语句通顺，保持表格整洁，不得滥用简化字；电子记录应按统一要求打印后由相关医务人员手写签名。

三、管理要求

医疗与护理文件是医护人员临床实践的原始文件记录，对医疗、护理、教学、科研、执法等方面都至关重要，所以无论是在患者住院期间和出院后都应妥善管理，必须建立严格的管理制度，各级医护人员均须按照管理要求执行。

1. 各种医疗与护理文件按规定放置，记录或使用后必须及时放回原处。

2. 必须保持医疗护理文件的完整和整洁，防止污染、破损、拆散及丢失。

3. 患者和家属不得随意翻阅医疗护理文件的记录资料，不得擅自将医疗护理文件带出病区；因医疗活动须复印病历资料时，应当由病区指定专门人员负责携带和保管。

4. 因科研、教学需要查阅病历的，须经相关部门同意，阅后应立即归还，并且不能泄露患者的隐私。

5. 患者、家属及其他机构的有关人员须查阅或复印病历资料时，应严格按规定程序进行办理。

6. 医疗与护理文件应妥善保存。体温单、医嘱单、特别护理记录单作为病历的一部分，应随病历放置，患者出院后将病历按顺序排列整理好送病案室保存，住院病历保存时间自患者最后一次住院出院之日起不少于30年；门（急）诊病历由医疗机构保管的，保存时间自患者最后一次就诊之日起不少于15年；病室交班报告本保存1年，医嘱本保存2年，以备查阅。

7. 发生医疗事故纠纷时，应于医患双方同时在场的情况下封存或启封死亡病例讨论记录、疑难病例讨论记录、上级医师查房记录、会诊记录、病程记录、各种检查报告单、医嘱单等。封存的病历可以是复印件，封存的病历由医疗机构负责医疗服务质量监控的部门或者专职人员保管。

四、病历排列顺序

1. 住院期间病历排列顺序

（1）体温单（按时间先后排列）。

（2）医嘱单：包括长期医嘱单、临时医嘱单（按时间先后排列）。

（3）入院记录。

（4）病程记录（查房记录、病情记录、手术、分娩记录单等）。

（5）会诊记录。

（6）各种检验和检查报告。

（7）知情同意书。

（8）护理记录单。

（9）住院病历首页。

（10）门诊和/或急诊病历。

2. 出院（转院、死亡）后病历排列顺序

（1）住院病历首页。

（2）出院或死亡记录。

（3）入院记录。

（4）病程记录。

（5）会诊记录。

（6）各种检验及检查报告单。

（7）知情同意书。

（8）护理记录单。

（9）医嘱单（按时间先后排列）。

（10）体温单（按时间先后排列）。

门诊病历一般由患者自行保管（死亡患者须入病历归档）。

第二节　医疗与护理文件的书写

医疗与护理文件的书写，包括填写体温单、医嘱单、特别护理记录单和书写病区交班报告，随着我国经济建设的迅猛发展和现代医学模式的转变，以及人们对医疗保健需求的日益增长，客观、认真地填写各类护理文件已成为护理人员必须掌握的基本技能。

任务引入

【临床情景】

赵先生，48岁。门诊诊断为慢性胆囊炎收治入院，于11:00扶入病室，查体：神志清楚，一般状态尚可。BP 130/90mmHg，P 80次/min，R 20次/min，体温37.5℃。医嘱：一级护理，普通饮食，0.9%氯化钠溶液500ml，青霉素800万U静脉滴注。

思考：

1. 如何为赵先生建立住院病历？
2. 如何处理医嘱？
3. 如何书写护理记录及交班报告？

一、体　温　单

体温单绘制方式详见第八章第五节“体温单绘制”。

二、医　嘱　单

医嘱是医生在医疗活动中下达的医疗指令，是医生根据患者的病情需要，为达到诊治的目的而拟订的书面嘱咐，由医护人员共同执行。

（一）医嘱的内容

医嘱的内容包括日期、时间、床号、姓名、护理常规、护理级别、饮食、体位、药物（注明剂量、用法、时间等）、隔离种类、各种检查、治疗、术前准备、医生及护士的签名。

（二）医嘱相关表格

1. 医嘱记录单 医嘱单是医生开写医嘱所用，包括长期医嘱单（附录 2）和临时医嘱单（附录 3），存于病历中，作为整个诊疗过程的记录之一和结算依据，也是护理人员执行医嘱的依据。目前，各医院医嘱的书写方法不尽相同，有的直接写在医嘱单上，有的直接输入计算机，实行微机管理。

2. 各种执行卡 包括服药单、注射单、治疗单、输液单、饮食单等，护士将医嘱转录于各种执行卡上，以便于治疗和护理的实施。

3. 长期医嘱执行单 是护士执行长期医嘱注射给药后的记录。

（三）医嘱的种类

1. 长期医嘱 指自医生开写医嘱起，到医嘱停止，有效时间在 24 小时以上，当医生注明停止时间后医嘱方可失效。长期医嘱主要包括护理常规、护理级别、病危或病重、饮食、隔离种类、体位、给药医嘱。如一级护理、异烟肼 2ml im bid。

2. 临时医嘱 有效时间在 24 小时以内，应在短时间内执行，有的须立即执行，一般仅执行一次。如阿托品 0.5mg H st。有的须在限定的时间内执行，如 8 时 X 线摄片。临时医嘱主要包括药物过敏试验、会诊、手术、手术前准备、各种辅助检查及特殊检查等。另外，出院、转科、死亡等也列入临时医嘱。

3. 备用医嘱 根据病情需要又分为长期备用医嘱和临时备用医嘱两种。

（1）长期备用医嘱（缩写为 prn）：指有效时间在 24 小时以上，必要时用，两次执行之间须有时间间隔，由医生注明停止时间后方可失效。如哌替啶 50mg im q6h，prn。

（2）临时备用医嘱（缩写为 sos）：指自医生开写医嘱起 12 小时内有效，必要时用，只执行一次，过期未执行则失效。如地西泮 5mg po sos。须一日内连续用药数次者，可按临时医嘱处理。

（四）医嘱的处理

医嘱处理的原则：先急后缓，先临时后长期，医嘱执行者须在医嘱单上签全名。

1. 纸质医嘱的处理

（1）长期医嘱：由医生直接开写在长期医嘱单上，注明日期和时间并在医生签名栏签上全名。护士将长期医嘱单上的医嘱分别转抄至各种执行单上，如服药单、治疗单、注射单、输液单、饮食单等，并注明具体执行时间，在护士签名栏签全名。定期执行的长期医嘱应在执行单上注明具体的执行时间，如硝苯地平 10mg po tid，在服药单上则应注明硝苯地平 10mg 8am-12n-4pm。护士执行医嘱后应在执行单上注明执行时间并签全名。有期限规定的长期医嘱，如测血压 2 次 /d×3，按长期医嘱处理，但须同时将其停止日期、时间转抄于长期医嘱执行单上，以防遗忘。长期医嘱处理后须经第二人核对并在执行单上签名。

（2）临时医嘱：医生直接开写在临时医嘱单上，护士将临时医嘱转抄至临时医嘱执行单上，与执行护士一起核对后交给其执行，护士执行后，必须在医嘱单执行护士栏内签全名，并注明执行日期和时间。有限定执行时间的临时医嘱，护士应转抄至临时治疗本或交班本上。会诊、手术、检查等各种申请单应及时转送到有关科室。

（3）备用医嘱

1）长期备用医嘱：按长期医嘱处理，须在执行单上注明“prn”，不必注明执行的具体时间。每当必要时执行后，在临时医嘱单上记录 1 次，并注明执行时间、签全名，供下一班参考。

2）临时备用医嘱：临时备用医嘱处理后，按临时医嘱处理。如在规定的时间内未执行，则由护士用红墨水笔在该项医嘱栏内写“未用”两字，并在执行护士栏内签全名。如需下一班执行的临时医嘱应交班。

（4）停止医嘱：当医生在长期医嘱单的“停止”栏注明日期、时间及签名后，护士执行医嘱时，在相应的执行单上注销有关项目，然后在长期医嘱单的“停止”栏下护士签名栏签全名。

（5）重整医嘱：医嘱调整项目较多，或长期医嘱超过 3 页须重整医嘱。重整医嘱时，在原医嘱最后一行下面用红墨水笔画一横线（红线上下均不得有空行），在红线下正中用蓝（黑）墨水笔写“重整医嘱”四字，再将红线以上须继续执行的长期医嘱按原日期、时间排列顺序抄于红线下栏。抄录完毕两人核对无误后签上重整者全名。

（6）转科、手术、分娩医嘱的处理：医生在临时医嘱单上开出相关医嘱，护士在医嘱（包括长期医嘱和临时医嘱）最后一行下面用红墨水笔画一横线，并在红线下面正中用蓝（黑）墨水笔写上“转入医嘱”“术后医嘱”或“分娩后医嘱”，以示前面医嘱作废，同时将各执行单上的原有医嘱用红墨水笔注销。医生在医嘱单上开具手术后医嘱、分娩后医嘱或转入医嘱后，护士按新开医嘱进行相应处理。

2. 电子医嘱的处理

目前，国内医院普遍开始使用临床信息系统（clinical information system，CIS）对患者的诊疗和护理信息进行管理。医生凭个人账号和密码登录医生工作站系统，将医嘱按照长期医嘱、临时医嘱、辅助检查、化验等分类录入系统，由护士登录护士工作站系统进行处理，生成电子医嘱单。相较于传统的纸质医嘱，电子医嘱通过规范化的录入界面、格式化的数据形式以及系统内部的质量控制、设置错误提示警告，保证了医嘱能够正确、完整、及时地录入和处理，从而提高医疗护理质量，防止医疗护理差错事故的发生。当然，也避免了传统纸质医嘱处理时存在的手工转抄各种执行单、查对转抄的准确性及填写各种医嘱报表等烦琐工作。电子医嘱的处理主要包括以下内容。

（1）审核医嘱：也称为校对医嘱，经过授权的护士登录护士站工作系统审核医嘱。重点审核医嘱录入的正确性、规范性，包括医嘱内容、分类及关联项目。医嘱审核无误确认后，方可进入执行医嘱环节。

（2）执行医嘱：护士凭个人账号和密码登录 CIS 的医嘱处理系统，浏览审核通过的医嘱，点击“医嘱执行”按钮，完成医嘱的生成执行，并向各相应科室发送出有关请求，如中心药房、医技科室等。医嘱执行后可以生成各种相关的汇总表单和执行表单。常用的表单有长期医嘱或临时医嘱执行单、输液单、治疗单等。

（3）打印执行单和医嘱单

1）护士打印各种执行表单（可根据需要选择单个患者或按病区），以指导护士执行。护士执行后，在相应的表单上签上姓名和时间。

2）在需要时打印患者的长期医嘱和临时医嘱单，如患者手术前、转科前、出院前等。CIS 具备续打印功能，当再次打印医嘱时可以续前页进行。打印出的医嘱自动带有执行护士的电子签名和医嘱处理时间。

3）已执行的医嘱自动转入“核对”栏内，每班护士必须核对上一班执行的医嘱并签名，复查当班医嘱。

知识链接

临床信息系统

临床信息系统（clinical information system，CIS）是医院信息系统的组成部分，用以支持医院医护人员的临床活动，收集和处理患者的临床医疗信息，丰富和积累临床医学知识；并提供临床咨询、辅助诊疗、辅助临床决策，以提高医疗质量和工作效率。CIS 主要包括医嘱处理系统、患者床边系统、医生工作站系统、实验室系统、药物咨询系统等。

临床信息系统相对于医院信息系统（hospital information system，HIS）而言，是有区别的。HIS 是以处理人、财、物等信息为主的管理系统，是面向医院管理的，是以医院的人、财、物为中心，以医院各级管理人员为服务对象，以实现医院信息化管理、提高医院管理效益为目的。

（五）处理医嘱的注意事项

1. 医嘱必须经执业医生签名后方为有效，一般情况下不执行口头医嘱，在抢救或手术过程中医生下达口头医嘱时，护士应将医嘱复述一遍，双方确认无误后方可执行，抢救或手术结束后及时据实补记医嘱。

2. 不能机械地执行医嘱，发现疑问必须核对清楚后方可执行。

3. 严格执行查对制度。医嘱如能打印即直接打印，必须转抄时，一定要仔细核对转抄内容的正确性。医嘱经转抄、整理后，须经另一人核对后方可执行。医嘱应每班查对、每日总对、每周总查对，查对后注明查对时间并签全名。

4. 医嘱不得贴盖、涂改，须取消时应由医生在该项医嘱栏内用红墨水笔写“取消”，并在医嘱后用蓝（黑）墨水笔签全名。

5. 凡下一班须执行的临时医嘱要交班，并在护士交班本上注明。

6. 在抄写及处理医嘱时，注意力要集中，做到认真、细致、准确、及时。要求字迹工整、清楚。

三、危重患者护理记录单

凡危重、抢救、大手术后或特殊治疗须严密观察病情的患者，均应做好危重患者护理记录，以便及时全面了解患者的病情变化，观察治疗或抢救后的效果（附录4）。

1. 记录内容 包括眉栏各项、页码、患者的生命体征、神志、瞳孔、出入液量、病情动态变化、治疗护理措施、药物治疗效果及反应等。

2. 书写方法

（1）蓝（黑）墨水笔填写眉栏各项，包括病室、患者姓名、床号、住院号、诊断、页码、记录日期等。日间7时至19时用蓝（黑）墨水笔记录，夜间19时至次晨7时用红墨水笔记录。

（2）及时、准确地将患者的体温、脉搏、呼吸、血压、出入量记录在与标题所对应的项目栏内，记录栏内只填写数字。记录出入液量时，除填写出入液量外，还应将颜色、性状等记录于病情栏内。

（3）病情观察及护理栏内要详细记录患者的病情变化，治疗、护理措施及效果，记录时间应具体到分，并签全名。

（4）各班结束时就患者的总入量、总出量、病情、治疗、护理等做一次小结或总结，并签全名。

（5）患者出院或死亡后记录单应归入病案保存。

四、出入液量记录单

正常人体昼夜的摄入量和排出量保持着动态平衡。当摄入水分减少或因疾病导致水分排出过多（如呕吐、腹泻、大面积烧伤、发热等）时，都可引起不同程度的脱水，应及时经口或其他途径（静脉或皮下等）补液以纠正脱水；相反，若水分过多积聚在体内，则会出现水肿，应限制水分摄入。因此，护理人员准确测量和记录患者昼夜的摄入量和排出量，对了解患者病情、协助诊断和决定治疗方案具有非常重要的意义。出入液量记录常用于心脏病、肾病、肝硬化、腹水、休克、大面积烧伤、大手术后等患者（附录5）。

1. 记录内容

（1）摄入量：包括每日的饮水量、食物含水量、输入液量（输液、输血）等。患者饮水时，应使用量杯或固定的饮水容器，以便准确记录；进食时，固体食物除须记录单位数量或重量外（如米饭1中碗或约100g；橘子1个或约100g），还须换算出食物含水量（附录6）及水果的含水量（附录7）。

（2）排出量：主要为尿量，此外其他途径的排出液，如大便量、呕吐物量、咯血量、痰量、出血量、胃肠减压量、腹腔抽出液量、各种引流液量及创面渗出液量等。除大便记录次数外，液体以毫升（ml）为单位记录。为了记录的准确性，昏迷患者、尿失禁患者或须密切观察尿量的患者，采用留置导尿；婴幼儿测量尿量可先测量干尿布的重量，再测量湿尿布的重量，两者之差即为尿量；对于不易收集的排出量，可将一定量液体浸润棉织物的情况进行估算。

2. 书写方法

（1）用蓝（黑）墨水笔填写表格眉栏各项及页码。

（2）日间7时至19时用蓝（黑）墨水笔记录，夜间19时至次晨7时用红墨水笔记录。记录同一时间的摄入量和排出量应在同一横格上开始记录，不同时间的摄入量或排出量均应另起一行记录。

（3）一般于每日19时做12小时小结，用蓝（黑）墨水笔在19时记录的下面画一横线，将12小时小结的液体出入量记录在横线下，然后在小结的下方再画一横线；次晨7时做24小时总结，用红墨水笔在次晨7时记录的下面画一横线，将24小时总结的液体出入量记录在横线下，然后在总结的下方再画一横线。用蓝（黑）墨水笔将24小时总出入液量填写在体温单相应栏内。

（4）无须继续记录出入液量或患者出院、死亡后，出入液量记录单一般不保存。

五、病室交班报告

病室交班报告是由值班护士针对值班期间病区情况及患者病情动态变化等书写的书面交班报告，通过阅读交班报告，以使接班护士迅速、全面地掌握病区的总体情况，明确须继续观察的问题和实施的护理措施（附录8）。

（一）书写内容

1. 出院、转出、死亡的患者　出院者写明出院时间，转出者注明转往医院、科别及转出时间，死亡者简要注明抢救过程及死亡时间。

2. 新入院或转入的患者　应注明入院或转入的时间、入院方式、患者主诉、主要症状和体征、既往重要病史、过敏史、存在的护理问题、给予的治疗、护理措施及效果等。

3. 危重、有异常情况及行特殊检查治疗的患者　报告患者的生命体征、意识、病情动态、特殊的抢救及治疗护理措施和效果，基础护理情况（如口腔护理）、饮食护理等。

4. 手术及分娩的患者　当天手术后患者应注明麻醉种类，手术名称及过程，麻醉清醒时间，回病室后的生命体征、伤口、引流、排尿及镇痛药使用情况等。产妇应注明胎次、产式、产程、分娩时间、会阴切口或腹部切口、恶露情况及自行排尿时间，新生儿性别及评分等。

5. 预手术、预检查、预特殊治疗的患者　预手术的患者应注明术前准备和术前用药等情况，预检查和预特殊治疗的患者应注明须注意的事项。

另外，还应报告上述患者的心理状况和需要接班者重点观察及完成的事项；夜间记录还应注明患者的睡眠情况。

（二）书写要求

1. 眉栏填写　用蓝（黑）墨水笔填写眉栏各项，包括病室、日期及页码。

2. 基本情况填写　包括患者总数、入院、出院、转出、转入、手术、分娩、病危、死亡人数。

3. 按顺序书写报告　先写离开病室的患者（出院、转出、死亡），再写进入病室的患者（入院、转入），最后写本班重点观察及护理的患者（手术、分娩、危重及有异常情况的患者）。

4. 对新入院、转入、手术、分娩患者，在诊断的下方分别用红墨水注明“新”“转入”“手术”“分娩”，危重患者做红色标记“※”或用红墨水注明“危”。

5. 书写内容应全面、准确、简明扼要、重点突出、无遗漏。

6. 字迹清楚，不随意涂改，日间用蓝墨水笔书写，夜间用红墨水笔书写（也有医疗机构采取全部蓝墨水笔记录的方式）。

7. 应在经常巡视和了解患者病情的基础上于交班前1小时书写，写完后签署全名。

六、护理病历

护理病历是护理人员运用护理程序为服务对象解决健康问题的过程的书面记录，如患者的健康资料、护理问题、护理计划、护理措施和效果评价等。一般包括入院护理评估单、住院评估单、护理计划单、护理记录单、出院护理评估单、健康教育指导等。

（一）入院护理评估单

对新入院患者进行初步评估，找出存在的健康问题，确立护理诊断。

（二）住院护理评估单

为及时、全面地掌握患者病情的动态变化，护士应对其分管的患者视病情每班、每天或数天进行评估。评估内容可根据病种、病情不同而有所不同。

（三）护理计划单

护理计划单是护士对患者实施整体护理的具体方案，包括护理问题、护理目标、护理措施、效果评价等。

（四）护理记录单

护理记录单是护士运用护理程序的方法为患者解决问题的记录，内容包括患者的护理诊断、护士所采取的护理措施以及执行措施后的效果。

（五）健康教育指导

1. 患者住院期间健康教育 健康教育是为患者和其家属讲解与其疾病相关的健康状况、治疗、护理、康复、预防、监测等知识。护理人员应制订和实施帮助患者掌握健康知识和技能的健康教育计划或健康教育路径。住院期间健康教育内容包括入院须知、病区环境介绍、医护人员介绍、疾病的相关知识；治疗护理方案；有关检查的目的及注意事项；药物治疗的作用及不良反应；饮食与活动的注意事项；疾病的预防及康复措施等。

2. 出院指导 是对患者出院后的饮食、活动、服药、休息、功能锻炼和复诊等方面进行指导，可采用讲解、示范、模拟练习、提供书面或视听材料等方式。

温馨提示

没有记录，就等于没有做

患者，女，入院分娩。根据护士记录，凌晨02:45开始使用静脉缩宫素诱发分娩。按照操作规定，使用缩宫素的患者应该持续监护以防止子宫收缩过强引起胎儿窒息或子宫破裂等并发症的发生。然而，直至凌晨05:15，护士的护理记录单上仍未记录患者的临床表现。分娩后，患者由于出现严重子宫出血且无法止血而行全子宫切除术。后来患者向法院起诉并控告医院，称其并发症的发生是由于不当的缩宫素使用和用药后病情监护缺乏造成的。虽然负责手术的两名医生都证明用药的同时确实进行了监护，然而他们却没有证据证明他们按照医院的规定对患者的诊断和治疗的资料进行了详细记录，包括患者对治疗的反应。由此，患者获得了赔偿。

（徐国莲　许　单）

复习思考题

1. 患者，女，47 岁，行子宫全切除术后，于 16 时安返病房，一般情况尚可，18 时主诉刀口疼痛难忍。医嘱：哌替啶 50mg im q6h prn，22 时又诉伤口疼痛，难以入睡。请问：

（1）此医嘱属于何种医嘱，有何特点？

（2）18 时护士该如何处理？

（3）22 时护士又该如何处理？

2. 患者，男，48 岁，因打架斗殴致脑外伤收入院，患者意识模糊伴呕吐，大小便失禁，医嘱给予特别护理及静脉输液。请问：

（1）该患者须书写危重患者护理记录单吗？危重患者护理记录单适用于哪些患者？

（2）危重患者护理记录单的记录方法和要求有哪些？

1703

扫一扫，测一测

附 录

附录1 体温单

姓名 李钢 性别 男 年龄 45岁 科别 普外科 床号 6 入院日期 2021/01/10 住院病历号 25631

日期	2021/01/10	11	12	13	14	15	16
住院日数	1	2	3	4	5	6	7
手术后日数			1	2	3	4	5
时间	2 6 10 14 18 22	2 6 10 14 18 22	2 6 10 14 18 22	2 6 10 14 18 22	2 6 10 14 18 22	2 6 10 14 18 22	2 6 10 14 18 22

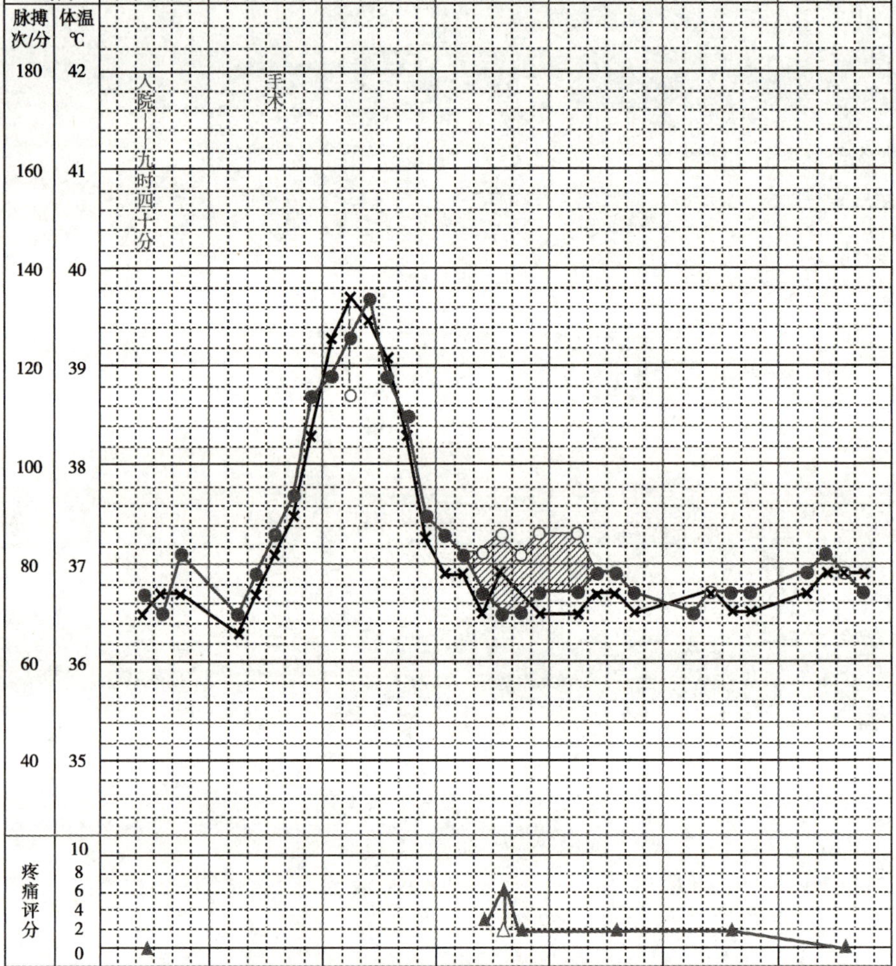

呼吸(次/分)	18 18 20	18 20 22 24 24	22 26 24 22 20 24	22 18 20 18 18 18	18 20 20 18	18 16 18 20	18 16 20 18
血压(mmHg)	130/80	135/85	130/75	125/75	140/90	130/85	125/80
入量(ml)	2 000	1 900	2 200	2 600	2 200	2 200	2 000
出量(ml)	1 800	1 700	1 500	1 800	1 700	1 900	1 800
大便 (次/日)	1	0	0	1	0	1	1
体重(kg)	68	卧床					
身高(cm)	175						

附录 2　长期医嘱单

姓名：马丽　年龄：53 岁　性别：女　病区：心内科　床号：001　住院号：147258

开始		医嘱内容	医生签名	执行护士	停止			
日期	时间				停止时间	医生签名	执行时间	护士签名
2023-01-17	17:00	按内科护理常规	明途	马娟				
2023-01-17	17:00	一级护理	明途	马娟	1-19	明途	17:00	马娟
2023-01-17	17:00	禁食	明途	马娟	1-19	明途	17:00	马娟
2023-01-17	17:00	持续心电监护	明途	马娟	1-19	明途	17:00	马娟
2023-01-17	17:00	0.9% 氯化钠注射液 100ml ivgtt bid	明途	马娟				
2023-01-17	17:00	地高辛 0.25mg po qd	明途	马娟				
2023-01-17	17:00	吸氧 prn	明途	马娟				
2023-01-19	17:00	二级护理	明途	马娟				
2023-01-19	17:00	流质	明途	马娟				

第 1 页

附录 3　临时医嘱单

姓名：张丽　年龄：53 岁　性别：女　病区：心内科　床号：001　住院号：147258

开始时间	医嘱内容	医生签名	执行时间	执行者签名
2023-01-17　17：00	常规心电图检查	明途	2023-01-17　17：15	马娟
2023-01-17　17：00	ABO 血型鉴定	明途	2023-01-17　17：15	马娟
2023-01-17　17：00	肝功能	明途	2023-01-17　17：15	马娟
2023-01-17　17：00	粪便常规	明途	2023-01-17　17：15	马娟
2023-01-17　17：00	尿常规	明途	2023-01-17　17：15	马娟
2023-01-17　17：00	青霉素皮试　st	明途	2023-01-17　17：05	马娟
2023-01-17　17：00	哌替啶 50mg im sos 未用	明途	2023-01-18　5：00	李小红

第 1 页

附录 4　危重患者护理记录单

姓名：张晓　性别：女　年龄：45 岁　科别：内科　病室：5　床号：001　住院号：13692

日期	时间	体温/℃	脉搏次/min	呼吸次/min	血压/mmHg	入量 项目	入量 数量/ml	出量 项目	出量 数量/ml	病情观察及护理	签名
2022-5-3	10：00	36.5	108	24	80/50	10%GS	500	呕血	400	患者诉心慌，头昏，呕吐一次，为暗红色，通知医生，抽血，作血型鉴定给予止血药物、胃肠减压，观察生命体征，血压略有回升	王丽
						$VitK_1$	2				
						低分子右旋糖酐	500				
	10：45		110	23	90/55	0.9%NS	10			洛赛克 iv 胃管通畅，抽出血性液体约 100ml	王丽
						洛赛克 40mg	4				
	11：30		108	23	90/60	新鲜血	200			输血	王丽
	12：30		100	20	100/60	新鲜血	200	尿	100	继续输血	王丽
	14：00	36.8	90	20	110/64	平衡液	500			血压恢复正常，继续观察	王丽
						止血敏 2g	4				
	16：00		88	20	112/64	0.9%NS	10				
						洛赛克 40mg	4			洛赛克 iv	王丽
	17：00					10%GS	500	尿	300	胃管通畅，引流液减少，呈咖啡色	王丽
	18：00							胃液	200	患者今呕血 400ml，血压下降，给予胃肠减压、静脉应用止血药物，输液输血处理，目前血压恢复正常，胃管内有少量咖啡样液体引出，维持输液	王丽
12h 小结						输入	2 184	排出	1 000	继续观察，尿 400ml，胃液 200ml，呕血 400ml，胃内引流液转为淡黄色	王丽

第 1 页

附录 5　出入液量记录单

科别：消化内科　姓名 刘芳　年龄 71 岁　性别 女　床号 6　住院号 05612

日期	时间	入量		出量		签名
		项目	量(ml)	项目	量(ml)	
2021-1-20	7:00	牛奶	200	大便	200	赵梅
1-20	7:00	鸡蛋	30	尿	300	赵梅
1-20	10:00	西瓜汁	200	尿	300	赵梅
1-20	10:00	5% 葡萄糖	250			赵梅
1-20	12:00	瑞能	200	呕吐	200	赵梅
1-20	14:00	菜粥	200	尿	300	赵梅
1-20	14:00	5% 葡萄糖盐水	250			赵梅
1-20	17:00	牛奶	200	尿	200	赵梅
1-20	19:00	瑞能	200			刘丽
1-20	12h 小结		1 730		1 500	刘丽
2021-1-20	21:00	瑞能	200	尿	300	高燕
1-20	22:00	水	100			高燕
1-20	2:00			尿	300	高燕
1-20	7:00	水	200	尿	250	高燕
2021-1-20	24h 小结		2 230		2 350	高燕

第 1 页

附录 6　医院常用食物含水量

食物	单位	原料重量/g	含水量/ml	食物	单位	原料重量/g	含水量/ml
米饭	1中碗	100	240	藕粉	1大碗	50	210
大米粥	1大碗	50	400	鸭蛋	1个	100	72
大米粥	1小碗	25	200	馄饨	1大碗	100	350
面条	1中碗	100	250	牛奶	1大杯	250	217
馒头	1个	50	25	豆浆	1大杯	250	230
花卷	1个	50	25	蒸鸡蛋	1大碗	60	260
烧饼	1个	50	20	牛肉		100	69
油饼	1张	100	25	猪肉		100	29
豆沙包	1个	50	34	羊肉		100	59
菜包	1个	150	80	青菜		100	92
水饺	1个	10	20	大白菜		100	96
蛋糕	1块	50	25	冬瓜		100	97
饼干	1块	7	2	豆腐		100	90
煮鸡蛋	1个	40	30	带鱼		100	50

附录 7　各种水果含水量

水果	重量/g	含水量/ml	水果	重量/g	含水量/ml
西瓜	100	79	葡萄	100	65
香瓜	100	66	桃	100	82
西红柿	100	90	杏	100	80
萝卜	100	73	柿子	100	58
李子	100	68	香蕉	100	60
樱桃	100	67	橘子	100	54
黄瓜	100	83	菠萝	100	86
苹果	100	68	柚子	100	85
梨	100	71	广柑	100	88

附录 8 病室交班报告

病区 06　　2020 年 1 月 17 日　　第 1 页

病情总报告 / 患者 / 床号姓名诊断	上午八时至下午五时 患者总数 36 人	下午五时至午夜十二时 患者总数 36 人	午夜十二时至上午八时 患者总数 36 人
	入院 1 出院 2 转出 1	入院 0 出院 0 转出 0	入院 0 出院 0 转出 0
	转入 1 手术 0 分娩 0	转入 0 手术 0 分娩 0	转入 0 手术 0 分娩 0
	出生 0 病危 1 死亡 0	出生 0 病危 1 死亡 0	出生 0 病危 1 死亡 0
3 床 王小兰	今日 10:30 出院。		
7 床 项红	今日 14:30 出院。		
6 床 陈芳	今日 14:00 转外科，继续治疗。		
12 床 王红 风湿性心脏病、心房颤动 心功能 3 级 “新”	女性，45 岁，“因反复咳喘伴胸闷 3 年，加重 6d”于 14:30 收治入院。入院时轮椅推入，神志清楚，精神萎靡，呼吸 26 次 /min，口唇微发绀，不能平卧。体温 37.2℃，听诊心率 96 次 /min，血压 106/70mmHg。遵医嘱给予吸氧，强心、利尿及青霉素抗感染等治疗。现患者半卧位休息，持续低流量吸氧：2L/min，呼吸 22 次 /min，主诉胸闷、气喘好转。输液通畅，请晚夜班加强病情观察。	患者晚间病情平稳，持续给氧 2L/min，呼吸：20 次 /min，未诉不适，半卧位入睡好，18:00 体温 36.8℃，心率 88 次 /min，请夜班加强观察。	患者夜间取半卧位休息，仍予持续低流量氧气吸入，呼吸平稳，20 次 /min，睡眠佳，晨起无不适。6:00 体温：36.3℃，心率 90 次 /min，血压 112/74mmHg，呼吸 18 次 /min。
21 床 张威 急性前壁心肌梗死 “转入、危”	患者因“急性前壁心肌梗死”住监护室治疗，今日心肌梗死后第 9 日，病情平稳。予以转出监护室。现患者精神好，无特殊不适主诉。血压 112/76mmHg，心率 80 次 /min。现输液未完，无反应。患者目前仍须卧床休息，请晚夜班加强病情观察。	患者晚间呼吸平稳，无不适主诉，无心前区压痛及胸闷现象。血压 120/76mmHg，心率 80 次 /min，律齐。21:30 主诉入睡困难，予地西泮 5mg 口服，效果好，现安静入睡。请夜班再观察。	患者夜间睡眠较好，呼吸平稳，晨起未主诉不适。6:00 体温：36.2℃，心率：80 次 /min，律齐，血压 112/74mmHg。
	护士签名：张伟	护士签名：孟昭	护士签名：孙元

主要参考书目

1. 张少羽．基础护理技术[M]．北京：人民卫生出版社，2010.
2. 张少羽．基础护理技术[M].2 版．北京：人民卫生出版社，2014.
3. 张少羽．基础护理技术[M].3 版．北京：人民卫生出版社，2018.
4. 张少羽．护理学基础[M]．郑州：河南科学技术出版社，2012.
5. 李晓松．基础护理技术[M]．北京：人民卫生出版社，2006.
6. 李晓松．基础护理技术[M].2 版．北京：人民卫生出版社，2011.
7. 李小寒．基础护理学[M].4 版．北京：人民卫生出版社，2006.
8. 李小寒．护理学基础[M].6 版，北京：人民卫生出版社，2017.
9. 李小寒，尚少梅．基础护理学[M].5 版．北京：人民卫生出版社，2012.
10. 李小寒，尚少梅．基础护理学[M].6 版．北京：人民卫生出版社，2017.
11. 李小寒，尚少梅．基础护理学[M].7 版．北京：人民卫生出版社，2022.
12. 李小萍．基础护理学[M].2 版．北京：人民卫生出版社，2010.
13. 周春美，张连辉．基础护理学[M]．北京：人民卫生出版社，2015.
14. 周春美，陈焕芬．基础护理技术[M].2 版．北京：人民卫生出版社，2021.
15. 周春美，张连辉．基础护理学[M].3 版．北京：人民卫生出版社，2014.
16. 贾丽萍，宫春梓．基础护理[M].3 版．北京：人民卫生出版社，2015.
17. 张连辉，邓翠珍．基础护理学[M].4 版．北京：人民卫生出版社，2019.
18. 吕雨梅，李海舟．康复护理学基础[M].2 版．北京：人民卫生出版社，2019.
19. 曹梅娟，王克芳．新编护理学基础[M].4 版．北京：人民卫生出版社，2022.
20. 丁炎明．伤口护理学[M]．北京：人民卫生出版社，2017.
21. 蒋琪霞．压疮护理学[M]．北京：人民卫生出版社，2015.
22. 唐四元．生理学[M].5 版．北京：人民卫生出版社，2022.
23. 尚少梅．护理学基础[M].4 版．北京：北京大学医学出版社，2014.
24. 陶丽，宋博，叶玲．护理学基础[M]．北京：北京大学医学出版社，2011.
25. 赵文慧，吴橙香．基础护理技术[M]．郑州：河南科学技术出版社，2016.
26. 左凤林，董翠红．基础护理技术[M]．北京：中国中医药出版社，2016.
27. 叶玲，董翠红，刘美萍．基础护理学[M].2 版．北京：中国医药科技出版社，2018.
28. 周更苏，于洪宇，史云菊．基础护理技术[M]．武汉：华中科技大学出版社，2010.
29. 张美琴，刘美萍．护理学基础[M].2 版．北京：科学出版社，2018.
30. 中国营养学会．中国居民膳食指南（2022）[M]．北京：人民卫生出版社，2022.
31. 《中国高血压防治指南》修订委员会．中国高血压防治指南（2018 修订版）[M]．北京：中国医药科技出版社，2018.

32. 邸淑珍. 临终关怀护理学[M]. 北京：中国中医药出版社，2017.
33. 谢琼，叶钧齐. 台湾地区临终关怀服务体系及其借鉴[J]. 社会政策研究，2020(1)：37-46.
34. 贺苗，曹永福，王云岭，等. 中国安宁疗护的多元化反思[J]. 中国医学伦理学，2018，31(5)：581-590.
35. 全国护士执业资格考试用书编写专家委员会.2022全国护士执业资格考试指导 要点精编[M]. 北京：人民卫生出版社，2021.

复习思考题答案要点

模拟试卷

《基础护理技术》教学大纲